U0195733

实用心血管常见病诊断与治疗

主编　张力鸥　樊振波　苏珊珊　张思锋

　　　刘洪俊　张德明　刘　郎

上海科学技术文献出版社

Shanghai Scientific and Technological Literature Press

图书在版编目（CIP）数据

实用心血管常见病诊断与治疗 / 张力鸥等主编 .--

上海：上海科学技术文献出版社,2023

ISBN 978-7-5439-8951-1

Ⅰ.①实… Ⅱ.①张… Ⅲ.①心脏血管疾病－诊疗

Ⅳ.① R54

中国国家版本馆CIP数据核字（2023）第194576号

组稿编辑：张　树
责任编辑：王　珺
封面设计：宗　宁

实用心血管常见病诊断与治疗

SHIYONG XINXUEGUAN CHANGJIANBING ZHENDUAN YU ZHILIAO

主　　编：张力鸥　樊振波　苏珊珊　张思锋　刘洪俊　张德明　刘　郎
出版发行：上海科学技术文献出版社
地　　址：上海市长乐路746号
邮政编码：200040
经　　销：全国新华书店
印　　刷：山东麦德森文化传媒有限公司
开　　本：787mm×1092mm　1/16
印　　张：21.5
字　　数：550千字
版　　次：2023年8月第1版　2023年8月第1次印刷
书　　号：ISBN 978-7-5439-8951-1
定　　价：198.00元

编 委 会

主　编

张力鸥　樊振波　苏珊珊　张思锋
刘洪俊　张德明　刘　郎

副主编

殷　涛　陈　晨　罗　宁　王　勇
陈晓京　张义林　王振荣

编　委（按姓氏笔画排序）

王　勇（遵义市播州区中医院）
王振荣（河北省秦皇岛市青龙满族自治县中医院）
王雪玉（山东中医药大学第二附属医院）
刘　郎（宁夏医科大学总院）
刘洪俊（郓城诚信医院）
孙闪闪（山东中医药大学第二附属医院）
苏珊珊（潍坊市中医院）
张力鸥（鲁西南医院）
张义林（浙江省杭州市第九人民医院）
张思锋（梁山县人民医院）
张德明（昌乐齐城中医院）
陈　晨（保定市第一中医院）
陈晓京（曲阜市中医院）
罗　宁（甘肃省镇原县第二人民医院）
袁　霞（山东省东平县第一人民医院）
殷　涛（乌海市人民医院）
樊振波（聊城市茌平区人民医院）
潘朝庆（东莞市大朗医院）
魏　琰（山东中医药大学第二附属医院）

前 言
FOREWORD

随着现代社会的发展,生活和工作环境的变化,临床上心血管疾病,尤其是冠心病的发病率在逐渐增多。我国作为发展中国家,心血管疾病的发病率与病死率呈逐年上升趋势,并正逐渐向发达国家靠拢,这种现象已引起社会的广泛关注。心血管疾病是临床常见病,其病种繁杂,且急危重症多,是危害人类健康的头号杀手,也是困扰人们身心健康的主要疾病之一。与此同时,随着生命科学研究的不断深入,心血管疾病的基础研究、临床治疗与预防取得了很大进展,新理论、新知识和新技术不断涌现,尤其是心脏介入治疗技术已成为许多心血管疾病新的诊疗方法。对于心血管临床工作者来说,不仅要密切关注相关领域的发展方向,还要注重总结治疗该系统疾病的各种理论及方法,回归临床,养成临床思维习惯,提高对心血管疾病的诊疗水平。鉴于此,编者编写了《实用心血管常见病诊断与治疗》一书,以供临床心血管医师及实习医护人员参阅。

本书首先介绍了心血管疾病的基础知识;然后阐述了心力衰竭、心律失常、冠心病等常见心血管疾病,针对每种心血管疾病的病因、病理、发病机制、临床表现、诊断和鉴别诊断、治疗和预后都进行了较全面介绍;最后对心血管疾病的中医治疗与护理进行了简单介绍。本书内容翔实,选材新颖,实用性较强,既深入浅出、条理清晰,又言简意赅、高屋建瓴,对于临床上的热点、难点问题,给出了客观准确的描述与解析,对心血管医师的临床工作有很好的参考价值。

本书在编写过程中,由于时间仓促,且编者的知识水平有限,书中难免有疏漏和不妥之处,敬请广大读者批评与指正。

《实用心血管常见病诊断与治疗》编委会

2023 年 5 月

目 录
CONTENTS

第一章

心血管系统的解剖与生理

第一节　心脏的外形与结构

一、心脏的外形

心脏是一个中空的肌性器官,形似倒置的前后稍扁的圆锥体,具有一尖、一底、两面、三缘及四条沟,尖朝向左前下方,底朝向右后上方。因此,心的长轴是斜行的,自右肩斜向左肋下区,与身体正中线构成 45°角。心脏的重量,男性为 280~340 g,女性为 230~280 g,随年龄而增加,特别以男性为明显(图 1-1~图 1-2)。

(一)心尖

心尖指向左前下方,由左心室构成,实为左心室的尖端,与左胸前壁贴近,其右侧有一小的切迹,称为心尖切迹。在左侧第 5 肋间隙锁骨中线内侧 1~2 cm 处可扪及心尖冲动。

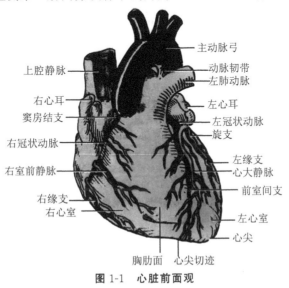

图 1-1　心脏前面观

1

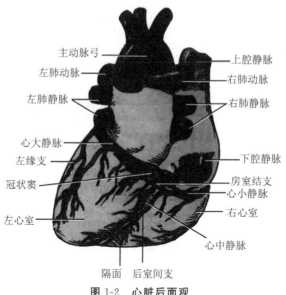

主动脉弓
左肺动脉
左肺静脉
心大静脉
左缘支
冠状窦
左心室
隔面　后室间支

上腔静脉
右肺动脉
右肺静脉
下腔静脉
房室结支
心小静脉
右心室
心中静脉

图 1-2　心脏后面观

（二）心底

心底近似四边形,朝向右后上方,主要由左心房和右心房的后部组成。上、下腔静脉左侧的房间沟为左、右心房分界的外部标志。左、右肺静脉构成心底的上缘并从两侧注入左心房,而上、下腔静脉则分别开口于右心房的上部和下部。冠状沟的后面及冠状窦为心底的下界。平卧时,心底与第 5～8 胸椎相对应,直立时与第 6～9 胸椎相对。心底后面隔心包与食管、迷走神经和胸主动脉相邻。

（三）胸肋面

胸肋面又称前面,朝向左前上方,与胸骨及肋软骨相邻,大部分由右心房和右心室构成,小部分由左心耳和左心室组成。冠状沟自左上斜向右下,为心房部和心室分界的外部标志。前室间沟为左、右心室分界的外部标志,其中左心室占 1/3,右心室占 2/3。胸肋面上部可见起于右心室的肺动脉干行向左上方,起于左心室的升主动脉在肺动脉干后方行向右上方。

（四）膈面

膈面又称下面,几乎呈水平位,稍向前方及心尖方向倾斜,大部分由左心室构成,小部分由右心室构成。后室间沟将膈面分为左、右两部分。左侧由左心室构成,约占膈面 2/3;右侧为右心室,占膈面 1/3。膈面隔心包与膈相邻,大部分位于膈的中心腱上,小部分位于左侧膈的肌性部上方。

（五）右缘

右缘为近似垂直方向的钝缘,主要由右心房构成,隔心包与右膈神经、右心包膈血管及右纵隔胸膜和右肺相邻。

（六）左缘

从右上斜向左下直达心尖,由左心室构成,仅上方小部分由左心耳构成,隔心包与左膈神经、左心包膈血管及左纵隔胸膜和左肺相邻。

（七）下缘

下缘又称锐缘,薄而锐利,近于水平方向,从右缘下端向左达心尖,主要由右心室构成,左心室近心尖处的小部分参与,是心膈面、胸肋面的分界。

(八)心表面的沟

冠状沟(房室沟)几乎呈冠状位,近似环形,前方被肺动脉干所中断,该沟为右上方的心房和左下方的心室的表面分界。前室间沟和后室间沟分别在心室的胸肋面和膈面,从冠状沟走向心尖的右侧,它们分别与室间隔的前、下缘一致,是左、右心室在心表面的分界。前、后室间沟在心尖右侧的会合处稍凹陷,称心尖切迹。冠状沟和前、后室间沟内被冠状血管和脂肪组织等填充,在心表面沟的轮廓不清。后房间沟在心底,右心房与右上、下肺静脉交界处的浅沟,与房间隔后缘一致,是左、右心房在心表面的分界。后房间沟、后室间沟与冠状沟的相交处称房室交点,是心表面的一个重要标志。此处是左右心房与左、右心室在心后面相互接近之处,其深面有重要的血管和神经等结构。由于在此处冠状沟左侧高于右侧,后房间沟偏右,而后室间沟偏左,故房室交点不是一个十字交点,而应视为一个区域。

二、心脏的结构

心脏被心间隔分为左、右半心,左、右半心又分为左心房、左心室和右心房、右心室4个腔,同侧心房和心室之间经房室口相通。根据血流方向,按右心房、右心室、左心房和左心室分别加以描述。

(一)右心房

右心房位于心的右上部,腔大壁薄,略呈三角形,其向左前方突出的部分称右心耳,内面有许多并行排列的隆起肌束,称梳状肌。当心功能发生障碍时,心耳处可因血流缓慢而形成血凝块,一旦脱落形成栓子,可堵塞血管。右心房共有3个入口和1个出口(图1-3)。在右心房上方有上腔静脉口;下方有下腔静脉口;下腔静脉口与右房室口之间有冠状窦口,它们分别导入上半身、下半身和心壁本身的静脉血。出口为右房室口,位于右心房的前下方,通向右心室。

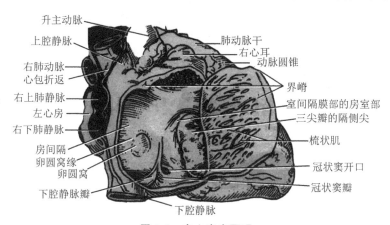

升主动脉
上腔静脉
右肺动脉
心包折返
右上肺静脉
左心房
右下肺静脉
房间隔
卵圆窝缘
卵圆窝
下腔静脉瓣
下腔静脉

肺动脉干
右心耳
动脉圆锥
界嵴
室间隔膜部的房室部
三尖瓣的隔侧尖
梳状肌
冠状窦开口
冠状窦瓣

图1-3 右心房内面观

房间隔是左、右心房间的中隔,位于右心房后内侧壁的后下部,从右向左斜向前下方,与正中线左侧成45°角。在房间隔下部有一卵圆形浅窝称卵圆窝,此处较薄,为胎儿时期卵圆孔的遗迹。卵圆孔多在出生后一岁左右闭锁,若未闭合,则构成是先天性心脏病的一种即房间隔缺损。

(二)右心室

右心室位于右心房的前下方,构成心胸肋面的大部分,接受右心房的静脉血,再由肺动脉运送到肺。右心室被一弓形的肌性隆起,即室上嵴分为后下方的流入道和前上方的流出道。右心室流入道的入口是右房室口,口周围的纤维环上附有三片瓣膜,称三尖瓣,按部位可分为前尖瓣、后尖瓣和隔侧尖瓣(图1-4)。瓣膜尖朝向右心室腔,瓣的游离缘借数条腱索与心室壁上的乳头肌相连。右房室口周围的纤维环、三尖瓣、腱索和乳头肌在功能上是一个整体,称三尖瓣复合体,当心室收缩时,三尖瓣相互靠拢,紧密封闭房室口。由于乳头肌收缩,通过腱索牵拉瓣膜,使瓣膜不致翻向心房,防止血液反流入心房,保证血液的单向流动。右心室的出口为肺动脉口,位于主动脉瓣的左前上方,通向肺动脉干。肺动脉口周围的纤维环上附有3个袋口向上的半月形瓣膜,称肺动脉瓣。心室收缩时,血液冲开肺动脉瓣流入肺动脉干;心室舒张时,肺动脉干内血液回流的压力使瓣膜相互贴紧而封闭肺动脉口,阻止血液反流入右心室。右心室流出道向上逐渐变细,形似圆锥,称动脉圆锥,其借肺动脉口通肺动脉干,下界为室上嵴,前壁为右心室前壁,内侧壁为室间隔。

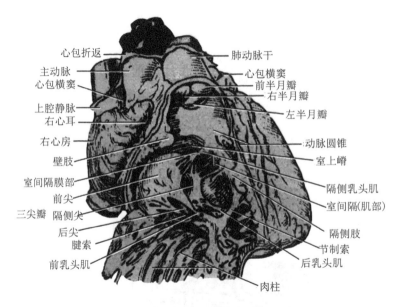

图1-4 右心室内面观

(三)左心房

左心房位于右心房的左后方,构成心底的大部分,外形较右心房略小。左心房向右前方突出的部分称左心耳,因其与二尖瓣相邻,常为心外科常用手术入路之一,内有与右心耳内面相似的梳状肌。梳状肌发达,凸向腔面,致使腔面不平,当心房血流淤滞时,较易引起血栓形成。左心房有4个入口和1个出口。入口位于左心房后部的两侧,分别是左、右肺静脉口,将肺静脉的血液导入左心房。出口是左房室口,通向左心室。房间隔为左、右心房的中隔,作为左心房的右前壁。与卵圆窝相对应的部分有一不明显的浅窝,窝的前下缘稍隆起,以其凹缘向上,称中隔镰,是胚胎时的遗迹。

(四)左心室

左心室又称左心室窦部,位于二尖瓣前尖的左后方,构成心尖及心的左缘,内腔较长,近似圆锥形,锥底被左房室口和主动脉口所占据,其壁厚约为右心室的3倍,其室腔的结构特点与右心室相似。以二尖瓣的前尖为界,左心室腔也可分为流入道和流出道。左心室流入道为左房室口,位于主动脉口的左下方,比右房室口稍小。左房室口的周围有两片瓣膜称为左房室瓣,又称二尖瓣,分为前尖和后尖,以前尖为界可将左心室分为后方的流入道和前方的流出道两部分。瓣膜尖朝向左心室腔,瓣的游离缘借数条腱索与心室壁上的乳头肌相连。当血液流经左房室口时,由左心房、纤维环、二尖瓣、腱索、乳头肌及左心室等相互作用,进行调控,构成二尖瓣复合体,其中任何一个成分受累,均将导致血流动力学障碍。左心室流出道又称主动脉前庭,由二尖瓣前尖的下面、室间隔及左心室游离壁组成,位于主动脉口以下。主动脉口周围的纤维环上也附有3个袋口向上的半月形瓣膜,称主动脉瓣。主动脉瓣由3个半月形瓣膜组成,两个在前,一个在后,分别称为左半月瓣、右半月瓣和后半月瓣。各瓣的上缘游离而凹陷,中央处稍厚称半月瓣小结,结的两侧凹陷的游离缘似新月形,称半月瓣弧缘,下缘呈U形凸出,附着于主动脉根部。半月瓣与主动脉壁之间呈囊袋样膨大,管壁向外突出,形成主动脉窦(Valsalva窦)。左、右冠状动脉分别起自左前窦和右前窦。由于主动脉口平面是倾斜的,左前侧高于右后侧,故左冠状动脉开口的位置较右冠状动脉开口稍高。心室收缩时,半月瓣被动地向上推开,左心室血液射入主动脉,心室舒张时,半月瓣恢复,关闭管腔,半月瓣小结在中央部会合,使半月瓣封闭更加严密,防止血液反流。

室间隔是左、右心室间的中隔,作为右心室的左后壁,左心室的内侧壁,其位置与正中矢状面约成45°角。室间隔可分为3个区,即光滑区、肉柱区和漏斗区。光滑区又称室间隔窦部,为右心室血液流入的通道,其上界为三间瓣环,下界为三尖瓣隔侧尖的游离缘。肉柱区位于光滑区之下室上嵴的后下方,呈凹面朝向左心室的弧形结构。漏斗区位于室间隔的左上方,室上嵴与肺动脉之间。室间隔的上缘中部菲薄,缺乏肌成分,由纤维结缔组织膜构成,特称为膜部。膜部的左侧面位于主动脉右半月瓣和后半月瓣结合处的下方,凹向右心室侧,称为半月瓣下小凹;右侧面常被三尖瓣隔侧尖附着缘分为上、下二部,上部分隔右心房和左心室,称为房室间隔或膜性房室隔;下部分隔左、右心室。室间隔肌部和膜部通常又可称为功能性室间隔。由于三尖瓣隔侧尖的前1/4,横跨室间隔膜部,其根部并不直接附于房间隔与室间隔的连接处,故三尖瓣隔侧尖附着缘与房间隔下缘之间,特称为中间间隔。

(苏珊珊)

第二节　心脏的位置与毗邻

心脏位于胸腔的中纵隔内,外裹以心包,整体向左下方倾斜,其后面与第5~8胸椎体相对,直立时位置较低,可与第6~9胸椎体相邻;其前面与胸骨体及第3~6肋软骨相对。整个心脏的1/3位于身体正中线的右侧,2/3位于正中线的左侧。

心的位置可因体型、呼吸和体位的不同而有所改变。在吸气状态下心为垂直位,呼气状态下即为横位;矮胖体型、仰卧姿势或腹腔胀满(如妊娠)时,心呈横位,相反,高瘦体型或直立姿势时,心多呈垂直位。

心的上方有升主动脉、肺动脉干和上腔静脉,下面与膈的中心腱相接,在中心腱下面与腹腔的肝和胃相邻。心的两侧隔着心包膈神经和心包膈血管与左、右纵隔胸膜及左、右肺的纵隔面毗邻。

心的前面隔着心包与胸横肌、胸骨体及第2~6肋软骨相接。此外,心包前面还遮以胸膜壁层和肺的前缘(左肺心切迹处例外)。心的后面隔着心包与主支气管、胸主动脉、食管、胸导管、奇静脉和半奇静脉及迷走神经等结构相接。临床上为了不伤及肺和胸膜,心内注射常在胸骨左缘第4肋间进针,将药物注射到右心室内(图1-5)。

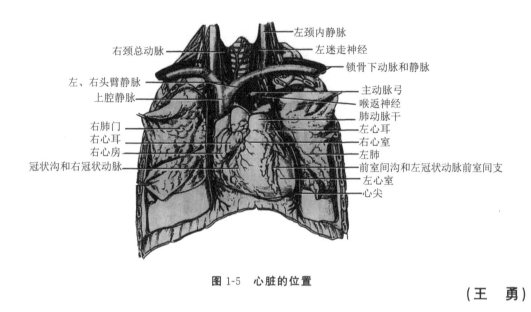

图 1-5　心脏的位置

（王　勇）

第三节　心脏的泵血功能

　　心脏在血液循环过程中起着泵的作用。心脏的泵血依靠心脏收缩和舒张的不断交替活动而得以完成。心脏舒张时容纳从静脉返回的血液,收缩时将血液射入动脉,为血液流动提供能量。心房和心室的有序节律性收缩和舒张引起各自心腔内压力、容积发生周期性变化,各心瓣膜随压力差开启、关闭,使血液按单一方向循环流动。心脏对血液的驱动作用称为泵血功能或泵功能,是心脏的主要功能。

一、心肌细胞收缩的特点

　　心肌细胞中,产生收缩力的最小单元为肌节,Z线是肌节的分界线。心肌细胞具有收缩能力的结构基础是细胞内的肌原纤维。收缩结构由大约400根肌原纤维纵向排列组成,每根肌原纤维包含大约1 500根粗肌丝与3 000根细肌丝。在纵向上,肌原纤维以大约2 μm的间距划分为肌节,因此平均长为120 μm的心肌细胞大约有60个肌节。在电镜下,肌原纤维呈明暗交替的条索状,分为I带和A带、M线和Z线,两Z线之间即为最小的收缩单位肌节。这些有序的肌原纤维构成了心肌兴奋-收缩耦联的最终效应器。心肌细胞兴奋时,通过兴奋-收缩耦联机制触发其收缩。心肌细胞与骨骼肌细胞同属于横纹肌,它们的收缩机制相似,在细胞质内Ca^{2+}浓度升高时,Ca^{2+}和肌钙蛋白结合,触发粗肌丝上的横桥和细肌丝结合并发生摆动,使肌细胞收缩。但心肌细胞的结构和电生理特性并不完全和骨骼肌相同,所以心肌细胞的收缩有其特点。

(一)"全或无"式收缩或同步收缩

心房或心室是功能性合胞体,兴奋一经引起,一个细胞的兴奋可以迅速传导到整个心房或整个心室,引起心房或心室肌细胞近于同步收缩,称为"全或无"式收缩,即心房和心室的收缩分别是全心房或全心室的收缩。同步收缩力量大,泵血效果好。

(二)不发生强直收缩

心肌细胞的有效不应期特别长,在收缩期和舒张早期,任何刺激都不能使心肌细胞兴奋,只有等有效不应期过后,即舒张早期结束后,接受刺激才能产生兴奋和收缩,因此,心肌不会产生强直收缩。这一特点保证了心肌细胞在收缩后发生舒张,使收缩与舒张交替进行,有利于血液充盈和射血。

(三)心肌细胞收缩依赖外源性 Ca^{2+}

心肌细胞的收缩有赖于细胞外 Ca^{2+} 的内流。流入胞质的 Ca^{2+} 能触发肌质网终池释放大量 Ca^{2+},使胞质内 Ca^{2+} 浓度升高约 100 倍,进而引起收缩。这种由少量 Ca^{2+} 的内流引起细胞内肌质网释放大量 Ca^{2+} 的过程或机制称为钙诱导钙释放(calcium induced calcium release,CICR)。

二、心脏的泵血机制

(一)心动周期

心脏的一次收缩和舒张,构成一个机械活动周期,称为心动周期。在一次心动周期中,心房和心室的机械活动包括收缩期和舒张期。由于心室在心脏泵血活动中起主导作用,所以所谓心动周期通常是指心室的活动周期。

心动周期的持续时间与心率成反比,如成人心率为每分钟 75 次,则每个心动周期历时 0.8 秒。如图 1-6 所示,心动周期从心室收缩开始计算,心室收缩历时约 0.3 秒,之后舒张持续 0.5 秒;在心室舒张的最后 0.1 秒心房处于收缩状态,即心房收缩 0.1 秒,心房舒张 0.7 秒。因此,心室舒张期的前 0.4 秒期间,心房也处于舒张状态,这一时期称为全心舒张期。由于血液的离心与回心主要靠心室的舒缩活动实现,故以心室的舒缩活动作为心脏活动的标志,将心室的收缩期和舒张期分别称为心缩期和心舒期。

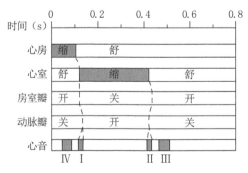

图 1-6　心动周期中心房和心室活动的顺序和时间关系示意图

心脏舒缩过程是个耗能的过程,其中心收缩期耗能较多,舒张期耗能较少。虽然舒张早期也是一个主动过程,胞质中 Ca^{2+} 回收入肌质网及排出到细胞外也需要三磷酸腺苷(adenosine triphosphate,ATP)提供能量,但毕竟比收缩期耗能少,所以心舒张期可以被视为心脏的相对"休息期"。当心率加快时,心动周期缩短,收缩期和舒张期都相应缩短,由于心舒张期比心收缩期长,舒张期缩短的程度更明显,使心肌的休息时间缩短,工作时间相对延长,这对心脏的持久活动是不利的。因此,当心率加快时,耗能会增多,而在安静时心率相对较慢,有利于节约能量。

(二)心脏的泵血过程

心脏之所以能使静脉血回心,又使回心血液射入动脉,主要由两个因素所决定,一是由于心肌的节律性收缩和舒张,建立了心室与心房、动脉之间的压力梯度,这个压力梯度使得血液总是从压力高处向压力低处流动;二是心脏内具有单向开放的瓣膜,从而控制了血流方向。左右心室的泵血过程相似,而且几乎同时进行。以左心室为例,说明一个心动周期中心室射血和充盈的过程,以了解心脏的泵血机制,如图 1-7 所示。

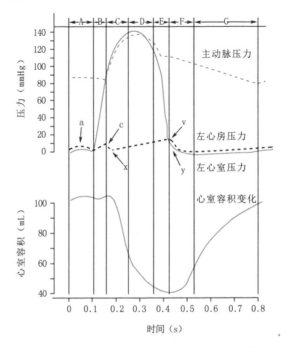

图 1-7 犬心动周期中左心压力、容积的变化

A.心房收缩期;B.等容收缩期;C.快速射血期;D.减慢射血期;E.等容舒张期;
F.快速充盈期;G.减慢充盈期。在每一个心动周期中,左心房压力曲线中依
次呈现 3 个小的正向波,a 波、c 波和 v 波,以及两个下降波,x 波和 y 波

1.心室收缩期

心室收缩期可分为等容收缩期和射血期,而射血期又可分为快速射血期和减慢射血期。

(1)等容收缩期:心室开始收缩后,心室内压迅速上升,心室内压很快超过心房内压,当室内压超过房内压时,心室内血液向心房方向反流,推动房室瓣关闭,阻止血液反流入心房,此时心室内压仍低于主动脉压,主动脉瓣尚未开启,心室暂时成为一个封闭的腔,从房室瓣关闭到动脉瓣开启前的这段时间,持续约 0.05 秒,心室的收缩不能改变心室的容积,因而称此期为等容收缩期。此期心肌细胞的缩短不明显,故又称为等长收缩期。由于此时心室继续收缩,因而室内压急剧升高,此期是室内压上升速度最高的时期。当主动脉压升高或心肌收缩力减弱时,等容收缩期将延长。

(2)快速射血期:当心室收缩使室内压升高至超过主动脉压时,主动脉瓣开放,这标志着等容收缩期的结束,进入射血期。在射血早期,由于心室内的血液快速、大量射入动脉,射血量约占总射血量的 2/3,持续约 0.1 秒,故称这段时期为快速射血期。室内压最高点就处于快速射血期末。

(3)减慢射血期:在射血期的后期,由于心室肌收缩强度减弱,心室容积的缩小也相应变得缓慢,射血速度逐渐减慢,这段时期称为减慢射血期,持续约 0.15 秒。在减慢射血期后期,室内压已低于主动脉压,但是心室内血液由于受到心室肌收缩的挤压作用而具有较高的动能,依靠其惯性作用,仍然逆着压力梯度继续流入主动脉。

2.心室舒张期

心室舒张期可分为等容舒张期和充盈期,而充盈期又可分为快速充盈期和减慢充盈期。

(1)等容舒张期:心室收缩完毕后开始舒张,室内压急速下降,当室内压低于主动脉压时,主动脉内血液反流,冲击主动脉瓣并使其关闭。这时室内压仍明显高于心房压,房室瓣依然处于关闭状态,心室又成为封闭的腔。此时,虽然心室肌舒张,室内压快速下降,但容积并不改变。当室内压下降到低于心房压时,房室瓣便开启。从主动脉瓣关闭到房室瓣开启这段时间称为等容舒张期,持续 0.06~0.08 秒。等容舒张期的特点是室内压下降速度快、幅度大,而容积不变。

(2)快速充盈期:随着心室肌的舒张,室内压进一步下降,当心室内压低于心房内压时,房室瓣开放,血液由心房流入心室。由于心房、心室同时处于舒张状态,房、室内压接近于零,此时静脉压高于心房和心室压,故血液顺房室压力梯度由静脉流经心房流入心室,使心室逐渐充盈。开始时因心室主动舒张,室内压很快降低,产生"抽吸"作用,血液快速流入心室,使心室容积迅速增大,故称这一时期为快速充盈期,持续约 0.11 秒。此期充盈血量约占总充盈血量的 2/3。

(3)减慢充盈期:快速充盈期后,房室压力梯度减小,充盈速度渐慢,故称为减慢充盈期,持续约 0.22 秒。

3.心房收缩期

在心室舒张期的最后 0.1 秒,心房开始收缩。由于心房的收缩,房内压升高,心房内血液挤入到尚处于舒张状态的心室,心室进一步充盈,可使心室的充盈量再增加 10%~30%。心房在心动周期的大部分时间里都处于舒张状态,其主要作用是发挥临时接纳和储存从静脉回流的血液。在心室收缩射血期间,这一作用尤为重要。在心室舒张期的大部分时间里,心房也处于舒张状态(全心舒张期),这时心房只是血液从静脉返回心室的一个通道。只有在心室舒张期的后期,心房才收缩,可以使心室再增加一部分充盈血液,对心室充盈起辅助作用,有利于心室射血。因此心房收缩可起到初级泵或启动泵的作用。

综上所述,推动血液在心房和心室之间,以及心室和动脉之间流动的主要动力是压力梯度。心室肌的收缩和舒张是造成室内压力变化并导致心房和心室之间,以及心室和动脉之间产生压力梯度的根本原因。心瓣膜的结构特点和开启、关闭活动保证了血液的单一方向流动和室内压的急剧变化,有利于心室射血和充盈。

(三)心动周期中心房压力的变化

在每一个心动周期中,左心房压力曲线中依次呈现 3 个小的正向波,a 波、c 波和 v 波,以及 2 个下降波,x 波和 y 波(图 1-7)。心房收缩引起心房压力的升高形成 a 波,随后心房舒张,压力回降。心房收缩后,心室的收缩引起室内压急剧升高,血液向心房方向冲击,使房室瓣关闭并凸向心房,造成心房内压的第二次升高,形成 c 波。随着心室射血,心室容积缩小,房室瓣向下牵拉,心房容积扩大,房内压下降,形成 x 降波。此后,肺静脉内的血液不断流入心房,使心房内压随回心血量的增多而缓慢升高,形成第三次向上的正波,即 v 波。最后,房室瓣开放,血液由心房迅速进入心室,房内压下降,形成 y 降波。心房内压变化的幅度比心室内压变动的幅度小得多,其压力变化范围在 0.3~1.6 kPa(2~12 mmHg)。

(四)心音和心音图

在心动周期中,心肌收缩、瓣膜启闭和血液流速改变等对心血管壁的作用及血液流动中形成的涡流等因素引起的机械振动,可通过周围组织传到胸壁,用听诊器可在胸壁的一定部位听到由上述的机械振动所产生的声音,称为心音。如果用传感器把这些机械振动转变成电信号,经放大后记录下来,便可得到心音图(图 1-8)。

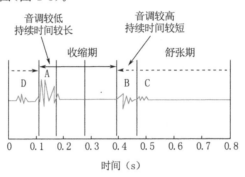

图 1-8 心音图示意图
A.第一心音;B.第二心音;C.第三心音;D.第四心音

心音发生在心动周期的一些特定时期,其音调和持续时间也有一定的特征。每个心动周期中可产生 4 个心音,分别称为第一、第二、第三和第四心音。多数情况下只能听到第一和第二心音,在某些健康儿童和青年,也可听到第三心音,40 岁以上的健康人可能出现第四心音。

1.第一心音(S1)

第一心音发生在心缩期,标志着心室收缩的开始,在心尖冲动处(左第 5 肋间锁骨中线上)听诊音最清楚。其特点是音调较低,持续时间较长。第一心音的产生因素:①心室开始收缩时血液快速推动瓣膜,使房室瓣及心室肌发生振动而产生声音;②心室肌收缩力逐渐加强,房室瓣关闭,乳头肌收缩将腱索拉紧,紧牵房室瓣的尖部而引起振荡音;③血液由心室射入动脉,撞击动脉根部而产生声音。总之,第一心音是房室瓣关闭及心室收缩相伴随的事件而形成。心室肌收缩力越强,第一心音也越响。

2.第二心音(S2)

第二心音发生在心室舒张早期,标志着心室舒张期的开始,在胸骨旁第 2 肋间(即主动脉瓣和肺动脉瓣听诊区)听诊音最清楚。第二心音特点是频率较高,持续时间较短。总之,第二心音是半月瓣关闭及心室舒张相伴随而形成的,其强弱可反映主动脉压和肺动脉压的高低。

3.第三心音(S3)

第三心音发生在心室舒张期的快速充盈期,紧随第二心音之后,其特点是低频、低振幅。第三心音是由于血液由心房流入心室时引起心室壁和乳头肌的振动所致。在一些健康青年人和儿童中,偶尔可听到第三心音。

4.第四心音(S4)

第四心音发生在心室舒张晚期,为一低频短音,在部分正常老年人和心室舒张末期压力升高的患者可以出现。第四心音是由于心房收缩引起心室主动充盈时,血液在心房和心室间来回振动所引起,故也称为心房音。

心音和心音图在诊察心瓣膜功能方面有重要意义,例如,听取第一心音和第二心音可检查房室瓣和半月瓣的功能状态,瓣膜关闭不全或狭窄时均可引起湍流而发生杂音。

三、心脏泵血功能的评定

心脏的主要功能是泵血,在临床医学实践和科学研究中,经常需要对心脏的泵血功能进行评定。心脏不断地泵出血液,并通过泵血量的不断调整,适应机体新陈代谢变化的需要。对心脏泵血功能的评定,通常用单位时间内心脏的射血量和心脏的做功量作为评价指标。

(一)心脏的输出血量

1.每搏输出量与射血分数

一侧心室每次搏动所射出的血液量称为每搏输出量(stroke volume,SV),也称为搏出量或每搏量。SV 为舒张末期容积与收缩末期容积之差。正常人的左心室舒张末期容积为 120～140 mL,而搏出量为60～80 mL。可见,每一次心跳并未泵出心室内的全部血液。每搏量占心室舒张末期血液容积的百分比称为射血分数(ejection fraction,EF),即射血分数＝每搏量(mL)/心室舒张末期容积(mL)×100％,健康成年人安静状态下为 55％～65％。

正常情况下,每搏量始终与心室舒张末期容积相适应,即当心室舒张末期容积增加时,每搏量也相应增加,射血分数基本不变。射血分数反映心室的泵血效率,当心室异常扩大、心室功能减退时,尽管每搏量可能与正常人没有明显区别,但与增大的心室舒张末期容积不相适应,射血分数明显下降。因此,与每搏量相比,射血分数更能客观地反映心泵血功能,对早期发现心脏泵血功能异常具有重要意义。

2.心排血量与心指数

一侧心室每分钟射出的血量称为心排血量(cardiac output,CO)。

心排血量(CO)＝每搏量(SV)×心率(HR)

左右两侧心室的心排血量基本相等。如以每搏量为 70 mL、心率为 75 次/分计算,则心排血量为5.25 L/min。一般健康成年男性在安静状态下,心排血量为 5～6 L/min,女性的心排血量比同体重男性约低 10％;心排血量随着机体代谢和活动情况而变化,在情绪激动、肌肉运动、怀孕等代谢活动增加时,心排血量均会增加,甚至可以增大 2～3 倍。另外,心排血量与年龄有关,青年人的心排血量高于老年人。

心排血量与机体的体表面积有关。单位体表面积(m^2)的心排血量称为心指数(cardiac index,CI),即心指数＝心排血量/体表面积(CI＝CO/体表面积)。在安静和空腹情况下测定的心指数称为静息心指数,可作为比较不同个体心功能的评价指标。如以成年人体表面积为 1.6～1.7 m^2 为例,安静时心排血量为 5～6 L/min,则心指数为 3.0～3.5 L/(min·m^2)。对应的每搏量与体表面积的比值称为心每搏指数,约为 45.5 mL/m^2。应该指出,在心指数的测定过程中,并没有考虑心室舒张容积的变化,因此,在评估病理状态下心脏的泵血功能时,其价值不如射血分数。

在同一个体的不同年龄段或不同生理情况下,心指数也可发生变化。静息心指数随年龄增长而逐渐下降,如 10 岁左右的少年静息心指数最高,达 4 L/(min·m^2),到 80 岁时降到约2 L/(min·m^2)。另外,情绪激动、运动和妊娠时,心指数均有不用程度的增高。

(二)心做功量

虽然心排血量可以作为反映心脏泵血功能的指标,但心排血量相同并不一定意味着心做功量相同或耗能量相同。例如,左、右心室尽管输出量相等,但它们的做功量和耗能量截然不同。因此,心做功量比心排血量更能全面反映心的泵血功能。

1.每搏功

心室每收缩一次所做的功称为每搏功,简称搏功。每搏功主要用于维持在一定的压强下(射血期室内压的净增值)射出一定量的血液(每搏量);少量用于增加血液流动的动能,但动能所占比例很小,且血流速度变化不大,故可忽略不计。以左心室为例计算如下。

每搏功=每搏量×(射血期左心室内压-左心室舒张末期压)

上式中,左心室射血期的内压是不断变化的,测量计算较困难。由于它与动脉压很接近,所以在实际应用时,用平均动脉压代替射血期左心室内压。左心室舒张末期压用平均心房压[约0.8 kPa(6 mmHg)]代替。于是,每搏功可以用下式表示。

每搏功(J)=每搏量(L)×13.600 kg/L×9.807×(平均动脉压-平均心房压)×1/1 000

上式中,每搏量单位为L;力的单位换算为牛顿(N)故乘以9.807;压力的单位为mmHg,但需将毫米(mm)转换成米(m),故乘以1/1 000;13.600为水银的密度值。如左心室每搏量为70 mL,平均动脉压为12.300 kPa(92 mmHg),平均心房压为0.800 kPa(6 mmHg),则每搏功为0.803 J。

2.每分功

心室每分钟收缩射血所做的功称为每分功,即心室完成心排血量所做的机械外功。每分功=每搏功×心率,如心率为75次/分,则每分功=0.803 J×75=66.290 J。

当动脉血压升高时,为了克服增大的射血阻力,心肌必须增加其收缩强度才能使每搏量保持不变,因此心的做功量将会增加。与心排血量相比,用每分功来评定心脏泵血功能将更为全面,尤其在动脉血压水平不同的个体之间,或在同一个体动脉血压发生改变前后,用每分功比较心脏泵血功能更为合理。

另外,在正常情况下,左、右心室的输出量基本相等,但平均肺动脉压仅约为平均主动脉压的1/6,所以右心室的做功量也只有左心室的1/6左右。

3.心脏的效率

在心泵血活动中,心肌消耗的能量不仅用于对外射出血液,完成机械功(外功),主要是指心室收缩而产生和维持一定室内压并推动血液流动也称压力-容积功;还用于离子跨膜主动转运、产生兴奋和启动收缩、产生和维持室壁张力、克服心肌组织内部的黏滞阻力等所消耗的能量(内功)。内功所消耗的能量远大于外功,最后转化为热量释放。心脏所做外功消耗的能量占心脏活动消耗的总能量的百分比称为心脏的效率。心肌能量的来源主要是物质的有氧氧化,故心肌耗氧量可作为心脏能量消耗的指标。心脏的效率可用下列公式计算。

心脏的效率=心脏完成的外功/心脏耗氧量

正常心的最大效率为20%~25%。不同生理情况下,心脏的效率并不相同。研究表明,假如动脉压降低至原先的一半,而每搏量增加1倍;或动脉压升高1倍,而每搏量降低至原先的一半,虽然这两种情况下的每搏功都和原来的基本相同,但前者的心肌耗氧量明显小于后者,说明动脉血压升高可使心脏的效率降低。

四、影响心排血量的因素

心排血量等于每搏量与心率的乘积。因此,凡影响每搏量和心率的因素都能影响心排血量。

（一）每搏量

在心率恒定的情况下，当每搏量增加时，心排血量增加；反之则心排血量减少。每搏量的多少主要取决于前负荷、心肌收缩能力和后负荷等。

1.前负荷的影响

心脏舒张末期充盈的血量或压力为心室开始收缩之前所承受的负荷，称为前负荷。前负荷可使骨骼肌在收缩前处于一定的初长度。对心脏来说，心肌的初长度决定于心室舒张末期容积，即心室舒张末期容积相当于心室的前负荷。在一定范围内，心室舒张末期充盈血量越多，心肌纤维初长度则越长，因而每搏量就越多。为观察前负荷对每搏量的影响，在实验中，维持动脉压不变，逐步改变心室舒张末期的压力或容积，观察心室在不同舒张末期压力（或容积）情况下的每搏量或搏功，便可得到心室功能曲线。犬左心室功能曲线见图 1-9。心功能曲线可分为 3 段：①充盈压为 1.6～2.0 kPa（12～15 mmHg）是人体心室最适前负荷，位于其左侧的一段为心功能曲线的升支，每搏功随初长度的增加而增加。通常左心室充盈压为 0.7～0.8 kPa（5～6 mmHg），因此正常情况下，心室是在心功能曲线的升支段工作，前负荷和初长度尚远低于其最适水平。这表明心室具有较大程度的初长度储备。而骨骼肌的自然长度已接近最适初长度，说明其初长度储备很小。②充盈压为 2.0～2.7 kPa（15～20 mmHg），曲线逐渐平坦，说明前负荷在上限范围内变动时，调节收缩力的作用较小，对每搏功的影响不大。③充盈压再升高，随后的曲线更加趋于平坦，或轻度下倾，但并不出现明显的降支。只有在发生严重病理改变的心室，心功能曲线才出现降支。

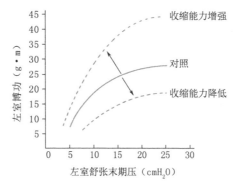

图 1-9　犬左心室功能曲线

（1 cmH$_2$O=0.737 mmHg=0.098 kPa）

前负荷通过改变初长度来调节每搏输出量的作用称为异长自身调节。异长自身调节的机制在于肌小节长度的改变。肌小节长度为 2.0～2.2 μm 时，正是心室肌的最适初长度，此时粗、细肌丝处于最佳重叠状态，收缩力最大。在达到最适初长度之前，随着心室肌的初长度增加即前负荷增大时，粗、细肌丝有效重叠程度增加，参与收缩的横桥数量也相应地增加，因而心肌收缩力增强，每搏量或每搏功增加。因此异长自身调节的主要作用是对每搏量进行精细的调节。

正常情况下，引起心肌初长度改变的主要因素是静脉回心血量和心室收缩末期容积（即收缩末期剩余血量）。在一定范围内，静脉血回流量增多，则心室充盈较多，每搏量也就增加。静脉回心血量受心室舒张持续时间和静脉回流速度的影响。其中，心室舒张时间受心率的影响，当心率增加时，心室舒张时间缩短，心室充盈时间缩短，也就是静脉回心血量减少，反之，心室充盈时间延长，则静脉回流增多；而静脉回流速度取决于外周静脉压与中心静脉压之差。当吸气和四肢的骨骼肌收缩时,压力差增大,促进静脉血回流。在生理范围内,通过异长自身调节作用,心脏能将增加的回心血量泵出,不让过多的血液滞留在心腔中,从而维持回心血量和每搏量之间的动态平衡。这种心肌内在调节能力适应于回心血量的变化,防止心室舒张末期压力和容积发生过久和过度的改变。

1914年,Starling利用犬的离体心肺标本观察到左心室舒张末期容积或压力(前负荷)增加时,每搏量增加,表明心室肌收缩力的大小取决于左心室舒张末期容积,即心室肌纤维被拉长的程度。此研究是异长自身调节最早的实验依据。因此,异长自身调节也称为Starling机制,心功能曲线也被称为Starling曲线。

2.心肌收缩能力的影响

每搏量除受心肌初长度即前负荷的影响外,还受心肌收缩能力的调节。心肌收缩能力是决定心肌细胞功能状态的内在因素。心肌收缩能力与每搏量或每搏功成正比。当心肌收缩能力增强时,每搏量和每搏功增加。每搏量的这种调节与心肌的初长度无关,因这种通过改变心肌收缩能力的心脏泵血功能调节可以在初长度不变的情况下发生,故称为等长自身调节。例如,人在运动或体力活动时,每搏功或每搏量成倍增加,而此时心室舒张末期容积可能仅有少量增加;相反,心力衰竭患者心室容积扩大但其做功能力反而降低,说明前负荷或初长度不是调节心脏泵血的唯一方式,心脏泵血功能还受等长自身调节方式的调节。

凡能影响心肌收缩能力的因素,都能通过等长自身调节来改变每搏量。其作用机制涉及兴奋-收缩耦联过程中的各个环节。心肌收缩能力受自主神经和多种体液因素的影响,支配心肌的交感神经及血液中的儿茶酚胺是控制心肌收缩能力的最重要生理因素,它们能促进Ca^{2+}内流,后者可进一步诱发肌质网内Ca^{2+}的释放,使肌钙蛋白对胞质钙的利用率增加,活化的横桥数目增加,横桥ATP酶的活性也增高,因此,当交感神经兴奋或在儿茶酚胺作用下,心肌收缩能力增强,一方面使心肌细胞缩短程度增加,心室收缩末期容积更小,每搏量增加;另一方面心肌细胞缩短速度增加,室内压力上升速度和射血速度加快,收缩峰压增高,每搏量和每搏功增加,心室功能曲线向左上方移位。而当副交感神经兴奋或在乙酰胆碱和低氧等因素作用下,心肌收缩能力降低,每搏量和每搏功减少,心室功能曲线向右下方移位。

3.后负荷的影响

心肌开始收缩时所遇到的负荷或阻力称为后负荷。在心室射血过程中,必须克服大动脉的阻力,才能使心室血液冲开动脉瓣而进入主动脉,因此,主动脉血压起着后负荷的作用,其变化将影响心肌的收缩过程,从而影响每搏量。在心肌初长度、收缩能力和心率都不变的情况下,当动脉压升高即后负荷增加时,射血阻力增加,致使心室等容收缩期延长,射血期缩短,心室肌缩短的速度及幅度降低,射血速度减慢,每搏量减少。继而,心室舒张末期容积将增加,如果静脉回流量不变,则心室舒张末期容积增加,心肌初长度增加,使心肌收缩力增强,直到足以克服增大的后负荷,使每搏量恢复到原有水平,从而使得机体在动脉压升高的情况下,能够维持适当的心排血量。反之,动脉血压降低,则有利于心室射血。

(二)心率

心率的变化是影响每搏量或心排血量的重要因素。在一定范围内,心率加快,心排血量增加。但心率过快(如超过180次/分)时,心脏舒张期明显缩短,心室充盈量不足,每搏量将减少,心排血量降低。如果心率过慢(如<40次/分)时,心排血量也会减少,这是因为心脏舒张期过长,心室的充盈量已达最大限度,再增加充盈时间,也不能相应地提高充盈量和每搏量。可见,心

率过快或过慢,均会使心排血量减少。

经常锻炼的人因心肌发育较好,心脏泵血功能较强,射血分数较大,射血期可略微缩短,心脏舒张期相对延长;再加上他们的心肌细胞发达,舒张时心室的抽吸力也较强,因此心室充盈增加。此外,运动员的交感神经-肾上腺系统的活动也随着训练时间延长而增强。因此,运动员的心率在超过 180 次/分时,每搏量和心排血量还能增加,当心率超过 200 次/分时才出现下降。

五、心脏泵血功能的储备

健康人安静时心率约 75 次/分,每搏量为 60～70 mL;强体力劳动时心率可达 180～200 次/分,每搏量可提高到 150～170 mL,故心排血量可增大到 30 L/min 左右,达到最大心排血量。这说明心脏的泵血功能有一定的储备。心排血量随机体代谢需要而增加的能力称为心泵功能储备或心力储备。

心力储备是通过心率储备和每搏量储备来实现的,即每搏量和心率能够提高的程度决定了心力储备的大小。一般情况下,动用心率储备是提高心排血量的重要途径。通过增加心率可使心排血量增加2～2.5 倍。每搏量是心室舒张末期容积和心室收缩末期容积之差,故每搏量储备包括收缩期储备和舒张期储备。收缩期储备指心室进一步增强射血的能力,即静息状态下心室收缩末期容积与作最大程度射血时心室收缩末期容积的差值。如静息时心室收缩末期容积约75 mL,当最大程度射血时,心室收缩末期容积可减少到 20 mL 以下,故收缩期储备约为 55 mL。舒张期储备指心室舒张时能够进一步扩大的程度,即最大程度舒张所能增加的充盈血量。静息状态下,心室舒张末期容积约为 125 mL,由于心室扩大程度有限,最大限度舒张时心舒末期容积约为 140 mL,即舒张期储备只有 15 mL,远比收缩期储备小。因此运动或强体力劳动时,主要通过动用心率储备和收缩期储备来增加心排血量。

(刘洪俊)

第四节　心脏的生物电活动

心肌细胞属于可兴奋的肌细胞,具有受到刺激产生动作电位(兴奋)和收缩的特性。正常情况下,心脏中心肌细胞的节律性兴奋源自窦房结,通过可靠的传导到达全部心肌细胞。兴奋通过兴奋-收缩耦联引发心肌细胞收缩。心脏泵血则有赖于心肌细胞有力而同步的收缩。

一、心肌细胞的电活动与兴奋

所有横纹肌细胞的收缩是由发生在细胞膜上的动作电位(兴奋)所引发。心肌细胞的动作电位与骨骼肌细胞的明显不同,主要表现:①能自发产生;②能从一个细胞直接传导到另一个细胞;③有较长的时程,可防止相邻收缩波的融合。为了理解心肌的这些特殊的电学特性及心脏功能是如何依赖这些特性的,需要先了解心肌细胞的电活动表现与机制。

心肌细胞动作电位的形状及其形成机制比骨骼肌细胞的要复杂,不同类型心肌细胞的动作电位不仅在幅度和持续时间上各不相同,而且形成的离子基础也有差别。

(一)心室肌细胞的电活动

根据组织学和生理学特点,可将心肌细胞分为两类:一类是普通的心肌细胞,即工作细胞,包括心房肌和心室肌;另一类是一些特殊分化了的心肌细胞,组成心脏的特殊传导系统,包括窦房结、房室结、房室束和浦肯野纤维。心房肌和心室肌细胞直接参与心脏收缩泵血。心房肌细胞与心室肌细胞的电活动形式与机制类似,以下以心室肌细胞为例说明工作细胞的电活动规律。

1.静息电位

人类心室肌细胞的静息电位约为-90 mV,其形成机制与骨骼肌细胞的类似,即静息电位的数值是K^+平衡电位、少量Na^+内流和生电性Na^+-K^+泵活动产生电位的综合反映。心室肌细胞在静息时,膜对K^+的通透性较高,K^+顺浓度梯度由膜内向膜外扩散所达到的平衡电位,是心室肌细胞静息电位的主要组成部分。由于在安静时心室肌细胞膜对Na^+也有一定的通透性,少量带正电荷的Na^+内流。另外,生电性Na^+-K^+泵活动产生一定量的超极化电流。心室肌细胞静息电位的实际测量值是上述3种电活动的代数和。

2.动作电位

心室肌细胞的动作电位(action potential,AP)与骨骼肌细胞的明显不同。心室肌细胞动作电位的主要特征在于复极过程复杂、持续时间较长、动作电位降支与升支不对称。通常将心室肌细胞兴奋的动作电位分为 0、1、2、3、4 五个时期(图 1-10),其主要离子机制见表 1-1。

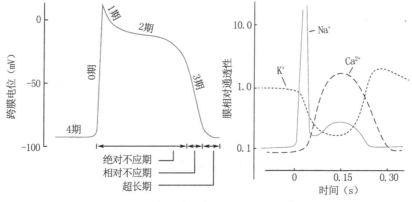

图 1-10　心室肌细胞的动作电位及其相应的膜通透性改变

表 1-1　参与心室肌细胞动作电位形成的主要离子机制

过程	时相	同义词	主要离子活动
去极化	0 期	快速去极化期	电压门控 Na^+ 通道开放
	1 期	快速复极初期	电压门控 Na^+ 通道关闭 一种电压门控 K^+ 通道开放
复极化	2 期	平台期	电压门控 L 型 Ca^{2+} 通道开放 几种 K^+ 通道开放
	3 期	快速复极末期	电压门控 L 型 Ca^{2+} 通道关闭 几种 K^+ 通道开放

续表

过程	时相	同义词	主要离子活动
静息期	4期	电舒张期	K^+通道开放 Na^+-Ca^{2+}交换体活动 Ca^{2+}泵活动 Na^+-K^+泵活动

(1)0期：即快速去极化期。心室肌细胞在邻近细胞电流的刺激下,首先引起部分电压门控式Na^+通道开放及少量Na^+内流,造成细胞膜部分去极化;当去极化达到阈电位水平(约-70 mV)时,膜上Na^+通道开放概率明显增加,出现再生性Na^+内流,于是Na^+顺其浓度梯度和电位梯度由膜外快速进入膜内,使膜进一步去极化,膜内电位向正电性转化,直至接近Na^+平衡电位。决定0期去极化的Na^+通道是一种快通道,它激活开放的速度和失活关闭的速度都很快。由于Na^+通道激活速度快,又有再生性Na^+内流循环出现,这是心室肌细胞0期去极速度快、动作电位升支陡峭的原因。在心脏电生理学中,通常将由快Na^+通道开放引起快速去极化的心肌细胞称为快反应细胞,如心房肌、心室肌及浦肯野纤维等,所形成的动作电位称为快反应动作电位,以区别于以后将要介绍的慢反应细胞和慢反应动作电位。

(2)1期：即快速复极初期。在复极初期,仅出现部分复极,膜内电位下降到0 mV附近,与2期平滑过渡。在复极1期,快Na^+通道已经失活,在去极化过程(-20 mV)中K^+通道被激活,两种因素使膜电位迅速下降到0 mV水平。

(3)2期：即平台期。当复极膜电位达到0 mV左右后,复极过程就变得非常缓慢,是心室肌细胞动作电位持续时间较长的主要原因,也是其区别于骨骼肌细胞动作电位的主要特征。平台期的形成与外向电流(K^+外流)和内向电流(主要是Ca^{2+}内流)的同时存在有关(图1-10)。在平台期初期,两种电流处于相对平衡状态,随后,内向电流逐渐减弱,外向电流逐渐增强,总和的结果是出现一种随时间推移而逐渐增强的、微弱的外向电流,导致膜电位的缓慢复极化。平台期的外向离子流是由K^+负载的,动作电位过程中心室肌细胞膜对K^+的通透性随时间变化。平台期的内向离子流主要是由Ca^{2+}(和少量Na^+)负载的,当细胞膜去极到-40 mV时,心室肌细胞膜上的电压门控型L型Ca^{2+}通道被激活,Ca^{2+}顺其浓度梯度向膜内缓慢扩散。L型Ca^{2+}通道主要是对Ca^{2+}通透(也允许少量Na^+通过),通道的激活、失活及复活所需的时间均比Na^+通道长,故又称为慢通道。Na^+-Ca^{2+}交换体的生电活动对平台期也有贡献,3个Na^+进入细胞的同时交换出1个Ca^{2+}。

(4)3期：即快速复极末期。2期复极末,膜内电位逐渐下降,延续为3期复极。在3期,复极速度加快,膜内电位由0 mV附近较快地下降到-90 mV,完成复极化过程。3期复极是由于L型Ca^{2+}通道失活关闭,内向离子流终止,而外向K^+流进一步增加所致。

从0期去极化开始,到3期复极化完毕的时间称为动作电位时程(action potential duration,APD)。

(5)4期：即静息期,又称电舒张期。4期是膜复极完毕,心室肌细胞膜电位恢复到动作电位发生前的时期,基本上稳定于静息电位水平(-90 mV)。由于在动作电位期间有Na^+和Ca^{2+}进入细胞内和K^+流出细胞,引起了细胞内外离子分布的改变,所以4期内离子的跨膜转运仍然在活跃进行,以恢复细胞内外离子的正常浓度梯度,保持心肌细胞的正常兴奋性。4期内,细胞通过膜上生电性Na^+-K^+泵的活动,排出Na^+同时摄入K^+,并产生外向电流(泵电流)。在动作电位期间流入细胞的 Ca^{2+} 主要通过细胞膜上的 Na^+-Ca^{2+} 交换体和 Ca^{2+} 泵排出细胞外,而由细胞内肌质网释放的 Ca^{2+} 则主要由肌质网上的 Ca^{2+} 泵摄回。

(二)窦房结起搏细胞的电活动

特殊传导系统细胞具有自发产生动作电位或兴奋的能力,又称自律细胞。正常情况下,在所有特殊传导系统细胞中,以窦房结起搏细胞(简称 P 细胞)发生动作电位的频率最高。窦房结产生的节律性兴奋通过特殊传导系统扩布到心房肌和心室肌,引起心房和心室的节律性收缩。

窦房结起搏细胞的动作电位由 0 期、3 期和 4 期组成,没有 1 期和 2 期(图 1-11)。窦房结起搏细胞与心室肌细胞的动作电位有明显不同。心室肌细胞的 4 期膜电位在前一动作电位复极末基本达到静息电位水平,是基本稳定的,只有在外来刺激作用下,才产生动作电位。而窦房结起搏细胞的 4 期膜电位在前一动作电位复极末达到最大值(−70 mV),即最大复极电位,然后,4 期膜电位立即开始自动的、逐步的去极化,达阈电位(−40 mV)后引起一次新的动作电位。这种 4 期自动去极化过程,具有随时间而递增的特点,其去极化速度较缓慢,是自律细胞产生自动节律兴奋的基础。

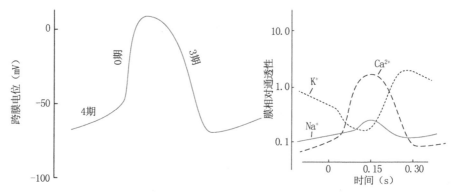

图 1-11 窦房结起搏细胞的动作电位及其相应的膜通透性改变

(1)0 期:即去极化过程。当膜电位由最大复极电位(−70 mV)自动去极达阈电位水平(约 −40 mV)时,激活膜上的 L 型 Ca^{2+} 通道,引起 Ca^{2+} 内流,形成 0 期去极化。由于 L 型 Ca^{2+} 通道的激活和失活缓慢,故 0 期去极化缓慢,持续时间较长。通常将由此类慢 Ca^{2+} 通道开放引起的缓慢去极化兴奋的心肌细胞称为慢反应细胞,如窦房结起搏细胞、房室结细胞等,所形成的动作电位称为慢反应动作电位。

(2)3 期:即复极化过程。与心室肌细胞的动作电位分期相比,窦房结起搏细胞的动作电位无 1 期和 2 期,0 期后直接进入 3 期。0 期去极化达到 0 mV 左右时,L 型 Ca^{2+} 通道逐渐失活,Ca^{2+} 内流相应减少;同时,在复极初期 K^+ 通道被激活,出现 K^+ 外流。Ca^{2+} 内流的逐渐减少和 K^+ 外流的逐渐增加,使细胞膜逐渐复极并达最大复极电位。

(3)4 期:又称 4 期自动去极化。窦房结起搏细胞 4 期自动去极化是外向电流和内向电流共同作用,最后产生净内向电流所形成。至少有 3 种机制参与 4 期自动去极化的形成。首先,4 期内细胞膜对 K^+ 的通透性进行性降低,导致 K^+ 外流逐渐减少,即外向电流的衰减;其次,细胞膜对 Na^+ 通透性轻度增加,内向电流增加。细胞膜对 Na^+/K^+ 通透性比值的逐渐增加引起膜电位从 K^+ 平衡电位向 Na^+ 平衡电位方向缓慢变化。第 3 种机制是细胞膜对 Ca^{2+} 通透性的轻度增大,导致正离子内流而去极化。

参与窦房结起搏细胞动作电位形成的主要离子机制见表 1-2。

表 1-2　参与窦房结起搏细胞动作电位形成的主要离子机制

时相	同义词	主要离子活动
0 期	去极化	电压门控 L 型 Ca^{2+} 通道开放
3 期	复极化	电压门控 L 型 Ca^{2+} 通道关闭 K^+ 通道开放
4 期	4 期自动去极化	K^+ 通道开放但通透性降低 Na^+ 通透性增加（If 通道开放） Ca^{2+} 通透性增加（T 型 Ca^{2+} 通道开放）

二、心脏的电生理特性

心肌组织具有可兴奋组织的基本特性：①具有在受到刺激后产生动作电位的能力，称为兴奋性；②将动作电位从产生部位扩布到同一细胞的其他部分和相邻其他心肌细胞的能力，称为传导性；③在动作电位的触发下产生收缩反应，称为收缩性；④也具有自己的独特特性，即自发产生动作电位的能力，称为自动节律性。兴奋性、自动节律性、传导性和收缩性是心肌组织的 4 种生理特性。收缩性是心肌的一种机械特性，而兴奋性、自动节律性和传导性以细胞膜的生物电活动为基础，称为电生理特性。心脏各部分在兴奋过程中出现的生物电活动，通过心脏周围的导电组织和体液传导到身体表面，用专门仪器（心电图仪）可以记录到心脏兴奋过程发生的电变化，称为心电图（electrocardiogram，ECG）。心肌组织的电生理特性及其电活动是形成心电图的基础，疾病情况下的电生理特性及电活动的改变是异常心电图表现的原因。

（一）兴奋性

兴奋性是指细胞在受到刺激时产生兴奋（动作电位）的能力。衡量心肌兴奋性的高低，可以采用刺激阈值作为指标，阈值高表示兴奋性低，阈值低表示兴奋性高。

心肌细胞兴奋（动作电位）的产生机制与骨骼肌细胞的相同，即外部刺激引起细胞膜局部去极化，当去极化达到细胞膜上电压门控 Na^+ 通道（如心室肌）或 L 型 Ca^{2+} 通道（如窦房结起搏细胞）开放的阈电位，即引发动作电位。因此，静息电位或最大复极电位水平、阈电位水平，以及细胞膜上 Na^+ 通道或 L 型 Ca^{2+} 通道的性状改变均可影响心肌细胞的兴奋性。

如图 1-12 所示，心室肌细胞受到刺激发生兴奋时，在动作电位大部分时程内细胞处于对任何强度的刺激都不发生反应的状态（不能产生动作电位），这一时期称为绝对不应期（absolute refractory period，ARP）。在近动作电位 3 期末的一段时程内，细胞对阈刺激不产生动作电位，但对阈上刺激则可产生动作电位，这一时程称为相对不应期（relative refractory period，RRP）。在比绝对不应期稍长的一个时期内，细胞对阈上刺激也不能产生可传导的动作电位，这一时期称为有效不应期（effective refractory period，ERP）。在动作电位结束即刻的一段时程，细胞对阈下刺激也能反应产生动作电位，表明心肌的兴奋性高于正常，故称为超常期（supranormal period，SNP）。

心肌细胞每产生一次兴奋，其膜电位将发生一系列有规律的变化，膜通道由备用状态经历激活、失活和复活等过程，兴奋性随之发生相应的周期性改变。兴奋性的这种周期性变化，影响心肌细胞对重复刺激的反应能力，对心肌的收缩反应和兴奋的产生及传导过程都具有重要的影响。

慢反应细胞发生动作电位过程中及随后的兴奋性的周期性改变与心室肌细胞类似，但是细节尚未完全阐明。

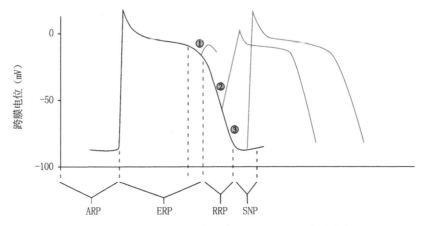

图 1-12　心室肌细胞动作电位期间及随后的兴奋性变化
ARP.绝对不应期；ERP.有效不应期；RRP.相对不应期；SNP.超常期。①、②、③分别
是在有效不应期、相对不应期、超常期给予不同强度额外刺激引发的细胞膜电位变化

(二)自动节律性

组织与细胞能够在没有外来刺激的条件下，自动地发生节律性兴奋的特性，称为自动节律性，简称自律性。衡量自动节律性的指标包括频率和规则性，前者指组织或细胞在单位时间(每分钟)内能够自动发生兴奋的次数，即自动兴奋的频率；后者则是指在单位时间内这种自动兴奋的分布是否整齐或均匀。在正常情况下，心肌组织自动发生的兴奋都较规则，因此常以自动兴奋的频率作为衡量自律性的指标。临床上，则需要同时获取兴奋频率(心率)与兴奋是否规则(节律整齐)两方面的指标。

心脏的特殊传导系统具有自律性，但是特殊传导系统的不同部位的自律性存在等级差别(表 1-3)。心脏始终依照当时情况下由自律性最高的部位所发出的兴奋来进行活动。正常情况下，窦房结的自律性最高，它自动产生的节律性兴奋向外扩布，依次激动心房肌、房室结、房室束、心室内传导组织和心室肌，引起整个心脏兴奋和收缩。窦房结是主导整个心脏兴奋和搏动的正常部位，故称为正常起搏点或原发起搏点，所形成的心脏节律称为窦性节律。而其他部位的自律组织并不表现出它们自身的自律性，只是起着传导兴奋的作用，故称为潜在起搏点。在疾病情况下，上级起搏点不能发放兴奋，则次一级起搏点就接替主导整个心脏的兴奋和搏动。但是，一般认为，浦肯野纤维由于内在起搏频率过低无法承担主导整个心脏起搏点的作用。

表 1-3　心脏内自律细胞的三级起搏点

部位	起搏点	内在起搏频率(次/分)
窦房结	原发起搏点	100
房室结	次级起搏点	40
蒲肯野纤维	三级起搏点	≤20

自律细胞的自动兴奋是 4 期自动去极化使膜电位从最大复极电位达到阈电位水平而引起的。因此，4 期自动去极化速度、最大复极电位水平与阈电位水平影响自律细胞的自律性高低(图 1-13)。

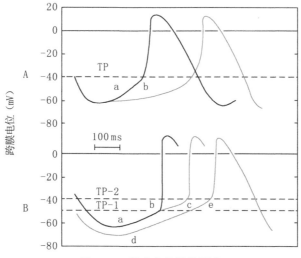

图 1-13　影响自律性的因素

A.起搏电位斜率由 a 减小到 b 时,自律性降低;B.最大复极电位水平由
a 达到 d,或阈电位由 TP-1 升到 TP-2 时,自律性均降低;TP.阈电位

　　值得指出的是,正常心房肌与心室肌细胞的 4 期基本稳定,无法自动去极化达到阈电位水平引发动作电位。但是,当在病理情况如心肌缺血时,这些心肌细胞可以转变为异位起搏点发放动作电位,主导整个或部分心脏的兴奋与收缩。

　　(三)传导性

　　细胞与组织具有传导兴奋(动作电位)的能力,称为传导性。传导性的高低可用兴奋的扩布速度来衡量。

　　心脏内,心肌细胞与细胞之间通过闰盘端对端互相连接。闰盘内的缝隙连接保证了兴奋的跨细胞扩布。心肌细胞的兴奋以局部电流的形式通过缝隙连接直接进入邻近细胞(图 1-14),引发动作电位并迅速扩布,实现同步性活动,使整个心房或心室成为一个功能性合胞体。因此,在心脏任何部位发生的动作电位也会通过这种细胞-细胞的传导方式扩布到整个心室肌或者心房肌。

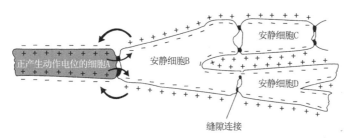

图 1-14　局部电流与心肌细胞动作电位的细胞-细胞传导

　　兴奋在心脏内不同组织的传导速度并不相等(表 1-4)。以浦肯野纤维的传导速度最快,而在窦房结与房室结内的传导速度最慢。房室结是正常时兴奋由心房进入心室的唯一通道。由于房室结细胞的直径较小,兴奋在房室结内的传导速度缓慢,通过房室结到达房室束时耗费了一定时间,这一现象称为房-室延搁。房-室延搁使心室在心房收缩完毕之后才开始收缩,不至于产生心房和心室收缩发生重叠的现象,有利于心室的充盈和射血。

21

表 1-4　兴奋在不同心肌组织的传导速度

组织	传导速度（m/s）	组织	传导速度（m/s）
窦房结	0.05	希氏束	1
心房传导通路	1	浦肯野纤维	4
房室结	0.02	心室肌	1

心肌细胞的兴奋传导速度至少受到 3 类因素的影响：①传导速度与心肌纤维的直径大小呈正变关系。直径小的细胞因其细胞内电阻大，产生的局部电流小于直径大的细胞，兴奋传导速度也较后者缓慢。②传导速度与局部去极化电流大小成正比。动作电位 0 期去极化速度与幅度大，引起的局部电流密度大，影响范围广，兴奋传导速度就快。③传导速度与心肌细胞膜的被动电学特性、缝隙连接和胞质性质有关。细胞膜的被动电学特性和胞质性质的改变可以影响细胞内电阻。缝隙连接的电学性质可受到一些细胞外因素的影响，后者可引起连接蛋白的磷酸化/去磷酸化进而影响缝隙连接的通透性。

兴奋在心脏内的传播是以特殊传导系统为主干进行的有序扩布（图 1-15）。正常情况下，窦房结发出的兴奋通过心房肌传播到整个右心房和左心房，沿着心房肌组成的优势传导通路迅速传到房室结，经房室束和左、右束支传到浦肯野纤维网，引起心室肌兴奋，再直接通过心室肌将兴奋由内膜侧向外膜侧心室肌扩布，引起整个心室兴奋。如图 1-15 所示，心脏不同部位动作电位去极化的发生时间显示了心脏兴奋从窦房结发源、然后按照一定顺序到达心脏的不同部位。动作电位在通过房室结时传导非常缓慢，房室结细胞的 4 期自动去极化比窦房结以外的心肌细胞要快。兴奋在心室内的传导要比心房内传导要快得多。那些晚去极化的、具有较短动作电位时程的心室肌细胞反而先复极化，该现象的原因尚未完全阐明，但是会影响心电图表现。

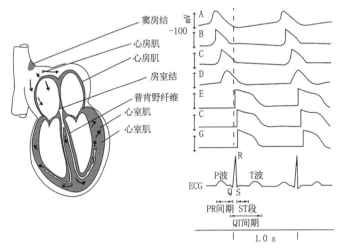

图 1-15　心脏不同部位的动作电位与心电图
A.窦房结；B、C.心房肌；D.房室结；E.浦肯野纤维；F、G.心室肌

三、心电图

心脏各部分在兴奋过程中出现的电活动通过细胞外液等导电物质传导，可以在身体表面用电极和仪器测到，即心电图。心电图是反映心脏兴奋的产生、传导和恢复过程中的生物电变化，

是记录电极之间的电位差,而与心脏的机械收缩活动无直接关系。

在心电活动周期的某一瞬间,心电图记录的是众多心肌细胞此刻产生的电活动所形成的许多微弱电场的总和。当较多心肌细胞同时去极化或复极化,心电图上观察到的电压变化也较大。正常时,由于通过心脏的电兴奋波(动作电位)以同样的途径扩布,在体表两点之间记录到的电压变化的时间模式也是一致的,可以在每个心电周期重复观察到。

临床常规使用的心电图记录是通过一套国际通用的标准导联系统测量得到的。常规心电图导联共包括 12 个导联,在体表的规定部位放置探测电极,通过导联线与心电图机相连。由于电极放置位置不同,不同的导联记录到的心电图波形也有所不同。但心脏每次兴奋在心电图记录中基本上都包括 1 个 P 波,1 个 QRS 波群和 1 个 T 波,以及各波形之间形成的间期或时间段(图 1-16,表 1-5)。

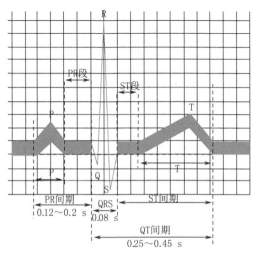

图 1-16 正常人心电图(标准 Ⅱ 导联记录模式图)

表 1-5 心电图波形与时程及其意义

波形与时间	心电活动
波形	
P 波	左右心房去极化过程
QRS 波群	左右心室去极化过程
T 波	心室复极过程
时程	
P-R 间期(或 P-Q 间期): 从 P 波起点到 QRS 波起点之间的时程	兴奋由心房、房室结和房室束到达心室并引起心室肌开始兴奋所需要的时间,即房室传导时间
QRS 时程: 从 Q 波开始到 S 波结束之间的时程	心室去极化
Q-T 间期: 从 QRS 波起点到 T 波终点的时程	从心室开始去极化到完全复极化所经历的时间
ST 段: 从 QRS 波群终点到 T 波起点之间的线段	心室各部分心肌细胞均处于动作电位的平台期

(张德明)

第二章

常见症状与体征

第一节　心　悸

心悸是患者自觉心慌、心跳的一种症状。当心率加快时多伴有心前区不适感,心率缓慢时则感搏动有力。心悸时心率可快、可慢,也可有心律失常、心搏增强,部分患者心率和心律也可正常。

一、发生机制

心悸发生机制尚未完全清楚,一般认为心脏活动过度是心悸发生的基础,常与心率及每搏量改变有关。

在心动过速时,舒张期缩短、心室充盈不足,当心室收缩时心室肌与心瓣膜的紧张度突然增加,可引起心搏增强而感心悸。

心律失常如期前收缩,在一个较长的代偿期之后的心室收缩,往往强而有力,这时患者可出现心悸。心悸出现与心律失常出现及存在时间长短有关,如突然发生的阵发性心动过速,心悸往往较明显,而在慢性心律失常,如心房颤动,患者可因逐渐适应而无明显心悸。

心悸的发生常与精神因素及注意力有关,焦虑、紧张及注意力集中时易于出现。心悸可见于心脏病者,但与心脏病不能完全等同,心悸患者不一定患有心脏病,反之心脏病患者也可不发生心悸。

二、病因

(一)心脏搏动增强

心脏搏动增强引起的心悸,可分为生理性心悸或病理性心悸。

1.生理性心悸

生理性心悸见于下列情况。

(1)健康人在剧烈运动或精神过度紧张时。

(2)饮酒、进食浓茶或咖啡后。

(3)应用某些药物:如肾上腺素、麻黄碱、咖啡因、阿托品、甲状腺片等。

2.病理性心悸

病理性心悸见于下列情况。

(1)心室肥大:高血压心脏病、各种原因所致的主动脉瓣关闭不全、风湿性二尖瓣关闭不全等引起的左心室肥大,心脏收缩力增强,可引起心悸;动脉导管未闭、室间隔缺损回流量增多,增加心脏的工作量,导致心室增大,也可引起心悸;此外脚气性心脏病,因微小动脉扩张,阻力降低,回心血流增多,心脏工作量增加,也可出现心悸。

(2)其他引起心脏每搏量增加的疾病。①甲状腺功能亢进:由于基础代谢与交感神经兴奋性增高,导致心率加快;②贫血:以急性失血时心悸为明显,贫血时血液携氧量减少,器官及组织缺氧,机体为保证氧的供应,通过增加心率,提高心排血量来代偿,于是心率加快导致心悸;③发热时基础代谢率增高,心率加快,心排血量增加,也可引起心悸;④低血糖症、嗜铬细胞瘤引起的肾上腺素释放增多,心率加快,也可发生心悸。

(二)心律失常

心动过速、过缓或心律不齐时,均可出现心悸。

1.心动过速

各种原因引起的窦性心动过速、阵发性室上性或室性心动过速等,均可发生心悸。

2.心动过缓

高度房室传导阻滞(二度、三度房室传导阻滞)、窦性心动过缓或病态窦房结综合征,由于心率缓慢,舒张期延长,心室充盈度增加,心搏强而有力,引起心悸。

3.心律不齐

房性或室性的期前收缩、心房颤动,由于心脏跳动不规则或有一段间歇,使患者感到心悸甚至有停跳感觉。

(三)心脏神经症

由自主神经功能紊乱所引起,心脏本身并无器质性病变,多见于青年女性。临床表现除心悸外尚有心率加快、心前区或心尖部隐隐作痛,以及疲乏、失眠、头晕、头痛、耳鸣、记忆力减退等神经衰弱表现,且在焦虑、情绪激动等情况下更易发生。肾上腺素能受体反应亢进综合征也与自主神经功能紊乱有关,易在紧张时发生,其表现除心悸、心动过速、胸闷、头晕外尚可有心电图的一些改变,如出现窦性心动过速,轻度 ST 段下移及 T 波平坦或倒置,其易与心脏器质性病变相混淆。

三、伴随症状

(一)伴心前区痛

心前区痛见于冠状动脉硬化性心脏病(如心绞痛、心肌梗死)、心肌炎、心包炎,也可见于心脏神经症等。

(二)伴发热

发热见于急性传染病、风湿热、心肌炎、心包炎、感染性心内膜炎等。

(三)伴晕厥或抽搐

晕厥或抽搐见于高度房室传导阻滞、心室颤动或阵发性室性心动过速、病态窦房结综合征等。

(四)伴贫血

贫血见于各种原因引起的急性失血,此时常有虚汗、脉搏微弱、血压下降或休克,慢性贫血则心悸多在劳累后较明显。

(五)伴呼吸困难

呼吸困难见于急性心肌梗死、心包炎、心肌炎、心力衰竭、重症贫血等。

(六)伴消瘦及出汗

消瘦及出汗见于甲状腺功能亢进。

(刘　郎)

第二节　胸　痛

胸痛主要由胸部疾病引起,少数由其他部位的病变所致,心血管系统疾病是胸痛的常见原因,但其他部位的疾病也可引起胸痛症状,如肝脓肿等。因痛阈个体差异性大,胸痛的程度与原发疾病的病情轻重并不完全一致。

一、病因

(一)胸壁疾病

肋软骨炎、带状疱疹、流行性肌炎、颈胸椎疾病、胸部外伤、肋间神经痛和肋骨转移瘤。

(二)呼吸系统疾病

胸膜炎、肺炎、支气管肺癌和气胸。

(三)纵隔疾病

急性纵隔炎、纵隔肿瘤、纵隔气肿。

(四)心血管疾病

心绞痛、心肌梗死、心包炎、胸主动脉瘤、肺栓塞和夹层动脉瘤等。

(五)消化系统疾病

食管炎、胃十二指肠溃疡、胆囊炎、胰腺炎等。

(六)膈肌疾病

膈疝、膈下脓肿。

(七)其他

骨髓瘤、白血病胸骨浸润、心脏神经症等。

二、临床表现

(一)发病年龄

青壮年胸痛,应注意结核性胸膜炎、自发性气胸、心肌炎、心肌病、风湿性心瓣膜病;年龄在40 岁以上患者还应注意心绞痛、心肌梗死与肺癌。

(二)胸痛部位

(1)局部有压痛、炎症性疾病,伴有局部红、肿、热表现。

(2)带状疱疹是成簇水疱沿一侧肋间神经分布伴剧痛,疱疹不越过体表中线。

(3)非化脓性肋骨软骨炎多侵犯第1～2 肋软骨,对称或非对称性,呈单个或多个肿胀隆起,局部皮色正常,有压痛,咳嗽、深呼吸或上肢大幅度活动时疼痛加重。

(4)食管及纵隔病变,胸痛多位于胸骨后,进食或吞咽时加重。

(5)心绞痛和心肌梗死的疼痛多在心前区与胸骨后或剑突下,疼痛常放射至左肩、左臂内侧,达环指与小指,也可放射于左颈与面颊部,患者常误认为牙痛。

(6)夹层动脉瘤疼痛位于胸背部,向下放射至下腹、腰部及两侧腹股沟和下肢。

(7)自发性气胸、胸膜炎和肺梗死的胸痛多位于患侧腋前线与腋中线附近,后二者如累及肺底、膈胸膜,则疼痛也可放射于同侧肩部。肺尖部肺癌(肺上沟癌、Pancoast 癌)以肩部、腋下痛为主,疼痛向上肢内侧放射。

(三)胸痛性质

(1)带状疱疹呈刀割样痛或灼痛,剧烈难忍。

(2)食管炎为烧灼痛。

(3)心绞痛呈绞窄性并有重压窒息感。

(4)心肌梗死疼痛更为剧烈并有恐惧、濒死感。

(5)纤维素性胸膜炎常呈尖锐刺痛或撕裂痛。

(6)肺癌常为胸部闷痛,而 Pancoast 癌则呈火灼样痛,夜间尤甚。

(7)夹层动脉瘤为突然发生胸背部难忍撕裂样剧痛。

(8)肺梗死为突然剧烈刺痛或绞痛。常伴呼吸困难及发绀。

(四)持续时间

(1)平滑肌痉挛或血管狭窄缺血所致疼痛为阵发性。

(2)炎症、肿瘤、栓塞或梗死所致疼痛呈持续性。如心绞痛发作时间短暂,而心肌梗死疼痛持续时间很长且不易缓解。

(五)影响胸痛因素

影响胸痛因素包括诱因、加重与缓解因素。劳累、体力活动、精神紧张,可诱发心绞痛发作,休息、含服硝酸甘油或硝酸异山梨酯,可使心绞痛缓解,而对心肌梗死疼痛则无效。胸膜炎和心包炎的胸痛则可因深呼吸和咳嗽而加剧。反流性食管炎的胸骨后灼痛,饱餐后出现,仰卧或俯卧位加重,服用抗酸剂和促动力药多潘立酮或西沙必利后可减轻或消失。

三、胸痛伴随症状

(1)胸痛伴吞咽困难或咽下痛者,提示食管疾病,如反流性食管炎。

(2)胸痛伴呼吸困难者,提示较大范围病变,如大叶性肺炎、自发性气胸、渗出性胸膜炎和肺栓塞等。

(3)胸痛伴面色苍白、大汗、血压下降或休克表现时,多考虑心肌梗死、夹层动脉瘤、主动脉窦瘤破裂和大块肺栓塞等。

(殷 涛)

第三节 水 肿

人体组织间隙有过多的液体积聚使组织肿胀称为水肿。水肿可分为全身性水肿与局部性水肿。当液体在体内组织间隙呈弥漫性分布时称为全身性水肿(常为凹陷性);液体积聚在局部组织间隙时称为局部性水肿;发生于体腔内称积液,如胸腔积液、腹水、心包积液。一般情况下,水肿这一术语,不包括内脏器官局部的水肿,如脑水肿、肺水肿等。

一、发生机制

在正常人体中,一方面血管内液体不断地从毛细血管小动脉端滤出,至组织间隙成为组织液,另一方面组织液又不断地从毛细血管小静脉端回吸入血管中。两者经常保持动态平衡,因而组织间隙无过多液体积聚。

保持这种平衡的主要因素:①毛细血管内静水压;②血浆胶体渗透压;③组织间隙机械压力(组织压);④组织液的胶体渗透压。当维持体液平衡的因素发生障碍出现组织间液的生成大于回吸收时,则可产生水肿。

产生水肿的主要因素:①水、钠的潴留,如继发性醛固酮增多症;②毛细血管滤过压升高,如右心衰竭;③毛细血管通透性增高,如急性肾炎;④血浆胶体渗透压降低,如血浆清蛋白减少;⑤淋巴回流受阻,如丝虫病。

二、病因与临床表现

(一)全身性水肿

1.心源性水肿

风湿性心脏瓣膜病、冠心病、肺心病等各种心脏病引起右心衰竭时出现。

心源性水肿主要由有效循环血量减少,肾血流量减少,继发性醛固酮增多引起水、钠潴留,以及静脉淤血,毛细血管滤过压增高,组织液回吸收减少所致。前者决定水肿程度,后者决定水肿的部位。水肿程度可由于心力衰竭程度而有不同,可自轻度的踝部水肿以致严重的全身性水肿。

心源性水肿的特点是水肿首先出现于身体下垂部位(下垂部位流体静水压较高)。能起床活动者,水肿最早出现于踝内侧,行走活动后明显,休息后减轻或消失;经常卧床者以腰骶部水肿最为明显。水肿为对称性、凹陷性。此外通常有颈静脉曲张、肝大、静脉压升高,严重时还出现胸腔积液、腹水等右心衰竭的其他表现。

2.肾源性水肿

肾源性水肿见于急慢性肾炎、肾盂肾炎、急慢性肾衰竭等,发生机制主要是由多种因素引起肾排泄水、钠减少,导致水、钠潴留,细胞外液增多,毛细血管静水压升高,引起水肿。水、钠潴留是肾性水肿的基本机制。导致水、钠潴留的因素:①肾小球超滤系数及滤过率下降,而肾小管回吸收钠增加(球-管失衡),导致水、钠潴留;②大量蛋白尿致低蛋白血症,血浆胶体渗透压下降致使水分外渗;③肾实质缺血,刺激肾素-血管紧张素-醛固酮系统(RAAS),醛固酮活性增高,导致水、钠潴留;④肾内前列腺素产生减少,致使肾排钠减少。

肾源性水肿特点是疾病早期晨间起床时有眼睑与颜面水肿,以后发展为全身水肿(肾病综合征时为重度水肿)。常有尿改变、高血压、肾功能损害的表现。

3.肝源性水肿

任何肝脏疾病引起血浆清蛋白明显下降时均可引起水肿。

失代偿期肝硬化主要表现为腹水,也可首先出现踝部水肿,逐渐向上蔓延,而头、面部及上肢常无水肿。

门脉高压症、低蛋白血症、肝淋巴液回流障碍、继发醛固酮增多等因素是水肿与腹水形成的主要机制。肝硬化在临床上主要有肝功能减退和门脉高压两方面表现。

4.营养不良性水肿

慢性消耗性疾病长期营养缺乏、神经性厌食、胃肠疾病、妊娠呕吐、消化吸收障碍、重度烧伤、排泄或丢失过多、蛋白质合成障碍等所致低蛋白血症或 B 族维生素缺乏均可产生水肿。

营养不良性水肿特点是水肿发生前常有消瘦、体重减轻等表现。皮下脂肪减少所致组织松弛,组织压降低,加重了水肿液的潴留。水肿常从足部开始逐渐蔓延至全身。

5.其他原因的全身水肿

(1)黏液性水肿时产生非凹陷性水肿(由于组织液所含蛋白量较高),颜面及下肢水肿较明显。

(2)特发性水肿为一种原因不明或原因尚未确定的综合征,多见于妇女,特点为月经前7～14 天出现眼睑、踝部及手部轻度水肿,可伴乳房胀痛及盆腔沉重感,月经后水肿逐渐消退。

(3)药物性水肿,可见于糖皮质激素、雄激素、雌激素、胰岛素、萝芙木制剂、甘草制剂等疗程中。

(4)内分泌性水肿,腺垂体功能减退症、黏液性水肿、皮质醇增多症、原发性醛固酮增多症等。

(5)其他可见于妊娠中毒症、硬皮病、血管神经性水肿等。

(二)局部性水肿

(1)局部炎症所致水肿为最常见的局部水肿,见于丹毒、疖肿、蛇毒中毒等。

(2)淋巴回流障碍性水肿多见于丝虫病、非特发性淋巴管炎、肿瘤等。

(3)静脉阻塞性水肿常见于肿瘤压迫或肿瘤转移、静脉血栓形成、血栓性静脉炎、上腔或下腔静脉阻塞综合征等。

(4)变态反应性水肿见于荨麻疹、血清病,以及食物、药物等引起的变态反应等。

(5)血管神经性水肿属变态反应或神经源性病变,部分病例与遗传有关。

三、伴随症状

(1)水肿伴肝大可为心源性、肝源性与营养不良性水肿,而同时有颈静脉曲张者则为心源性水肿。

(2)水肿伴重度蛋白尿常为肾源性水肿,而轻度蛋白尿也可见于心源性水肿。

(3)水肿伴呼吸困难与发绀常提示由心脏病、上腔静脉阻塞综合征等所致。

(4)水肿与月经周期有明显关系可见于特发性水肿。

(5)水肿伴失眠、烦躁、思想不集中等见于经前期紧张综合征。

(陈　晨)

第四节 发　　绀

发绀是指血液中还原血红蛋白增多,使皮肤、黏膜呈青紫色的表现。广义的发绀还包括少数由异常血红蛋白衍化物(高铁血红蛋白、硫化血红蛋白)所致皮肤黏膜青紫现象。发绀在皮肤较薄、色素较少和毛细血管丰富的部位,如口唇、鼻尖、颊部与甲床等处较为明显,易于观察。

一、发生机制

发绀是由血液中还原血红蛋白绝对含量增多所致。还原血红蛋白浓度可用血氧的未饱和度表示。正常动脉血氧未饱和度为 5%,静脉内血氧未饱和度为 30%,毛细血管中血氧未饱和度约为前二者的平均数。每 1 g 血红蛋白约与1.34 mL氧结合。当毛细血管血液的还原血红蛋白量超过 50 g/L 时,皮肤黏膜即可出现发绀。

临床实践表明,上述说法不完全可靠,因为以正常血红蛋白浓度 150 g/L 计算,50 g/L 为还原血红蛋白时,提示已有 1/3 血红蛋白不饱和。当动脉血氧饱和度为 66% 时,相应动脉血氧分压已降低至 4.5 kPa(34 mmHg)的危险水平。

二、病因与临床表现

由于病因不同,发绀可分为血液中还原血红蛋白含量增多和血液中存在异常血红蛋白衍化物两大类。

(一)血液中还原血红蛋白含量增多

1.中心性发绀

此类发绀是由心、肺疾病导致动脉血氧饱和度降低引起。发绀的特点是全身性的,除四肢与面颊外,也见于黏膜(包括舌及口腔黏膜)与躯干的皮肤,但皮肤温暖。中心性发绀又可分为以下2 种。

(1)肺性发绀:见于各种严重呼吸系统疾病,如呼吸道(喉、气管、支气管)阻塞、肺部疾病(肺炎、阻塞性肺气肿、弥漫性肺间质纤维化、肺淤血、肺水肿、急性呼吸窘迫综合征)和肺血管疾病(肺栓塞、原发性肺动脉高压、肺动静脉瘘)等,其发生机制是由于呼吸功能衰竭、通气或换气(通气/血流比例、弥散)功能障碍、肺氧合作用不足,致体循环血管中还原血红蛋白含量增多而出现发绀。

(2)心性混血性发绀:见于发绀型先天性心脏病,如法洛四联症、艾森门格综合征等,其发绀机制是由于心与大血管之间存在异常通道,部分静脉血未通过肺进行氧合作用,即经异通道分流混入体循环动脉血中,如分流量超过心排血量的 1/3 时,即可引起发绀。

2.周围性发绀

此类发绀是由周围循环血流障碍所致,发绀特点是发绀常见于肢体末梢与下垂部位,如肢端、耳垂与鼻尖,这些部位的皮肤温度低、发凉,若按摩或加温耳垂与肢端,使其温暖,发绀即可消失。此点有助于与中心性发绀相鉴别,后者即使按摩或加温青紫也不消失。周围性发绀又可分为以下 2 种。

(1)淤血性周围性发绀:如右心衰竭、渗出性心包炎、心脏压塞、缩窄性心包炎、局部静脉病变(血栓性静脉炎、上腔静脉综合征、下肢静脉曲张)等,其发生机制是因体循环淤血、周围血流缓慢,氧在组织中被过多摄取所致。

(2)缺血性周围性发绀:常见于重症休克,由于周围血管痉挛收缩及心排血量减少,循环血容量不足,血流缓慢,周围组织血流灌注不足、缺氧,致皮肤黏膜呈青紫、苍白。

局部血液循环障碍,如血栓闭塞性脉管炎、雷诺现象、肢端发绀症、冷球蛋白血症、网状青斑、严重受寒等,由于肢体动脉阻塞或末梢小动脉强烈痉挛、收缩,可引起局部冰冷、苍白与发绀。真性红细胞增多症所致发绀也属周围性,除肢端外口唇也可发绀。其发生机制是由红细胞过多,血液黏稠,致血流缓慢,周围组织摄氧过多,还原血红蛋白含量增高所致。

3.混合性发绀

中心性发绀与周围性发绀并存,可见于心力衰竭(左心衰竭、右心衰竭和全心衰竭),因肺淤血或支气管、肺病变,致肺内氧合不足及周围血流缓慢,毛细血管内血液脱氧过多所致。

(二)血液中存在异常血红蛋白衍化物

1.药物或化学物质中毒所致的高铁血红蛋白血症

由于血红蛋白分子的二价铁被三价铁所取代,致失去与氧结合的能力,当血中高铁血红蛋白含量达 30 g/L 时,即可出现发绀。此种情况通常由伯氨喹、亚硝酸盐、氯酸钾、碱式硝酸铋、磺胺类、苯丙砜、硝基苯、苯胺等中毒引起。其发绀特点是急骤出现,暂时性,病情严重,经过氧疗青紫不减,抽出的静脉血呈深棕色,暴露于空气中也不能转变成鲜红色,若静脉注射亚甲蓝溶液、硫代硫酸钠或大剂量维生素 C,均可使青紫消退。分光镜检查可证明血中高铁血红蛋白的存在。由于大量进食含有亚硝酸盐的变质蔬菜,而引起的中毒性高铁血红蛋白血症,也可出现发绀,称肠源性青紫症。

2.先天性高铁血红蛋白血症

若患者自幼即有发绀、家族史,而无心肺疾病及引起异常血红蛋白的其他原因,身体一般健康状况较好。此外,有所谓特发性阵发性高铁血红蛋白血症,见于女性,发绀与月经周期有关,机制未明。

3.硫化血红蛋白血症

硫化血红蛋白并不存在于正常红细胞中。凡能引起高铁血红蛋白血症的药物或化学物质也能引起硫化血红蛋白血症,但须患者同时有便秘或服用硫化物(主要为含硫的氨基酸),在肠内形成大量硫化氢为先决条件。所服用的含氮化合物或芳香族氨基酸则起触媒作用,使硫化氢作用于血红蛋白,而生成硫化血红蛋白,当血中含量达 5 g/L 时,即可出现发绀。发绀的特点是持续时间长,可达几个月或更长时间,因硫化血红蛋白一经形成,不论在体内或体外均不能恢复为血红蛋白,而红细胞寿命仍正常;患者血液呈蓝褐色,分光镜检查可确定硫化血红蛋白的存在。

三、伴随症状

(一)伴呼吸困难

伴呼吸困难常见于重症心、肺疾病和急性呼吸道阻塞、气胸等;先天性高铁血红蛋白血症和硫化血红蛋白血症虽有明显发绀,但一般无呼吸困难。

(二)伴杵状指(趾)

病程较长,伴杵状指(趾)主要见于发绀型先天性心脏病及某些慢性肺部疾病。

(三)急性起病伴意识障碍和衰竭表现

急性起病伴意识障碍和衰竭表现见于某些药物或化学物质急性中毒、休克、急性肺部感染等。

（王振荣）

第五节 呼 吸 困 难

呼吸困难是指患者主观上感到氧气不足、呼吸费力；客观上表现为用力呼吸，重者鼻翼翕动、张口耸肩，甚至出现发绀，并伴有呼吸频率、深度与节律的异常。

一、病因

引起呼吸困难的原因主要是呼吸系统和心血管系统疾病。

(一)肺源性呼吸困难

1.气道阻塞

咽后壁脓肿、喉头水肿、支气管哮喘、慢性阻塞性肺疾病及喉、气管与支气管的炎症、水肿、肿瘤或异物所致狭窄或阻塞，主动脉瘤压迫等。

2.肺疾病

如大叶性或支气管肺炎、肺脓肿、肺气肿、肺栓塞、肺淤血、肺水肿、肺泡炎、弥漫性肺间质纤维化、肺不张、细支气管肺泡癌等。

3.胸膜疾病

胸腔积液、气胸、胸膜肿瘤、胸膜肥厚粘连、脓胸等。

4.胸廓疾病

如严重胸廓脊柱畸形、气胸、大量胸腔积液和胸廓外伤等。

5.神经肌肉疾病

如脊髓灰质炎病变累及颈髓、急性多发性神经根神经炎和重症肌无力累及呼吸肌，药物（肌松药、氨基苷类药等）导致呼吸肌麻痹等。

6.膈运动障碍

纵隔气肿、纵隔肿瘤、急性纵隔炎、膈麻痹、高度鼓肠、大量腹水、腹腔巨大肿瘤、胃扩张和妊娠末期等。

(二)心源性呼吸困难

风湿性心脏病、缩窄性心包炎、心肌炎、心肌病、急性心肌梗死、肺心病等所致心力衰竭、心脏压塞、原发性肺动脉高压和肺栓塞等。

(三)血液和内分泌系统疾病

重度贫血、高铁血红蛋白血症、硫化血红蛋白血症、甲状腺功能亢进或减退、原发性肾上腺功能减退症等。

(四)神经和精神因素

脑血管意外、脑水肿、颅内感染、颅脑肿瘤、脑膜炎等致呼吸中枢功能障碍；精神因素所致呼吸困难,如癔症等。

(五)中毒性呼吸困难

酸中毒、一氧化碳中毒、氰化物中毒、亚硝酸盐中毒、吗啡类药物中毒、农药中毒、尿毒症糖尿病酮症酸中毒等。

二、发生机制及临床表现

从发生机制及症状表现分析,将呼吸困难分为如下几种类型。

(一)肺源性呼吸困难

肺源性呼吸困难是由呼吸系统疾病引起通气、换气功能障碍,导致缺氧和/或二氧化碳潴留所引起的。临床上分为3种类型。

1.吸气性呼吸困难

吸气性呼吸困难特点是吸气费力,重者由于呼吸肌极度用力,胸腔负压增大,吸气时胸骨上窝、锁骨上窝和肋间隙明显凹陷,称三凹征,常伴有干咳及高调吸气性喉鸣。吸气性呼吸困难见于各种原因引起的喉、气管、大支气管的狭窄与阻塞:①喉部疾病,如急性喉炎、喉水肿、喉痉挛、喉癌、白喉会厌炎等;②气管疾病,如气管肿瘤、气管异物或气管受压(甲状腺肿大、淋巴结肿大或主动脉瘤压迫等)。

2.呼气性呼吸困难

呼气性呼吸困难特点是呼气费力,呼气时间明显延长,常伴有干啰音。这主要是由肺泡弹性减弱和/或小支气管狭窄阻塞(痉挛或炎症)所致;当有支气管痉挛时,可听到哮鸣音。呼气性呼吸困难常见于支气管哮喘、喘息型慢性支气管炎、弥漫性细支气管炎和慢性阻塞性肺气肿合并感染等。此外,后者由于肺泡通气/血流比例失调和弥散膜面积减少,严重时导致缺氧、发绀、呼吸增快。

3.混合性呼吸困难

混合性呼吸困难特点是吸气与呼气均感费力,呼吸频率增快、变浅,常伴有呼吸音异常(减弱或消失),可有病理性呼吸音。其原因是由肺部病变广泛或胸腔病变压迫,致呼吸面积减少,影响换气功能所致。混合性呼吸困难常见于重症肺结核、大面积肺不张、大块肺栓塞、肺尘埃沉着症、肺泡炎、弥漫性肺间质纤维化、肺泡蛋白沉着症、大量胸腔积液、气胸、膈肌麻痹和广泛显著胸膜增厚等。后者发生呼吸困难主要与胸壁顺应性降低,呼吸运动受限,肺通气明显减少,肺泡氧分压降低引起缺氧有关。

(二)心源性呼吸困难

主要由左心衰竭和右心衰竭引起,两者发生机制不同,左心衰竭所致呼吸困难较为严重。

1.左心衰竭

左心衰竭引发呼吸困难的主要原因是肺淤血和肺泡弹性降低。其机制:①肺淤血,使气体弥散功能降低;②肺泡张力增高,刺激牵张感受器,通过迷走神经反射兴奋呼吸中枢;③肺泡弹性减退,其扩张与收缩能力降低,肺活量减少;④肺循环压力升高对呼吸中枢的反射性刺激。

急性左心衰竭时,常出现阵发性呼吸困难,多在夜间睡眠中发生,称为夜间阵发性呼吸困难。其发生机制:①睡眠时迷走神经兴奋性增高,冠状动脉收缩,心肌供血减少,心功能降低;②小支气管收缩,肺泡通气减少;③仰卧位时肺活量减少,下半身静脉回心血量增多,致肺淤血加重;④呼吸中枢敏感性降低,对肺淤血引起的轻度缺氧反应迟钝,当淤血程度加重、缺氧明显时,才刺激呼吸中枢做出应答反应。

发作时,患者常于熟睡中突感胸闷憋气惊醒,被迫坐起,惊恐不安,伴有咳嗽,轻者数分钟至数十分钟后症状逐渐减轻、缓解;重者高度气喘、面色青紫、大汗,呼吸有哮鸣声,咳浆液性粉红色泡沫样痰,两肺底部有较多湿性啰音,心率增快,可有奔马律。此种呼吸困难,又称心源性哮喘,常见于高血压性心脏病、冠状动脉性心脏病、风湿性心瓣膜病、心肌炎和心肌病等。

2.右心衰竭

右心衰竭引发呼吸困难的原因主要是体循环淤血所致。其发生机制:①右心房与上腔静脉压升高,刺激压力感受器反射性地兴奋呼吸中枢;②血氧含量减少,以及乳酸、丙酮酸等酸性代谢产物增多,刺激呼吸中枢;③淤血性肝大、腹水和胸腔积液,使呼吸运动受限,肺受压气体交换面积减少。

(三)中毒性呼吸困难

在急性肾衰竭、慢性肾衰竭、糖尿病酮症酸中毒和肾小管性酸中毒时,血中酸性代谢产物增多,强烈刺激颈动脉窦-主动脉体化学感受器或直接兴奋、强烈刺激呼吸中枢,从而导致出现深长、规则的呼吸,可伴有鼾声,称为酸中毒大呼吸(Kussmaul 呼吸)。

急性感染和急性传染病时,由于体温升高和毒性代谢产物的影响,兴奋呼吸中枢,使呼吸频率增快。

某些药物和化学物质如吗啡类、巴比妥类、苯二氮草类药物和有机磷杀虫药中毒时,呼吸中枢受抑制,致呼吸变缓慢、变浅,且常有呼吸节律异常如 Cheyne-Stokes 呼吸或 Biots 呼吸。

某些毒物可作用于血红蛋白,如一氧化碳中毒时,一氧化碳与血红蛋白结合成碳氧血红蛋白;亚硝酸盐和苯胺类中毒时,可使血红蛋白转变为高铁血红蛋白,失去携氧功能致组织缺氧。氰化物和含氰化物较多的苦杏仁、木薯中毒时,氰离子抑制细胞色素氧化酶的活性,影响细胞的呼吸作用,导致组织缺氧,可引起呼吸困难,严重时可引起脑水肿抑制呼吸中枢。

(四)神经精神性呼吸困难

重症颅脑疾病如颅脑外伤、脑出血、脑炎、脑膜炎、脑脓肿及脑肿瘤等,呼吸中枢因受增高的颅内压和供血减少的刺激,使呼吸变慢变深,并常伴呼吸节律的异常,如呼吸遏制(吸气突然终止)、双吸气(抽泣样呼吸)等。

癔症患者由于精神或心理因素的影响可有呼吸困难发作,其特点是呼吸浅表而频繁,1分钟可达 60～100 次,并常因通气过度而发生呼吸性碱中毒,出现口周、肢体麻木和手足搐搦,严重时可有意识障碍。

有叹息样呼吸的患者自述呼吸困难,但并无呼吸困难的客观表现,偶然出现一次深大吸气,伴有叹息样呼气,在叹息之后自觉轻快,这实际上是一种神经症的表现。

(五)血液病

重度贫血、高铁血红蛋白血症或硫化血红蛋白血症等,因红细胞携氧减少,血氧含量降低,致呼吸加速,同时心率加快。大出血或休克时,因缺血与血压下降刺激呼吸中枢,也可使呼吸加速。

三、伴随症状

(一)发作性呼吸困难伴有哮鸣音

发作性呼吸困难伴有哮鸣音见于支气管哮喘、心源性哮喘;骤然发生的严重呼吸困难,见于急性喉水肿、气管异物、大块肺栓塞、自发性气胸等。

（二）呼吸困难伴一侧胸痛

呼吸困难伴一侧胸痛见于大叶性肺炎、急性渗出性胸膜炎、肺梗死、自发性气胸、急性心肌梗死、支气管癌等。

（三）呼吸困难伴发热

呼吸困难伴发热见于肺炎、肺脓肿、胸膜炎、急性心包炎、咽后壁脓肿等。

（四）呼吸困难伴咳嗽、咳脓痰

呼吸困难伴咳嗽、咳脓痰见于慢性支气管炎、阻塞性肺气肿并发感染、化脓性肺炎肺脓肿、支气管扩张症并发感染等,后二者脓痰量较多;呼吸困难伴大量浆液性泡沫样痰,见于急性左心衰竭和有机磷杀虫药中毒。

（五）呼吸困难伴昏迷

呼吸困难伴昏迷见于脑出血、脑膜炎、尿毒症、糖尿病酮症酸中毒、肺性脑病、急性中毒等。

（罗　宁）

第三章

心电图诊断

第一节 12 导联心电图的原理与技术

用 2 块导电的金属板电极,分别置于体表不同部位,再用导联线与心电图机连接成完整的电路,即可描记出心电图,这种连接方式和描记方法称为心电图的导联。心电图导联系统的建立是心电图的重要组成部分。根据电子学测试原理,任何心电导联系统本质上讲都是双极导联。将双极导联的两极(正极和负极)置于人体表面上任意 2 点都能记录出心电波波形来。100 年来心电学者们先后制定过标准导联、加压单极肢体导联、单极胸壁导联、双极胸壁导联、F 导联、XYZ 导联等一百余种心电图导联系统。每一种导联系统在创建时都有它一定的理论依据。经过长期的临床检验,有的心电图导联系统缺陷太多或使用不方便而遭淘汰。在临床心电图工作中,为了便于对同一患者不同时期所做的心电图进行比较,特别是对所有受检人群,必须遵循心电图描记标准。国际上公认的常规 12 导联是标准导联 Ⅰ、Ⅱ、Ⅲ,加压单极肢体导联 aVR、aVL、aVF 和单极胸壁导联 $V_1 \sim V_6$。特殊情况下加做 $V_{3R} \sim V_{6R}$、V_7、V_8、V_9 导联等,以弥补 12 导联系统的不足。

一、标准导联

自 1903 年 Einthoven 创建心电图以来,直至 20 世纪 40 年代创建单极导联以前,描记心电图仅有这一套导联系统。这并不是说这一导联系统比下面将要介绍的加压肢体单极导联标准,而是习惯上把这一导联系统称为标准导联。

(一)标准 Ⅰ 导联(简称 Ⅰ 导联)

左上肢电极板连接于正极,右上肢电极板连于负极,组成双极 Ⅰ 导联,反映了 2 个电极间的电位差。左上肢电位高于右上肢时,描记出正向波;反之,右上肢电位高于左上肢时,描记出负向波;左上肢电位先正后负时,描记出正负双向波;左上肢电位先负后正时,描记出负正双向波(图 3-1)。

(二)标准 Ⅱ 导联(简称 Ⅱ 导联)

左下肢电极板连接于正极,右上肢电极板连于负极,组成双极 Ⅱ 导联,反映了 2 个电极间的电位差。左下肢电位高于右上肢时,描记出正向波;反之,右上肢电位高于左下肢时,描记出负向波;左下肢电位先正后负时,描记出正负双向波;左下肢电位先负后正时,描记出负正双向波。

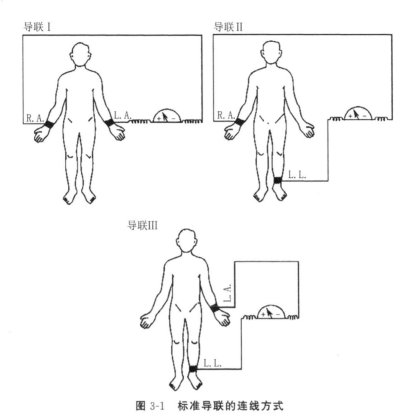

图 3-1　标准导联的连线方式

(三)标准Ⅲ导联(简称Ⅲ导联)

左下肢电极板连接于正极,左上肢电极板连于负极,组成双极Ⅲ导联,反映了 2 个电极间的电位差。左下肢电位高于右上肢时,描记出正向波;反之,左上肢电位高于左下肢时,描记出负向波;左下肢电位先正后负时,描记出正负双向波;左下肢电位先负后正时,描记出负正双向波。

除右位心患者,可有意识地将左、右手电极反接后描记心电图以外,在心电图常规检查工作中,应时刻警惕不要将四肢电极正负极的位置接错。常见的是左右手电极反接,目前具有自动纠错左右上肢接错导联系统的心电图机已经问世。

二、加压单极肢体导联

20 世纪 40 年代,Wilson 在实验动物的心脏外膜上放上一个电极导联描记心电图,他把这种电极称为探查电极,把另一个电极放在距心脏尽可能远的躯体表面上称为无关电极。应用这种导联的目的是想通过单极导联系统直接记录探查电极下的心电变化。从而更加准确地了解局部心肌的电生理病理变化情况。应用这种导联心电图,称为直接单极导联心电图。因电极直接与心肌膜接触,心电波形振幅异常高大。然而直接导联心电图是不可能在临床上得到推广应用的。Wilson 又继续从事他的研究工作,他把探查电极放在胸壁的相应位置上,描记出来的心电图振幅较小,但波形与直接导联心电图极为相似。并把这种导联称为半直接导联。另一个问题又出现了,把另一个电极放在身体的哪一个部位,才能使其电位经常处于 0 电位的状态。Wilson 根据 Einthoven 的学说发展了一个“中心电端”。他把安放在右上肢、左上肢与左下肢的电极连通,由于身体各部皮肤阻抗高低不等,足以影响中心电端的电压,为了消除这个干扰,在每根导线上各加上 5 000 Ω 电阻,经过数学演算,中心电端的电压是零。因而可以看作是一个无关电极。根据 Einthoven 假说,心脏激动过程中左上肢电压与它的心脏间距离(r)的平方成反比,与角的余弦($\cos\theta$)成正比,列出公式如下。

$$右上肢电位差:E_R = \frac{K\cos(\theta+120°)}{r^2}$$

$$左上肢电位差:E_L = \frac{K\cos\theta}{r^2}$$

$$左下肢电位差:E_F = \frac{K\cos(\theta+240°)}{r^2}$$

中心电端是由这 3 点组成的,其电压点是 3 处电压的平均值。

经测定结果表明,中心电端并非在任一瞬间都是"零"电位点。电位浮动在 +0.89～ -0.84 mV,一般偏正。

为了满足临床应用,把中心电端看作是一个接近于"无关电极",在左、右上肢和左下肢各接上一根电极,每根导线各通过 5 000 Ω 电阻,以减少皮肤阻力差别的影响,将这 3 根导线连接起来,组成一个中心电端(图 3-2)。将这个中心电端与心电图机负极连接,探查电极与心电图机正极连接,便成为 20 世纪 40 年代以来广泛应用于临床的单极导联。

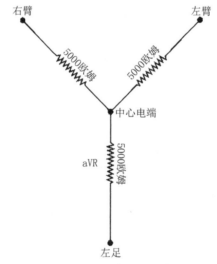

图 3-2 中心电端的组成

三、单极肢体导联

将探查电极分别置于右上肢、左上肢及左下肢,与心电图机的正极连接,负极与中心电端连接起来,把这样的导联分别称为 VR、VL、VF 导联(图 3-3)。

四、加压单极肢体导联

在临床心电图实践中发现用 VR、VL、VF 导联系统记录出来的心电图波幅较小,不便于分析测量,也与标准导联心电图波幅不匹配。随后,Goldberger 改用加压单极肢体导联系统,方法很简单,在描记某一肢体单极导联心电图时,便将那个肢体的导联与中心电端的联系切断,心电图波幅增大 50％,而不影响 Wilson 提出的单极导联的特性,这种导联称为 Goldberger 的 aVR、aVL、aVF 导联或称加压单极肢体导联,并一直沿用至今(图 3-4)。

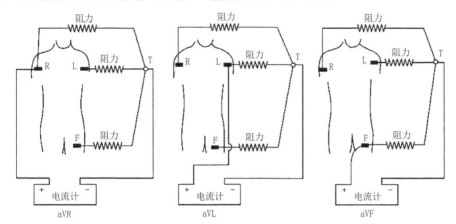

图 3-3　单极肢体导联的连接方式

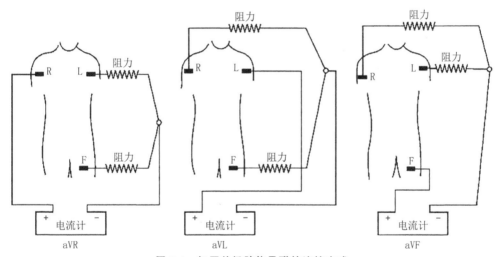

图 3-4　加压单极肢体导联的连接方式

(一)aVR 导联

探查电极置于右手腕内侧,中心电端与左手腕和左下肢导线组成的中心电端相连。

(二)aVL 导联

探查电极置于左手腕内侧,中心电端与右手腕和左下肢导线组成的中心电端相连。

(三)aVF 导联

探查电极置于左下肢,中心电端与左、右手腕导线组成的中心电端相连。

在实际工作中,不需要操作者这样一个一个地去连接电极,只要一次连接右上肢、左上肢、左下肢电极加上一根地线即可,工程技术人员生产心电图仪器时,在其内部已经规范化心电图导联系统,只需按动导联键,即可记录出所选择的任何导联心电图。

Wilson 创建单极导联理论的要点:它比双极导联更具有一定的优越性,能单纯记录出探查电极下那一部分心肌的电位活动。例如,对心肌缺血、损伤、坏死的定位诊断等有很大帮助。aVR 导联面对右心室腔,反映了右心腔的电位变化。aVL 导联面对左心室高侧壁,反映出高侧壁心电变化。aVF 导联面对下壁,反映下壁心肌的电位变化。单极胸壁导联$V_1 \sim V_6$反映从心室间隔部到侧壁的电活动情况。

用向量观点评价单极概念是错误的,但是单极概念至今仍有一定的指导意义。Wilson 创建的单极导联系统与 Einthoven 创建的标准导联系统,是举世公认的常规 12 导联系统。

五、胸壁导联

早在 20 世纪 30~40 年代,Wilson 就倡导用 $V_1 \sim V_6$ 这 6 个"半单极胸壁导联"。当时成为心电图学上的重大进展,至此,12 导联系统心电图体系已宣告成立。胸壁导联电极的连接方式:无干电极与肢体导联组成中心电端连接,探查电极置于胸壁特定的部位(图 3-5~图 3-6)。

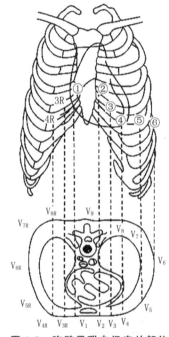

图 3-5　胸壁导联电极安放部位

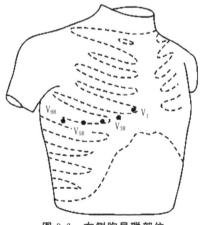

图 3-6　右侧胸导联部位

主要用于儿童及右心室心肌梗死的检测

V_1 导联:探查电极置于胸骨右缘第 4 肋间。V_2 导联:探查电极置于胸骨左缘第 4 肋间。V_3 导联:探查电极置于 V_2~V_4 连线的中点。V_4 导联:探查电极置于左锁骨中线第 5 肋间。V_5 导联:探查电极置于左腋前线与 V_4 处于同一水平上。V_6 导联:探查电极置于左腋中线与 V_4、V_5 处于同一水平上。特殊情况下加做下列导联:V_7 导联:探查电极置于左腋后线与 V_4~V_6 同一水平。V_8 导联:探查电极置于左肩胛线与 V_4~V_6 同一水平。V_9 导联:探查电极置于后正中线与 V_4~V_6 同一水平。V_{3R} 导联:探查电极置于 V_3 导联的对应部位。V_{4R} 导联:探查电极置于 V_4 导联的对应部位。V_{5R} 导联:探查电极置于 V_5 导联的对应部位。V_{6R} 导联:探查电极置于 V_6 导联的对应部位。

描记胸壁导联心电图时,肢体导联必须按正常连接方式安放好电极。否则,记录不出心电图来。胸壁导联的电极安放部位一定要准确。

Wilson 在提倡应用 V_1~V_6 导联时认为,胸壁导联虽然不是直接安放在心脏表面的"直接导联",但电极与心脏只隔一层胸壁,可以把 V_1~V_6 导联看作"半直接胸壁导联"。他从单极概念出发,认为 V_1、V_2 导联比较单纯地反映探查电极下面右心室的电位变化,V_4~V_6 导联是反映探查电极下左心室的电位变化,V_3 导联介于左、右心室之间,反映的是过渡区的电位变化,这是盛行一时的单极导联系统。用心向量概念考虑,单极导联上的心电图波形是立体心向量环经过两次投影产生的。

六、标准导联与加压肢体导联之间的关系

Einthoven 建立的 3 个标准导联的互相关系假设如下:①心脏激动过程中,犹如一对电偶在活动,人体是一个近圆形的良导体;②3 个导联的 3 条边组成一个等边三角形;③心脏恰好位于等边三角形的中心,又在 1 个额平面上。根据等边三角形原理,可以任意自 2 个标准导联测定心电轴。形成了早期的临床心电图学基础。

Einthoven 定律是由以下实际情况计算出来的。用 R、L、F 分别代表右上肢、左上肢及左下肢,V 代表电压的数值。

已知 I 导联＝VL－VR,II 导联＝VF－VR,III 导联＝VF－VL。

所以 I＋III＝VL－VR＋VF－VL＝VF－VR＝II。

VF－VR＝II,代入上式内,即得 I＋III＝II。

这项公式称为 Einthoven 定律。在同一组心搏上(多导联同步记录),I 导联＋III 导联的电压＝II 导联电压。

Einthoven 定律的实际意义在于帮助我们判断导联电极有无接错,导联标记是否正确和心电轴度数。

标准导联系统在理论上有不足之处,如标准导联的 3 条边所组成的并不是等边三角形,心脏也不是恰好位于等边三角形的中点等。以后有学者提出了斜边三角形及矫正的肢导联角度,但应用价值不大,又未被国际上所承认。实际上,将左下肢电极放置在右下肢。描记的肢体导联(包括标准导联)心电图波形并无变化。因此,矫正的导联系统也就随之失去了意义。

加压单极肢体导联 aVR＋aVL＋aVF＝0。

用向量观点考虑由标准导联和加压单极肢体导联组成的 Bailey 六轴系统可知,加压单极肢体导联实质上也是双极导联。它与标准导联没有优劣之分,而且它们均处于同一平面上。两种导联系统的不同之处:①各导联所处的角度不同,每根导联的夹角均相差 30°。以 I 导联为水平

线,Ⅱ为 0°,顺钟向排列,－aVR 为＋30°,Ⅱ为＋60°,aVF 为＋90°,Ⅲ为＋120°,－aVL 为＋150°,－Ⅰ为±180°,aVR 为 210°(－150°),－Ⅱ为 240°(－120°),－aVF 为 270°(－90°),－Ⅲ为 300°(－60°),aVL 为 330°(－30°)。②各导联轴反映的量不同。标准导联＝加压单极肢体导联电压×1.15。临床上测量 P、QRS、T 波电轴时,如果用Ⅰ与 aVF 导联测量,aVF 导联所测得的结果需×1.15,方较准确。从这一关系式还可以看出来加压单极肢体导联偏小。如果标准导联低电压,加压单极肢体导联也是低电压。

七、矫正后的导联

Barger 等认为 Einthoven 的三角学说有欠缺,心脏并非位于人体正中,Ⅰ、Ⅱ、Ⅲ导联间的距离并非相等,所以不是等边三角形。他根据校正计算,Ⅰ、Ⅱ、Ⅲ导联相互比例不同,实际上是一个不等边三角形,各导联距心脏的距离不等和长短不一,敏感性不一样。导联越长,即正负极之间的距离越大,正侧与负侧的长短差别越大,所测的电势差就越大,其敏感性越大。根据成人心脏的平均位置,Burger 设计的三角形如图 3-7 所示。可见Ⅲ导联最长,Ⅰ导联最短。根据心脏平均位置计算各导联的矫正系数。

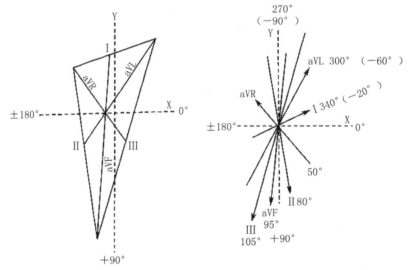

图 3-7　斜三角形与矫正后的肢体导联角度关系及其敏感性(导联轴越长,表示越敏感)
Ⅰ导联 1.0;aVL 1.0;Ⅱ导联 0.56;aVR 1.0;Ⅲ导联 0.5;aVF 0.8

若Ⅰ导联记录到的为 3 mV,则 3×1.0 仍等于 3。Ⅲ导联记录到的是 2 mV,2×0.5＝1.0。可见Ⅰ导联为最可靠,Ⅲ导联为最不可靠。

胸壁校正后的导联角度,V_2 导联振幅最大,最敏感。V_6 导联振幅最小,最可靠。

八、不常用的导联

(一)双极胸导联

将正极置于胸壁特定位置,负极置于肢体,即成为双极胸壁导联。负极可置于右上肢、左上肢或左下肢,分别称为 CR、CL、CF 导联。正极可分别置于单极胸壁导联相同的部位。如将正极置于 V_1 导联部位,负极置于右上肢,则以 CR1 表示;如将正极置于 V_5 导联,负极置于右上肢,则以 CR5 表示。CL 及 CF 导联依此类推,其描出的波形与单极胸导联相似,但振幅偏小。

(二)右胸导联

将探查电极置于右侧胸壁,相当于 $V_3 \sim V_8$ 导联相对应的部位,无干电极接于中心电端,称为右胸导联,可分别用 $V_{3R} \sim V_{8R}$ 表示。常用于右心室肥大或右心室扩大、右心室梗死、右位心及心脏移位等情况。

(三)V_7、V_8、V_9 导联

将探查电极分别后移至左腋后线、左肩胛线及后正中线,与 V_4、V_5、V_6 导联同一水平部位,描记 V_7、V_8、V_9 导联心电图,对疑有左心室肥大、心肌梗死或心脏移位等情况,采用一般导联又难以肯定时,可加做 $V'_1 \sim V'_6$ 及 $V''_1 \sim V''_6$ 导联。

有时需在相邻的 2 个电极之间加做一个导联,如在 $V_3 \sim V_4$ 导联位置之间加做一个导联用 $V_3 \sim V_4$ 表示。

胸壁的特殊导联用于心肌梗死、身躯高大、胸廓宽阔的受检者。

(四)VE 导联

探查电极置于胸骨剑突处,无干电极与中心电端连接,组成 VE 导联。心律失常与心肌梗死时可加做此导联。

(五)S_5 导联

正极置于胸骨右缘第 3 肋间,负极置于胸骨柄处,组成 S_5 导联。该导联显示心房波较清晰,描记用于分析心律失常。

(六)心房导联(A 导联)

探查电极置于胸骨右缘第 3 肋间,无干电极与中心电端连接,组成 A 导联,能清楚地显示 P 波。

(七)食管导联

用"E"表示,将食管电极距离鼻孔(或门齿)的距离(用 cm 表示)标记在 E 的右下,如电极距离鼻孔 30 cm,则用"E30"表示。至于放入食管内多少厘米为宜,随人体身长而异。一般单极食管导联正常心电图分 3 种波形(图 3-8～图 3-9)。

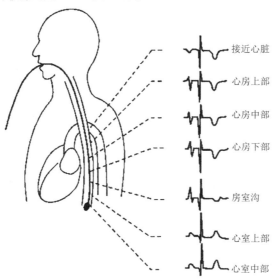

图 3-8 单极食管导联心电图示意图

图示探查电极在心房水平记录到的心电图 P 波高尖,QRS 波群呈 Qr 型,T 波倒置;左心室水平记录到的心电图 P 波小,QRS 波群呈 qR 型,T 波直立

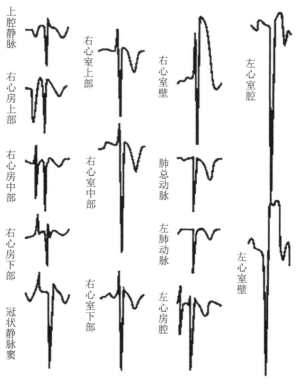

图 3-9　单极心腔内心电图形

1.心房上波形

食管导联电极在 25～35 cm 时,P 波倒置,QRS 波群呈 QS 或 Qr 型,T 波倒置。

2.心房水平波形

食管导联电极在 30～40 cm 时,P 波呈大的正负双相波,QRS 波群呈 Qr 型,Q 波宽而较深,T 波倒置。此后心室水平有一过渡区,P 波逐渐转为直立,Q 波变小,R 波增高,T 波由倒置转为直立。

3.心室水平波形

食管导联电极约超过 40 cm 时,P 波直立,QRS 波群通常呈 Qr 或 qRs 型,T 波直立,与一般 V_5、V_6 导联的波形相似。但如心脏呈横位时也可出现 rS 图形。

食管导联主要用于:①确定心律失常起搏的部位,是否有心房除极波,特别是对室性与室上性异位心律的鉴别有重要意义,常用心房水平导联;②心房调搏;③较小面积的后壁(膈面)心肌梗死,常规肢体导联诊断不清者,加做心室水平导联心电图。

(八)ABC 导联

ABC 导联为双极胸导联,3 个导联的正极均放在剑突部位,A 导联负极置于胸骨柄正中,B 导联负极置于左腋中线剑突水平,C 导联负极置于右肩胛线剑突水平。A、B、C 3 个导联轴相交于剑突,并在上、下、左、右、前、后 3 个方向相互重叠,电极又靠近心脏,能较好地反映出心电向量的变化,该导联系统是研究心电向量变化规律较好的导联。A 导联心房波振幅高大,有助于心律失常的分析。ABC 导联心电图正常标准如下。

(1)各导联 P 波直立,偶见 PB 波倒置,PA 波<0.25 mV,PB 波及 PC 波<0.20 mV。

(2)R 波特点,RB/SB<1.0,RA 与 RC 占优势时,电压不应超过 1.0 mV。

（3）SA、SC 在男性＜2.5 mV，女性＜2.0 mV，SB 在男性＜3.5 mV，女性＜3.0 mV，SA、SB、SC 相加，男性＜8.0 mV，女性＜6.5 mV。

（4）T 波特点，TA 波直立，TB 波常倒置，也可直立或双向。

（5）ST 段，抬高＜0.1 mV，STB＜0.20 mV，ST 下降不应超过 0.05 mV。

（苏珊珊）

第二节　电极误放与干扰

一、电极误放

电极位置正常时，P 波在 Ⅰ、Ⅱ、aVF 导联直立、aVR 导联倒置；QRS 波群从 V₁ 到 V₆ 导联，R 波逐渐增高，S 波逐渐变小。当电极误放时，心电图会出现误判（图 3-10～图 3-11 为同一人的心电图）。

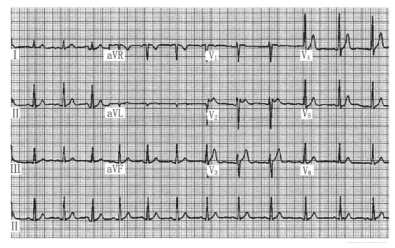

图 3-10　电极位置正常时的心电图

（一）肢体导联电极误放

（1）左、右两上肢的导联电极连接颠倒，使描出的 6 个肢体导联心电图图形酷似右位心改变，即 Ⅰ 导联倒置、Ⅱ 导联与 Ⅲ 导联互换、aVR 导联与 aVL 导联互换、aVF 导联无变化，但胸导联心电波形无变化（图 3-11）。

由图 3-11 可见 Ⅰ 导联 QRS 波群主波向下。乍一看是电轴右偏，不过 P 波也是负相波，又似乎是右位心的心电图表现，但是胸前导联的 QRS 波群从 V₁ 导联到 V₄ 导联 R 波振幅逐渐增高，从 V₁ 导联到 V₆ 导联 R/S 逐渐增大，符合正常心电图的变化规律。实际上，这是左右上肢导联连接错误造成的。

Ⅰ 导联 P 波为负向波，而胸前导联 QRS 波群形态正常时，左右上肢导联电极连接错误的可能性较大，要注意检查电极的连接方式。如果患者不在现场，或者是以前记录的心电图，或者由于一过性的变化无法重新记录心电图时，可将 Ⅰ 导联正向波看成负向波，负向波看成正向波（或者从背面倒着看就是原来的心电图)，Ⅱ导联和Ⅲ导联、aVR 导联和 aVL 导联分别互换,可能就是原来的心电图。

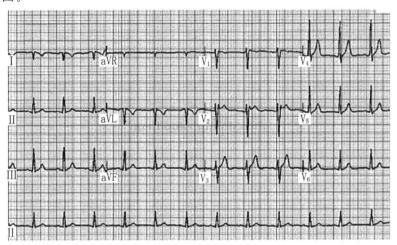

图 3-11　左、右两上肢导联电极连接颠倒的心电图

　　(2)左手、左足导联电极连接颠倒,Ⅰ导联实际为Ⅱ导联,Ⅱ导联实际为Ⅰ导联,Ⅲ导联倒置,aVR 导联无变化,aVL 导联与 aVF 导联互换(图 3-12)。

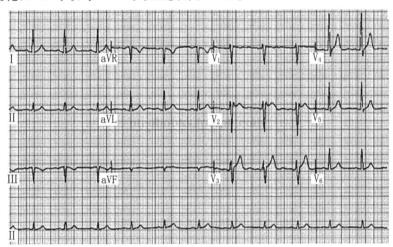

图 3-12　左手、左足导联电极连接颠倒的心电图

　　(3)右手、左足导联电极连接颠倒,Ⅰ导联实际为倒置的Ⅲ导联,Ⅱ导联倒置,Ⅲ导联实际为倒置的Ⅰ导联,aVR 导联与 aVF 导联互换,aVL 导联无变化(图 3-13)。

　　(4)左手、左足导联电极连接颠倒,Ⅰ导联实际为Ⅲ导联,Ⅱ导联实际为倒置的Ⅰ导联,Ⅲ导联实际为倒置的Ⅱ导联,aVR 导联实际为 aVL 导联,aVL 导联实际为 aVF 导联,aVF 导联实际为 aVR 导联(图 3-14)。

　　(5)左手、右手导联电极连接颠倒,Ⅰ导联实际为倒置的Ⅱ导联,Ⅱ导联实际为倒置的Ⅲ导联,Ⅲ导联实际为Ⅰ导联,aVR 导联实际为 aVF 导联,aVL 导联实际为 aVR 导联,aVF 导联实际为 aVL 导联(图 3-15)。

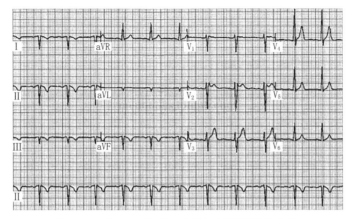

图 3-13　右手、左足导联电极连接颠倒的心电图

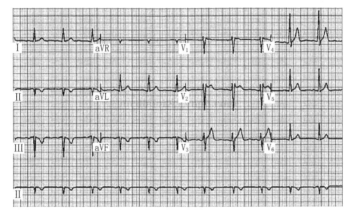

图 3-14　左手、左足导联电极连接颠倒的心电图

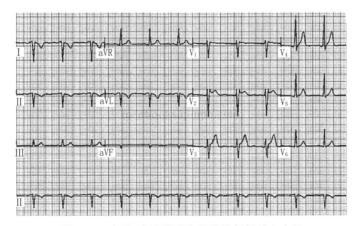

图 3-15　左手、右手导联电极连接颠倒的心电图

(二)胸导联电极误放

胸导联电极位置正常时,QRS波群从 $V_1 \sim V_6$ 导联,R 波逐渐增高,S 波逐渐变小(图 3-16)。如果胸导联电极位置发生误放,胸导 P-QRS-T 波会发生相应变化,图 3-17 为胸导联 V_1 和 V_3 导联互换时的心电图,从 $V_1 \sim V_3$ 导联表现为貌似 R 波递增不良的图形,但无 ST-T 波的相应变化,

也无相关病史,如将 V_1 和 V_3 导联互换后,其图形与图 3-17 完全相同。图 3-18 为 V_4 和 V_6 导联互换时的心电图,V_4 导联 S 波突然消失,但 V_5 和 V_6 导联又出现 S 波,这与胸导联 QRS 波群的变化规律不同。若将 V_4 和 V_6 导联互换后,其图形与图 3-17 完全相同。如果发现胸导联 P-QRS-T 的变化不好解释,应确认有无胸导电极误放的可能(图 3-17~图 3-18 为同一人的心电图)。

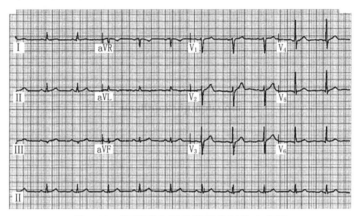

图 3-16　胸导联电极位置正常时的心电图

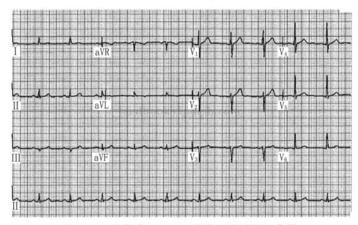

图 3-17　胸导联 V_1 和 V_3 导联互换时的心电图

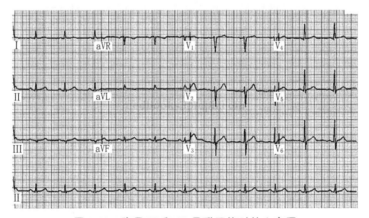

图 3-18　胸导 V_4 和 V_6 导联互换时的心电图

二、干扰

(一)交流电干扰

交流电干扰表现在心电图上呈规律性 50 次/秒的细小波纹。这种干扰往往遮盖了原来心电图中的细小波形改变,影响心电图诊断(图 3-19)。

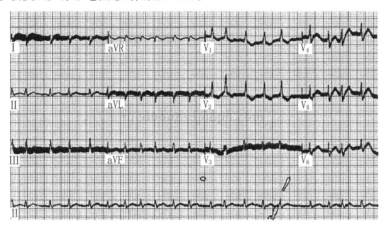

图 3-19　交流电干扰

(二)肌电干扰

肌电干扰的频率多在 10～300 次/秒,表现为不规则的细小波纹,使心电图波形模糊不清,很容易误认为心房颤动(图 3-20)。

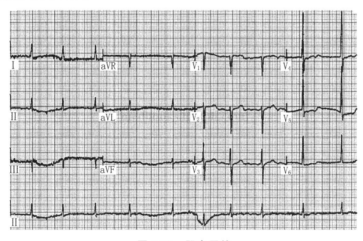

图 3-20　肌电干扰

(三)其他干扰

如图 3-21 所示,最下面的连续记录为中央监护系统记录的心电图图形,其他为心电图机记录的心电图图形,两者合成后形成的图形。在记录心电图的过程中,显示屏的图形为窦性心律伴多发期前收缩,心电图自动诊断为窦性心律,中央监护系统记录的心电图图形也为窦性心律,但打印出来的心电图图形很像心房颤动(f 波和频发期前收缩引起的 R-R 间期不匀齐)。其干扰来源在计算机的打印系统。

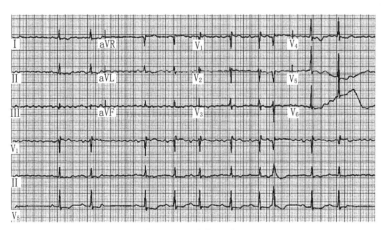

图 3-21　其他干扰

（张德明）

第三节　窦性心律与窦性心律失常

一、正常窦性心律

由于窦性心律(正常心律)时心脏的激动始于窦房结,该结位于心房的右上方,所以心房的激动是从右上指向左下。因位于心房右上方的导联(aVR)处于心房除极过程的电穴上,故 aVR 导联的 P 波朝下;因Ⅱ导联处于心房除极过程的电源上,故Ⅱ导联的 P 波朝上。呼吸运动常可影响膈肌位置而改变额面 P 波电轴,使 P 波形态发生变异。如深吸气时膈肌下降,P 波电轴可增至+90°左右,使 aVL 导联处于 P 电轴的负侧,故 P_{aVL} 倒置;反之,呼气末可因膈肌上升使额面 P 波电轴减至 0°左右,使Ⅲ导联处于 P 电轴的负侧,故 $P_{Ⅲ}$ 倒置。此外,体型、体位及妊娠等情况均可引起窦性 P 波形态变异。由于正常心房除极的程序是右房先于左房,故 P_{V1} 在多数情况下呈先正后负的双相波。起始的正相波主要反映右心房除极的向量,而终末负相波主要反映左心房的除极向量。

窦性心律的心电图特点如下所述(图 3-22)。

(1)窦性 P 波:aVR 导联 P 波倒置是诊断窦性心律的先决条件。此外,Ⅱ导联 P 波一般是直立的,只有在 P 波电轴重度左偏(超过 $-30°$)时,$P_Ⅱ$ 才会倒置;每个窦性 P 波(后简称窦 P)之后一般跟随一个 QRS 波群,但房室传导阻滞(或房室干扰)时可不跟随 QRS 波群,都不妨碍窦性心律的诊断。单凭窦 P 的存在即可确诊窦性心搏。

(2)P-R 间期≥0.12 秒。

(3)P 波频率多为 60～100 次/分,但最大范围可达 30～160 次/分。

图 3-22 中 P 波顺序发生(P_{aVR}↓、$P_Ⅱ$↑);P-P(R-R)间距 0.84 秒,心率为 71 次/分;P-R 间期0.14 秒,为窦性心律。正常人左侧导联Ⅰ、Ⅱ、aVF、V_4～V_6 的 QRS 综合波主波向上,T 波与主波方向一致。右侧导联 aVR 的 QRS 综合波主波向下,T 波与 QRS 主波方向一致;V_1～V_2 的

QRS 综合波主波向下,T 波可与 QRS 主波一致,也可不一致。Ⅲ、aVL 导联 QRS 综合波主波方向视心室电轴情况可以向上,也可以向下;当心室电轴在+30°～+60°时,二者均主波向上;当心室电轴＞+60°时,Ⅲ 导联 QRS 主波向上,aVL 导联主波向下;当心室电轴＜+30°时,Ⅲ 导联主波向下,aVL 导联主波向上。Ⅲ、aVL 导联的 T 波可与 QRS 主波方向一致,也可不一致。V₃ 为过渡导联,其 QRS 波群常为 RS 型,R≈S,T 波多与主波方向一致,少数也可与主波方向相反。图中各导联的 ST 段均无偏移。本例属正常心电图。

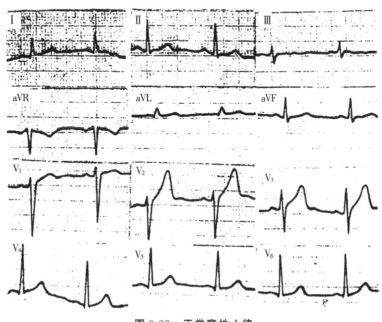

图 3-22　正常窦性心律

二、窦性心动过速

(一)窦性心动过速的诊断标准

心电图符合窦性心律的诊断标准,而频率＞100 次/分者,诊为窦性心动过速(图 3-23),简称窦速。在年轻人心率可达 180 次/分,在儿童可达 230 次/分。

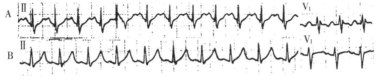

图 3-23　窦性心动过速

(二)窦性心动过速的鉴别诊断

当窦性心动过速的频率达到 160 次/分时,仅靠心电图不一定能与阵发性室上性心动过速鉴别开来。此时需结合临床考虑是属于哪一种心动过速。以下几点可供鉴别时参考。

(1)窦性心动过速见于发热、结核病、甲状腺功能亢进、心肌炎、贫血、血容量不足时,而使用引起心率加快的某些药物(如肾上腺素、阿托品等)之后,通常也可使心率加快。而室上性心动过速与上述原因无必然联系。

（2）窦性心动过速是逐渐发生的,室上性心动过速的特点是突发突止。

（3）窦性心动过速的 P 波若能辨认,在 aVR 导联是倒置的,且 P-R 间期≥0.12 秒。阵发性房性心动过速的 P 波虽然在 aVR 导联也可以是倒置的,但常比正常窦性 P 波小。阵发性交界性心动过速的 P 波在 aVR 导联是朝上的,P-R 间期<0.12 秒。

（4）机械刺激副交感神经,如压迫双侧眼球、刺激咽部黏膜、压迫颈动脉窦等,有时可使部分室上性心动过速突然停止;而对窦性心动过速则是使心率逐渐减慢,刺激停止后窦速复原。

（5）窦性心动过速的频率常<160 次/分,而室上性心动过速的频率常≥160 次/分。

（6）窦性心动过速可随运动稍有增加,而室上性心动过速的频率与运动无关。

图 3-23 来自脑肿物患者。图 A 中 P_{II}↑,P-R 间期 0.12 秒,P-P 间距 0.40 秒,心率 150 次/分,为窦性心动过速。II 导联的 QRS 波形态呈 qRs 型,S_{II} 增宽,V_1 呈 M 型,QRS 波时间 0.08 秒,为不完全性右束支传导阻滞表现,是频率依赖性右束支传导阻滞（或 3 相阻滞）。图 B 是心率减慢时的 II 导联和 V_1 导联心电图。P_{II}↑,P-R 间期 0.12 秒,P-P 间距为 0.46 秒,心率 130 次/分,仍为窦性心动过速。但因比图 A 心率减慢,V_1 的 QRS 波形态由 M 型恢复为 rS 型,S_{II} 不再增宽,说明右束支的 3 相阻滞随心率减慢而消失。

三、窦性心动过缓

窦性心动过缓的诊断标准:心电图符合窦性心律的诊断标准,而频率<60 次/分者诊为窦性心动过缓（图 3-24）。正常时常见于喜爱运动者,病理情况下常见于病态窦房结综合征。

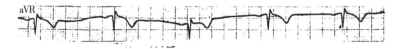

图 3-24　窦性心动过缓

P_{aVR}↓,P-R 间期 0.18 秒,P-P(R-R)间距 1.24～1.28 秒,基本整齐,窦性心率 48 次/分,<60 次/分,诊为窦性心动过缓

四、窦性心律不齐

窦性心律不齐是由于窦房结发放冲动的节律紊乱所致。此时,心室和心房的节律也同样不规则。每个 QRS 波群之前均有 P 波存在,且 P-R 间期正常。窦性心律不齐最常见于儿童和青年人,到成年人则倾向于消失,但到老年却又重新出现。

（一）窦性心律不齐的诊断标准

心电图符合窦性心律的诊断标准,但 P-P 间期不等,相差>0.12 秒（图 3-25）。

（二）窦性心律不齐的分类

1.原发性窦性心律不齐

（1）呼吸周期性窦性心律不齐:最常见,在儿童中尤为明显。特点:P-P 时间随吸、呼气呈周期性逐渐缩短及延长,深呼吸时上述变化更明显,甚至最长的 P-P 间距可为最短的 P-P 间距的两倍以上,屏气后窦性心律不齐即消失。

呼吸周期性窦性心律不齐的产生原理:①呼吸时肺泡受到刺激,通过神经反射,使交感神经与迷走神经张力发生周期性改变。吸气时肺循环或体循环(主动脉根部和颈动脉窦等)中的末梢感受器受刺激,而下视丘和延髓中的心脏-呼吸神经中枢波动,引起交感神经兴奋,使心率加快;

呼气时迷走神经兴奋,使心率减慢。②呼吸中枢本身周期性地传出激动,通过神经作用,使窦房结的自律性强度呈周期性增减。

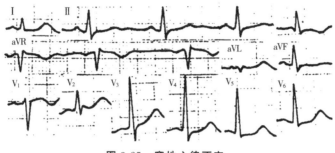

图 3-25　窦性心律不齐

图中 P$_{aVR}$↓、P$_{Ⅱ}$↑,为窦性心律。由 aVR 导联测知,P-P(R-R)间距 1.03～0.86 秒,相差 0.17 秒,>0.12 秒,为窦性心律不齐

(2)非呼吸周期性窦性心律不齐:P-P 间距长短与呼吸周期无关,屏气后窦性心律不齐并不消失。

(3)病理性呼吸性窦性心律不齐:见于潮式呼吸,于呼吸幅度增大时心率减慢,呼吸幅度减小时心率加快。

2.继发性窦性心律不齐

(1)室相性窦性心律不齐:多见于二度、高度或完全性房室传导阻滞时,也可见于某些室性期前收缩或房室交界区期前收缩中。含有 QRS 波的两个窦性 P 波之间的时距短于两个不含有 QRS 波的窦性 P 波之间的时距。产生原理:①心室的机械性收缩使窦房结的血供增加,窦房结自律性增强,频率加快,P-P 时距缩短;②心室收缩使心房内压力升高,通过明氏反射抑制迷走神经,增强了窦房结的自律性,使 P-P 时距缩短;③心室收缩牵动窦房结,使其自律性增强;④当窦性激动被阻滞时,心室血液充盈增多,窦房结动脉压减低,血供减少,则窦房结自律性减低,P-P时距延长。

(2)窦性节律重整或抑制后窦性心律不齐:在某些室上性期前收缩或伴有逆 P 的室性期前收缩后,最初数个窦 P 的节律不齐,大多先慢后快,期前收缩后的第一、二个窦性 P-P 间距较期前收缩前的窦性 P-P 间距为长。这是因为期前收缩逆行激动了窦房结,引起了窦房结的节律顺延,并对窦房结产生了抑制作用,使其自律性暂时降低,以致期前收缩后的窦性 P-P 间距延长,以后又逐渐恢复为正常的窦性周期,这是一种抑制后起步现象。

(3)神经性窦性心律不齐:例如,压迫颈动脉窦或眼球后,或某些疾病导致颈动脉窦神经反射而产生的窦性心律不齐。

各种窦性心律不齐的程度可以较为明显,P-P 时间的差别一般不超过一个最短的 P-P 时间的1倍,但少数可超过1～2倍。此时需与窦性停搏及二度窦房阻滞相鉴别。

五、游走性起搏点

窦性起搏点可以从窦房结的上部移到窦房结的下部(尾部),或者从窦房结移到房室交界区,起搏点的这种位移现象,称为游走性起搏点。

(一)游走性起搏点的原因

(1)迷走神经兴奋和各种拟迷走神经药物均可使起搏点移位。这种拟迷走神经作用在窦房结和房室交界区的细胞中比在心肌传导纤维中更明显,所以心房传导径路可能是异位起搏点出现的部位。尽管两侧迷走神经都支配窦房结和房室交界区,但窦房结主要还是受右侧迷走神经支配,而房室交界区则主要受左侧迷走神经支配。刺激两侧迷走神经能引起心搏显著变慢,单独刺激左侧迷走神经,则易引起P-R间期恒定型(二度Ⅱ型)房室传导阻滞。

(2)随呼吸周期所引起的迷走神经紧张性变化,也可使起搏点发生规律性位移。在吸气时自律性纤维过度伸展,自律性增强。

(3)异位性期搏动(如窦房结周围的房性期前收缩)可暂时地抑制窦房结,形成游走性起搏点。

(4)在窦房阻滞时,潜在起搏点不定期地夺获了心房,并发放和传播可使窦房结除极化的冲动,即抑制了窦房结。

(二)游走性起搏点的分类诊断

1.窦房结内的游走性节律

窦房结内的游走性节律必须同时具备以下两点:①窦性P波:P$_{aVR}$倒置;②在同一导联中随着心率快(即P-P间期短)、慢(即P-P间期长)的变化P波振幅由高变低,P-R间期由长变短(但P-R间期必须>0.12秒)。较高P波和长P-R间期见于起自窦房结头部较快的激动;较低P波和短P-R间期见于起自窦房结尾部的激动。

2.自窦房结到房室交界区的游走性节律

自窦房结到房室交界区的游走性节律诊断条件:①必备条件,在同一导联中,随着心率快慢的变化,P波大小、形态及方向逐渐发生变化,从窦性P波(P$_{aVR}$倒置,P$_Ⅱ$直立)逐渐演变成房室交界性P波(P$_{aVR}$直立,P$_Ⅱ$倒置);②P-R间期由≥0.12秒逐渐演变成<0.12秒(图3-26~图3-27)。

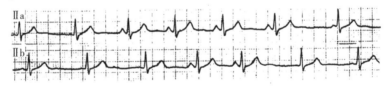

图3-26 窦房结至房室交界区的游走节律

图中,Ⅱa和Ⅱb是Ⅱ导联连续记录,Ⅱa和Ⅱb两行中间部分的搏动P波高大,两端P波低小,所有P波后面均继以室上性QRS波。P-P间距不等,由0.80秒至1.12秒,P-P间距长者P波低小,P-R间期短(最短者0.07秒);P-P间距短者P波高大,P-R间期长(最长者0.14秒)。心电图诊断:窦房结至房室交界区的游走节律

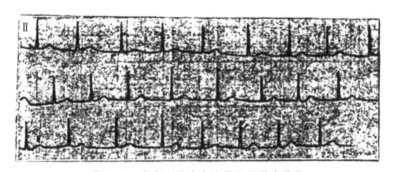

图3-27 窦房结至房室交界区的游走节律

图中所示为Ⅱ导联连续记录。P波形态随着心率由快变慢而从直立(第1行的第1个P波,第3行倒数第2个P波)逐渐变成倒置(第1行第2个P波,第3行倒数第1个P波),P-R间期由大于0.12秒逐渐变为小于0.12秒

因呼吸影响心脏位置,P波的大小和方向在同一导联中可能有变化,但仅见于Ⅱ、aVL、aVF导联中,且P-R间期无变化。

六、窦性停搏

窦房结在较长时间不能产生和发出激动,致使心房和心室未被激动而暂时停搏,称窦性停搏。

(一)窦性停搏的心电图特征

若心电图上出现一个长短不一的无窦P的长间歇,不是窦性周期的整数倍数,这种无窦P的长间歇被诊为短暂性或较久性窦性停搏。若全部心电图上均不见窦性P波,即诊为持久性或永久性窦性停搏。短暂性及较久性窦性停搏,可继发或不继发逸搏;持久性或永久性原发性窦性停搏,必然继发逸搏心律或过缓的逸搏心律,否则将导致全心停搏,心电图表现为等电位线。

窦性停搏后的继发性心律:①交界性逸搏或逸搏心律,最常见(图3-28);②室性逸搏或逸搏心律;③房性逸搏或逸搏心律;④全心停搏(即交界性停搏、室性停搏或房性停搏同时发生),可以是短暂的,也可以是永久性的。

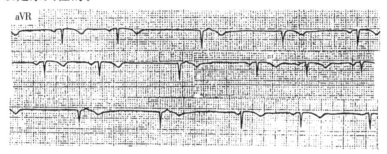

图3-28　窦性停搏伴交界性逸搏

图中所示为aVR导联的连续记录。基本心律为窦性,P$_{aVR}$↓,P-R间期0.16秒,P-P间距0.92～1.20秒,为窦性心律不齐,平均窦性心动周期1.01秒。第1行的第2个搏动和第5个搏动之间未见窦性P波,第3个搏动为交界性,R-P'间期0.08秒。第4个搏动与第3个搏动的间距为1.40秒,和第3个搏动至第2个搏动的间距相等,为交界性逸搏的固有周期。第4个QRS波之后的0.08秒缺少一个向上的逆P,是因在逆P位置有一个窦P与交界性逆P共同形成房性融合波(振幅为0)。自第2个窦P至房性融合波的距离为3.12秒,不是窦性搏动周期(1.01秒)的整数倍数,故3.12秒的长间歇为窦性停搏伴交界性逸搏。同理,其他长间歇也为窦性停搏伴交界性逸搏。但由于存在窦性心律不齐,二度Ⅱ型窦房传导阻滞或高度窦房传导阻滞伴交界性逸搏的诊断不完全排除

(二)窦性停搏的鉴别诊断

1.持久性或永久性窦性停搏须与下列心律失常鉴别

(1)明显的窦性心动过缓频率低于合并的房性逸搏心律或伴有室房传导的交界性或室性逸搏心律。若在同一次或其他次心电图上,窦性心动过缓的频率超过了逸搏心律的频率,呈现为单纯窦性心动过缓(或窦缓与逸搏心律形成干扰性脱节),则有助于窦缓的诊断。

(2)完全性窦房传导阻滞。当其他次心电图上曾有二度窦房阻滞时,有利于完全性窦传导房阻滞的诊断。由于单凭体表心电图不能鉴别持久性窦性停搏和完全性窦房传导阻滞,故遇此情况,宁愿诊为窦性停搏。

(3)伴有室房传导的交界性逸搏心律逆P埋在QRS波中。此时,交界性激动的室房传导侵入窦房结,引起一系列的窦性节律顺延。当交界区内的起搏点发生转移,埋在QRS波中的逆P显露出来时,方可确诊。若采用食道内导联因逆P振幅增大,有助于诊断。

(4)窦室传导。因弥漫性完全性心房肌传导阻滞,窦性激动只能沿房内束下传至房室交界区及心室肌,形成 QRS 波,但不能激动丧失了兴奋性和传导性的心房肌,故 P 波缺如。有助于诊断窦室传导的要点:高血钾,临床上有导致高血钾的病因;QRS 波宽大畸形;T 波尖耸如篷状。

(5)窦性心律伴心房肌电麻痹。如在心电图动态观察中,看到 P 波消失之前有波幅的逐渐减低(反映心房肌的兴奋性逐渐丧失),却不伴有 P 波频率的逐渐减慢,或 P 波宽度逐渐增加(反映心房肌传导性逐渐减退),则可诊为心房肌兴奋性丧失。此时 P 波缺如,但可有宽大畸形的室性逸搏心律或交界性逸搏心律伴室内差异传导。心房肌的电麻痹与窦室传导的区别是:前者宽大畸形的 QRS 波频率比窦 P 消失前的 P 波频率慢,是交界区以下部位的逸搏频率;而后者宽大畸形的 QRS 波频率与窦 P 消失前的 P 波频率一致。

2.短暂性或较久性窦性停搏须与下列心律失常鉴别

(1)埋在 T 波中未下传的房性期前收缩。由于这种房早的代偿间歇是不完全的,长间歇不是窦性周期的2倍而好像窦性停搏。

(2)明显的窦性心律不齐的慢相。窦性心律不齐的慢相 P-P 时间不是快相 P-P 时间的整倍数,而貌似窦性停搏,但快相与慢相之间的 P-P 时间长短不一,有渐慢与渐快的过渡阶段,有利于窦性心律不齐的诊断。

(3)二度Ⅰ型(文氏型)窦房阻滞。此时,长的 P-P 时间逐渐缩短,然后突然延长,P-P 时间呈周期性变化,可以借此与窦性停搏鉴别。

(4)二度Ⅱ型窦房阻滞。此时,无窦 P 的长间歇是窦性周期的整数倍,但若在窦性心律不齐基础上发生的二度Ⅱ型窦房阻滞,就很难与窦性停搏鉴别。

(三)窦性停搏的病因

原发性窦性停搏可见于:①冠心病、急性心肌梗死、心肌炎和心肌病等心肌损害时;②药物(如洋地黄、奎尼丁等)过量或中毒时;③迷走神经张力亢进的正常人也可发生短暂的窦性停搏。继发性窦性停搏只发生在各种快速心律失常(如期前收缩性房速、房扑、房颤及交界性心动过速等)突然停止后,是窦房结起搏点的自律性受到心动过速的超速抑制而发生的一种短暂的窦性停搏。

七、病态窦房结综合征

病态窦房结综合征(SSS)又称窦房结功能障碍综合征,是指由于窦房结及其周围组织的器质性病变造成起搏和传导功能异常,以致产生一系列心律失常和血流动力学障碍,从而造成心、肾、脑供血不足表现的一组综合征,严重者可发生阿-斯综合征或猝死。

病态窦房结综合征的病理改变包括缺血、炎症、退行性变、纤维化、窦房结动脉闭塞等。病变范围除窦房结之外,尚可波及心房或房室交界区,如波及束支及浦氏纤维,称为全传导系统缺陷。病因包括冠心病(占50%)、心肌病(占15%)、心肌炎(占5%),其他还有风湿性心脏瓣膜病、克山病、家族性窦房结病、结缔组织病、代谢病、退行性变等,而原因不明者占20%。

病态窦房结综合征的心电图表现如下。

(一)主要的心电图表现

窦房结功能衰竭(图3-29):①明显的呈间歇性或持续性出现的长时间的窦性心动过缓,窦性心律多数时间频率≤50次/分;同时阿托品试验阳性(即注射阿托品后窦性心律频率<90次/分);②窦房阻滞;③窦性停搏(持续2秒以上)。

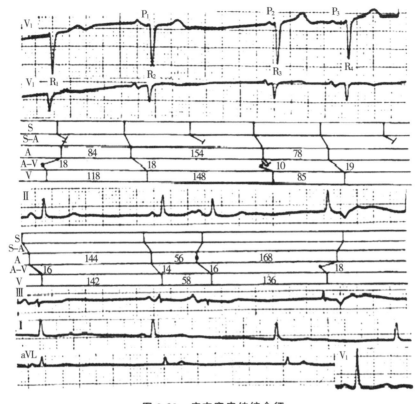

图 3-29 病态窦房结综合征
窦房结功能衰竭的基础上发生短阵的快速的呈室上性心律失常

（二）次要的心电图表现

（1）在窦房结功能衰竭（表现为心率缓慢）的基础上发生短阵的快速的室上性心律失常如房性期前收缩、房性心动过速、心房扑动、心房颤动及交界性心动过速等。发作终止时出现一较长时间的窦性停搏（≥2 秒），然后再恢复缓慢的窦性心律。此即所谓心动过速-心动过缓综合征（快-慢综合征）。快速房性心律失常的原因主要是心房肌本身病变所致。此外，心动过缓对心房肌的电生理产生了不良影响。

（2）房室交界区功能障碍：由于窦房结功能衰竭，常出现异位被动心律-逸搏心律。这是对窦房结功能衰竭的代偿，对保持有效血液循环（即保障生命）有重要意义。逸搏的类型：①交界性逸搏心律（频率40～60 次/分），最常见，反映交界区自律功能良好；②过缓的交界性逸搏心律（频率＜35 次/分或逸搏周期＞2 秒），反映交界区自律功能减退，是双结病变的证据之一；③室性逸搏心律（频率为25～40 次/分）或过缓的室性逸搏心律（频率＜25 次/分），提示有交界区自律功能衰竭（交界性停搏），是双结病变的证据之二。除了过缓的交界性逸搏心律、交界性停搏（或室性逸搏心律）之外，也可出现二度房室传导阻滞和三度房室传导阻滞。当窦房结功能衰竭合并房室结自律功能减退或丧失，或合并房室传导阻滞时，即称为双结病变。

（3）心室停搏：心电图表现为未见任何波形的等电位线（持续时间达 2 秒以上），是昏厥、阿-斯综合征和猝死的直接原因。全心停搏反映在双结病变基础上，出现房性和室性起搏点自律功能的暂时或持久丧失。

为了明确诊断，可进行电生理检查，测定窦房结恢复时间（正常值＜1 400 毫秒）和校正的窦房结恢复时间(正常值<550毫秒)。也可做24小时动态心电图(Holter)检查,查明患者24～48小时最快和最慢的心律,是否有短阵室上性心动过速或房颤,最重要的是查明24～48小时最长的R-R间隔,若R-R间隔长达2.5～3.0秒,可确诊"病窦"。此外,在基层卫生单位可做阿托品试验(在青光眼患者中禁用,在前列腺肥大患者中慎用)。方法:1 mg阿托品加入20 mL生理盐水内稀释后以中速静脉注射,在注射后20分钟内心电图监测心率<90次/分判断为阳性,诊为病态窦房结综合征。该病患者应及时安装永久性人工起搏器治疗。

图3-29来自一位60岁男性患者。V_1和V_2的第一至第三个P波为窦性P波,P_{V_1}正负双相,第一个窦性搏动的P-R间期(P_1-R_2)0.18秒,第三个搏动(R_3)为交界性逸搏,与其前的窦P(P_2)的间期0.10秒无固定关系,P_2与R_3在房室交界区发生干扰性脱节。第四个搏动为窦性,P-R间期(P_3-R_4)0.19秒。从梯形图可见,长间歇(P_1-P_2)的时间(1.54秒)是短间期(P_2-P_3)时间(0.78秒)的2倍,提示在长间歇中有一个窦性激动受阻于窦房连接处而形成一次心房漏搏。虽然V_1、V_2导联不是连续记录,但是同一次心电图记录到的图形,在两个导联中均存在长P-P间歇是短P-P间期的2倍,因此,长间歇不是窦性停搏而是二度Ⅱ型窦房传导阻滞。此外本图窦性搏动的间期只有两种,即长间歇和短间期,前者的时间总是后者的2倍,不呈渐长渐短现象,因此不考虑窦性心律不齐。

在Ⅱ、Ⅲ导联中,长P-P间歇分别为1.44秒和1.48秒,提示稍有窦性心律不齐。在第二个窦性搏动之后有一个提前出现的P'-QRST波群,配对时间0.56秒,P'-R间期0.16秒,为房性期前收缩。在期前收缩后1.36秒和1.38秒处分别出现交界性逸搏,与Ⅰ及aVL导联的逸搏周期(1.44秒)分别相差0.08秒和0.06秒,提示轻度交界性心律不齐。Ⅱ及V_2导联的Q-T间期比较清晰易测,为0.42秒,ST段长度为0.18～0.24秒。Ⅱ、Ⅲ导联的第四个搏动为交界性逸搏,T波负正双相,负相波十分尖锐,占据ST段的后半部,考虑为逆行P波,提示交界性起搏点在交界区下部,R-P''间期为0.18秒(>0.16秒),提示交界性激动有逆行传导延缓。在V_1R_1的ST段的后半部,可见一个向上的P'波,为逆行P波,R-P'间期为0.18秒,与其他导联交界性逸搏的R-P'间期相等。aVL导联的R_1－R_2＝R_2－R_3＝1.44秒,这是窦房传导阻滞引发的交界性逸搏心律的逸搏周期,与窦性搏动的长间歇(Ⅱ导联的P_1－P_2)相等。由于窦性心律与交界性心律均有轻度不齐,当含有心房漏搏的长P-P间歇较逸搏周期短时,则窦性激动抢先除极心房和心室,形成窦性搏动;当含有心房漏搏的长P-P间歇长于一个逸搏周期时,则出现交界性搏动。此外,Ⅰ、aVL及V_5导联的T波低平,提示左心室侧壁供血不足。V_1导联的QRS波群呈QS型,左侧导联V_5、Ⅰ、Ⅱ及aVL呈R型,V_5无q波等特点是左束支传导阻滞表现。从V_2测得QRS波时间(最宽)为0.09秒,未超出正常,故左束支传导阻滞为不完全性。

心电图诊断:①窦性心律;②二度Ⅱ型窦房传导阻滞;③房性期前收缩;④交界性逸搏心律;⑤病态窦房结综合征;⑥慢性冠状动脉供血不足;⑦不完全性左束支传导阻滞。

(三)心房调搏测定窦房结功能

1.心内间接法测定窦房传导时间($SACT_I$)

心内间接法测定窦房传导时间可分心房单次刺激法(或程序房早法)测定窦房传导时间($SACT_P$)和心房连续刺激法测定窦房传导时间($SACT_C$)两种。心内心房连续刺激法测定窦房传导时间的方法:将电极导管经股静脉穿刺送入右心房内,导管远端贴近右心房上部的侧壁。每例先描记自然窦性心律至少10个心动周期,取A-A(P-P)间期的平均值作为基础窦性心律的周期(A_1-A_1)。然后用远端的2个电极,进行短暂、连续、低速率的双极心房起搏,起搏电压3V。

起搏频率较基础窦性频率高 5 次/分或 10 次/分,连续刺激 8～10 次以夺获心房,然后突然停止起搏,待心房恢复自然窦性心律。设起搏前的窦性 P 波为 A_1,最后一个起搏心房波为 A_2,恢复窦性心律的第一个心房波(P 波)为 A_3,其后顺次为 A_4、A_5……。A_2-A_3 间期为窦性恢复周期,则:$SACT_C = [(A_2-A_3)-(A_1-A_1)] \div 2(ms)$(Strauss 法)或者 $SACT_C = [(A_2-A_3)-(A_3-A_4)] \div 2$ (ms)(Breithardt 法)。

有学者把从心内窦房结电图(SNE)上直接测量的窦房传导时间($SACT_d$)与心内间接法测定的窦房传导时间($SACT_I$)包括心房单次刺激法测定的 SACTP 和心房连续刺激法测定的 $SACT_C$ 进行对照,并分别以 $[(A_2-A_3)-(A_3-A_4)] \div 2$ 和 $[(A_2-A_3)-(A_1-A_1)] \div 2$ 计算,结果发现以心内 SNE 测出的 $SACT_d$ 20 例均值为 69.1 毫秒±16.8 毫秒,短于 $SACT_I$。但各种间接法测定值与 $SACT_d$ 都有直线相关性,而以 $[(A_2-A_3)-(A_3-A_4)] \div 2$ 比 $[(A_2-A_3)-(A_1-A_1)] \div 2$ 所测值相关性更高,提示以 A_3-A_4 代替 A_1-A_1 计算为优,有利于排除期外刺激对窦房结抑制作用所造成的测定误差。

有学者经直接法从窦房结电图上测得 10 例非病窦患者的 $SACT_d$ 平均为 77.6 毫秒±6.1 毫秒,1 例病窦患者的 $SACT_d$ 为 199 毫秒。用心房连续起搏法测得 7 例非病窦患者的 $SACT_C$ 平均为 78.4 毫秒±10.1 毫秒;2 例病窦患者的 $SACT_C$ 分别为 242.5 毫秒和 120 毫秒。这说明直接法测得的 $SACT_d$ 比间接法 $SACT_C$ 短。部分病例 A_3-A_4 比 A_1-A_1 长,甚至 A_4-A_5 仍然稍长于 A_1-A_1,说明心内心房连续起搏法能抑制部分患者的窦房结自律性或延长 SACT,因而间接法的测值可能与实际的数值不同。一般说来,间接法测定的窦房传导时间比直接法测得的窦房传导时间长,但两者在统计学上无显著性差异。

2.食道心房调搏法测定窦房传导时间(SACT)

将 7F 双极起搏导管(电极间距 3 cm)自鼻腔插入食道,插入深度为 30～40 cm,以记录到最大振幅的双向心房波为准。

食道心房调搏法测定窦房传导时间分连续起搏法和心房单次刺激法 2 种。心房连续刺激法是连续起搏心房 8～10 次停止起搏,测定最后一次起搏脉冲信号(S)至下一个窦性激动 A_3(即 P 波)的间期。如此,$SACT_C = [(S-A_3)-(A_1-A_1)] \div 2$ 或者 $SACT_C = [(S-A_3)-(A_3-A_4)] \div 2$,其中,$A_1$-$A_1$ 为基本窦性心律。SACT 正常值<160 毫秒。SACT 与年龄有关,如文献报道,50 例 19～64 岁的正常人测得 SACT 为 113.3 毫秒±22.1 毫秒(60～160 毫秒);52 例 65 岁以上老年人非病窦者测得 SACT 132.7 毫秒±25.1 毫秒(85～210 毫秒)。

经食道心房调搏测定窦房结功能的方法已逐渐成熟。鉴于经食道心房调搏与经右房内调搏法测定窦房结功能的结果对比无显著性差异,而前者属无创性检查、特异性强、重复性好、不良反应小,故认为食道心房调搏法是一种较实用的电生理学检查方法,适合于临床广泛应用。有学者为了确定经食道心房调搏测定 SACT 的可靠性,选择 8 例非病窦患者直行右房内调搏,测得 $SACT_I$ 83.1 毫秒±23.7 毫秒(50～120 毫秒);同时经食道心房调搏测得 SACT 100 毫秒±22.5 毫秒(60～125 毫秒)。可见经食道心房调搏测得的 SACT 较长,可能与房内传导时间有关。右房调搏时,脉冲刺激靠近窦房结,而经食道左房调搏时脉冲刺激远离窦房结,激动在心房内的传导顺序和时间各异,这或多或少会影响到 S-A_3 的时距,因此,必然影响到 SACT 的测值。所以,不同测量方法的 SACT 正常值应该有所不同。一般而言,从 SNE 上直接测得的 $SACT_d$ 短于右房内调搏间接测得的 $SACT_I$,右房内调搏测得的 $SACT_I$ 短于经食道内左房调搏测得的 SACT。正因为如此,经食道心房调搏的 SACT 正常值不能引起心内右房调搏的 $SACT_I$ 正常值。

3.食道心房调搏测定窦房结恢复时间（SNRT）

心房调搏拟订以高于窦性频率 10 次/分开始，每次递增 10 次/分，起搏至 130 次/分或 150 次/分，每次刺激 30～60 秒，停止刺激时，计算最后一个起搏脉冲至第 1 个恢复的窦性 P 波（即 A_3）开始的间期（S-A_3），即为 SNRT。正常值＜1 500 毫秒。SNRT 减去原来的窦性周期（A_1-A_1），即为校正的窦房结恢复时间（SNRTC），正常值＜525 毫秒。SNRT 与（A_1-A_1）的比值称为窦房结恢复时间指数（SNRT I）。SNRT I ＝SNRT/A_1A_1×100％，正常值＜150％。

4.食道心房调搏法测定窦房结有效不应期（SNERP）

应用电脑程控心脏电生理诊疗仪。基本起搏周期长度（PCL）从短于窦房结自身周期 100 毫秒开始，每系列刺激由 10 个基本刺激（S_1）及 1 个期前收缩刺激（S_2）组成。期前收缩后的窦性 P 波为 A_3。S_2-A_3 为窦性恢复周期。期前收缩刺激从短于基本 PCL20 毫秒开始，以 10 毫秒为单位递减。当 S_1-S_2＞SNERP 时，因 S_2 的窦房结抑制，A_3 比预期的推迟出现，则 S_2-A_3＞A_3-A_4。当 S_1-S_2＜SNERP 时，S_2 不能重整窦房结，进入 SNERP 的 S_2 呈完全性或不完全性插入，使 S_2-A_3 间期突然缩短，此时最长的 S_2-A_3 间期为 SNERP，正常值≤600 毫秒。在联合应用普萘洛尔及阿托品阻滞自主神经后，SNERP 缩短，对于严重窦性心律不齐者，可考虑在自主神经联合阻滞下进行 SNERP 测定。窦房阻滞、窦性静止是造成恢复周期（S_2-A_3）紊乱的原因之一，此时 SNERP 无法检测。

测定 SNERP 的适应证：主要是心律规则的可疑病窦患者及原因不明持续而显著的窦缓（＜50 次/分）患者。刺激迷走神经后，窦性周期延长，但 SNERP 与迷走神经刺激前的差异不显著，表明单纯的窦缓患者不会造成 SNERP 延长。

与食道心房调搏法测定 SNERP 相似，经食道左房起搏时，不引起 A_2 的最长 S_1-S_2 间期，即为心房有效不应期（AERP）。

5.自主神经联合阻滞及固有心率的测定

实测固有心率（IHR_0）：在静脉注射普萘洛尔 5 mg、阿托品 2 mg 后取联合用药 5～10 分钟最快的窦性心律频率即为 IHR_0。IHR_0 与年龄有关，随年龄增长而减慢。其预计值（IHR_P）按 Jose 公式计算：IHR_P＝118.1－（0.57×年龄）。45 岁以上者正常范围±18％，45 岁以下者正常范围±14％。如 IHR_0≤IHR_P 的最低值提示窦房结功能不良。

药物阻滞前安静心率（RHR）和药物阻滞后固有心率（IHR）的比值，对了解自主神经张力有一定价值。有报道显示，155 例正常人 IHR 均＞RHR，提示安静时正常人的迷走神经占优势。而 51 例病窦患者 33％IHR＜RHR，提示约 1/3 的病窦患者表现为代偿性交感神经亢进，在休息状态下依赖儿茶酚胺的过度释放维持起码的心率和心排血量。

有学者通过各种窦房结功能试验将病窦分为 3 型。①固有自律性低下型：表现为 SNRT 延长，SACT 正常；②窦房传导阻滞型：表现为 SACT 延长，SNRT 正常或延长；③迷走神经高敏型：SNRT 可变，SACT 延长，药物阻滞后恢复正常。

有的学者认为，一部分病窦患者可能就是由于原发性自主神经功能不全引起。电生理研究证明，有的单纯窦缓患者，自主神经药物阻滞前 SNRT 和 SACT 均正常，阻滞后明显延长，SNRT＞1 500 毫秒，SACT＞150 毫秒，IHR_0 为 60 次/分，明显低于预计值，符合病窦的电生理诊断标准。这种窦缓患者，可能原有窦房结功能不全，而平时被代偿性交感神经兴奋所掩盖，休息状态下借助儿茶酚胺的过度释放维持起码心率和心排血量，药物去神经作用后，则暴露出窦房结功能低下。

（四）窦房结电图

1977 年 Cramer 等于兔离体右心房标本同步记录窦房结自律细胞内的跨膜动作电位（TAP）和细胞外窦房结电图,发现细胞外记录导联在 A 波前存在 1 个与 TAP 起点一致的低频、低振幅波,考虑是窦房结电位。经快钠通道阻滞剂 TTX 灌注前后观察证实,在离体实验条件下可记录到细胞外窦房结电图（SNE）。该 SNE 由 2 个斜坡组成:第一个斜坡被命名为舒张期斜坡（DS）,与窦房结细胞动作电位的（4）一致,是窦房结细胞自动除极形成;第二个斜坡被称为陡升斜坡（US）,与窦房结细胞的动作电位（O）一致,由窦房结细胞除极形成。后来在犬的心表记录到与离体兔右房标本细胞外 SNE 相似的图形,谓心表 SNE。后经观察,从心内膜记录的窦房结电图与从心外膜记录到的图形特征一致,称心内 SNE。1986 年郑昶等经食道测定窦房结电图的研究获得成功。这样,使 SNE 的记录方法发展到 3 种:心表法、心内法和食道法。

1.窦房结电图的特征

窦房结电图是描记窦房结电位的工具,从窦房结电图上记录到的窦房结电活动称窦房结电位。窦房结电图的特征是在于体表心电图和/或心房内电图同步记录时,在 T 波或 u 波后的等电位线之后,心房内电图的 A 波（或体表心电图的 P 波）之前低振幅缓慢上升的斜坡,其后部与高大而陡峭多向的 A 波融合（图 3-30）。

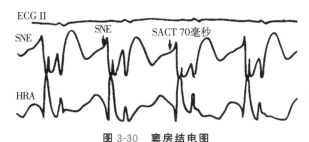

图 3-30　窦房结电图

从上至下分别为 II 导联体表心电图（ECG）、窦房结电图（SNE）及高位右心房电图（HRA）。箭头所指为窦房结电图的部位及窦房传导时间（SACT,本例为 70 毫秒）

2.窦房结电图的记录方法

（1）心内记录法:一般经右股静脉经皮穿刺插入一条 6 号 4 极导管,导管上的电极间距1 cm,在 X 线荧光屏监视下插到上腔静脉与右心房连接处的外侧壁,相当于窦房结的部位,调整导管直到 A 波前面出现平坦上斜的窦房结电位。电极导管远端的 2 个电极作为双极导管记录 SNE,近端的 2 个电极记录右心房高位或中位的心房内电图。

（2）心表记录法:用于心脏手术时确定窦房结的精确位置,以防止损伤窦房结。①双极记录法:用一个包含 3 对电极的探头,每对电极的距离分别为 6 mm、7 mm、8 mm。将一横列 3 个电极端置于临近界沟的窦房结预计部位,另外 3 个电极置于右心房的心外膜面。②单极记录法:用记录希氏束电图的探查电极,共有 3 个电极端,呈三角形排列,各电极相隔1 mm。记录单极 SNE 只用其中的 1 个电极端,置于预计窦房结区域,但需另外配 1 个无关电极,置于靠近上腔静脉和主动脉的心包上。探头的另外 2 个电极构成 1 对双极电极,在窦房结附近记录高位右房电图。

（3）食道内记录法:用 7F 四极电极导管经鼻腔进入食道,远端第一极定位于左房中部,以食道电极上的心房波正负双向为准。然后将电极与前置放大仪相连,用双极记录,适当调整电极位置,直到记录到理想的窦房结电位。

由于窦房结电位很小,且在记录过程中存在噪声干扰,因此,必须经过前置放大仪和滤波器等技术处理,才能在记录仪上显示出较清晰的窦房结电位。

3.窦房结电图的临床应用

(1)了解窦房结功能:窦房结功能失常分为起搏异常和传导异常两种。在常规心电图上,窦性停搏和三度窦房传导阻滞不能鉴别。一度窦房传导阻滞一般也无法诊断,但通过 SNE 可以作出鉴别和诊断。在 SNE 上窦性停搏时窦房结电位不复存在。一度窦房传导阻滞时,SACT 显著延长,窦房结电位呈半圆形;在二度Ⅰ型窦房传导阻滞时,SACT 逐渐延长,直至窦房结电位后无 A 波;二度Ⅱ型窦房传导阻滞时,未阻滞的 SACT 正常,阻滞发生时窦房结电位后有心房漏搏现象。三度窦房传导阻滞时,窦房结的激动均不能下传,窦房结电位后均无相关心房波(A 波)。但是在窦性周期短的患者,窦房结电位可能与 u 波重叠,甚至 u 波与 A 波重叠,使窦房结电位不能显示。在显著窦性心律不齐时,每次心搏的窦房结电位形态和时限各异,可影响 SACT 测量的精确度,这些都是 SNE 的局限性。在体表心电图上 P 波频率35 次/分的患者,可能是起搏功能低下的严重窦性心动过缓,也可能是 2∶1 窦房传导阻滞引起的"假"窦性心动过缓,这种情况只能借助 SNE 才能鉴别。窦性心动过缓时,在 SNE 上窦房结电位后均有 A 波;而在 2∶1 窦房传导阻滞时,SNE 上窦房结电位与其后的 A 波比例为 2∶1。在病窦与非病窦患者之间直接测得的 SACT 有一定的重叠,反映了一部分病窦患者主要是起搏功能障碍,其传导功能是正常的。①SACT:从 SNE 上 $SACT_d$ 是从窦房结电位起点到心房激动起点的时间。非病窦患者的窦房传导时间一般为 70~110 毫秒,而病窦患者一般超过 120 毫秒。虽然 SACT 可用心房调搏或食管(心房)调搏法进行间接推算,但其方法是假定 S-A 和 A-S 传导时间相等为前提条件的,而事实上并非如此。根据窦房结电图的研究,直接测定与间接推算的 SACT 两者的相关系数为 0.78~0.88。在间接推算法中,持续起搏法优于期前刺激法。前者的相关系数大于后者。实验证明,用程序刺激仪行期前刺激(A_2)可使窦性节律受到抑制,表现为期前收缩后的窦性周期长于期前收缩前的窦性周期,即 $A_3-A_4 > A_1-A_1$,以及 A_3 后延。由于间接测定的 $SACT = 1/2(A_2A_3-A_1A_1)$,因 A_2A_3 延长,使得 SACT 也变长,而实际的窦房传导未必延迟。②房窦传导时间(ASCT)的测量:显性房窦传导时,可以从 SNE 上直接测量窦房结电位的持续时间,从心房激动波的起点至窦房结超射斜坡起点的距离;在无显性房窦传导时,$ASCT = A_2A_3 - A_1A_1 - SACT_d$。

(2)研究和诊断窦性及窦房连接处性心律失常:通过对窦房传入阻滞者做 SNE 检查,发现有的 SACT 是正常的,这说明有传入阻滞者,外出传导可以正常,这为窦性并行心律的存在提供了直接证据。窦房结内阻滞的表现是在心房静止时,SNE 上的窦性周期进行性缩短,直至突然延长,突然延长的周期短于其前周期的 2 倍。

(3)研究和诊断自律性房性异位心律:有学者用心内记录 SNE 的方法将导管置于冠状窦口(冠状窦电图),在每一个 A 波之前可记录到心房异位灶的除极电位,为一舒张期斜坡,对于确定心房异位起搏点的位置和异-房传导时间等提供了临床资料。

(4)研究药物对窦房结功能的影响:当给患者静脉注射地高辛 0.75 mg,45 分钟之后直接和间接测定的 SACT 均延长。

(5)防止心脏手术时损伤窦房结:心表法记录 SNE 可以辨明窦房结的确切位置,防止手术损伤窦房结。

(张德明)

第四节 期 前 收 缩

一、房性期前收缩

在窦性激动尚未发出之前,心房异位起搏点提前发生 1 次激动引起心脏除极,称为房性期前收缩。

(一)房性期前收缩心电图改变的原理

由于房性期前收缩使心房除极的顺序发生改变,所以形成的 P 波大小、形态与窦性 P 波不同,称为P′波。引发房性期前收缩的异位起搏点可以位于心房的任意位置,当异位起搏点靠近窦房结时(图 3-31B),P′波形态与窦性 P 波极为相似;当异位起搏点位于心房下部并靠近房室交界区时(图 3-31C),则会导致Ⅱ、Ⅲ和 aVF 导联的 P′波倒置,aVR 导联 P′波直立,即逆行性 P′波。当异位起搏点位于左心房时(图 3-31D),提前发生的 P′波在左心导联倒置。当 P′波发生于心室的舒张早期时,常叠加于前面的 T 波上,使 T 波形态改变。

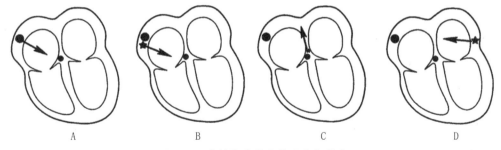

图 3-31　房性期前收缩的异位起搏点

A.窦房结引发的心房除极向量,方向为自右上到左下;B.靠近窦房结的异位起搏点引发的心
房除极向量,方向也是自右上到左下;C.靠近房室结的异位起搏点引发的心房除极向量,方
向为自下到上;D.位于左心房的异位起搏点引发的心房除极向量,方向为自左到右

房性期前收缩激动心室的顺序与窦性激动相同,所以其后的 QRS 波群正常。

当房性期前收缩的冲动逆传侵入窦房结时,会使窦房结节律重整,使其提前释放下一次激动,产生不完全性代偿间歇。不完全性代偿间歇是指房性期前收缩前后两个窦性 P 波的间距小于正常 P-P 间期的 2 倍。在很少的情况下,房性期前收缩的冲动不能逆传侵入窦房结,也就不会使窦房结节律重整,因此产生完全性代偿间歇,表现为房性期前收缩前后两个窦性 P 波的间距等于正常 P-P 间期的 2 倍。

(二)房性期前收缩的特点

房性期前收缩心电图表现见图 3-32。

(1)提前出现的 P′波,P′波形态和窦性 P 波不同,QRS 波群正常。

(2)P′-R 间期≥0.12 秒。

(3)常有不完全性代偿间歇。

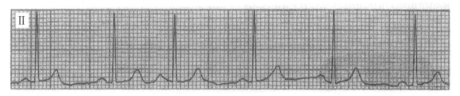

图 3-32　房性期前收缩

第 3 个 P′波提前出现,P′波形态和窦性 P 波不同,QRS 波群正
常,P′-R 间期 0.16 秒,代偿间歇不完全,为房性期前收缩

(三)房性期前收缩时常见的各种干扰现象

激动在心肌组织里传导过程中,如恰逢某部位处于前一次激动的绝对不应期里,则不能下传或使之激动;如恰逢处于相对不应期里,则在该部位传导变慢,这种现象称为干扰,它属于生理性传导阻滞。

1.干扰性 P′-R 间期延长

干扰性 P′-R 间期延长出现在 T 波降支的房性期前收缩,由于此时房室交界区还处于相对不应期,传导速度减慢,故 P′-R 间期延长,>0.20 秒(图 3-33)。

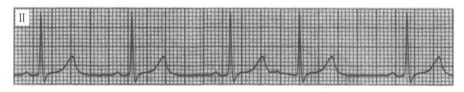

图 3-33　房性期前收缩。干扰性 P′-R 间期延长

第 4 个 P′波提前出现,P′波与 T 波降支紧密相连,且形态和窦性 P 波不同,QRS 波群正
常,P′-R 间期 0.22 秒,代偿间歇不完全,为房性期前收缩伴干扰性 P′-R 间期延长

2.房性期前收缩伴室内差异性传导

此种房性期前收缩下传到心室时,由于左右束支不应期不一致,其中一支尚处于不应期里,故只能沿一侧束支下传,使 QRS 波群呈束支传导阻滞图形。

房性期前收缩时出现差异性传导现象的机制是,右束支的不应期比左束支稍长,当提前发生的激动传到左右束支时,就有可能落在右束支的不应期里,只能靠左束支下传激动心室,就好像发生了右束支传导阻滞,所以此时心电图呈右束支传导阻滞图形(图 3-34)。而当左束支的不应期病理性延长时,期前收缩就可能落在左束支的相对不应期里,只能靠右束支下传激动心室,就好像发生了左束支传导阻滞,所以此时心电图呈左束支传导阻滞图形。

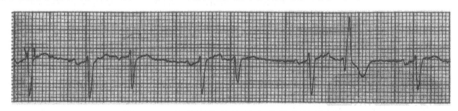

图 3-34　房性期前收缩伴室内差异性传导

第 3、5、7 个 P′波提前出现,P′波形态和窦性 P 波不同,P′-R 间期 0.14 秒,为房
性期前收缩。其中第 3、5 个期前收缩的 QRS 波群与窦性略有不同,第 7 个
QRS 波群呈右束支传导阻滞图形,为房性期前收缩伴室内差异性传导

3.房性期前收缩未下传

出现于 T 波波峰前的房性期前收缩,由于此时房室交界区处于绝对不应期,激动不能下传,P′波后不能形成 QRS-T 波,称为房性期前收缩未下传(图 3-35)。

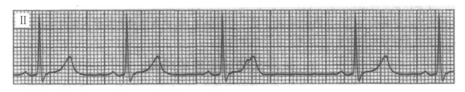

图 3-35　房性期前收缩未下传

第 3 个 T 波的波峰前可见一提前出现的 P′波,使 T 波形态发生
改变,P′波后未形成 QRS-T 波,为房性期前收缩未下传

二、交界性期前收缩

在窦性激动尚未发出之前,房室交界区提前发生的一次激动称为交界性期前收缩。

(一)交界性期前收缩心电图改变的原理

交界性期前收缩时,虽然起搏点位置变了,但是下传到心室的路径并没有变,仍是经希氏束和左右束支下传到心室,故其 QRS 波群形态与窦性心律的相同。异位起搏点的激动既可向下传到心室,产生 QRS 波群,又可向上逆行传到心房,产生逆行性 P′波。如果异位起搏点位于房室交界区内比较靠上的部位(图 3-36B),则向下传导需要的时间比向上逆行传导需要的时间长,逆行性 P′波将位于 QRS 波群之前;反之,如果异位起搏点位于房室交界区内比较靠下的部位(图 3-36C),则向下传导需要的时间比向上逆行传导需要的时间短,逆行性 P′波将位于 QRS 波群之后;如果向下传导和向上逆行传导需要的时间相同,则逆行性 P′波重叠于 QRS 波群之中不可见。

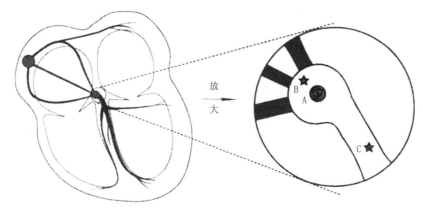

放
大

图 3-36　房室交界区的异位起搏点

A.房室结内的正常起搏点;B.房室交界区内位置靠上的
异位起搏点;C.房室交界区内位置靠下的异位起搏点

交界性期前收缩后的代偿间歇多是完全的,因为交界性期前收缩向上逆传到窦房结时,窦房结往往已经刚发生了一次激动,尚处于绝对不应期里,故逆行激动未能侵入窦房结,也就不会导致窦房结的节律重整,因此呈完全性代偿间歇。

(二)交界性期前收缩的特点

交界性期前收缩特点如下。

(1)提前出现的 QRS-T 波群,其前无窦性 P 波,QRS 波群正常。

(2)P′波呈逆行性,可出现在 QRS 波群之前、之中或之后,出现在 QRS 波群之前者,其P′-R 间期<0.12 秒(图 3-37);出现在 QRS 波群之后者,R-P′间期<0.20 秒(图 3-38);出现在 QRS 波群之中者,P′波与 QRS 波群融合不可见,但可导致 QRS 波群出现顿挫。

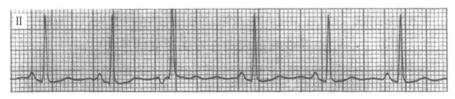

图 3-37 逆行性 P′波在 QRS 波前

第 3 个 QRS-T 波群提前出现,其前有逆行性 P′波,P′-R 间期

为 0.10 秒,QRS 波群正常,代偿间歇完全,为交界性期前收缩

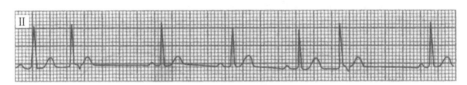

图 3-38 逆行性 P′波在 QRS 波后

第 2、6 个 QRS-T 波群提前出现,QRS 波群后有逆行性 P′波,R-P′间期

<0.20 秒,QRS 波群正常,代偿间歇完全,为交界性期前收缩

(3)常伴有完全性代偿间歇。

三、室性期前收缩

在窦性激动尚未到达心室之前,心室中某一异位起搏点提前发生激动引起心室除极,称为室性期前收缩。

(一)室性期前收缩心电图改变的原理

室性期前收缩的激动起源于浦肯野纤维或心室肌细胞,沿心室肌传导,心室的除极过程与正常的除极过程大不相同(图 3-39),两个心室不再同时除极,而是一前一后除极,且传导速度很慢,因而 QRS 波群宽大畸形。由于除极进行缓慢,常持续到复极开始,故 ST 段常缩短甚至消失。除极速度变慢还可导致复极从首先除极处开始,使 T 波较大且与 QRS 主波方向相反,为继发性 T 波改变。

由于室性期前收缩的激动起源于心室,与心房激动无关,所以 QRS 波群前无相关 P 波,但舒张晚期出现的室性期前收缩,可以晚到窦性 P 波已经出现,两者一前一后,巧合到一起,但P 波并不提前出现,且该 P 波与 QRS 波群无关。室性期前收缩的异位激动距窦房结较远,所以大多不能逆传侵入窦房结,不能重整窦房结的节律,故室性期前收缩后多伴有完全性代偿间歇。

(二)室性期前收缩的特点

室性期前收缩的特点见图 3-40。

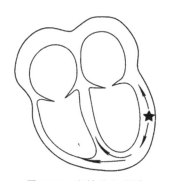

图 3-39　室性异位激动
★代表心室的异位起搏点室性期前收缩特点

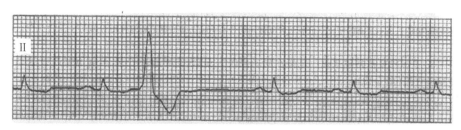

图 3-40　室性期前收缩
第 3 个 QRS 波群提前出现,宽大畸形,QRS 时限为 0.14 秒,T 波与 QRS
主波方向相反,QRS 波群前无相关 P 波,代偿间歇完全,为室性期前收缩

(1)提前出现宽大畸形的 QRS 波群,时限通常＞0.12 秒,T 波与 QRS 主波方向相反。

(2)QRS 波群前无相关 P′波。

(3)多有完全性代偿间歇。

(三)室性期前收缩的分类

根据室性期前收缩的联律间期和 QRS 波群形态的不同,室性期前收缩可分为单源性、多源性、多形性室性期前收缩及并行心律 4 类。联律间期是指期前收缩前的 QRS 波群的起点到室性期前收缩的起点之间的时距。

1.单源性室性期前收缩

单源性室性期前收缩是指在同一导联上 QRS 波群形态相同,且联律间期固定的室性期前收缩(图 3-41)。

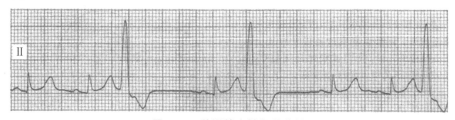

图 3-41　单源性室性期前收缩
第 3、5、8 个心搏为室性期前收缩,它们的 QRS 波群形态相同,联律间期都为 0.40 秒,为单源性室性期前收缩

2.室性期前收缩并行心律

室性期前收缩并行心律是指在同一导联上 QRS 波群形态相同,但联律间期不固定的室性期前收缩(图 3-42)。

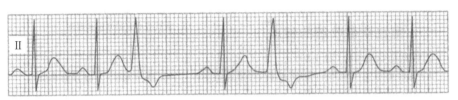

图 3-42　室性期前收缩并行心律

第 3、5 个心搏为室性期前收缩,它们的 QRS 波群形态相同,但联律间期不同,前面的室性期前收缩的联律间期为 0.38 秒,后面的室性期前收缩的联律间期为 0.48 秒,为室性期前收缩并行心律

3.多形性室性期前收缩

多形性室性期前收缩是指在同一导联上 QRS 波群形态不同,但联律间期固定的室性期前收缩(图 3-43)。

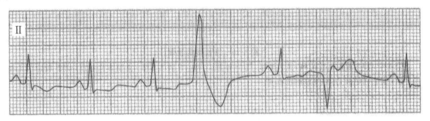

图 3-43　多形性室性期前收缩

第 4、6 个心搏为室性期前收缩,它们的 QRS 波群形态不同,但联律间期都为 0.50 秒,为多形性室性期前收缩

4.多源性室性期前收缩

多源性室性期前收缩是指在同一导联上 QRS 波群形态不同,联律间期也不固定的室性期前收缩(图 3-44)。

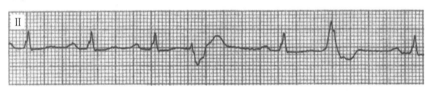

图 3-44　多源性室性期前收缩

第 4、6 个心搏为室性期前收缩,它们的 QRS 波群形态不同,前面的室性期前收缩的联律间期为 0.42 秒,后面的室性期前收缩的联律间期为 0.50 秒,为多源性室性期前收缩

(四)室性期前收缩的联律与连发

一个窦性搏动之后紧跟一个室性期前收缩,当这种情况连续出现 3 组或 3 组以上时,称为室性期前收缩二联律(图 3-45);同理,当每两个窦性搏动之后紧跟 1 个室性期前收缩且连续出现 3 组或 3 组以上时,称为室性期前收缩三联律(图 3-46),依此类推。室性期前收缩可以连续发生,两个室性期前收缩连续出现时,称为成对室性期前收缩(图 3-47),3 个或 3 个以上室性期前收缩连续发生时,则称为短阵室性心动过速(图 3-48)。

(五)R-on-T 室性期前收缩

当室性期前收缩发生较早时,其 R 波可落在前一个心搏的 T 波波峰上,称为 R-on-T 室性期前收缩。由于室性期前收缩出现得较早,正处于心室肌的易颤期,所以容易引发尖端扭转型室性心动过速或心室颤动(图 3-49)。

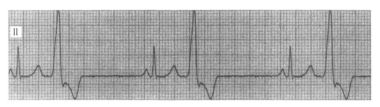

图 3-45 室性期前收缩二联律

第 2、4、6 个心搏为室性期前收缩,可见每个窦性搏动之后都跟着
一个室性期前收缩,连续出现了 3 组,为室性期前收缩二联律

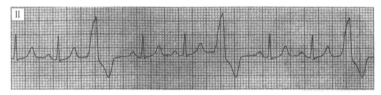

图 3-46 室性期前收缩三联律

第 3、6、9 个心搏为室性期前收缩,可见每两个窦性搏动之后都跟
着一个室性期前收缩,连续出现了 3 组,为室性期前收缩三联律

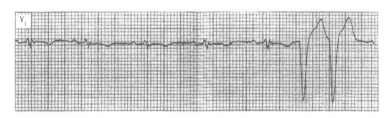

图 3-47 成对室性期前收缩

最后面的两个心搏为室性期前收缩,两个室性期前收缩连续出现,为成对室性期前收缩

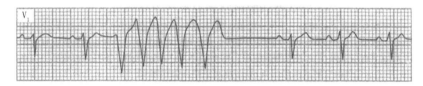

图 3-48 短阵室性心动过速

5 个室性期前收缩连续发生,为短阵室性心动过速

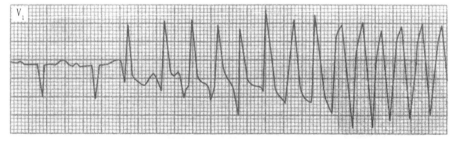

图 3-49 R-on-T 室性期前收缩引发尖端扭转型室性心动过速

第 1、2 个心搏为窦性搏动,第 3 个心搏为室性期前收缩,室性期前收缩落在
了前一个心搏的 T 波波峰上,从而引发了尖端扭转型室性心动过速

（六）插入性室性期前收缩

插入性室性期前收缩常出现在基础心率较慢而联律间期较短时，其心电图表现：两个窦性 P-QRS-T 波群之间出现一个宽大畸形的 QRS-T 波群，其后无代偿间歇，且前后两个窦性心搏之间的时距为一个窦性心动周期（图 3-50）。这种室性期前收缩位于两个窦性搏动之间，故称为插入性室性期前收缩，也称间位性室性期前收缩。

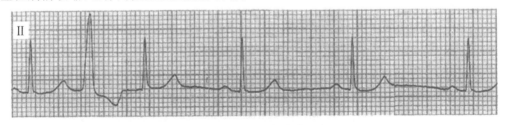

图 3-50　插入性室性期前收缩

第 2 个心搏为室性期前收缩，出现在两个窦性 P-QRS-T 波群之间，其后无代偿间歇，且其前后两个窦性心搏之间的时距正好为一个窦性心动周期，为插入性室性期前收缩

（苏珊珊）

第五节　窄型 QRS 波心动过速

一、伴有快速心室率的心房颤动

如果心室率不很快，则大多数心房颤动完全不规则的心律容易在床边被识别，也容易在心电图上看到f波（图 3-51）。但是如果心室率极快，则可能不容易识别其心律的不规则性和心电图上的 f 波（图 3-52）。

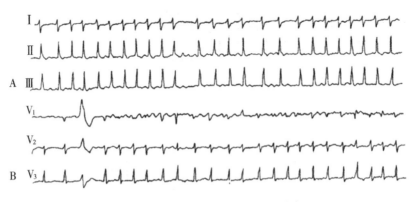

图 3-51　两例具有快速心室率的心房颤动

两例心房颤动，具有快速心室率（160 次/分左右）。f 波在 A 图 II 导联最清楚，在 B 图 V_1 导联最清楚。B 图中的第三个 QRS 波群为左心室源性期前收缩

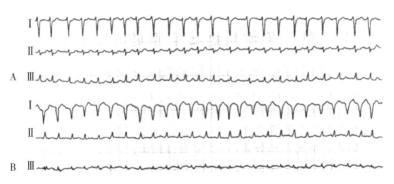

图 3-52 另两例房颤患者心电图(房颤波不明显)

两例心房颤动,具有快速心室率(图A心室率约150次/分,图B心室率约170次/分)。各导联看不见f波,心律完全不规整为诊断心房颤动的依据。此两例说明,f波不是诊断心房颤动的必需心电图表现,各导联无P波,R-R间期完全不等是诊断心房颤动的可靠依据

如果心脏无结构异常,且心室率得到满意控制,慢性心房颤动患者有时可数十年良好地耐受心房颤动。但快速型心房颤动(平均心室率>100次/分),尤其发生于严重器质性心脏病的患者,如严重二尖瓣狭窄、心力衰竭或不稳定型心绞痛等患者,则可导致严重后果,甚或危及患者的生命。

二、心房扑动

1:1房室传导的心房扑动少见(常见于有房室旁道或药物治疗不当时),但一旦发生可导致250~300次/分的心室率,而引起严重症状。当临床上遇到心室率≥250次/分的室上性心动过速时,应首先想到1:1房室传导的心房扑动,其次应考虑为逆向性房室折返性心动过速。

2:1房室传导的心房扑动临床常见,有时诊断也较困难。容易诊断的情况见图3-53,较难诊断的病例见图3-54。有学者认为不典型2:1房室传导的心房扑动的被识别靠的是医师经验与感觉,而不是视觉。当见到心室率在150次/分左右(135~165次/分)的窄QRS波心动过速时应首先排除心房扑动的可能;心室率150次/分左右的宽QRS波心动过速也应排除2:1房室传导的心房扑动,见图3-53~图3-54。

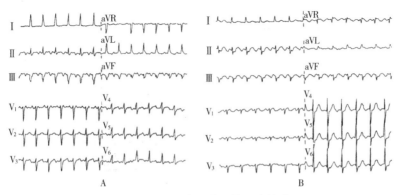

图 3-53 2:1房室传导的心房扑动

图A:心房扑动波(F波)在V₁导联最为清楚,在其他各个导联上也可见到或高度怀疑有F波,但在I导联很难肯定有无F波。图B:锯齿状扑动波(F波)在Ⅱ、Ⅲ、aVF和V₁导联最清楚(与A图是两例不同患者)

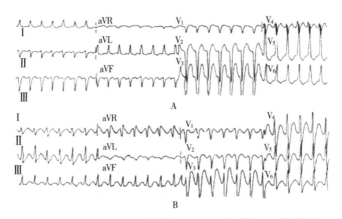

图 3-54　心房扑动波不明显的 2∶1 房室传导之心房扑动

两例 2∶1 房室传导的心房扑动。A 图的心室率为 160 次/分,B 图的心室率为
155 次/分。对在此范围的心室率的窄 QRS 波心动过速,应高度警惕心房扑动的
可能性。这两例患者的 12 导联心电图的任一导联都不易清楚分辨出 F 波

诊断 2∶1 心房扑动的主要困难在于扑动波(F 波)常重叠或埋藏于 QRS 波或 T 波中,而不
易识别。尽管 F 波常在 Ⅱ、Ⅲ、aVF 和 V₁ 导联最清楚,但有时并非如此,可能 F 波仅在某一导联
清晰可见,而在所有其他导联却难以识别,因此,同步记录与全面分析 12 导联心电图十分重要。

Bix 规则,可能有助于 2∶1 心房扑动的诊断,即只要见到心动过速的"P"波恰巧在两个 QRS
波群之间,就应高度警惕另一"P"波埋藏于 QRS 波群之内[注:"P"代表心房扑动波(F 波)]。

三、顺向性房室折返性心动过速

顺向性房室折返性心动过速(O-AVRT)时的折返环路是经正常房室交界区下传心室,经房
室旁路逆传心房。此为 W-P-W 综合征或有隐匿性房室旁路患者最常见的窄 QRS 波心动过速
类型。它需与房室结折返性心动过速鉴别(图 3-55~图 3-56)。识别房室折返性心动过速的要
点是 P 波位于 ST 段上,与 QRS 波是分离的。如果心动过速时 Ⅰ 与 aVL 导联的 P 波倒置,可判
断房室旁路位于左侧。房室折返性心动过速的频率大多比房室结折返性心动过速频率要快些,
前者快于 200 次/分者要多些,但两种心动过速的心率范围有很大重叠性,故心率快慢对鉴别二
者的意义不大。QRS 波群的电压交替现象也更常见于房室折返性心动过速,但电压交替是一种
心率相关现象(心率越快,越易发生),并不是房室折返性心动过速特有的心电图表现。

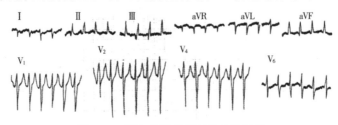

图 3-55　顺向性房室折返性心动过速

顺向性房室折返性心动过速。图示心室率为 255 次/分。逆传的 P′波与 QRS 波群明显分开,
位于 ST 段上,在肢体导联最为清楚。Ⅰ 与 aVL 导联之 P′波倒置,表明房室旁路位于左侧

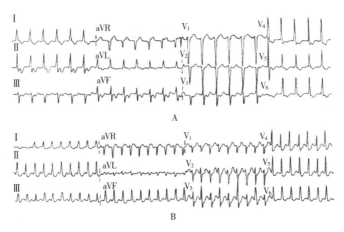

图 3-56 两例房室折返性心动过速的不同特征

两例顺向性房室折返性心动过速。图 A：心室率为 152 次／分，逆传的 P′波在 Ⅱ、Ⅲ 和 aVF 导联最清楚，与 QRS 波群间有明显距离。图 B：心室率为 230 次／分，可见 QRS 波群呈电压交替，在胸前导联，尤其 V₃ 最为清楚

顺向性房室折返性心动过速的心电图相对特征是在发生室内差异性传导时心率可能减慢，即慢于无室内差异传导时的心率（图 3-57）。若房室旁路的位置与出现的束支传导阻滞图形在同一侧，例如，出现左束支传导阻滞型的室内差异性传导时心率减慢，则说明房室旁路位于左侧。但上述表现仅出现在右或左侧游离壁旁道的患者中，而不会出现在间隔部旁道的患者中。

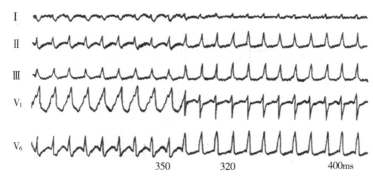

图 3-57 顺向性房室折返性心动过速出现右束支传导阻滞时心动过速频率变慢的机制

顺向性房室折返性心动过速由右束支传导阻滞型转为无束支传导阻滞型，前者周长为 350 毫秒，后者缩短为 320 毫秒，此提示右侧游离壁旁道参与的折返激动。在出现功能性右束支传导阻滞时，室上性激动需先循对侧束支传导，再经室间隔，最后才传至右侧，从而折返环扩大，故传导时间延长，致心动周期延长

四、房性心动过速

(一)心电图特点

1.自律性心动过速和折返性心动过速的鉴别

鉴别自律性心动过速和折返性心动过速的要点：①自律性心动过速发作时有心率逐渐加快的过程，即温醒现象。折返性心动过速则无温醒现象。②自律性房性心动过速起始时的 P′波与之后的 P′波形态相同，期前刺激可使自律性房性心动过速的节律重建，而对折返性心动过速而言则可使其终止。

2.房性心动过速

房性心动过速的 P′波大多容易分辨,因为它位于 QRS 波群的前方,即大多在 R-R 间期的后半部,见图 3-58～图 3-61。

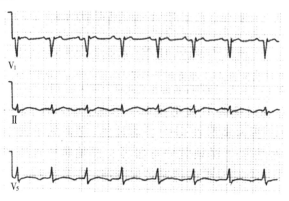

图 3-58 房性异位性心动过速

本图为房性异位心动过速。V_1 导联 P 波直立,Ⅱ 与 V_5 导联 P 波倒置,故为左房起源性房速。注意房室呈 2∶1 传导,心房率为 214 次/分

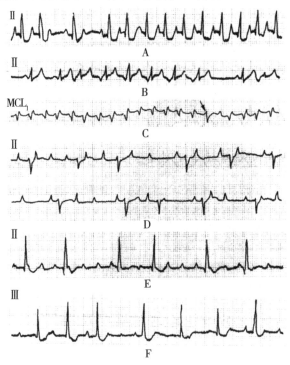

图 3-59 异位性房性心动过速

异位性房性心动过速心电图表现:A.心动过速伴有房室传导阻滞,此可排除顺向性房室折返性心动过速,且房室结折返性心动过速的可能性也很小。并且 P 波显然不是逆传的,因Ⅱ导联 P 波直立。B.所有 P 波形态相同,并有温醒现象(心率逐渐增快)。C.心动过速中间插有未下传的心房期前搏动(箭头所示),它使节律重建。D.多源性房性心动过速。E 和 F.两例洋地黄中毒患者的房性心动过速伴房室传导阻滞。F.为多源性房性心动过速,ST 段斜形下降呈现典型的洋地黄效应图形

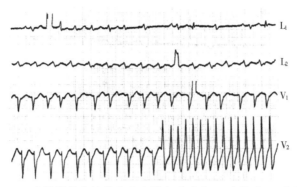

图 3-60 房性期前收缩转化为房性心动过速、心房颤动、心房扑动

本图示房性期前收缩演变为 2∶1 房速传导的房扑(第二条)与房颤(第三条),
继之又转变为房室 1∶1 传导之房扑(第四条),此时心室率达 300 次/分

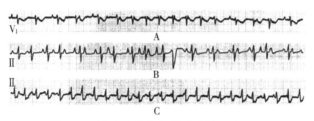

图 3-61 伴房室传导阻滞的房性心动过速

A.伴有房室传导阻滞的房性心动过速。房室传导阻滞的存在可排除顺向性房室折返性心动
过速,也极少可能是房室结折返性心动过速。B.多源性房性心动过速。C.异位交界区心动
速。与房性心动过速的不同之处在于偶有房性起搏点发出的冲动夺获心室

房性心动过速的 P′波可呈单一形态或多形性;如果 P′波呈多形性,则应诊断为多形性房性
心动过速,它多见于慢性阻塞性肺疾病患者,也可见于洋地黄中毒患者。洋地黄中毒所致的房性
心动过速常伴有不同程度的房室传导阻滞。

3.交界性异位性心动过速

交界性异位性心动过速(JET)在心动过速发作时 QRS 波为窄型,为一种特殊型的室上性心
动过速。心率多为 110～250 次/分(图 3-62)。本类心动过速心电图有以下特点。

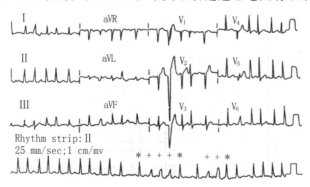

图 3-62 交界性异位性心动过速

一例交界性异位性心动过速发作时的心电图记录。注意心律不规则,且偶有窦性夺
获心搏(＊)与室内差异性传导(＋)。最下一条心电图为Ⅱ导联长联记录

（1）QRS 波呈正常窄型，心动过速发作时有温醒现象。

（2）常伴间歇性室房逆传导，即心动过速 QRS 波后间歇出现逆传 P′波。少数有持续性室房逆传者心电图表现酷似房室结折返性心动过速。

（3）大多数病例呈无休止性发作，即间歇性反复发作心动过速，但每阵发作之间可出现几个正常窦性心搏。

（4）有时心动过速发作时心室率极不规则又无明显 P 波，故会误诊为心房颤动或多源性房速。此时，应记录长联心电图以识别偶发性窦性夺获。

（二）临床意义

自律性房性心动过速患者尤其儿童大多有器质性心脏病，如先天性心脏病尤其是手术治疗后的先心病或心肌病等，但成人患者可能心脏无结构异常，故称为特发性交界性自律性心动过速。但必须指出，由于本型心动过速呈无休止型反复发作的特点，故可诱发心脏扩大与心力衰竭甚或发生晕厥，故一旦诊断后应积极治疗。药物中以胺碘酮联合普罗帕酮治疗较为有效，但因药物之毒性作用常难坚持长期应用。

近年来，开展导管射频消融术治疗可使大部分此类患者之心动过速获得根治。Hamdan 等报道 11 例患者中 9 例在导管消融治疗后获得根治，另一例术后并发三度房室传导阻滞而需使用永久性起搏器以维持一定的心率。

五、房室结折返性心动过速

房室结折返性心动过速为最常见的窄型 QRS 波心动过速类型之一，本型心动过速发作有自限性，即部分患者在年长后可自行消失的特点。其心电图特征为发作时看不到 P′波，或 P′波紧靠在 QRS 波群终末部分，类似于 QRS 波群的一部分，在 V₁ 导联 P′波貌似 r′波，形成假性 rSr′而与不完全性右束支传导阻滞图形酷似；在 Ⅱ、Ⅲ 和 aVF 导联则可产生假性"S"波（图 3-63～图 3-65）。在比较患者窦性心律与室上性心动过速发作时的心电图记录时容易揭示上述表现。

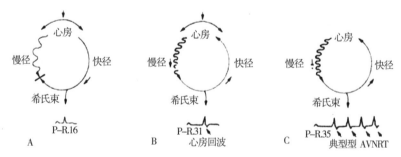

图 3-63　常见型房室结折返性心动过速（AVNRT）的电生理机制

A.窦性节律的冲动前向同时传导至快径和慢径。由于希氏束经由快径而激动，因此 P-R 间期正常。冲动下传到快径远端后又逆向激动慢径，与慢径的前向冲动相撞而抵消。B.由于快径的前向不应期比慢径长，一个适时的房性期前收缩受阻于快径，只能沿慢径下传激动希氏束，因此 P-R 间期延长。冲动下传至慢径远端时快径已获得足够的时间恢复其兴奋性，因此冲动再次逆向沿快径传导至心房，产生典型的心房回波。心房回波再次兴奋慢径，但慢径此时尚未恢复兴奋性，因而冲动在此处前向受阻。C.配对间期更短的房性期前收缩受阻于快径而沿慢径下传，同时产生心房回波，心房回波能再次前向兴奋慢径，如此周而复始构成持续性 AVNRT

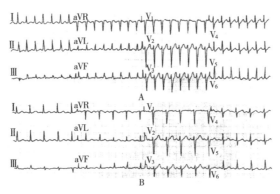

图 3-64　房室结折返性心动过速

A.房室结折返性心动过速,心率 192 次/分。逆传的 P′波紧靠在 QRS 波群,在 Ⅱ、Ⅲ 和 aVF 导联形成伪 S 波,在 V₁ 导联产生假 r 波,使 QRS 波图形类似于不完全性右束支传导阻滞。B.推注维拉帕米 5 mg 后,恢复窦性心律,伪 S 波和假 r 波均消失

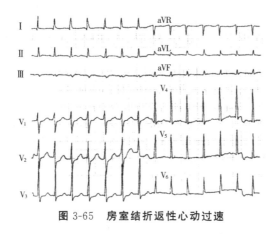

图 3-65　房室结折返性心动过速

(张德明)

第六节　逸搏与逸搏心律

一、逸搏与逸搏心律的心电图表现

(一)房性逸搏与房性逸搏心律

房性逸搏较少见,主要是由于窦性冲动受到抑制,房性起搏点自律性高于窦性起搏点时,便可控制心脏,产生房性逸搏。

1.房性逸搏的心电图特点

房性逸搏的心电图特点见图 3-66。

(1)在一个长间歇后出现一个与窦性 P 波形态不同的 P′波。

(2)P′-R 间期>0.12 秒或略短于窦性 P-R 间期。

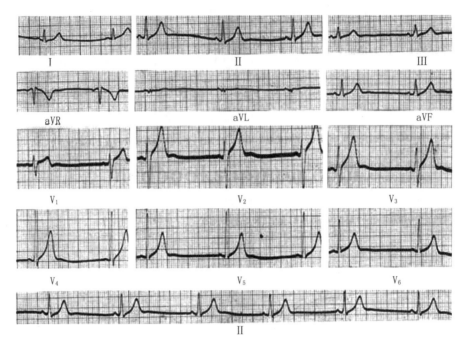

图 3-66　房性逸搏

（3）QRS 波群和窦性相同。

2.房性逸搏心律的心电图特点

（1）连续 3 个或 3 个以上的房性逸搏。

（2）其频率为 50～60 次/分。

3.房性逸搏和房性逸搏心律的临床意义和治疗

房性逸搏心律是一种少见的被动性异位心律，可以发生于健康人。值得注意的是左房心律多见于器质性心脏病患者，如冠心病、风湿性心脏病、高血压性心脏病、肺心病、先天性心脏病等。所以发生房性逸搏或房性逸搏心律时，应进一步查清原因，针对病因进行治疗。

（二）交界性逸搏与交界性逸搏心律

房室交界性逸搏往往继发于明显的窦性心动过缓、窦性停搏或窦房传导阻滞的长间歇之后。在二度或三度房室传导阻滞时，由于窦房结的冲动不能通过房室交界区到达心室，交界性逸搏也可发生。在个别期前收缩或某些快速室上性心律失常后，窦房结功能暂时受到抑制，不能发放冲动，使自律性较低的房室交界区取而代之，产生交界性逸搏。

1.交界性逸搏的心电图特点

交界性逸搏的心电图特点见图 3-67。

（1）在一个长间歇之后延缓出现一个 QRS 波群，其形态与窦性相同或略有差别，逸搏间距常固定不变。

（2）P' 波为逆行性，逆行 P' 波可出现在 QRS 波群之前（P-R 间期＜0.12 秒），或在 QRS 波群之后（R-P 间期＜0.20 秒）或埋没在 QRS 波群之中（QRS 波前后见不到逆行 P 波）。

2.交界性逸搏心律的心电图特点

交界性逸搏心律的心电图特点见图 3-68。

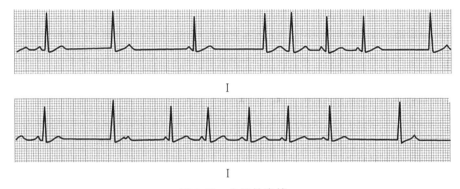

I

I

图 3-67 交界性逸搏

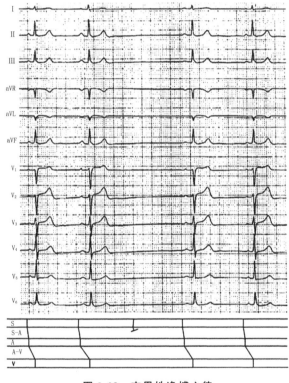

图 3-68 交界性逸搏心律

(1)交界性逸搏连续出现 3 次或 3 次以上,心室率缓慢匀齐,40～60 次/分。

(2)QRS 波群正常或与窦性稍有差异。

(3)QRS 波群前后可有逆行 P′波或埋于 QRS 波群之中。

3.交界性逸搏与交界性逸搏心律的临床意义和治疗

交界性逸搏与交界性逸搏心律可发生于无心脏病的患者,在窦性心动过缓、窦性心律不齐、迷走神经张力增高者均可发生。但常见于心脏病患者,如炎症损害窦房结、冠状动脉长期供血不足引起窦房结退行性变、心肌病、心肌梗死、心脏手术、电解质紊乱均能出现此种心律。

交界性逸搏与交界性逸搏心律是心脏的一种生理保护机制,它的临床意义取决于原发病,其本身无重要意义。一般说来,短暂的交界性逸搏心律无显著的临床意义,持久的交界性逸搏心律多提示心肌损害。对于过缓的逸搏心室率也能引起阿-斯综合征发作,并使心室率难以控制。在治疗上主要针对病因,如药物中毒引起,应立即停药。当逸搏心率较慢,症状明显,可用阿托品、异丙肾上腺素以适当增快心室率。药物治疗无效者可用人工心脏起搏。偶发于窦缓时的交界性逸搏无须治疗。

(三)室性逸搏与室性逸搏心律

当窦房结、心房、房室交界区等起搏点均处于抑制状态,自律性非常低下,或窦房结的冲动不能通过房室交界区而下传时,室性起搏点被动的产生激动,称为室性逸搏。

1.室性逸搏的心电图特点

室性逸搏的心电图特点见图 3-69。

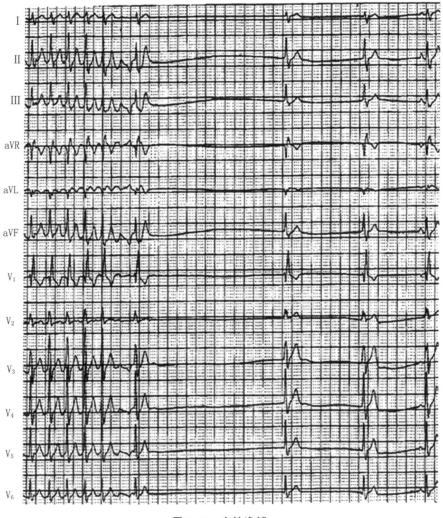

图 3-69 室性逸搏

(1)在一个长间歇后出现一个宽大畸形的 QRS 波群,时限大于或等于 0.12 秒,T 波与主波方向相反。

(2)QRS 波群前无相关 P 波,室性逸搏和窦性激动可形成室性融合波。

2.室性逸搏心律的心电图特点

室性逸搏心律的心电图特点见图 3-70。

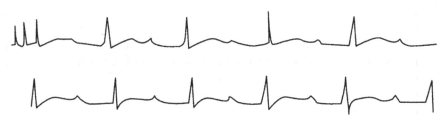

图 3-70 室性逸搏心律

(1)室性逸搏连续出现 3 次或 3 次以上,P 波与 QRS 波群无关。

(2)室率缓慢,常为 20～40 次/分,可见室性融合波。起搏点越低,频率越缓慢,且倾向于不齐。

3.室性逸搏与室性逸搏心律的临床意义与治疗

室性逸搏与室性逸搏心律常见于严重心脏病患者,如冠心病、心肌炎、高度或完全性房室传导阻滞。患者缺氧、酸中毒、严重高血钾可以出现此种心律,在心搏骤停恢复期及临终前也常出现室性逸搏与室性逸搏心律。室性逸搏心律是最严重的心律失常之一,在濒死期心室的频率可极不稳定,常有逐渐减慢的趋势。但正常人过度吸气或屏气,迷走神经兴奋,偶可发生室性逸搏。一些药物中毒也可引起。

二、加速的逸搏心律

当异位节律点的自律性受到某些因素的影响而增高,频率超过窦性心律的频率,则出现加速的逸搏心律,也称非阵发性心动过速。

加速的逸搏心律频率并不很快,通常为 60～140 次/分,很少超过 140 次/分。由于接近窦性心律的频率,因而两者常发生竞争现象,时而由窦性,时而由异位激动控制心室,可形成完全性或不完全性房室脱节。

加速的逸搏心律发作特点为逐渐发作,终止形式常为缓慢停止。其与窦性搏动之间没有固定的联律间期,故产生的机制与折返无关。加速的逸搏心律在发作间期无期前收缩,且异位起搏点周围不存在保护性传入阻滞,一旦窦性心律的频率超过异位起搏点的频率时,则心脏即为窦性心律所控制。

根据异位起搏点的部位,将加速的异搏心律分为加速的房性、交界性及室性逸搏心律。

(一)加速的房性逸搏心律

由于某些因素影响,心房内异位节律点自律性增高,当其频率超过窦性心律时或窦房结的自律性降低时,便发生加速的房性逸搏心律。

1.心电图特点

加速的房性逸搏心电图特点见图 3-71。

(1)连续 3 次或 3 次以上的 P′波,其形态与窦性不同。

(2)P′波频率为 70～140 次/分,节律整齐。

(3)P′-R 间期＞0.12 秒。

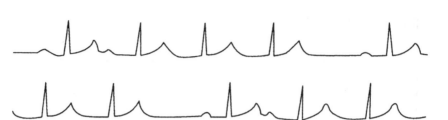

图 3-71　加速的房性逸搏心律

（4）QRS 波群呈室上性。

（5）如异位起搏点为心房下部则呈逆行 P 波,偶尔呈左心房性。

（6）有时并存窦性心律,此时房性与窦性心律间歇出现,形成窦房竞争现象。

2.临床意义与治疗

加速的房性逸搏心律常见于累及心房的器质性心脏病,如风湿性心脏病、慢性肺源性心脏病、冠心病等,也可见于洋地黄中毒或全身感染。个别病例见于无器质性心脏病患者。

治疗原则仍以病因治疗为主,由于心率无明显增快,对血流动力学无明显影响,故心律失常本身常不需特殊治疗。

（二）加速的交界性逸搏心律

加速的交界性逸搏心律是最常见的自身性心动过速,产生原理较为复杂。其一,当窦房结功能障碍时,交界区则被动地发生逸搏心律,其频率较快时即形成加速的交界性逸搏心律。其二,交界区起搏点自律性增高。其三,自主神经张力的不稳定。其四,期前收缩诱发,在发生室性期前收缩后,室性异位激动可逆性传入房室交界区,不但使交界区提前激动,还可使交界区的自律性暂时增高,稍高于窦性心律,而形成加速的交界性逸搏心律。

1.心电图特征

心电图波形见图 3-72。

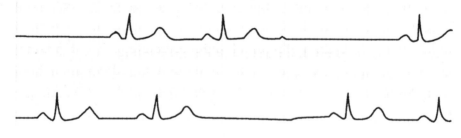

图 3-72　加速的交界性逸搏心律

（1）室率或逆行 P′波频率为 70～130 次/分;QRS 波群时间、形态正常或与窦性 QRS 波群相同,QRS 波群前后可见不到逆行 P 波,QRS 波群前或后可有逆行 P′波;P′-R 间期<0.12 秒或 R-P′间期<0.20 秒。

（2）一般情况 R-R 间期匀齐,若有心室夺获或外出阻滞可以不匀齐。

（3）有时尚有窦性心律与之形成干扰性房室脱节。完全性房室脱节时,R-R 间期匀齐,P-R 间期不固定,P 波在 QRS 波群之前,稍后或隐伏于其中。此时,心房由窦房结控制,心室由交界区节律点控制,心房波与心室波在时间上无关系。

(4)窦性激动常夺获心室,形成不完全性房室脱节,心室夺获的 QRS 波群提前出现,其前有窦性P波,P-R 间期>0.12 秒。也可形成间歇性干扰性房室脱节即窦-交界区竞争现象。

2.临床意义及治疗

加速的交界性逸搏心律几乎总是见于心脏病患者,如冠心病尤其是急性心肌梗死;心肌炎;慢性肺源性心脏病,尤其是合并感染、心力衰竭时;心肌病、高血压性心脏病,细菌性心内膜炎;心脏手术;糖尿病酮症酸中毒、低血钾;洋地黄中毒;极少数见于原因不明者。这些因素均可累及房室交界区组织,引起不同程度的缺血、缺氧、炎症、变性、坏死等病变,引起传导障碍。同时此区域的自律性增加,在这种基础上,洋地黄中毒更易诱发快速的异位节律。

临床上,通常此种心律失常多为良性心律失常,随着原发病的好转而消失,有时加速的交界性逸搏心律是急性风湿热的唯一心电图表现,随着抗风湿治疗,心律失常也随即消失。这种心律失常不引起心房或心室颤动。尤其应注意的是心房颤动患者使用洋地黄过程中,出现了非阵发性交界性心动过速常提示洋地黄过量或中毒。

加速的交界性逸搏心律由于频率接近窦性心律,血流动力学变化不大,一般不需要特殊处理。主要是针对病因治疗,洋地黄中毒引起者,应立即停用洋地黄,同时用钾盐或苯妥英钠,心率很快者,可试用普鲁卡因胺或奎尼丁,β受体阻滞剂如普萘洛尔,但有心力衰竭者禁用。由电解质紊乱引起者,应积极治疗原发疾病,可随原发疾病的好转而心律失常消失。但如心率过快或存在心力衰竭时,未用过洋地黄者,可用洋地黄治疗。如果在房室分离时,由于心房收缩不能帮助心室充盈,心排血量降低,可引起血流动力学异常,可用阿托品增快窦性心律,则可能使此种心律失常消失或房室分离消失。

(三)加速的室性逸搏心律

由于窦房结及房室交界区起搏点高度受抑制,如窦性停搏、窦房传导阻滞、窦性心动过缓或由于房室传导阻滞,窦性激动不能下传心室,心室内浦肯野纤维发出较快的激动超过窦性频率,而控制心室发生加速的室性逸搏心律。也称为非阵发性室性心动过速,或加速性心室自主节律。

1.心电图特征

心电图波形见图 3-73。

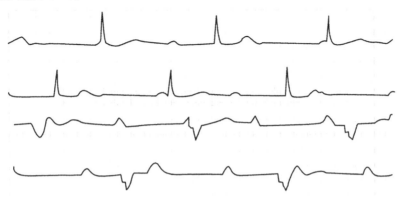

图 3-73 加速的室性逸搏心律

(1)QRS 波群宽大畸形,QRS 间期≥0.12 秒;其前无相关联的 P 波。

(2)心室率为 60～110 次/分,一般持续时间较短,常少于 30 个心动周期,发作起止缓慢。

(3)因其频率接近窦性频率,故易发生房室脱节、心室夺获或室性融合波。

2.临床意义及治疗

加速的室性逸搏心律在急性心肌梗死时甚为常见,尤以急性下壁心肌梗死多见。最常见于急性心肌梗死后 24～48 小时,也见于风湿性心脏病、心肌炎、发热、高钾血症、洋地黄中毒、心脏手术。有报道在无心脏病证据的情况下也可发生。

加速的室性逸搏心律由于频率不太快,对血流动力学影响不大,且多出现在舒张末期,故不宜诱发心室颤动。如频率<75 次/分,预后较好,当心室率>75 次/分和节律不规整时,则有可能发生心室颤动,预后差。

总的治疗原则是针对病因治疗,当心率<75 次/分,可不给予特殊处理,或用阿托品 0.5～1.0 mg,山莨菪碱液 5～10 mg 静脉内注射,必要时每 5 分钟重复,以提高窦性频率,抑制加速的室性逸搏心律。如心室率>75 次/分,静脉内注射利多卡因 50～100 mg,如无效 5 分钟后再注射 50～100 mg,如果转为窦性心律,以 1～4 mg/min 静脉滴注维持,也可用苯妥英钠 125～250 mg 加生理盐水缓慢静脉注射。如果导致血流动力学显著异常,病情危急可考虑电复律。

三、过缓的逸搏及过缓的逸搏心律

过缓的逸搏及过缓的逸搏心律并不多见,但有其重要性。由于心率明显低于通常的逸搏及逸搏心律,一般仅为 20～40 次/分,心排血量明显下降,血流动力学产生显著变化,患者常发生头晕、乏力、晕厥,甚至发生停搏,导致阿-斯综合征而死亡。因此应引起高度重视。

过缓的逸搏及过缓的逸搏心律都是发生在高位起搏点自律性明显降低或消失,或传导阻滞的基础上,如显著的窦性心动过缓,窦性静止,窦房阻滞或房室传导阻滞等,致使低位起搏点被动地发生逸搏或逸搏心律,只是逸搏或逸搏心律的异位起搏点自律性很低,仍是一种生理代偿机制,以保持机体不致由于心脏停搏过久而发生危害。

根据起搏点位置不同,又可分为 3 种类型:过缓的房性逸搏心律,其频率<50 次/分。过缓的房室交界性逸搏心律,其频率<40 次/分。病窦患者,如合并过缓的交界性逸搏心律,往往是双结病变,预后差。过缓的室性逸搏心律,频率<25 次/分以下的室性逸搏心律。往往是临终前的心电图。凡是具有过缓的逸搏心律特点的心搏,仅偶尔出现一两次者,称为过缓的逸搏。

(苏珊珊)

第七节　心脏传导阻滞

一、窦房结传导阻滞

发生于窦房结和心房肌之间的传导阻滞称为窦房传导阻滞。窦房传导阻滞主要见于迷走神经张力增高或洋地黄、奎尼丁的毒性作用,可用阿托品消除,大多是暂时性的。也可见于急性心肌梗死或急性心肌炎患者。持久的窦房传导阻滞多见于病态窦房结综合征。

(一)窦房传导阻滞的产生机制

窦房结电位很小,在体表心电图上不能描出,需用窦房结电图方可测出,窦房结的电活动只能通过窦性 P 波产生间接推测出来。窦房结产生的激动,因窦房结与心房交界区的传导阻滞(传出传导阻滞)未能传导到心房,不能激动心房和心室,心电图上表现为一个或数个心动周期消失,不出现 P 波和 QRS 波群。其传导阻滞的程度分为三度:一度窦房传导阻滞仅有窦房传导时间延长,但全部窦性激动均能传入心房;二度窦房传导阻滞不仅有窦房传导时间延长,也有部分窦性激动不能传入心房;三度窦房传导阻滞时,所有的窦性激动均不能传入心房。

(二)窦房传导阻滞的心电图表现

1.一度窦房传导阻滞

一度窦房传导阻滞是指窦性激动在窦房传导过程中传导时间延长,但每次窦性激动均能传入心房,在体表心电图上无法察觉窦性活动。由于窦房传导的延迟是匀齐的,因此 P-P 间期基本相等,与正常心电图无法区别。

2.二度窦房传导阻滞

二度窦房传导阻滞分为Ⅰ型(文氏型)与Ⅱ型两类,二度Ⅰ型窦房传导阻滞是由于窦房交界区的相对不应期及绝对不应期发生病理性延长所致,而以前者为主,而二度Ⅱ型窦房传导阻滞则也是由于两种不应期病理性延长所致,而以后者为主。

(1)二度Ⅰ型窦房传导阻滞:二度Ⅰ型窦房传导阻滞也称文氏阻滞或窦房间期递增型窦房阻滞。窦房间期(S-P 间期)是指窦房结的激动通过窦房交界区传到周围心肌的时间,也称为窦房传导时间。但窦房交界区的传导,不像房室传导阻滞有 P-R 间期可供参考,而二度窦房传导阻滞只有靠 P-P 间期的变化来分析。

研究者们认为该型传导阻滞是由于窦房交界区的相对不应期及绝对不应期发生病理性延长,尤其是相对不应期发生病理性延长。但近期认为,它是一种传导功能逐渐衰减的表现,而使窦性激动在下传过程中传导速度进行性减慢,直到完全被阻滞不能传入心房,此现象周而复始。因为窦房传导时间(S-P 间期)逐渐延长,而每次 S-P 间期的增量则逐渐减少,故心电图表现为 P-P间期进行性缩短,直至因 P 波脱落而发生长 P-P 间期,长 P-P 间歇前的 P-P 间期最短,接近正常窦性周期(实际上仍比正常的窦性周期略长或相等),长的 P-P 间期小于最短的 P-P 间期的 2 倍,等于窦性周期间距的 2 倍减去一个阻滞周期中每次心动周期 S-P 间期的增量之和。

心电图特点(图 3-74):①须为窦性 P 波。②有 P-P 间期逐渐缩短而后出现长的 P-P 间期的规律并周而复始。③长 P-P 间期小于最短 P-P 间期的 2 倍。

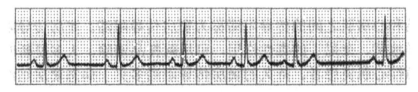

图 3-74　二度Ⅰ型窦房传导阻滞

(2)二度Ⅱ型窦房传导阻滞:二度Ⅱ型窦房传导阻滞也称为 S-P 间期固定型二度窦房传导阻滞。常有 2 种类型。

其一,传导比例规整的二度Ⅱ型窦房传导阻滞:可出现 3∶2、4∶3、5∶4 等传导比例,且保持不变;也可出现 2∶1 传导,即每隔 1 次才下传的窦房传导阻滞,2∶1 窦房传导阻滞的特点为规则的窦性心律,缓慢,仅 30～40 次/分,比正常窦性心律的频率减少一半,当运动或用阿托品后,心率可成倍增长。

心电图特点(图 3-75):①窦性 P 波。②规则的 P-P 间期中突然出现一个长间歇。其间没有P-QRS-T 波群。③长的 P-P 间期是短的 P-P 间期的整倍数,常见的是 2 倍或 3 倍。④常出现逸搏,也可合并房室传导阻滞,也可以是病态窦房结综合征的一个表现。

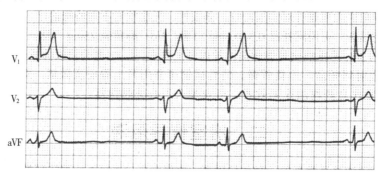

图 3-75　二度 Ⅱ 型窦房传导阻滞

其二,传导比例不规整的二度 Ⅱ 型窦房传导阻滞:在一系列窦性心搏中,突然出现一个无窦性 P 波的长间歇,长间歇的 P-P 间期恰为窦性周期的 2 倍或 3 倍,其传导比例不固定。

3.三度窦房传导阻滞

窦性激动全部在窦房交界区内受阻滞而不能下传,心电图上窦性 P 波完全消失,很难与窦性停搏区别,如出现房性逸搏心律,则有助于三度窦房传导阻滞的诊断,因为窦性停搏时,心房内起搏点同时受抑制,多无房性逸搏出现。

(三)窦房传导阻滞与窦性心动过缓鉴别

窦性心动过缓的心率一般为 40～60 次/分,常伴有不齐。如果窦性心律的频率在 40 次/分以下时,应考虑到有窦房传导阻滞的可能。2:1 窦房传导阻滞的心率常为 30～40 次/分,缓慢且匀齐,阿托品试验窦性心动过缓的心率逐渐增加,在 2:1 窦房传导阻滞时则心率突然成倍增加。3:2 窦房传导阻滞可表现为二度 Ⅱ 型窦房传导阻滞,心动周期呈短的 P-P 间期与长的 P-P间期交替出现的现象,长的 P-P 间歇恰为窦性周期长度的 2 倍。但也可表现为二度 Ⅰ 型窦房传导阻滞,心动周期也呈短的 P-P 间期与长的 P-P 间期交替出现,只是长的 P-P 间歇小于 2 倍短的P-P 间期。

(四)窦房传导阻滞的临床意义与治疗

窦房传导阻滞是较少见的心律失常,既可暂时性出现,也可持续性存在或反复发作。它可见于迷走神经功能亢进或颈动脉窦敏感的健康人。但绝大多数见于器质性心脏病,常见于冠心病、急性下壁心肌梗死,也见于高血压心脏病、风湿性心脏病、心肌炎、先天性心脏病,此外还可见于高钾血症、高碳酸血症、白喉、流感等窦房结损伤(包括出血、缺血、炎症、梗死)。窦房结退行性变是窦房传导阻滞常见的原因,药物如洋地黄、奎尼丁、胺碘酮、维拉帕米、丙吡胺、β 受体阻滞剂中毒时也可引起,但多为暂时性的。

窦房传导阻滞常无症状,或有"漏跳"、心悸、乏力感,但长时间的阻滞可出现眩晕、黑蒙、昏厥,甚至昏迷、抽搐。窦房传导阻滞如为偶发多为功能性,频发的窦房传导阻滞多为器质性,当心室率>45 次/分的窦房传导阻滞,持续时间短,无阿-斯综合征发作者,预后好,反之老年人或晚期心脏病患者频发的窦房传导阻滞,持续时间长,如无逸搏心律则可发生阿-斯综合征,则预后差。迷走神经张力增高所致的窦房传导阻滞预后好。

窦房传导阻滞主要是针对病因治疗。偶发性、无症状者不需特殊治疗,如频发、持续时间长或症状明显者,可用阿托品 0.3～0.6 mg 口服,3 次/天;麻黄碱 25 mg 口服,3 次/天;异丙肾上腺素 10 mg 口服,3 次/天;严重病例可静脉滴注异丙肾上腺素(用 5％葡萄糖液稀释),每分钟 1～3 μg,也可静脉内注射阿托品、山莨菪碱。急性病例可并用肾上腺皮质激素,对于黑蒙、晕厥、阿-斯综合征发作且药物治疗无效者,可安装人工心脏起搏器。

二、房室结传导阻滞

以往对房室传导阻滞(A-VB)的概念,只认为是在房室交接区(房室结与房室束)发生了激动传导阻滞的现象;现在由于应用心内心电图如 His 束电图等,证明了房室传导阻滞可发生在由心房至心室内末梢纤维的全部传导系统中的各个部位,并且是呈水平型的阻滞,即不包括一支传导阻滞而另一支下传的单支传导阻滞。目前,一般将房室传导阻滞仍分为一度、二度及三度 3 类。

房室传导阻滞是由于房室传导系统不应期的延长所引起,房室传导系统的绝对不应期,相当于 QRS 波的开始至 T 波的顶点,相对不应期相当于 T 波顶点至 T 波终点。因此出现在 T 波之后的 P 波,只要不存在传导阻滞,P-R 间期应是正常的。

(一)房室传导阻滞分型分度的鉴别

1.判断二度 Ⅰ 型与 Ⅱ 型房室传导阻滞常用的鉴别方法

常用的方法有阿托品试验、运动试验、颈动脉窦按压试验(表 3-1)。

表 3-1　无创性判断二度 Ⅰ 型或 Ⅱ 型房室传导阻滞的方法

	Ⅰ型(房室结阻滞)	Ⅱ型(结下阻滞)
阿托品	改善	恶化
运动	改善	恶化
颈动脉窦按压	恶化	改善

2.高度危险的房室传导阻滞症

有下列心电图表现者为高度危险的房室传导阻滞症,应尽快给予起搏治疗。

(1)QRS 波增宽和/或心室率＜40 次/分者。

(2)伴 Q-T 间期明显延长与 T 波深度倒置者(图 3-76)。

(3)间歇性完全性房室传导阻滞(用药物增快心率易导致矛盾性的长时间心室停搏)。

(4)交替性束支传导阻滞并 P-R 间期延长者(图 3-77)。

(5)心室逸搏节奏点多变。

(6)合并室性期前收缩者。

(7)任何类型房室传导阻滞合并原因不明晕厥发作者。

(8)急性心肌梗死合并莫氏 Ⅱ 型二度房室传导阻滞(图 3-78～图 3-79),或三度房室传导阻滞,或双束支传导阻滞,或完全性左束支或右束支传导阻滞者。

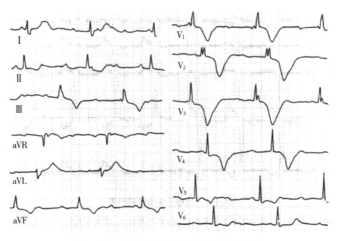

图 3-76　高危性完全性房室传导阻滞

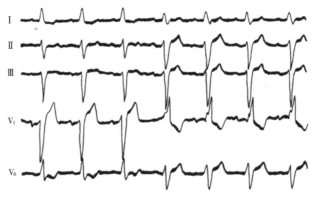

图 3-77　交替性束支传导阻滞

左侧心电图为左束支传导阻滞伴 P-R 间期延长,右侧心电图示突然演变为右
束支传导阻滞伴 P-R 间期延长。注意本类传导阻滞患者无论有无心动过缓
或晕厥病史,均易发生猝死,故一旦诊断应尽快给予人工起搏治疗

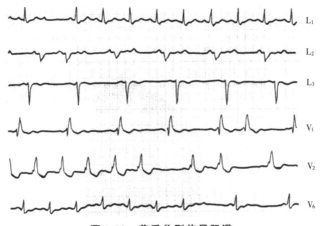

图 3-78　莫氏Ⅱ型传导阻滞

图示窦性心律 P-R 间期为 200 毫秒。继之出现 P 波突然不能下传,QRS 波形
态属右束支并左前分支传导阻滞,故属莫氏Ⅱ型房室传导阻滞

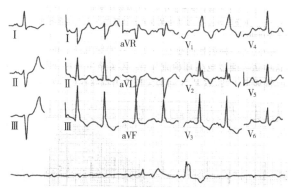

图 3-79 一例莫氏Ⅱ型二度房室传导阻滞

左侧心电图示基本心律为窦性心律,75 次/分,P-R 间期 240 毫秒;QRS 波宽度 120 毫秒;呈 2∶1 房室传导阻滞。本例 P-R 间期仅轻微延长且 QRS 波增宽,故提示为莫氏Ⅱ型房室传导阻滞

(9)间歇性三束支传导阻滞(图 3-80~图 3-81)。

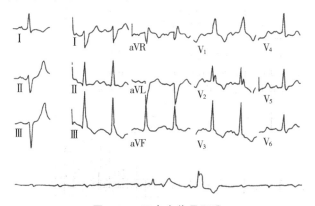

图 3-80 三束支传导阻滞

左侧心电图示基础心律为窦性心律(频率 100 次/分),呈左前分支传导阻滞图形,2 小时后记录右侧心电图示右束支传导阻滞伴左后分支传导阻滞,P-R 间期为 0.20 秒。3 天后患者出现晕厥发作时描记示三束支完全性传导阻滞导致完全性房室传导阻滞与心室停搏(底部心电图)

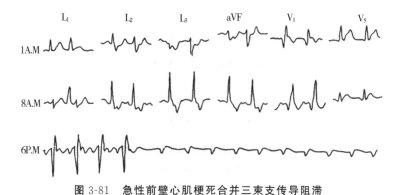

图 3-81 急性前壁心肌梗死合并三束支传导阻滞

另外,有一种假性间歇性一度房室传导阻滞心电图需加以鉴别:这种情况通过电生理检查发现,其实是生理性交替性经房室结慢、快通道下传,致 P-R 间期交替性出现延长(图 3-82)。

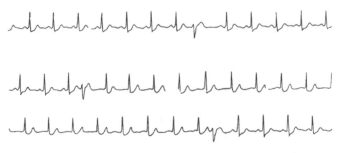

图 3-82　交替性经房室结快、慢通道前传的心电图表现

(二)完全性房室传导阻滞

任何类型房室传导阻滞出现严重心室率减慢者均属心脏急症(图 3-83～图 3-84)。诊断完全性房室传导阻滞需符合下述 3 个条件:①没有房室传导;②心室率<45 次/分;③心房率不慢。所谓阻滞-加速性分离现象,它常见于急性下壁心肌梗死患者,这是一种程度较轻的传导阻滞,其特点为心室率较快,有时也伴心房率增快。本型房室传导阻滞常在短时间内自行消失。间歇性三束支传导阻滞也可发展为完全性房室传导阻滞而致心室停搏(图 3-85)。

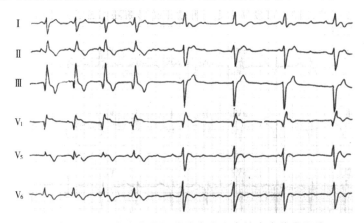

图 3-83　2∶1 房室传导阻滞演变为完全性房室传导阻滞

本图左侧为 2∶1 房室传导阻滞,QRS 波形态提示为右束支与左后分支传导
阻滞。后半段突然演变为完全性房室传导阻滞,其逸搏节奏点发自左后束支

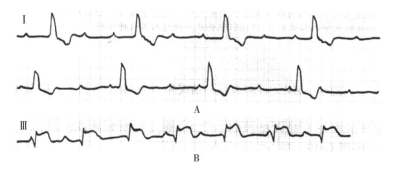

图 3-84　两例表现不同的完全性房室传导阻滞

A.完全性房室传导阻滞(心房率为 108 次/分,心室率为 37 次/分)。心室率绝对规则,尽
管心房激动充分发放,但无一发生房室传导;B.示阻滞-加速分离现象,房室传导阻滞情况
下,交界性心率达 66 次/分(加速性交界性节律),心房率为 93 次/分(也呈加速现象)

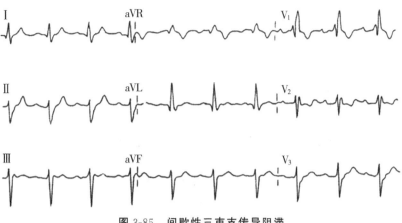

图 3-85 间歇性三束支传导阻滞

(三)高度房室传导阻滞

一定的心房率(<130 次/分)情况下,2 个或 2 个以上心房激动不能下传心室时称为高度或进展型房室传导阻滞,有时高度房室传导阻滞也可导致极慢的心室率,而发生晕厥甚或猝死,见图 3-86～图 3-89。

(四)Ⅱ型二度房室传导阻滞

本型阻滞常因双束支传导阻滞所致,心电图主要表现为 P-R 间期正常或固定性轻度延长与 QRS 波呈束支传导阻滞图形,发生 QRS 波脱漏前心搏的 P-R 间期常无延长。本型阻滞易发生连续多个 P 波不能下传而致心室停搏,见图 3-90～图 3-94。

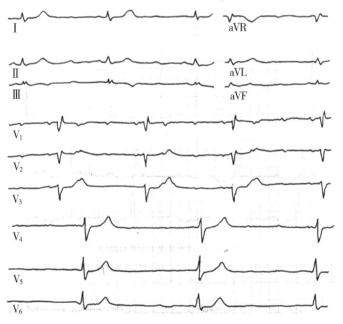

图 3-86 进展性房室传导阻滞

进展型房室传导阻滞,房室呈固定的 3∶1 与 4∶1 传导阻滞,QRS 波呈右束支传导阻滞,4∶1 传导时心室率仅为 23 次/分,房室传导阻滞部位可能在房室结或希-普系。但因心室率显著缓慢,因此易发生心脏停搏或心室颤动,故应尽早进行人工起搏

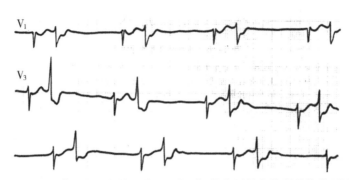

图 3-87　洋地黄中毒引起交界性心律(40 次/分)伴多形性室性期前收缩(呈两联律)

潜在基本心律可能为"直线"性心房颤动伴完全性房室传导阻滞或窦性停搏。上述表现提示本例为高危性心律失常患者,第一步治疗应是立即进行人工起搏

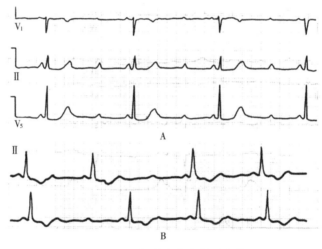

A

B

图 3-88　两例高度房室传导阻滞

A.持续性 3∶1 传导,使心室率仅为 32 次/分,P-R 间期正常,QRS 波呈窄型;B.房室呈 2∶1 与 3∶1 传导,心室率约为 35 次/分

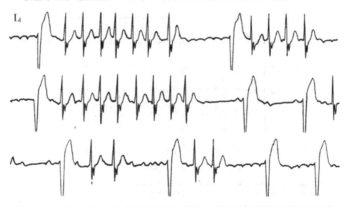

图 3-89　短阵性心房扑动后传为窦性心律伴高度房室传导阻滞

注意每一室性逸搏后出现短阵室上性心动过速。此因室性逸搏冲动促发一超常期传导,由于其后每一激动落于前一个 QRS 波的超常期,故持续出现多个室上性 QRS 波群(短阵性室上性心动过速)

相反,典型二度Ⅰ型房室传导阻滞(房室结水平阻滞)的特点是 P-R 间期延长而 QRS 波正常,但二度Ⅰ型房室传导阻滞可有很多变异型,其中最常见的 2∶1 房室传导阻滞(图 3-95),其次为阻滞-加速性分离,少数可表现为逸搏-夺获双联律、3∶2 文氏型房室传导阻滞(图 3-96);另一方面,二度Ⅱ型房室传导阻滞(莫氏Ⅱ型)由于房室结传导一般维持正常,故 P-R 间期不显延长,但 QRS 波几乎总是呈束支传导阻滞图形,本型房室传导阻滞极易发展为完全性房室传导阻滞并导致晕厥、猝死,故即使无症状,也应住院紧急进行人工起搏。2∶1 房室传导阻滞伴 P-R 间期延长但 QRS 波正常(不增宽)者,常为二度Ⅰ型房室传导阻滞,不可误诊为二度Ⅱ型房室传导阻滞(表 3-2)。

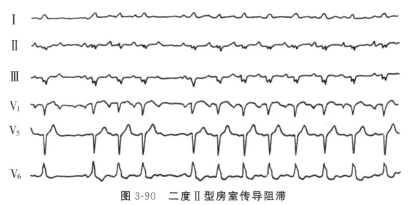

图 3-90　二度Ⅱ型房室传导阻滞

P-R 间期虽有延长,但在未下传的 P 波前后仍保持固定不变。QRS 波呈固定的左束支传导阻滞型,故本型房室传导阻滞部位在右束支水平

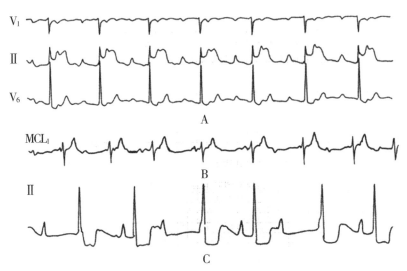

图 3-91　各种Ⅰ型(房室结水平)房室传导阻滞的不同表现

A.急性下壁心肌梗死并发 2∶1 房室传导阻滞。注意传导性搏动的 P-R 间期延长,无束支导阻滞表现;B.阻滞-加速性分离现象伴有两个心室夺获,注意传导性心搏的 P-R 间期延长;C.逸搏-夺获双联律,注意成对心搏中第一个是交界性逸搏,第二个传导性心搏 P-R 间期延长

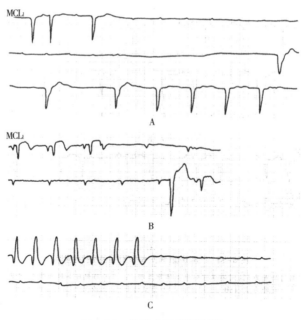

图 3-92 各种心室停搏表现

A.剧烈呕吐引起的迷走神经性心室停搏,持续达 11 秒;B.急性前间壁心肌梗死合并未下传性房性期前收缩,后者引起继发性窦性周期延长,而致长达 7 秒的停搏;C.一例间歇性房室传导阻滞症患者,诊断后因无晕厥发作而未予及时起搏治疗致突然发展为心室停搏而死亡

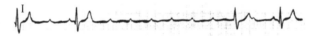

图 3-93 Ⅱ型房室传导阻滞引起 4 秒钟心室停搏而发生阿-斯综合征

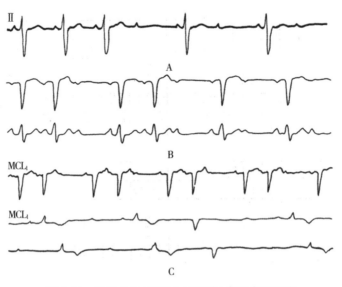

图 3-94 三例Ⅱ型(束支水平阻滞)房室传导阻滞

其共同特点为 P-R 间期正常伴束支传导阻滞。A.三个连续传导性心搏后,房室传导比例转为 2∶1;B.先 3∶2 后 2∶1 房室传导;C.上条呈 3∶2 房室传导,中、下条录自数小时后,进一步证实系双束支传导阻滞引起的二度Ⅱ型房室传导阻滞(可见交替性呈右束支与左束支传导阻滞)

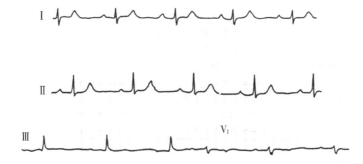

图 3-95　2：1 房室传导阻滞被误诊为窦性心动过缓并一度房室传导阻滞

注意Ⅰ、Ⅱ、Ⅲ导联的 T 波前后未见明确 P 波,但 V_1 的 T 波
后可见一 P 波。提示 T-P 重叠,此种情况容易被误诊

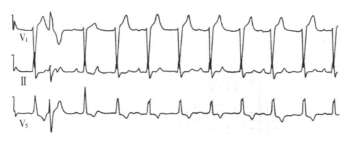

图 3-96　窦性心律伴 3：2 文氏型房室传导阻滞

注意 QRS 波呈左束支传导阻滞型。在室性期前收缩代偿间期后
QRS 波正常化,此提示左束支传导阻滞系心率加速依赖性

表 3-2　二度Ⅰ型与Ⅱ型房室传导阻滞的鉴别

	Ⅰ型	Ⅱ型
临床	常为急性	常为慢性
	见于	见于
	1.下壁心肌梗死	1.前间壁心肌梗死
	2.风湿热	2.Lenegre 病
	3.洋地黄应用	3.Lev 病
	4.β 受体阻滞剂应用	4.心肌病
阻滞解剖部位	房室结,偶在希氏束	结下,常在束支内
电生理异常	相对不应期	全或无传导
	递减传导	
心电图	R-P/P-R 成反比	P-R 固定不变
	P-R 间期延长	P-R 间期正常
	QRS 波宽度正常	呈束支传导阻滞图形

三、频率依赖性房室传导阻滞

频率依赖性房室传导阻滞是在心率正常时传导正常,心动过速或过缓时即出现房室传导阻滞,这种现象称为频率依赖性房室传导阻滞,也称为阵发性房室传导阻滞。病变部位可局限于希

氏束内,但大多数为双侧束支病变引起。因心率增快而出现,心率减慢而消失的房室传导阻滞则称为第3位相阵发性房室传导阻滞。因心率减慢出现,心率增快而消失的房室传导阻滞,称为第4位相阵发性房室传导阻滞。

(一)第3位相传导阻滞

1.第3位相传导阻滞的产生机制与心电图表现

心肌纤维兴奋之后有一个不应期,在有效不应期内给予任何刺激都不会发生反应,在相对不应期时,如果刺激能引起反应,则反应振幅低、0相除极速度慢,这是决定传导速度的两个重要因素,使传导减慢、减弱或被阻滞。而在某些情况下,如急性心肌缺血、心肌炎或应用某些药物之后,不应期比完成复极时间更长(所谓复极后的不应期),这种情况在房室结常见,在传导组织其他部位也同样于病理情况下可以发生。因此,第3位相阻滞包括正常组织的不应期所引起的传导障碍(即频率增快时所出现的传导障碍),也包括不应期延长的异常组织中的传导障碍。前者如过早激动或室上性心动过速,当激动抵达房室交界区或室内传导系统,此时房室交界区或室内传导系统正处于动作电位的位相3(相当于心肌兴奋性的部分绝对不应期或全部相对不应期),于是下传至心室后会产生束支或房室传导阻滞。生理性3位相阻滞心电图常见于如室上性期前收缩、室上性心动过速伴室内差异性传导、未下传的室上性期前收缩、隐匿性交界性期前收缩、各种隐匿性传导、干扰现象等,这些均和3位相阻滞有关。后者则是病理性复极延长,当心率相对增快时,如心率在100次/分左右,即可出现束支或房室传导阻滞,反映了心肌细胞动作电位位相3发生了异常的延长,故此种传导障碍属于病理性第3位相的范畴。

2.第3位相传导阻滞的临床意义

第3位相传导阻滞本身不产生临床症状与体征,临床意义主要决定于基础心脏病与伴发的心律失常。一般说来,第3位相传导阻滞发生在三大因素的基础上(非常短的配对间期,Ashman现象、非常快的心室率),则多为功能性的。如果异常的心室波并不是在上述3种情况下,而是意外地出现则提示病理性室内传导障碍。当心室率>180次/分时出现的差异性传导多为功能性,心室率<150次/分出现束支传导阻滞,则提示室内传导系统病理性异常。出现差异性传导的最低心率称为临界心率,临界心率是随病情而转变,并没有统一的界限。因为要在生理性位相3传导阻滞与病理性位相3传导阻滞之间划一截然的界限似乎是困难的。这是由于两者的心率范围可能发生某种程度的重叠。但是室内差异性传导呈现左束支传导阻滞图形者以器质性心脏病多见,可能会发展为永久性阻滞。

(二)第4位相传导阻滞

1.第4位相传导阻滞的产生机制与心电图表现

Singer等于1967年首先在动物实验中发现受损伤后的束支,其舒张期自动除极增强。膜电位降低快,会引起传导障碍。束支损伤后静息膜电位在-60 mV以下时,出现非频率依赖性传导阻滞。其后,随着束支损伤和静止膜电位的恢复,膜电位降低到-70 mV左右,舒张期除极即恢复正常或功能增强。这时假若室上性激动到达过迟,便会形成第4位相传导阻滞。

同样,第4位相传导阻滞的心电图表现也可出现阵发性房室传导阻滞,心电图表现视阻滞的部位不同而定,如希氏束出现4位相传导阻滞时,病变区的膜电位在一个较长间歇后,降低到不能或仅能部分除极的水平;同时阈电位也升高,向0电位接近。心电图特点是心率减慢后发生房室传导阻滞。也可表现为第4位相束支传导阻滞,心电图特征为期前收缩间歇后或心率减慢时出现束支传导阻滞图形,可以发生在左、右束支及左束支的分支传导阻滞,心率增快后消失。一般以左束支多见,因为左束支 4 位相传导阻滞的临界周期比右束支短。当心率有机会进一步变慢才能表现出右束支的 4 位相传导阻滞,这时往往有P-R间期延长。

2.第 4 位相传导阻滞的临床意义

第 4 位相传导阻滞的患者大多有器质性心脏病。另外,第 4 位相传导阻滞是引起复杂心律失常的机制之一,使诊断困难,只有对此种机制有一定的理解,才能对患者进行及时正确的处理。

（苏珊珊）

第四章

介入治疗技术

第一节 经皮冠脉介入术

20 世纪 90 年代初,冠状动脉内支架的使用使经皮冠脉介入术(percutaneous coronary intervention,PCI)产生革命性变化。PCI 后短期结果得到明显改善,急诊冠状动脉搭桥的发生率从 20 世纪 80 年代的 3%～5%下降到目前不到 1%。随着 21 世纪初药物支架的引进,后期重复血运重建率从裸支架的 15%～20%减少到药物支架的 5%～7%。随着 PCI 技术的改善和适应证的扩展,PCI 的数量得到显著增加,冠状动脉搭桥术(coronary artery bypass graft,CABG)的数量明显减少。

一、经皮冠脉介入术操作

(一)程序和设备

PCI 在心导管室操作,使用和诊断性冠状动脉造影同样的 X 线机器,动脉入路可以是股动脉、桡动脉或肱动脉。股动脉径路是最常用的,也是大部分培训中心教导最多的方法。桡动脉途径由于其减少手术入路的出血并发症和减少 PCI 后的并发症(可以早期活动),因而近年来越来越受到欢迎。桡动脉径路的不利之处是学习曲线延长和可能桡动脉闭塞。尺动脉通畅、掌弓血液循环完整是行桡动脉径路的先决条件,这样即使桡动脉闭塞也保证患者没有症状。

介入治疗用指引导管比诊断用导管稍粗,以便容纳球囊、支架和介入器材通过。冠状动脉靶病变通过冠状动脉造影显影后,导引导丝通过病变部位并且进入到远端血管;在导丝引导下,球囊导管被送到病变部位,球囊扩张器用来扩张球囊,通过对斑块的挤压和斑块的破裂,扩张狭窄的病变。现在冠状动脉支架植入几乎是冠状动脉成形术不可缺少的一部分,未释放的支架被放置并压缩于球囊导管的球囊上,通过导丝将支架球囊放置到已预扩张的病变部位,球囊扩张使支架撑开并植入于血管壁上;支架植入后使用高压球囊后扩张使支架扩张更完全。随着器械的不断改进,不经球囊预扩张而直接支架植入的操作越来越多,并且支架球囊可以使支架完全扩张而不需要后扩。

PCI 手术结束,介入器材退出后,常常在 ACT 下降到正常范围内(常在 170 秒左右)可以手工压迫止血。近年来,在股动脉穿刺部位用血管缝合器闭合动脉比较普遍,股动脉穿刺部位伤口可以在手术后用缝线或胶原塞子立即闭合住,患者可以得到马上止血,并且允许患者早期活动。

（二）辅助的药物治疗

所有拟行 PCI 的患者术前都必须服用阿司匹林和氯吡格雷，手术时要给予完全肝素化（抗凝）以防止手术器械内产生血栓。传统上，肝素作为抗凝剂在手术中使用，由于其围术期心肌梗死和缺血事件的发生率高，因而往往增加使用血小板Ⅱb/Ⅲa 受体拮抗剂进一步对抗手术中的血栓形成。近年来，水蛭素成为另一种介入手术中抗凝选择，临床研究发现水蛭素和肝素加血小板Ⅱb/Ⅲa 受体拮抗剂围术期缺血事件的发生率相似，但水蛭素有明显半衰期短的优势，手术的出血并发症减少。

血管内支架最主要的问题是内皮化不完全部位支架内血栓形成，药物洗脱支架明显抑制了支架内皮化过程，可能需要数月或更长时间支架才能完全被内皮覆盖。支架植入 1 年以后形成的晚期支架内血栓是现在使用药物支架的主要担心，基于这方面的考虑，药物支架植入后口服抗血小板药物阿司匹林和氯吡格雷 1 年以上，以减少支架内血栓的风险。由于药物支架存在晚期支架内血栓形成的风险，而长期双联抗血小板治疗又存在出血并发症的可能，因而近年来药物支架的使用热情已明显下降。

（三）经皮冠脉介入术结果

随着冠状动脉介入治疗技术的改进、支架设计的改良、操作者经验的增加，PCI 治疗的结果已得到显著改善。选择合适的患者及适宜的操作时机，有经验的操作者手术成功率（定义为病变部位残余狭窄＜20％，前向血流正常）可达到 95％以上。手术并发症，如引起血管急性闭塞的夹层或血管穿孔等在导管室很少发生。虽然仍然存在争议，一些操作者已建议在 PCI 手术医院不一定需要外科保驾。

经皮冠脉介入术手术安全性与术者经验呈正相关，美国心脏学院和美国心脏协会指南中指出，冠状动脉介入治疗应该在手术量在 400 例以上的单位，操作者每年手术量 75 例以上的医师中开展。

在冠状动脉内支架常规应用之前，再狭窄成为冠状动脉介入治疗的主要障碍，球囊扩张对血管壁的损伤促进血管内膜增殖，导致术后 3～6 个月血管再狭窄。金属裸支架的使用使得再狭窄发生率显著降低，药物洗脱支架是在支架表面涂以免疫抑制或抗增生的药物（如西罗莫司、紫杉醇等）在支架植入后缓慢释放以防止血管内膜增殖，这种方法使再狭窄率进一步下降，晚期再次血运重建率从裸支架的 15％～20％下降到药物洗脱支架的 5％～7％。由于药物洗脱支架植入后存在发生晚期支架内血栓形成的风险，并且需要长时间抗凝治疗，因而对于特定的人群需要权衡利弊，选择合适的支架，如对于直径较大的冠状动脉狭窄，不一定必须植入药物洗脱支架。

冠状动脉介入治疗的诸多进展，使得许多以前需要冠状动脉搭桥的患者现在可以在导管室进行有效的治疗；虽然 CABG 现在仍然是复杂冠状动脉病变的治疗手段，但其所占比例已明显降低。

（四）冠状动脉介入治疗手术操作并发症

PCI 最常见的并发症是和动脉穿刺点有关。穿刺部位出血和血肿的发生率为 3％～5％，大部分可以用保守治疗处理，只有少部分需要输血或外科处理。穿刺部位的假性动脉瘤发生率不到 1％，大部分可以在超声指导下压迫解决。后腹膜血肿发生率很低，如未能及时发现，可能威胁生命，有时需要外科处理，在 PCI 后继续进行抗凝治疗的患者必须非常警惕后腹膜血肿的存在。经桡动脉的介入治疗，可能会导致桡动脉闭塞，但大部分是无症状的，因为手部供血是双环的。

冠状动脉介入治疗的心脏并发症并不多,球囊扩张或支架植入可以导致粥样硬化斑块的栓塞和/或在远端血管床的血栓形成,相应产生的心肌梗死常是小灶的和可以忍受的。水蛭素或肝素加Ⅱb/Ⅲa受体拮抗剂可以明显减少围术期心肌梗死的发生。心肌缺血诱导的心律失常,包括室性心动过速或心室颤动常常对药物治疗或心脏电复律反应较好。冠状动脉介入手术中的冠状动脉夹层撕裂和/或血栓性闭塞导致Q波心肌梗死、急诊冠状动脉搭桥和手术相关的死亡,发生率相当低,有经验的操作者结合现代的PCI技术已经使这些并发症的发生率下降到1%以下。

(五)辅助器材

1.高速斑块旋磨术

高速旋磨技术是利用高速旋转的表面带有金刚石颗粒的磨头研磨斑块至小的颗粒,这些颗粒再随血液至下游吸收。最初它主要用于高度钙化病变、开口病变和分叉病变。旋磨后往往要植入支架。

2.远端保护装置

冠状动脉静脉桥血管病变往往存在易碎斑块和血栓性病变,并且在介入治疗时容易引起远端血管栓塞。有几种远端保护装置在临床应用,最常用的是冠状动脉过滤器。现在设计的过滤器是附着于冠状动脉导丝上,在释放前由鞘管束缚住。过滤器系统放置到静脉桥血管病变的远端,移去束缚的鞘管过滤器被释放并且自膨胀开堵塞病变远端。通过过滤器的导丝在滤器近端行球囊扩张和支架植入;在支架植入过程中粥样硬化斑块和血栓性碎片脱落并被滤器拦截,不致引起下游毛细血管床的栓塞(可能会引起心肌损伤)。在支架植入结束后,用回收鞘将滤器回收。

部分不适合使用远端保护装置的静脉桥病变可以使用近端保护装置,这两种保护装置都可以减少静脉桥血管介入治疗围术期心肌梗死的发生率。

3.血栓去除装置

血栓常常出现在闭塞性冠状动脉病变中,特别是在ST段抬高型心肌梗死。血栓可能导致远端冠状动脉床的栓塞并且影响PCI的结果。常用去除血栓的方法是一种血栓抽吸装置,该装置有两个腔孔,尖端中心腔为导丝通过腔,侧面有较大的侧孔腔与导管末端相通为抽取血栓。该装置常用于血栓负荷重的ST段抬高型心肌梗死的治疗,已有临床试验证实血栓抽吸装置用于该状态可以改善冠状动脉介入治疗的结果。另一种是通过血液流变血栓抽吸装置去除血栓。该装置在导管末端部分有外部管腔,通过该管腔向血管内高速注射生理盐水并折回至导管内,这种高速生理盐水喷射在其后产生一低压区(伯努利原理),通过导管末端周围的孔道将血栓抽吸入导管内。高速喷射的生理盐水可以打碎血栓至微颗粒并且推进它们至导管的近端腔。这种装置对于大量血栓负荷的病变特别有效。

4.血管内超声

血管内超声是通过冠状动脉指引导丝将超声转换器送入冠状动脉内。血管内超声可以提供粥样硬化斑块的形状和血管壁的状况,并且能提供冠状动脉造影不能给予的冠状动脉病变信息。在PCI之前使用血管内超声评估冠状动脉病变的严重性及血管大小帮助决定是否需要使用辅助性装置和支架的大小。PCI之后的血管内超声常常用来评估支架是否被完全扩张和支架与血管壁的贴壁情况。在目前药物支架年代,理想的支架植入和完全支架贴壁对减少早期和晚期支架内血栓是非常重要的因素,出于这方面的考虑,血管内超声使用频率已明显增加。几项关于血管内超声的研究是关于药物治疗冠状动脉斑块容量进展或逆转的观察。

5.切割球囊

切割球囊作为冠状动脉普通球囊的改进品,常用来处理复杂的冠状动脉病变,如支架内再狭窄病变、冠状动脉分叉病变和开口病变,以及小血管病变。最常用的切割球囊表面装有 3 片切割刀片,在球囊扩张时造成血管壁有控制的内膜切割,与标准的球囊相比,切割球囊会产生更好的管腔扩大。相似的切割装置有将 3~4 根螺旋形的镍钛合金钢丝附着于半顺应性的球囊表面,在球囊扩张时切割斑块,其结果更具有可预测性。

6.冠状动脉压力导丝

冠状动脉压力导丝是用来评估临界病变的功能性严重度的一种重要工具。压力导丝的压力敏感器被安放在 PCI 导丝的末端,测量时压力导丝置于病变冠状动脉远端,通过冠状动脉病变远端压力和近端无病变部位压力的比值判断冠状动脉功能储备分数值,该数值来自冠状动脉充分扩张后常用腺苷获得。冠状动脉功能储备分数值与非创伤性功能检查结果相似,对冠状动脉病变是否应该行 PCI 术的判断很有帮助。

二、PCI 适应证

PCI 所进行的冠状动脉血运重建可以缓解狭窄性冠状动脉病变患者的心绞痛症状,在部分患者中可以改善存活率。美国心脏学院和美国心脏协会关于冠状动脉造影和冠状动脉介入治疗指南中已经对 PCI 的适应证给予界定。要决定是否行 PCI 需要在冠状动脉搭桥、药物治疗和 PCI 手术成功率及远期收益之间平衡。手术操作的成功率和晚期获益很大程度上取决于病变和患者的选择,以及医疗单位和手术者的经验。

(一)PCI 患者选择

对于无症状或仅有轻度心绞痛的冠状动脉狭窄患者,以及那些在无创负荷试验中无或仅有轻微心肌缺血者通常可以采用药物治疗;然而,即使是无症状的患者,他们在无创负荷试验中有明显的心肌缺血或在心导管检查中冠状动脉有严重狭窄,往往是心血管疾病发病的高危人群,应该考虑使用 PCI 或 CABG 进行血运重建。

和药物治疗相比较,稳定型心绞痛患者或冠状动脉存在 1~2 支血管明显狭窄的患者一般来说 PCI 可以改善临床症状和改善生活质量;然而,对大部分稳定型心绞痛患者 PCI 并不改善患者的死亡率或再梗死的发生率。PCI 一般推荐为单支或双支病变且病变适合行介入治疗患者,作为优于 CABG 的选择。对于多支血管病变者,CABG 和 PCI 都是可以选择的,大部分比较 PCI 和 CABG 临床研究的结果提示两者的死亡率和心肌梗死的发生率相似,但 CABG 者需要再次血运重建率较低。对于 CABG 或 PCI 的选择取决于合并疾病的存在(它们可能会增加开胸手术的风险),以及病变的特征(它们可能会影响 PCI 的结果)、患者的倾向性;可能还需要在开胸手术的最初的风险及后续的并发症和 PCI 后多次血运重建之间平衡。糖尿病合并多支血管病变者 CABG 的存活率高于 PCI 者。

对于不稳定型心绞痛和非 ST 段抬高型心肌梗死患者相对于单纯使用药物治疗,使用介入治疗(如 PCI)可以明显减少主要事件(死亡或心肌梗死)的发生率,因而对这类患者应尽早进行冠状动脉造影,并且根据冠状动脉解剖或合并存在疾病状况分配至 PCI、CABG 或药物治疗。

ST 段抬高型心肌梗死患者进行急诊介入治疗的收益最大。对于急性 ST 段抬高型心肌梗死患者的急诊 PCI 疗效明显优于溶栓治疗,明显降低这类患者的死亡、再次心肌梗死及卒中的发生率,如果患者就诊在恰当的时间内,并且由有经验的医师手术,急诊 PCI 已成为这类患者首选的再灌注治疗手段。急诊 PCI 在抢救心源性休克或不能溶栓治疗的急性心肌梗死患者有特别优势。对于急性心肌梗死首诊在不能行 PCI 的医院,是就地进行溶栓治疗,还是转运到有条件行 PCI 的中心还存在争议,因为转运确实存在治疗延迟的问题。近年来,全国范围内都在争取降低转运时间以使大部分急性心肌梗死患者能进行急诊 PCI。如果急性心肌梗死患者最初接受溶栓治疗,但溶栓没有成功,患者仍有持续性胸痛和 ST 段抬高,这些患者应该进行补救性 PCI,这样仍能改善结果。在心肌梗死后的早期阶段或成功溶栓后几天内进行 PCI 可以减少再发心肌缺血的频率。

(二)PCI 冠状动脉病变选择

冠状动脉病变的特征是决定患者进行 PCI、CABG 或药物治疗的重要因素。复杂的冠状动脉病变包括非常长的病变、极度扭曲或钙化病变、高度成角病变、某些分叉病变、开口病变、退变的静脉桥血管病变、小血管病变和慢性完全闭塞性病变;这些复杂病变的存在可以使 PCI 手术更困难并且影响手术后的长期疗效。如果冠状动脉病变复杂,并且可能 PCI 的疗效不理想,则药物治疗或 CABG 可能会是更好的选择。

冠状动脉搭桥后静脉桥血管病变已越来越受到关注。静脉桥血管病变常常是弥漫性病变,易碎的和血栓性斑块多,并且在 PCI 中容易发生远端血管栓塞。桥血管局灶性病变可以在远端保护装置应用下行支架植入。但对于多个静脉桥血管弥漫性退行性病变以再次冠状动脉搭桥为较好的选择。之前,对于左主干病变标准的治疗手段是 CABG,然而随着 PCI 技术的改进及药物洗脱支架的应用,使得左主干支架植入术成为可能,并且这种可能性还在进一步增加。

(刘洪俊)

第二节　冠状动脉搭桥术

心血管疾病是全人类,特别是发展中国家的主要死亡原因。急、慢性冠心病导致了心肌的氧供应不足,随之引起氧代谢紊乱。冠状动脉血流对心肌细胞的灌注不足引起心绞痛发作,如果持续时间较长,将可能导致心肌细胞的坏死。解决冠状动脉血流中断最简单有效的方法是建立另一条通路作为替代途径,以绕过阻塞的冠状动脉,达到供应心肌血液的目的。正是基于这种认识,就产生了冠状动脉搭桥术。

一、适应证

对于多支血管病变适合行 PCI 的患者来说,PCI 和 CABG 都是合理的,多数研究均证实了 PCI 和 CABG 在住院期间死亡率和再梗死率是无显著差异的,但 PCI 术后再狭窄率显著高于 CABG。CABG 的适应证:①药物治疗不能缓解或频发的心绞痛患者。②冠状动脉造影证实左主干或类似左主干病变、严重三支病变。③稳定型心绞痛患者如存在包括左前降支近端狭窄在内的两支病变,若左心室射血分数 $<50\%$,或无创检查提示心肌缺血存在,也推荐行 CABG。④不稳定型心绞痛患者在进行正规的抗凝、抗血小板及抗心肌缺血药物治疗后仍不能控制心肌缺血症状,且患者冠状动脉病变不适合行 PCI 或反复出现再狭窄者;如发生持续性胸痛或胸痛恶化,可行急诊 CABG。⑤PCI 不能进行或失败,当出现危险的血流动力学改变,患者有明显的

心肌梗死的危险或导丝、支架误置到关键部位、导丝穿出、冠状动脉破裂者。⑥急性心肌梗死患者如在静息状态下有大面积心肌持续缺血和/或血流动力学不稳定,非手术治疗无效者。⑦心肌梗死后出现急性机械性并发症(如室间隔穿孔、二尖瓣乳头肌断裂或游离壁破裂等)者,应急诊行CABG或全身状态稳定后行CABG。⑧室壁瘤形成可行单纯切除或同时行CABG。⑨陈旧性较大面积心肌梗死但无心绞痛症状或左心功能不全、左心室射血分数<40%的患者,应行心肌核素和超声心动图检查,通过心肌存活试验判定是否需要手术。如有较多的存活心肌,手术后心功能有望得到改善,也应行CABG。

二、技术

(一)手术时机

一旦明确了外科血运重建治疗的适应证,重点就集中在时机选择(紧急、限期或者择期)和手术方法的选择上。关于急性心肌梗死何时行CABG目前尚无定论。急诊CABG是相对于常规的CABG来说的,通常指患者在明确有手术指征后数小时内完成手术。急诊CABG死亡率高,特别是发病6小时内手术者,可高达17.4%。但有些患者,如心肌梗死后并发机械并发症、行PCI失败或者出现意外,只有行急诊CABG才能挽救生命。对于那些冠状动脉造影证实为冠状动脉闭塞并伴有血流动力学不稳定和/或强化药物治疗后仍反复发生心肌缺血的患者,可以考虑紧急CABG术。对于那些稳定型心绞痛、血流动力学稳定、病变程度较轻的患者,可考虑择期手术。多因素分析显示:左心室射血分数<0.3、年龄>70岁、心源性休克及低心排血量状态均为CABG患者死亡的独立危险因子。因此,心内科医师和心外科医师应组建心脏小组,针对每个患者手术时机进行商讨,共同决定冠心病患者的最佳治疗策略,以确保CABG能获得最大疗效。

(二)手术方式

CABG的金标准是实现完全的再血管化,这一点也是与PCI的重要区别。CABG的手术方式主要有传统的心脏停搏、体外循环支持和非体外循环的CABG。一般搭桥的顺序是先做心脏背侧,即左侧边缘支,再做右冠状动脉,最后做前降支。如果先做前降支,再做其他吻合,可能会损伤前降支;但如果用非体外循环,则可能先解决左心室缺血区域,即做完前降支,再做边缘支或右冠状动脉。桥血管分为动脉桥和静脉桥,前者主要有乳内动脉、桡动脉、胃网膜动脉和腹壁下动脉,后者主要是大隐静脉、小隐静脉和上肢头静脉。乳内动脉是最常用的动脉桥,吻合前降支年通畅率可达95.7%,10年通畅率在90%以上,显著优于静脉桥。大隐静脉是最常用、最易取的静脉,长度长、口径大,但其10年通畅率在50%左右,长期效果不如乳内动脉。CABG的核心是选择和找到正确的靶血管并在病变远端合适位置上做好端端吻合,高质量的血管吻合是保证近期和远期通畅率的最重要条件。

目前普遍使用的体外循环系统包括一个转动泵(大多是滚压泵)、一个膜氧合器和一个开放的贮存池。在停搏的心脏上操作允许术者仔细地检查病变血管,将移植血管与直径小到1.5 mm的冠状动脉进行精细地吻合。传统的外科血运重建技术需要放置一个主动脉阻断钳在升主动脉上来控制手术区域。为了最大限度的减少心肌损伤,通常采用心肌灌注液和降低心脏温度以减少代谢的方法来保护心肌。在完成主动脉夹闭和灌注液的引导后,首先进行的是远端血管的吻合。最先吻合的是心脏下面的血管(右冠状动脉、后降支、左心室支),然后以逆时针方向依次吻合后缘支、中间的缘支、前面的缘支、中间支、对角支,最后为左前降支;最后进行左乳内动脉与前降支(或者其他最重要的远端血管)的吻合。按照动脉血管吻合方式,使用4 mm开孔器吻合桥血管与近端主动脉。如果升主动脉有严重动脉粥样硬化病变,则不主张放置主动脉阻断钳夹进行近段血管吻合,从而降低血栓或粥样斑块脱落的风险。许多外科医师在近端主动脉吻合口放置一个不锈钢垫圈(能被荧光透视法显像),以便于以后的冠状动脉造影导管操作。近远段吻合都完成后,再次充盈主动脉和移植血管,随即去除阻断钳。此时,心肌开始得到再灌注,可以准备结束体外循环。常规体外循环下行 CABG,术野清晰,操作精确,吻合口通畅率高,是大多数外科医师常用的手术技术,尤其适用于血管条件较差、病变广泛弥漫的患者。

随着 CABG 技术的发展与手术器械的改进,非体外循环的 CABG 逐渐被推广。与传统的 CABG 手术相比,非体外循环的 CABG 可以免除体外循环对患者的不利影响,如代谢紊乱、体内血管活性物质的激活和释放、心肌顿抑、对肺功能和肾功能处于边缘状态患者的打击、出血和血栓形成等并发症;同时,还能减少手术创伤,缩短手术、气管内插管、术后监护和住院时间,节省医疗费用。但非体外循环的 CABG 的选择具有一定的局限性,病变冠状动脉一般局限于前降支、对角支或右冠状动脉,也可以为多支病变。对于那些心脏显著扩大、心律失常、冠状动脉管腔小、管壁硬化严重或同时要做其他心脏手术的患者,宜行传统的 CABG。一项分析结果表明,接受非体外循环的 CABG 患者的死亡率、脑血管意外和心肌梗死发生率低于接受常规 CABG 患者。近期的研究结果表明,对于高危患者,非体外循环的 CABG 比传统停跳 CABG 近期获益更多。

无论在体外循环下还是非体外循环下行 CABG,围术期的处理、术中麻醉和体外循环均很重要,要维持好血压和心率。停体外循环和心脏复跳后,要密切观察血流动力学变化和心电图改变,必要时采用左心辅助措施,如及早使用主动脉内球囊反搏等。由于非体外循环的 CABG 应用时间尚短,与常规体外循环下的 CABG 的长期疗效比较有待继续观察随访。

微创外科手术是近年来另一种常用的技术。简单地说,这种方法就是非体外循环的 CABG 和小切口技术的结合。采用左前侧切口从第 4 肋间进入而不需切开或切除肋骨。打开心包后,将靶冠状动脉与周围的组织分离,将吻合口前后一小段血管缝住后悬吊至一片心包组织上,使血流暂时中断。如果心功能保持稳定,可在不应用体外循环的情况下进行吻合,用稳定装置固定吻合口局部。这种方法手术视野小,不适用于血流动力学不稳定和多支血管病变的患者。因为移植血管只能取自胸内的动脉,一般只用于单支病变血管,特别是左前降支的血运重建。

(三)围术期处理

围术期处理的中心是心肌保护,术前心肌保护主要在于保护心肌储备,包括减少活动、控制血压和心率、防治心律失常,对于危重患者可行主动脉内球囊反搏。术中正确控制好心肌缺血的时间。术后维持好血压和心率,保护好心功能。

1.循环稳定

一旦决定行 CABG,应就地开始准备,维持循环稳定。术前或者术中循环不稳定者应及时放置主动脉内球囊反搏或使用正性肌力药物。主动脉内球囊反搏能增加冠状动脉血流和心排血量,改善其他脏器灌注,同时降低心脏前负荷和心肌氧耗量。

2.药物调整

应予以阿司匹林每天 100～325 mg,可持续到术前。通常在术后 6 小时内即开始使用阿司匹林,这可以提高大隐静脉移植物的通畅率。剂量＜100 mg 的阿司匹林虽然对冠状动脉疾病患者有效,但维持大隐静脉通畅的效果较差。对于稳定、择期的患者,最好在 CABG 前 5 天停用 P2Y12 受体阻滞剂,如氯吡格雷和替卡格雷;但对于血栓前状态和需要接受急诊手术的不稳定患者,可持续到术前 24 小时;普拉格雷则应在术前至少 7 天就停用。所有患者在围术期都应该接受他汀类药物治疗。研究表明,没有接受他汀类药物治疗的患者 CABG 后出现心血管并发症的概率较高。围术期使用 β 受体阻滞剂可以降低 CABG 相关房颤的发生率及其影响。短期或长期使用 β 受体阻滞剂还能降低缺血和死亡风险。

3.血糖控制

糖尿病患者术后应接受胰岛素持续输注,以便将血糖控制在 10 mmol/L 以下。就目前而言,还不太清楚将血糖控制在 7.8 mmol/L 目标水平的价值到底有多大。

4.术后管理

术后常规送重症监护室加强监护,积极防治并发症,包括控制感染,营养支持,维持水、电解质及酸碱平衡等。急诊 CABG 比择期 CABG 术后行机械通气时间长,因此,应注意呼吸道管理,避免肺部感染。对于所有 CABG 患者,只要符合条件均要进行心脏康复指导,包括早期步行等适当锻炼、家庭宣教等。

(四)术后并发症及处理

CABG 对手术操作要求轻巧、快捷,吻合要精确、严密。同时手术本身带来创伤较大,并发症多,如处理得好,绝大多数患者可顺利康复。CABG 术后常见并发症如下。

1.心律失常

CABG 术后最常见的心律失常是心房纤颤,发生率可达 20%～30%,多发生在术后 1～3 天,常为阵发性。术前不停用及术后尽早应用 β 受体阻滞剂可有效减少心房纤颤的发生。治疗的原则是先控制心室率,然后进行复律。可选用 β 受体阻滞剂、钙通道阻滞剂、胺碘酮等。

2.术后出血

术后出血是 CABG 术后最常见的并发症之一,发生率为 1%～5%,常发生在术后 24 小时内。当胸腔引流量每小时>200 mL,并持续 4～6 小时,24 小时>1 500 mL,或者出现心脏压塞时,应尽早转回手术室开胸探查。同时应检测 ACT,防止凝血功能障碍引起的出血。

3.低心排综合征

CABG 术后发生低心排的主要原因:低血容量、外周血管阻力增加导致的心脏后负荷过重和心肌收缩不良等。表现为低血压、心率快、四肢厥冷、少尿或无尿等。应用温血停跳液及正性肌力药物可减少术后低心排综合征的发生。如由于心肌收缩不良引起,可使用正性肌力药物,如多巴胺、多巴酚丁胺等。当正性肌力药物剂量过大,血压仍偏低者,可行主动脉内球囊反搏植入。

4.术后再发心肌梗死

CABG 患者本身血管条件差,术后可再发心肌梗死,发生率为 2.5%～5.0%,原因可能有心肌再血管化不良、术后血流动力学不稳定、桥血管出现问题等。通过心电图及心肌酶谱可及时诊断。应采用及时的血流动力学支持、药物治疗,以及维持水、电解质、酸碱平衡,必要时可采取急诊介入治疗或外科手术。

5.感染

CABG 术创伤大,感染概率较高,纵隔感染的发生率为 1%～4%,是 CABG 术后死亡的主要原因之一。研究表明,术前使用抗生素可明显降低 CABG 术后感染。在胸骨深部感染尚轻时,应积极外科清创,并采用肌瓣移植覆盖创面,早期恢复血运。

6.肾衰竭

急性肾衰竭是 CABG 术后常见的并发症,为 CABG 死亡的独立危险因素。

7.脑血管意外

患者高龄、脑动脉硬化或狭窄,或有高血压、脑梗死病史,手术时肝素化和体外循环对动脉压力和血流量的影响,都可加重脑组织损害;术中循环系统气栓及各种原因的脑血栓、栓塞或脑出血,均可引起术后患者昏迷,应对症处理。个别患者有精神症状,如烦躁、谵妄等,口服奋乃静治疗,一般 3 天内可恢复。良好的麻醉和体外循环技术是避免脑部并发症的关键。

(五)疗效

1.早期疗效

(1)手术死亡率:目前在西方发达国家,CABG 死亡率降到 2% 以下。近期住院死亡率不仅受到患者选择、医院条件、手术时间、手术技术的影响,而且与高龄、女性、既往 CABG、急诊手术、左心功能不全、左主干病变、冠心病严重程度等因素有关。尽管我国就医和手术时间晚、病程长、病情重、血管条件差的患者多,但是如能提高手术技术,可获得同发达国家相近的疗效。

(2)心绞痛缓解:CABG 可有效缓解心绞痛,疗效肯定,已被全世界所公认。90%~95% 的患者心绞痛完全缓解,5%~10% 的患者症状明显减轻或减少用药。症状缓解与否的相关因素为:手术技术、是否完全血管化、冠状动脉移植血管有无再狭窄、患者病变范围及血管远端条件。

2.远期疗效

(1)远期生存率:不同研究组的报道大致相似,1 个月生存率为 94%~99%,1 年为 95%~98%,5 年为 80%~94%,10 年为 64%~82%,15 年以上为 60~66%。这不仅与患者年龄、病情轻重、术后自我保护意识增强与否有关,还受患者本身血管病变及冠状动脉移植血管是否发生再狭窄等因素的影响。手术 6 年后死亡率逐渐增加,患者多死于心脏原因,其他原因死亡者约占25%。近期研究表明,对于不需要急诊治疗的多支血管病变的老年患者,CABG 治疗会比 PCI 治疗得到更长的生存期。

(2)症状缓解:CABG 术后,患者心绞痛症状缓解,心功能改善,生活质量提高;1 年后,除老体弱者外,大部分患者均可恢复工作能力。手术后 3 个月和 4 年是心绞痛可能复发的两个关键时期,远期心绞痛缓解率为 90% 左右。

(3)再手术:静脉桥由于在取材过程中受到牵拉、内膜损伤等原因易造成内膜增厚,10 年通畅率较动脉桥显著降低,发生再狭窄的概率显著增高,静脉桥狭窄或阻塞 5%~10% 发生于 1 年内。吻合不良、血管损伤、血流量低、病变进展都会引起血管狭窄,静脉瓣对此可能也有影响;静脉桥长度不够或过长,导致血管扭曲、内皮损伤,引起血栓形成,这些情况都需要再手术治疗。根据不同的报道,97% 的患者 5 年内免于再手术,90% 和 65% 的患者分别在 10 年和 15 年内免于再手术。乳内动脉的使用使再手术率有所下降,但年轻患者再手术率增加。再手术危险性是第 1 次手术的 2 倍,冠状动脉左主干受累、3 支以上血管狭窄和左心室功能不全是最重要的危险因素。

(4)再梗死:除了发生围术期心肌梗死外,有学者报道 96% 的患者术后 5 年和 64% 的患者术后 10 年不会发生再梗死。

(5)左心室功能:65% 的患者术后左心室功能明显改善,缺血心肌得到血液供应,顿抑和冬眠心肌功能恢复,节段心肌收缩能力增强,左心室舒张功能在手术后改善更快。1 年后,这些疗效会更明显。但是如果再血管化不完全或吻合口不通畅,将会影响心功能恢复。

（刘洪俊）

第三节　射频消融术

射频消融术自 1987 年应用于临床以来,已使快速心律失常患者的治疗发生了划时代的变化。1991 年至今我国有 24 个省、自治区、直辖市的 100 多家医院开展了这项技术,迄今已成为根治阵发性室上性心动过速与特发性室速的最有效和安全的治疗方法。

射频电能通过导管尖到组织,在电极—组织界面上产生阻性加热与传导性加热,致使组织细胞内外水分驱散,组织烘干,产生凝固性坏死。破坏致心律失常源的心肌组织、房室旁道、部分特殊传导系统,以治疗或控制心脏节律紊乱。

一、适应证选择

(一)明确适应证

(1)预激综合征合并阵发性心房颤动,并且快速心室率引起血流动力学障碍者或已有充血性心力衰竭(CHF)者。

(2)房室折返性心动过速(AVRT)、房室结折返性心动过速(AVNRT)、房性心动过速、典型心房扑动和特发性室性心动过速(包括反复性单形性室速)反复发作者,或合并有 CHF 者,或有血流动力学障碍者。

(3)典型房扑,发作频繁、心室率不易控制者。

(4)非典型房扑,发作频繁、心室率不易控制者(仅限有经验和必要设备的医疗中心)。

(5)不适当的窦性心动过速合并心动过速性心肌病者。

(6)慢性心房颤动合并快速心室率且药物控制效果不好者、合并心动过速性心肌病者进行房室交界区消融。

(二)相对适应证

(1)预激综合征合并阵发性心房颤动心室率不快者。

(2)预激综合征无心动过速但是有明显胸闷症状,排除其他原因者。

(3)从事特殊职业(如司机、高空作业等),或有升学、就业等需求的预激综合征患者。

(4)房室折返性心动过速、房室结折遗性心动过速、房速、典型房扑和特发性室速(包括反复性单形性室速)发作次数少、症状轻者。

(5)阵发性心房颤动反复发作、症状严重、药物预防发作效果不好、愿意根治者。

(6)房扑发作次数少、症状重者。

(7)不适当窦性心动过速反复发作、药物治疗效果不好者。

(8)梗死后室速,发作次数多、药物治疗效果不好或不能耐受者(仅限有经验和必要设备的医疗中心)。

(9)频发室性期前收缩,症状严重,影响生活、工作或学习者。

(三)非适应证

(1)预激综合征无心动过速、无症状者。

(2)不适当窦性心动过速药物治疗效果好者。

(3)阵发性心房颤动药物治疗效果好或发作少、症状轻者。

(4)频发室性期前收缩,症状不严重,不影响生活、工作或学习者。

(5)心肌梗死后室速,发作时心率不快并且药物可预防发作者。

(四)儿童 RFCA 的选择

小儿射频消融适应证与成人有所不同,选择患者时要考虑到不同类型心律失常的自然病程、消融的危险因素、是否合并先天性心脏病,以及年龄对以上各因素的影响。决定是否应对患儿进行射频消融手术时,不仅应考虑具体患者不同的临床特点,还有赖于医师的个人经验及不同电生理室进行射频消融的成功率与并发症的发生率。

1.明确适应证

(1)年龄小于 4 岁,有房室折返性心动过速、典型房扑,心动过速呈持续性或反复性发作,有血流动力学障碍,所有抗心律失常药物治疗无效者;或有显性预激综合征右侧游离壁旁路,心动过速呈持续性发作,有血流动力学障碍者。

(2)年龄大于 4 岁,有房性心动过速,心动过速呈持续性或反复性发作,有血流动力学障碍,所有抗心律失常药物治疗无效者;或有房室折返性心动过速、特发性室性心动过速,心动过速呈持续性或反复性发作,有血流动力学障碍者;预激综合征伴晕厥者;预激综合征合并心房颤动并快速心室率者。

(3)房室结折返性心动过速,年龄小于 7 岁,心动过速呈持续性或反复性发作,有血流动力学障碍,所有抗心律失常药物治疗无效者;或年龄大于 7 岁,心动过速呈持续性或反复性发作,有血流动力学障碍者。

2.相对适应证

(1)年龄小于 4 岁,有房室折返性心动过速、典型房扑,心动过速呈持续性或反复性发作,有血流动力学障碍者;有显性预激综合征右侧游离壁旁路,心动过速呈持续性或反复性发作者。

(2)年龄大于 4 岁,有房性心动过速,心动过速呈持续性或反复性发作,有血流动力学障碍,除胺碘酮以外的抗心律失常药物治疗无效者;房室折返性心动过速、特发性室性心动过速,心动过速呈持续性或反复性发作者;预激综合征合并心房颤动,心室率不快者。

(3)房室结折返性心动过速,年龄小于 7 岁,心动过速呈持续性或反复性发作,有血流动力学障碍,除胺碘酮以外的抗心律失常药物治疗无效者;年龄大于 7 岁,心动过速呈持续性或反复性发作者。

(4)先天性心脏病手术前发生的房室折返性心动过速和房室结折返性心动过速,术前进行射频消融治疗,可缩短手术时间和降低手术危险性者。

(5)先天性心脏病手术获得性持续性房扑,排除因心脏手术残余畸形血流动力学改变所致,真正意义的切口折返性房性心动过速者。

3.非适应证

(1)年龄小于 4 岁,有房室折返性心动过速、房室结折返性心动过速、典型房扑,心动过速呈持续性或反复性发作,无血流动力学障碍者;有显性预激综合征右侧游离壁旁路心动过速发作次数少、症状轻者。

（2）年龄大于 4 岁,有房性心动过速,心动过速呈持续性或反复性发作,有血流动力学障碍,除胺碘酮以外的抗心律失常药物治疗有效者;房室折返性心动过速、房室结折返性心动过速和特发性室性心动过速,心动过速发作次数少、症状轻者。

（3）先天性心脏病手术后"切口"折返性房性心动过速,因心脏手术残余畸形血流动力学改变所致者。

二、术前准备、术中监护和术后处理

术前应了解患者的病情并对其进行体检,复习心电图(窦性心律与快速心律失常)、超声心动图和X线胸片等资料;停用所有抗心律失常药物至少 5 个半衰期;对有器质性心脏病的患者,应认真做好心脏病性质和心功能的评价。了解心脏、主动脉和周围动脉病变的情况,控制心绞痛和心力衰竭;向患者及家属说明手术过程,指导患者进行配合,并获签字同意;需全身麻醉者应通知麻醉科。RFCA 后无并发症的患者可在一般心内科病房观察,穿刺动脉的患者应卧床 12～24 小时,沙袋压迫穿刺部位 6～12 小时。仅穿刺静脉的患者应卧床 12～24 小时。注意检测血压、心率和心动图的变化,以及心脏压塞、气胸、血管并发症的发生。有并发症的患者经及时处理后,在 CCU 内监护。

出院前常规复查超声心动图和 X 线胸片,术后建立随访制度,尤其应注意消融后 3～6 个月的复发。术后口服阿司匹林(50～150 mg/d)1～3 个月。

三、房室折返性心动过速的射频消融治疗

AVRT 是由房室旁路参与的快速心律失常,国内统计在所有阵发性室上性心动过速(PSVT)中占 45%～60%。AVRT 中有 95% 为经房室结前传、旁道逆传的窄 QRS 型心动过速(顺向型),其 QRS 形态与窦性心律时相同;另 5% 为经旁道前传、房室结逆传的宽 QRS 型心动过速(逆向型),其 QRS 形态与窦性心律下的预激图形相同。国外报道 60% 的旁道既有前传功能也有逆传功能呈双向传导,另外 40% 仅有逆传功能呈单向传导,国内的报道与之相反。绝大多数左侧旁道可以通过经主动脉拟行途径在二尖瓣环的心室侧进行消融,少数情况下可能需要经房间隔穿刺在二尖瓣环的心房侧消融或者在冠状窦内进行消融;右侧旁路在三尖瓣环的心房侧进行消融。目前,RFCA 治疗 AVRT 已具有很高的成功率,而且非常安全。尽管如此,不同经验的术者或者中心的成功率仍有差别。

（一）解剖定位

1.左侧旁道

（1）左前壁旁道:冠状窦导管进入后伸向前方,从再次弯曲到顶端。

（2）后间隔左侧旁道:从冠状窦口向左 2 cm 以内。

（3）左侧壁旁道:后间隔左侧外界到左前壁起始。

（4）中间隔左侧旁道:希氏束导管与冠状窦导管间三角区。

2.右侧旁道

（1）右前间隔旁道:右心室前顶端到希氏束之间。

（2）后间隔右侧旁道:右心室后顶端到冠状窦口之间。

（3）右侧壁旁道:右前间壁到右后间隔外侧之间。

（4）中间隔右侧旁道:冠状窦口上方到希氏束之间。

治疗前进行常规电生理检查,明确心动过速的发生机制和分辨左、右侧旁道。

(二)消融

1.左侧旁道的 RFCA

消融方法和途径有经动脉逆行法和穿间隔法。

经动脉逆行法如下。

(1)抗凝:放置动脉鞘管后静脉注射肝素 2 000～3 000 U,操作中每小时追加 1 000 U。

(2)标测:①右前斜位 30°,必要时取左前斜位,消融电极沿二尖瓣环细标心室最早激动点(EVA)或心房最早逆传激动点(EAA);②消融靶点:显性旁道者窦性心律时,双极标测法记录到 EVA,或单极标测法记录到 QS 波形;心室起搏或 AVRT 时,记录到 EAA;局部电位的振幅稳定,伴或不伴有旁道电位,瓣上时 A:V≤1,瓣下时 A:V<1;③多旁道指相距 2 cm 以上的两条或多条旁道,应逐条标测消融。

(3)消融:①窦性心律、心室起搏或 AVRT 时消融,输出功率 15～30 W 或预定温度 70 ℃,试放电5～10秒,有效则继续放电至 30～60 秒;如无效应停止消融,重新标测靶点。②消融过程中,若阻抗急剧升高,导管移位或患者述不适,应立即停止消融。必要时撤出消融导管,清除消融所附炭化焦痂。③消融成功后 30 分钟重复心房、心室刺激,证实旁道传导功能被阻断。

2.右侧旁道的 RFCA

右侧旁道进行 RFCA 治疗时一般不需抗凝。

(1)标测:①左前斜位 45°～60°,消融电极沿三尖瓣环细标 EVA 或 EAA。②消融靶点:显性旁道者窦性心律时记录到的 EVA 绝大多数表现为 A、V 波融合,少数患者 A、V 波间有等电位线,但只要确定为 EVA 即可作为消融靶点。局部心室激动比体表心电图 Delta 波提前至少 20 毫秒,A:V≤1;隐匿性旁道者心室起搏或 AVRT 时记录到的 EAA 绝大多数表现为 V、A 波融合,少数 V、A 波间可有等电位线,但只要确定为 EAA 即可作为消融靶点,AVRT 时 EAA 最为准确,A:V≤1。邻希氏束旁道是指位于记录到最大希氏束电位位置附近、能记录到可识别的小 H 波部位的旁道,标测应在诱发出 AVRT 时进行。

(2)消融:①窦性心律、心室起搏或 AVRT 时消融,输出功率 20～40 W 或预定温度 70 ℃,试放电 10 秒,有效则继续放电至 60 秒,可做 1～2 次 60 秒的巩固放电。如无效停止消融,重新标测靶点。②消融过程中,若阻抗急剧增高,导管移位或患者述不适,应立即停止消融。必要时撤出消融导管,清除消融电极所附炭化焦痂。③消融成功后 30 分钟重复心房、心室刺激,证实旁道传导功能被阻断。

(三)评价

射频消融旁道是治疗房室折返性心动过速、心房颤动或其他快速房性心律失常伴旁道前传的安全有效方法。国内外大系列临床研究证实左、右侧旁道的 RFCA 成功率和死亡率分别为 91%～97% 和 82%～92%,总并发症发生率和死亡率分别为 2.1% 和 0.2%。主要的并发症有心脏压塞、房室阻滞、瓣膜损伤和血管并发症等。

四、房性快速心律失常的射频消融

(一)房性心动过速的射频消融

消融前应进行常规电生理检查以确诊房速。

1.标测

(1)激动标测:根据房速时高位右心房、冠状窦、希氏束等处记录的 A 波提前情况初定房速移位灶或折返环的关键部位,右心房房速用 1～2 根消融导管、左心房房速用 1 根消融导管通过未闭卵圆窗孔或穿房间隔区在右、左心房内标测,寻找最早 A 波,所记录 A 波比体表心电图最早 P 波提前 25 毫秒以上,即可作为消融靶点。

(2)隐匿性拖带标测:用比房速稍快的频率起搏,起搏时的 P 波形态和心内激动顺序与房速时的相同,且心动过速不终止,此为隐匿性拖带。用消融导管做隐匿性拖带标测初定房速起源部位,寻找最短的刺激信号至 P 波(S-P 间期)的部位作为消融靶点。临床上以激动标测常用,隐匿性拖带标测对折返性房速标测有帮助。

2.消融

在房速时放电 10 秒,输出功率 15～30 W,如有效,继续放电至 60 秒,巩固放电 60 秒。最好采用温控消融。

3.成功消融终点

采用各种心房刺激方式(包括静脉滴注异丙肾上腺素)均不能诱发房速。消融成功后观察 30 分钟重复上述刺激。

(二)心房扑动的射频消融治疗

射频消融前进行常规电生理检查,确诊房扑,记录房扑时的心房激动顺序,以及窦性心律随机时冠状窦口起搏的心房激动顺序。

1.标测

(1)解剖定位法:三尖瓣环隔瓣心房侧至下腔静脉开口的连线即为连续消融线(靶点),如依此线消融房扑不能终止,可重复消融 1～2 次。如房扑仍不能终止,可将三尖瓣环心房侧至冠状窦口或从冠状窦口至下腔静脉开口的连线作为消融线(靶点)。

(2)局部电位法:在右心房下后部冠状窦口附近标测较体表心电图 F 波提前 40 毫秒以上、呈隐匿性拖带且最短 S-P 间期的部位作为消融靶点。

2.消融

消融电极导管可选择顶端电极长度为 4 mm 或 8 mm 的,输出功率 20～40 W 或设定温度 70 ℃。连续消融时每一部位放电 20～30 秒,消融电极紧贴心房壁回撤 3～5 mm,依消融线进行消融。如消融过程中房扑终止,则继续完成消融线的消融。局部电位标测时,试放电 10～20 秒,如有效继续放电至 90 秒,巩固放电 60 秒。如试放电无效则需要重新标测。

3.成功消融终点

(1)采用各种心房刺激方式(包括静脉滴注异丙肾上腺素)均不能诱发房扑。

(2)为减少复发率于消融后在冠状窦口起搏,心房刺激顺序与消融前相比发生改变,即低位右心房电位延迟出现。消融成功后观察30分钟重复上述刺激。

(三)评价

房性心动过速占阵发性室上性心动过速的 5％左右,近年来 RFCA 治疗房性心动过速的病例在逐渐增加,其成功率为 60％～90％,并发症＜1％,复发率为 10％～30％,无死亡病例报道。对于心房扑动主要是Ⅰ型房扑 RFCA 成功率为 75％～93％、复发率为 7％～44％,无死亡病例报道。对心房频率快(340～430 次/分)的Ⅱ型房扑 RFCA 成功率较低。RFCA 治疗心房颤动尚处在探索阶段,方法还有待于完善。

五、房室结折返性心动过速的射频消融

(一)方法

治疗前进行常规心内电生理检查,证实心动过速的机制为房室结折返。

1.标测

标测有解剖定位和电图定位两类方法。推荐将两者结合的"解剖-电图"定位法。①X线透视选用右前斜位30°、后前位或左前斜位40°～50°。经股静脉穿刺放入消融导管。②估计冠状窦口的大小及其与希氏束电极之间的距离。从后下到前上,将冠状窦口下缘到希氏束电极之间分为3个区域,依次为后区(P)、中区(M)和前区(A)。从后向前,再将每一区域分为两个小区,即 P_1、P_2、M_1、M_2 及 A_1、A_2 区。③在冠状窦口边缘与三尖瓣环之间(P区)以消融导管远端的第1、第2级电极记录心内电图。如果房波明显小于室波(A:V≤0.5)、房波较宽、无 H 波且心电波形稳固,可作为靶点试消融。④若无消融可能成功的标志,可在冠状窦口到希氏束电极之间的区域,从后下逐步向前上,寻找新的靶点。

2.消融

消融可能成功的标志为消融时出现交界区搏动,若无此现象,一般为无效放电。出现以下情况,应立即停止消融:①交界区心律的频率过快;②交界区心律时逆传心房出现阻滞;③P-R 间期延长,出现二度或三度 AVB;④X 线透视见消融电极位置改变;⑤阻抗升高。

3.消融功率和时间

消融功率为10～30 W,试放电 10～20 秒,若出现上述消融可能成功的标志,且没有需要停止消融的情况发生,可延长消融时间,其中至少一次连续放电时间在 30 秒以上。消融过程中应严密观察消融电极位置有无改变。

4.成功消融终点

(1)心房程序刺激时 A-H 间期跳跃现象消失,且不能诱发 AVNRT。

(2)慢径前传功能仍存在,但不能诱发 AVNRT,静脉滴注异丙肾上腺素后仍不能诱发。若出现心房回波,不应超过 1 个。符合以上两条标准之一者可视为消融成功。成功消融后在导管室观察至少 30 分钟再进行程序刺激。仍不能诱发AVNRT时方可结束操作。

(二)评价

AVNRT 是另一种最常见的 PSVT,国内统计占所有 PSVT 的 40%～50%。根据房室结双径路的电生理特性可将 AVNRT 分为慢快型(占 80%)、快慢型(占 10%)和慢慢型(占 10%)三种。AVNRT 的消融多在窦性心律下放电,虽然消融部位即可选择慢径,也可选择快径,但大量研究表明,消融慢径的成功率(98%～100%)高于消融快径(82%～96%),而复发率(0～2%)和三度房室传导阻滞(AVB)发生率(0～1%)均低于消融快径(分别为 5%～14%和 0～10%)。因此,目前一般多采用慢径消融治疗 AVNRT。

六、房室交界区的 RFCA 和改良控制快速房性心律失常的心室率

(一)房室交界区消融的方法

术前应常规电生理检查,如为持续性心房颤动,则免予电生理检查。自静脉系统在房室交界区标测记录到达大 H 波为靶点。消融输出功率20～40 W,试放电 10 秒,消融治疗后出现交界区心律或 P-R 间期延长或 AVB,巩固放电 1～2 次,每次 30 秒。试放电无效可继续放电达

30 秒,仍未出现三度 AVB 应重新标测消融。对于反复消融难以成功者可穿刺动脉在左心室主动脉瓣下消融希氏束。

出现持续三度 AVB 为成功消融终点,成功放电后观察 30 分钟。

置入永久性起搏器后至少 48 小时保持起搏频率≥80 次/分,以防止与缓慢心率有关的恶性心律失常发生。此后根据病情需要调整起搏频率。

(二)房室交界区改良

(1)标测与消融:同房室结慢径的方法。

(2)成功消融终点为持续性心房颤动时放电后心室率≤90 次/分,静脉滴注异丙肾上腺素(1~5 ng/min)时心室率≤120 次/分,成功放电后观察 30 分钟。

(三)评价

对于药物难以控制心室率的快速房性心律失常,通过消融房室交界区形成三度 AVB,可有效控制心室率。其成功率为 70%~95%,一般在 90% 以上,并发症低于 2%,与消融手术有关的死亡率为 0.1%。虽然这种方法能有效控制心室率,但不能消除血栓栓塞的危险和恢复心房收缩功能,并需要置入永久性起搏器,还偶有晚期猝死的情况,所以适应证应从严掌握。最近应用选择性消融右心房后、中间隔区域或改良房室交界区的方法,可控制慢性心房颤动的心室率,并可避免安装永久性起搏器。鉴于其成功率不是很高,加之对方法学尚有争议,故宜慎重抉择,并做好安装永久起搏器的准备。

七、室性心动过速的射频消融治疗

(一)常规电生理检查

常规电生理检查证实室性心动过速(VT)。左心室 VT 消融时需抗凝(同左侧旁道消融)。

(二)标测

(1)体表心电图可以对特发性室性心动过速(IVT)的起源部位做出大致判断。典型左心室 IVT 发作时 12 导联心电图呈右束支阻滞图形伴电轴左偏,病灶位于间隔后部左后分支分布范围;右心室 IVT 以起源于右心室流出道常见,发作时心电图 QRS 波群呈左束支传导阻滞图形,电轴正常或右偏。对于器质性心脏病并发的 VT 体表心电图定位不可靠。

(2)IVT 的标测有激动标测和起搏标测。对于血流动力学稳定的持续性 IVT,一般采用激动标测,寻找 IVT 发作时最早心室激动处消融。成功消融靶点的局部电图较体表心电图提前多在 20 毫秒以上。左心室 IVT 的靶点电图在 V 波前常有一高频低振幅电位,而右心室 IVT 的靶点电图 V 波前一般无异常电位。起搏标测应力求记录到 12 导联心电图的 QRS 波图形与 VT 发作时完全一致。

(3)除上述 IVT 的标测方法外,心肌梗死后 VT 与扩张型心肌病引起的 VT 还可采用隐匿性拖带与舒张期碎裂电位标测法。

(4)符合以下条件为束支折返性室速:窦性心律时 QRS 波群多为完全性左束支阻滞或室内阻滞图形;VT 时每个 V 波前都能记录到希氏束电位(H)或右束支电位(RB);每个 VT 时 H-V 间期相同,等于或长于室上性波动的 H-V 间期;V-V 间期的变化总是继发于 H-H 间期或 RB-RB 间期的变化。需要注意的是,束支折返性 VT 常合并起源于心肌的单形性 VT。

(三)消融

功率 10~30 W,试放电 10~15 秒,如有效则继续放电至 60 秒,巩固放电 1~2 次,每次 30~

60 秒,束支折返性 VT 应记录到 RB 处消融。

(四)成功消融终点

(1)静脉滴注异丙肾上腺素时程序刺激不能诱发原 VT。

(2)束支折返性 VT 成功消融后,窦性心律的 QRS 波为右束支阻滞图形。

(五)评价

目前适用于 RFCA 治疗的室性心动过速(简称室速)主要是发作时血流动力学相对稳定的室速。根据有无器质性心脏病基本可分为特发性室速和器质性心脏病室速。前者指现有的诊断技术尚不能发现明确器质性心脏病临床证据的室速,这部分室速多起源于局灶心肌,射频消融治疗的成功率较高;后者主要包括与心肌瘢痕有关的室速和少数束支折返性室速。与心肌瘢痕有关的室速的发生机制为围绕瘢痕运行的折返激动,由于通过传统的标测系统常难以确定这类室速折返环路的关键部位,故射频消融的结果不理想。束支折返性室速的消融成功率较高。Stevenson 总结的不同类型室速的消融结果见表 4-1。

表 4-1　室速的类型与消融结果(Stevenson,2 000)

室速类型	机制	消融成功率	并发症风险
特发性室速			
起源于右心室流出道	自律性升高	80%～90%	低
起源于左心室间隔面	折返	90%	低
MI 后可标测的室速	折返		
室速发作减少		70%～80%	5%～10%
室速完全消失		50%～67%	5%～10%
其他瘢痕相关性室速	折返		
RV 发育不良＋RV 扩张		姑息性	
非缺血性心肌病		60%	低
束支折返性室速	折返	100%	AV 传导阻滞

八、小儿快速心律失常的射频消融治疗

(一)方法

小儿患者穿刺困难,易误伤动脉,心肌壁薄易导致心脏穿孔。不同年龄小儿的解剖生理特点不同。用药及剂量也有差异,消融应由儿科心血管专业医师操作或配合下进行。根据患儿年龄、身高和体重选用 1～6 F 电极导管。如涉及左心导管操作,常规使用肝素。放入动脉鞘管后即刻静脉给予肝素 25～50 U/kg,以后每小时追加首次量的半量(总量不超过 2 000 U)。术后口服肠溶阿司匹林,每次 2～3 mg,每天 1 次,连服 3 个月。

射频消融治疗前应常规行电生理检查及标测,操作程序与成人相同。消融部位不同,所用功率不同。左侧旁道 15～20 W、右侧旁道 25～40 W、房室结 10～30 W。

儿童正处于生长发育阶段,与成人相比放射线对其更具危害性,术中应在患儿身体下方(视机器球管设置部位而定)放置防护脖套和铅衣。总透视时间不应超过 40 分钟,对疑难病例应严格掌握在 60 分钟以内。

（二）评价

RFCA 对儿科患者也是安全和有效的。14 岁以下小儿快速心律失常消融成功率：AVRT 和 AVNRT 为 82%～95%、房扑为 67%、IVT 为 38%～75%，自律性房性心动过速成功率较高。

虽然经导管射频消融在治疗儿童快速心律失常的许多方面与成人类似，但有其特殊性。AVRT 在小儿快速心律失常中最为常见，消融疗效肯定。AVNRT 预后相对良好，且消融中一旦发生三度 AVB，需安装起搏器，适应证选择应从严。自律性房扑和持续性交界区反复性心动过速（PJRT），易导致心肌病，为 RFCA 适应证。小儿房扑和心房颤动的 RFCA 尚处探索阶段。

九、射频消融治疗的并发症

快速心律失常的 RFCA 治疗较为安全，总并发症约 5%，主要包括穿刺部位出血、血肿或感染、心包积液、心脏穿孔/心脏压塞、气胸、血栓形成或栓塞、血管损伤、AVB、冠状动脉痉挛、瓣膜反流、各种心律失常及死亡等。欧洲心脏病学会心律失常协作组的 68 个中心对曾报道的 4 398 例患者的资料进行了总结，结果显示室速射频消融的并发症明显高于室上性心动过速，达7.5%，其中血栓栓塞的并发症明显增加（2.8%），其原因可能和室速的 RFCA 需时较长及导管在左心室腔内操作导致血栓脱落有关（表 4-2）。三度 AVB 为 RFCA 治疗的严重并发症，多见于消融 AVNRT 和位于间隔部的房室旁路，也可见于消融起源于后间隔的左心室 IVT。

表 4-2　欧洲多中心室性心动过速 RFCA 治疗的并发症（$n=320$）

并发症	例数	百分比（%）
室性心动过速/心室颤动	8	2.53
三度房室传导阻滞	1	0.31
穿刺部位大量出血	2	0.63
心脏穿孔、心脏压塞	1	0.31
心包积液	2	0.63
动脉血栓形成	1	0.31
肺栓塞	2	0.63
外周静脉血栓	2	0.63
脑栓塞（一过性）	2	0.63
脑栓塞（持续性）	2	0.63
死亡	1	0.31
总数	21	7.50

目前，我国快速心律失常 RFCA 治疗工作发展迅速，许多中小医院也已在或准备开展这一项目。在这一情况下应更注意提高术者的技术水平与培训，选择病例时应先易后难，逐步发展，严格控制适应证。

（刘洪俊）

第四节　肥厚型梗阻性心肌病间隔消融术

肥厚型心肌病(hypertrophic cardiomyopathy,HCM)是一种以左心室和/或右心室及室间隔不对称肥厚为特征的疾病,在一般人群中其发病率约为0.20%,我国在对8 080例患者的超声心动图筛查中发现,HCM的发病率为0.16%。形态学上的改变包括心肌细胞肥大、排列紊乱及纤维化。通常认为HCM是一种常染色体显性遗传性疾病,主要是由于心肌肌小节收缩相关蛋白的突变所致。

HCM心肌肥厚的范围和分布是多样的,非对称性左心室肥厚包括整个间隔、近端间隔、心尖、游离壁或右心室流出道(Noonan综合征)。肥厚累及左心室流出道(left ventricular outflow tract,LVOT)时,可以不发生LVOT梗阻,如发生梗阻则称为肥厚型梗阻性心肌病(hypertrophic obstructive cardiomyopathy,HOCM),是HCM的一种特殊类型。有梗阻者还可以进一步分为静息型和激惹型。HOCM的临床表现多种多样,绝大多数无症状或症状较轻。气短和心绞痛为最常见的症状,此外,患者还会出现乏力、晕厥、心悸及夜间阵发性呼吸困难等,最严重的情况是猝死。

一、HOCM 的自然病程和药物治疗

HCM可见于各个年龄组,临床表现变化较大,其中高达25%的患者几乎没有任何症状,预期寿命与一般人群相似。1岁以下诊断HCM的幼儿预后很差,但1岁以上存活的HCM患儿,年死亡率为1%,远低于既往报道,和成年人群的研究结果相同。华人HCM的表现和白种人不同,具有发病晚、心尖部肥厚的患者多和女性患者转归差等特征。与无冠心病的HCM患者相比,合并严重冠心病患者的死亡风险明显升高,超过了左心室功能正常的冠心病患者的死亡率。

LVOT梗阻是引起HCM患者症状的主要原因,而且最需要治疗。尽管有些患者在静息状态下没有梗阻,但在采用激发方法如Valsalva动作、亚硝酸戊酯、异丙肾上腺素和运动时,可检测出激发的压力阶差。目前对于存在梗阻症状的患者有多种治疗选择,如药物治疗、房室顺序起搏、心肌部分切除术和乙醇间隔化学消融。治疗的目的包括控制症状和预防猝死。

所有症状性LVOT梗阻患者均可首选药物治疗。β肾上腺素能受体阻滞剂、非二氢吡啶类钙通道拮抗剂和丙吡胺是临床最常用的药物,虽然有报道上述药物可改善心脏的舒张功能并减轻患者的症状,但尚无临床试验证实可降低心脏事件和猝死。

维拉帕米除了便秘等轻度不良反应外,在一些有着端坐呼吸或阵发性夜间呼吸困难等严重症状且不能活动,以及肺动脉压显著升高合并明显流出道梗阻的患者中,临床上有引起严重不良结果的潜在可能,已有报道会导致死亡。维拉帕米的不良血流动力学效应推测可能是扩血管特性超过了负性肌力作用的结果,导致了流出道梗阻增加、肺水肿和心源性休克。由于这些原因,在静息时有流出道梗阻和严重症状的患者中给予维拉帕米应十分小心。

二、HOCM 的起搏治疗

DDD起搏治疗通过右心室心尖起搏引起室间隔的异常运动(收缩期向右心室移动),从而减

轻了流出道的梗阻。目前尚无证据表明起搏治疗能降低猝死危险或改变患者的临床过程。Nishimura 等进行的随机双盲交叉对照试验显示,DDD 起搏治疗的 HOCM 患者中,31％的患者症状并无改善,5％的患者症状反而恶化。M-PATHY 试验也显示起搏器治疗仅能中度减少LVOT 压力阶差,功能状态无客观改变。基于目前缺乏起搏器治疗 HOCM 的足够有效证据,在欧洲心脏病学会心脏起搏和心脏再同步化治疗的指南中,DDD 起搏治疗仅作为药物治疗无效、静息或应激 LVOT 压差显著升高和间隔消融或心肌切除术禁忌的 HOCM 患者的Ⅱb 类适应证。

　　HCM 患者的舒张功能失调,房室收缩不同步,出现快速室上性心律失常特别是房颤时,可能会发生心脏代偿功能障碍,因此维持与转复窦性心律十分重要。

　　胺碘酮等药物不能有效预防猝死,置入型心律转复除颤器(implantable cardioverter defibrillator,ICD)可以有效降低高危患者的猝死发生率,但不同危险因素及危险因素数量的多少对于预测恶性心律失常的发生均没有差别。因此,一旦临床医师判断 HCM 具有危险因素,就应积极地进行 ICD 治疗。

三、HOCM 的外科治疗

　　解除 LVOT 梗阻的手术方式有多种,包括二尖瓣置换术、二尖瓣重建术和室间隔心肌部分切除术。心肌切除术是 HOCM 有效的治疗方法,也是目前用来评价其他有创治疗疗效的金标准。手术切除从主动脉瓣下基底部到二尖瓣瓣叶远端边缘上约 1 cm 的心肌(重 5～10 g)。手术可使 95％的患者 LVOT 压差明显减少并改善心功能分级,由于血流动力学的改善,有 70％的患者症状得到长期改善,不再需要药物治疗。McLeod 等报道,将安装 ICD 的 HCM 患者根据是否行心肌切除术分为两组,心肌切除术后的患者在随访中 ICD 放电的发生率手术组明显低于未手术组。目前的证据表明,心肌切除术能够改善 HOCM 患者的临床进程,手术后患者的长期存活率与一般人群相近,优于未手术的 HOCM 患者,并能降低猝死的风险。

　　手术适应证为经药物治疗仍有明显症状,静息时 LVOT 压差≥6.7 kPa(50 mmHg)或应激后压差≥13.3 kPa(100 mmHg)伴间隔增厚的患者。外科治疗特别适合于间隔心肌中部梗阻而不适合经皮经腔间隔心肌消融术(percutaneous transluminal septal myocardial ablation,PTSMA)的病例和合并需要行其他心脏手术的患者,以及 PTSMA 失败的病例,对于间隔心肌增厚不显著(<15 mm)的患者也不适合。

　　室间隔切开-切除术(Morrow 术)早期报道死亡率高达 8％～15％。但进一步的分析表明,高死亡率主要发生在老年人或同时行其他手术的患者。随着术中采用食管超声引导、围术期心肌保护和心脏监护的加强,死亡率有所下降。单纯接受心肌切除术患者的死亡率为 2％～5％,在经验丰富的中心手术死亡率仅为 1％～2％,其他手术并发症也较前少见。大部分患者术后存在左束支传导阻滞,有 3％～10％的患者因完全性房室传导阻滞需安装永久性人工心脏起搏器;室间隔穿孔发生率为 2％～4％;卒中率为 3％;房颤发生率为 26％,患者术后可出现主动脉瓣反流,但通常没有血流动力学意义。

　　有些 HCM 患者可能有原发性的二尖瓣疾病,或瓣膜及其周围装置的后天性异常,区分HCM 症状仅与二尖瓣反流有关而与 LVOT 梗阻无关这部分患者非常重要,这种情况下需要进行外科瓣膜手术而非心肌切除术。

四、经皮经腔间隔心肌消融术治疗 HOCM

某些 HCM 患者在前壁心肌梗死后 LVOT 压差消失,提示人们可用化学或其他方法来消除肥厚梗阻的室间隔,以达到解除 LVOT 梗阻的目的。1995 年,英国医师 Sigwart 首次报道了 3 例 HOCM 患者接受了经导管心肌消融术,术后患者的血流动力学和临床症状明显改善,该技术被称为 PTSMA。

(一)PTSMA 技术操作方法和经验

术前准备同一般心血管病介入性治疗。常规左右冠状动脉造影排除多支血管病变、左主干病变和左前降支闭塞病变。

通过有创的血流动力学监测测量 LVOT 压力阶差。包括:①用端孔导管(如右冠状动脉造影导管或多用途造影导管)在左心室与主动脉间连续测压,获得连续压力曲线,测量 LVOT 压差;②将端孔导管置于主动脉瓣上,另一猪尾导管置入左心室内,同步测量主动脉根部及左心室腔内压力曲线,其压差即为 LVOT 压差;③用冠状动脉导管测量主动脉压力,另一穿刺房间隔入左心室导管测量左心室压力。大部分术者倾向于在术中同步测量左心室和主动脉的压力阶差,有时还结合多普勒超声心动图的测量结果。

应激压差的测定方法:①药物刺激法,多巴酚丁胺 5~20 μg/(kg·min),或异丙肾上腺素静脉滴注,使心率增加 30%,还可使用亚硝酸戊酯;②期前刺激法,用置于左心室内的导管刺激心室诱发期前收缩;③Valsalva 动作。

由于术中术后有出现高度房室传导阻滞的危险,所有患者 PTSMA 前均应在右心室放置临时起搏电极。

按 PTCA 技术沿导引钢丝将合适的 OTW 球囊送入拟消融的间隔支内(通常为第一间隔支)。推荐使用较短的球囊,原因有两个:①短球囊通过左前降支(LAD)进入间隔支时阻力较小,降低了导丝弹出的可能;②短球囊可以置于靶血管的远端部位消融或选择性地消融间隔支的分支血管。一般使用的球囊直径为 1.5~2 mm,长度为 10 mm,部分患者可能会需要较大直径的球囊。

球囊加压充盈后,通过中心腔注射对比剂明确该血管的供应范围以确定是否为合适的间隔支;还要观察是否由于球囊大小不匹配或位置不稳定而导致对比剂反流到 LAD,注意对比剂是否通过侧支血管进入 LAD 或其他血管,以免注入乙醇后损伤到非靶域的心肌。

心肌声学造影(myocardial contrast echocardiography,MCE)可以保证仅消融 SAM 征-室间隔接触点的心肌,如果心肌的其他区域如间隔远端、右心室或乳头肌显影,严禁注入无水乙醇,这明显减少了手术并发症,避免了误消融,在很多研究中心已成为标准检查方法。有报道部分患者在 MCE 时发现供应靶域的间隔支不是起源于 LAD,而是起源于对角支或中间支。Seggewiss 在全国首届 PTSMA 治疗 HOCM 研讨会上报道了一组 241 例 PTSMA 病例的研究,有 211 例是在 MCE 指导下进行的。其中 9 例(4.3%)因找不到合适的靶血管而放弃,18 例(8.5%)根据 MCE 结果改变了拟消融的靶血管。MCE 进一步明确了靶血管与消融心肌之间的关系,避免了不必要的损伤。常用声学对比剂为 Levovist(德国柏林,Schering 公司),一般术中使用 3~5 mL(浓度为 200~300 mg/mL);或使用第二代声学对比剂 Optison(美国加州圣地亚哥,Molecular Biosynthesis 公司)。如果临床上没有声学对比剂,可以使用碳酸氢钠代替,但是碳酸氢钠产生的气泡较大,超声图像不够理想。也有学者认为 MCE 对减少房室传导阻滞的作用被高估了,更重要的是经验决定的学习曲线问题。

将 OTW 球囊充盈,封闭拟消融的间隔支 10~15 分钟,若患者心脏听诊杂音明显减轻、同步压力曲线显示压力阶差显著下降,则证明该血管确为靶血管,通过球囊中心腔缓慢匀速注入无水乙醇。若压差无变化,且无 P-R 间期延长,无房室传导阻滞发生,则可适度增加乙醇注入量。注入的乙醇量主要取决于间隔的解剖和对比剂的清除速率,一般来说,大部分患者每支血管注入 1 mL 左右即可(即实际注入间隔支的量,OTW 球囊内大约存留 0.3 mL)。对拟消融区域进行 MCE 有助于估计所需的无水乙醇量。注入乙醇量越少,房室传导阻滞的发生率就越低。注入乙醇的速度不宜过快,且整个过程应在 X 光透视下进行,以防充盈的球囊弹出而误将乙醇注入 LAD。严密观察患者的心率及心律变化、胸痛的严重程度等,注射过程中如出现房室传导阻滞或严重室性心律失常应暂停注射;乙醇到达心肌时,患者可感到不同程度的胸痛,但时间不长,大部分患者可耐受。为了减轻患者胸痛,可于注入乙醇前静脉推注吗啡。

大部分患者消融一支间隔支即可获得满意的效果,但如果供应靶区域的间隔支较细小,可能需要同时消融两支甚至三支间隔支或考虑分期多次消融。治疗性乙醇注入后,球囊应该保持充盈状态 5 分钟以上。球囊减压后应慢慢小心撤出,以免残留在管腔内的少量乙醇进入冠状动脉。

术后心电监护,若出现三度房室传导阻滞(AVB)持续不恢复,可置入永久性人工心脏起搏器。

(二)临床结果

1.即刻结果

现有的临床资料表明 PTSMA 能达到外科手术的治疗效果。间隔消融成功的标准为 LVOT 压差下降≥50%。与老年人相比,年龄<40 岁的患者压力阶差降低较少且延迟,这可能是室间隔较厚或同时伴有二尖瓣瓣叶及乳头肌原发性疾病的缘故。消融后如 LVOT 压差降低 50%,客观上与患者的运动耐力提高相关。在确定消融心肌坏死范围时,MCE 有助于提高精确性。MCE 确定的靶域与肌酸激酶峰值和心肌核素检查的灌注缺损区域相一致。

2.中期结果

中期随访发现,室间隔随着时间的推移进一步变薄,LVOT 压力阶差持续下降,40% 以上患者的静息或激发压力阶差在 3 个月和 1 年时有进一步降低。目前较长的随访是对 175 例 HOCM 患者进行持续两年多的观察,结果显示 88% 的患者压力阶差完全消失,8% 的患者降低 50% 以上,仅有 4% 的患者压差降低<50%。不同中心间隔消融后中期随访结果的血流动力学和心功能资料,表明患者症状、功能状态和 LVOT 压力阶差的降低呈持续性改善。

已有报道显示,间隔消融改善超声心动图评价的舒张功能,反映舒张功能和顺应性改变的参数如 E 波减速时间、等容舒张时间等有明显和持续地改善,这对提高左心室功能有很大益处。有研究显示 7 个月随访时,导管测左心室舒张末期压力下降。

(三)PTSMA 的并发症

院内并发症包括导管相关的并发症和酒精的不良反应。若酒精反流到 LAD 则会引起游离壁心肌梗死,若消融到非靶域的部位,还可能会引起右心室梗死或急性二尖瓣关闭不全。导丝或球囊引起的冠状动脉夹层或撕裂也可发生。这些问题主要发生在操作的早期阶段,与术者经验不足有关。

其他并发症由急性心肌梗死所致,多为各种心律失常、传导阻滞及机械并发症。消融术后 48 小时内非持续性室速和室颤的发生率约为 10%,故术后应行心电监护 72 小时。有 2/3 的患者会出现一过性房室传导阻滞,但大多可于 24 小时后消失,永久性起搏器的置入率各家报道不一。Kinght 等报道的病例中安装永久性起搏器者占 5%;Lakkis 所在中心的 126 例患者中有 15%需置入 DDD 永久性起搏器。辽宁省 PTSMA 治疗 HOCM 协作组的病例中起搏器置入率为 3.8%。德国学者 Lawrenz 等研究发现,PTSMA 中进行电生理检测有助于确定术后需安装心脏永久性起搏器的高危患者,从而提高手术的安全性。外科心肌切除术影响的是前室间隔基底的心内膜部分,邻近左束支组织,而间隔消融引起的是中室间隔基底部的透壁性心肌梗死,影响邻近的右束支组织,故术后右束支传导阻滞比较常见,见于 50%以上的患者,可单独出现,也可伴有左侧的分支阻滞。如果患者术前已存在完全性左束支传导阻滞,在行间隔消融前应考虑先安装永久性起搏器。住院死亡率为 2%~4%,各中心情况不一,死亡多发生在 PTSMA 开展的早期,老年人常见。Seggewiss 所在中心的死亡率已降至 1.2%。

超声心动检查发现,在间隔消融后,心脏的结构发生了改变。Mazur 等观察到左心室质量随时间推移进行性减少,减少的部位包括前侧壁、后侧壁和室间隔。还有研究发现,左心室射血分数在术后 2 周由 70%降为 66%,但随访 7 个月时并无进一步恶化。还有报道显示,左心室直径和容积在消融术后有所增加,但未持续扩张。对消融术后死亡的患者进行尸检,病理学表明,心肌坏死区域界限清楚,无肉芽组织,与自然的心肌坏死瘢痕组织有明显区别。

人们一直十分关注间隔消融后坏死心肌对电传导和室性心律失常的影响。由于间隔消融后多数患者会出现右束支传导阻滞,QRS 波会增宽。一些研究表明消融术后 QRS 波时限增加 32~35 毫秒,平均为 130~135 毫秒。QRS 波时限增加的程度超过了预期新出现右束支传导阻滞的程度,这表明可能累及希氏束的更近端。远期随访中出现室性心律失常和猝死鲜有报道。Gietzen 等在术前和术后对患者进行程序性电刺激检查,39 例患者中有 2 例在术前不能诱发室性心律失常,但术后 2 周可诱发;但有 3 例患者术前可诱发出室性心律失常,术后却不能再诱发。有小样本研究表明,随访 3~6 个月 Holter 监护显示没有非持续性室性心律失常,或仅有短阵发作。Maron 等最近发表了一项 HCM 患者置入 ICD 的长期随访结果,506 例置入 ICD 的 HCM 患者平均随访时间 3.7 年,在做过 PTSMA 的病例中,ICD 放电的概率是没做过 PTSMA 病例的 4 倍。

Faber 等进行的 2 年随访显示远期死亡率为 2%(住院死亡率也为 2%)。Qin 等的研究表明,间隔消融术后因症状持续存在或 LVOT 压力阶差降低不明显而需要心肌切除术者为 25%。

(四)PTSMA 适应证和禁忌证

临床情况、冠状动脉造影和超声心动图对于确定 HOCM 患者采取心肌部分切除术还是间隔心肌消融术十分重要。

患者若有外科手术高危因素,如年龄大(>65 岁)、合并肺脏或肾脏等其他系统的严重疾病,应选择间隔消融。

经冠状动脉造影证实合并多支血管病变、左主干病变或前降支(LAD)病变的患者原则上考虑外科手术治疗。预行间隔消融的患者,在冠状动脉造影的时候应注意有无足够大小的间隔支,此间隔支有无侧支循环灌注到其他心肌部位,且应行心肌声学造影明确靶域(即目标灌注区域)。如间隔支细小、间隔支经侧支灌注到其他冠状动脉血管或心肌声学造影显示目标灌注区域不是理想的拟消融区域,则不宜选择间隔消融治疗。

术前应该进行超声心动图检查以排除主动脉瓣下梗阻的其他机制,如膜性或先天性 LVOT 狭窄,这些异常也会引起 LVOT 压力阶差和 SAM 征,不必行间隔消融。术前超声还应仔细检查二尖瓣以排除其本身的病变。HOCM 伴 SAM 征引起的二尖瓣反流的反流束指向后壁或侧壁,这种反流在间隔消融或心肌切除术后可减轻或消除。如反流束指向前壁或前内侧壁,则应怀疑固有的二尖瓣疾病如连枷瓣或脱垂。如果二尖瓣反流是由于瓣叶退化或严重的瓣环钙化引起的,则应行外科手术治疗,因为间隔消融术后这些患者可能仍会有反流。

二尖瓣或瓣下结构的异常也可导致 LVOT 梗阻,这些患者具有异常大的二尖瓣瓣叶,病理生理上与 HOCM 相似。二尖瓣结构异常引起的 LVOT 梗阻不考虑间隔消融治疗,应行二尖瓣修补术或置换术。

目前尚无精确的标准以预测消融后室间隔厚度减少的程度,如术后室间隔减少至 18 mm 较为理想,术前室间隔过厚(25～30 mm),则消融术后降低 LVOT 压差的效果较差。

1.适应证

(1)超声心动图证实符合 HOCM 的诊断标准,梗阻位于主动脉瓣下而非心室中部或其他部位,室间隔厚度≥15 mm。

(2)经积极药物治疗后患者仍有明显临床症状(如劳累性气短、心绞痛、晕厥等)、NYHA 心功能Ⅲ级或Ⅳ级和静息时 LVOT 压力阶差≥6.7 kPa(50 mmHg)。

(3)冠状动脉解剖适于行 PTSMA。

2.禁忌证

(1)非肥厚型梗阻性心肌病。

(2)合并其他有心脏外科手术指征的疾病,如严重二尖瓣病变,需行冠状动脉旁路移植术的冠状动脉病变,如左主干病变、多支病变等。

(3)无或仅有轻微的临床症状,即使压力阶差高也不应行间隔消融术。

(4)不能确定靶血管或球囊在间隔支内固定不确切。

经皮间隔化学消融术是治疗 HOCM 的一种有效的非外科方法,具有许多优点,如住院时间短、痛苦小、恢复快和多数患者可避免外科手术等。同时,该技术也有一些局限性,如有些患者没有适合消融的间隔支,部分患者的压差降低、症状缓解延迟出现,还有一些患者的 LVOT 压力阶差降低不理想需要再次消融或转行心肌切除术。并且由于瘢痕区域约占左心室心肌 10% 左右(间隔的 20%),有致心律失常的作用,可能引起部分患者猝死,故仍需观察以判断其对长期预后的影响。目前需要前瞻性研究来比较 HOCM 的理想治疗策略(永久性起搏器、间隔消融和心肌切除术等)。

五、其他介入方法治疗 HOCM

PTSMA 能明确改善临床症状,降低左心室流出道压差。然而,有 7%～30% 的患者会引起永久性完全性心脏传导阻滞,需要安装起搏器治疗。PTSMA 后完全性传导阻滞的发生和梗死范围无关。完全性传导阻滞可能与乙醇通过毛细血管床不可预测地弥散到心肌从而导致传导组织的损害有关。女性、乙醇的注射量、消融间隔支超过一支、左束支传导阻滞、一度房室传导阻滞是间隔消融术后完全性传导阻滞的独立预测因素。

在一些小型的临床研究中,使用了其他材料(包括聚乙烯醇泡沫颗粒、黏合剂、海绵胶、微弹簧圈或覆膜支架)而不以无水乙醇来闭塞间隔支。所有这些研究均显示能显著改善患者症状,降低 LVOT,但大都缺乏长期的随访结果。使用以上方法来闭塞间隔支并不引起完全性心脏传导阻滞。

微弹簧圈被常规用于治疗顽固性的严重出血和颅内动脉瘤等。最近有一项微弹簧圈栓塞治疗 HOCM 的研究,共入选了 20 例药物治疗无效的 HOCM 患者,使用可控性微弹簧圈行栓塞术,所有患者均成功闭塞了间隔支。术后无室性心律失常和完全性心脏传导阻滞发生。一例患者术后发生了室间隔缺损,19 天后死亡。6 个月随访时,NYHA 分级和峰值氧耗量与基线时相比显著改善[(14.8±4.5) mL/(kg·min)比(18.5±4.5) mL/(kg·min),$P=0.001$]。室间隔厚度[(21±3)比(17±4),$P<0.0001$]和左心室流出道压差[(80±29)比(35±29),$P<0.0001$]明显降低。

微弹簧圈栓塞治疗 HOCM 的介入手术操作过程基本与 PTSMA 相同,只是最后不通过 over-the-wire 球囊的中心腔注射无水乙醇,而是使用可控性微弹簧圈栓塞间隔支。经 CK 峰值和心脏磁共振成像证实,行微弹簧圈栓塞的 HOCM 患者心肌梗死范围要小于经乙醇消融的患者,并且梗死均为非透壁的。使用微弹簧圈或其他方法引起的缺血梗死是纯粹的,没有乙醇通过血管床的弥散作用,所以从理论上不会引起完全性传导阻滞。这为经皮室间隔消融治疗 HOCM 提供了一个新的思路。

(刘洪俊)

第五章

心 力 衰 竭

第一节　急性左心衰竭

急性心力衰竭(AHF)是临床医师面临的最常见的心脏急症之一。许多国家随着人口老龄化及急性心肌梗死患者存活率的升高,慢性心力衰竭患者的数量快速增长,同时也增加了心功能失代偿患者的数量。AHF 60%～70%是由冠心病所致,尤其是在老年人。在年轻患者,AHF的原因更多见于扩张型心肌病、心律失常、先天性或瓣膜性心脏病、心肌炎等。

AHF患者预后不良。急性心肌梗死伴有严重心力衰竭患者病死率非常高,12个月的病死率为30%。据报道,急性肺水肿院内病死率为12%,1年病死率为40%。

本节主要讲急性左心衰竭。

一、急性左心衰竭的临床表现

急性左心衰竭是指由于心脏功能异常而出现的急性临床发作。无论既往有无心脏病病史,均可发生。心功能异常可以是收缩功能异常,也可为舒张功能异常,还可以是心律失常或心脏前负荷和后负荷失调。它通常是致命的,需要紧急治疗。

急性左心衰竭可以在既往没有心功能异常者首次发病,也可以是慢性心力衰竭(CHF)的急性失代偿。急性左心衰竭患者的临床表现如下。

(一)基础心血管疾病的病史和表现

大多数患者有各种心脏病的病史,存在引起急性左心衰竭的各种病因。老年人中的主要病因为冠心病、高血压和老年性退行性心瓣膜病,而在年轻人中多由风湿性心瓣膜病、扩张型心肌病、急性重症心肌炎等所致。

(二)诱发因素

常见的诱因:①慢性心力衰竭药物治疗缺乏依从性;②心脏容量超负荷;③严重感染,尤其肺炎和败血症;④严重颅脑损害或剧烈的精神心理紧张与波动;⑤大手术后;⑥肾功能减退;⑦急性心律失常如室性心动过速(室速)、心室颤动(室颤)、心房颤动(房颤)或心房扑动(房扑)伴快速心室率、室上性心动过速及严重的心动过缓等;⑧支气管哮喘发作;⑨肺栓塞;⑩高心排血量综合征,如甲状腺功能亢进危象、严重贫血等;⑪应用负性肌力药物如维拉帕米、地尔硫䓬、β受体阻滞剂等;⑫应用非甾体抗炎药;⑬心肌缺血;⑭老年急性舒张功能减退;⑮吸毒;⑯酗酒;⑰嗜铬细

123

胞瘤。这些诱因使心功能原来尚可代偿的患者骤发心力衰竭,或者使已有心力衰竭的患者病情加重。

(三)早期表现

原来心功能正常的患者出现急性失代偿的心力衰竭(首发或慢性心力衰竭急性失代偿)伴有急性左心衰竭的症状和体征,出现原因不明的疲乏或运动耐力明显降低及心率增加 15～20 次/分,可能是左心功能降低的最早期征兆。继续发展可出现劳力性呼吸困难、夜间阵发性呼吸困难、睡觉需用枕头抬高头部等,检查可发现左心室增大、闻及舒张早期或中期奔马律、肺动脉第二音亢进、两肺尤其肺底部有细湿啰音、还可有干性啰音和哮鸣音,提示已有左心功能障碍。

(四)急性肺水肿

起病急骤,病情可迅速发展至危重状态。突发的严重呼吸困难、端坐呼吸、喘息不止、烦躁不安并有恐惧感,呼吸频率可达 30～50 次/分;频繁咳嗽并咯出大量粉红色泡沫样血痰;听诊心率快,心尖部常可闻及奔马律;双肺满布湿啰音和哮鸣音。

(五)心源性休克

主要表现如下。

(1)持续低血压,收缩压降至 12.0 kPa(90 mmHg)以下,或原有高血压的患者收缩压降幅≥8.0 kPa(60 mmHg),且持续 30 分钟以上。

(2)组织低灌注状态:①皮肤湿冷、苍白和发绀,出现紫色条纹;②心动过速＞110 次/分;③尿量显著减少(＜20 mL/h),甚至无尿;④意识障碍,常有烦躁不安、激动焦虑、恐惧和濒死感;收缩压低于 9.3 kPa(70 mmHg),可出现抑制症状如神志恍惚、表情淡漠、反应迟钝,逐渐发展至意识模糊甚至昏迷。

(3)血流动力学障碍:肺毛细血管楔压(PCWP)≥2.4 kPa(18 mmHg),心排血指数(CI)≤36.7 mL/(s・m^2)[≤2.2 L/(min・m^2)]。

(4)低氧血症和代谢性酸中毒。

二、急性左心衰竭严重程度分级

主要分级有 Killip 法(表 5-1)、Forrester 法(表 5-2)和临床程度分级(表 5-3)3 种。Killip 法主要用于急性心肌梗死患者,分级依据临床表现和胸部 X 线的结果。

表 5-1 急性心肌梗死的 Killip 法分级

分级	症状与体征
Ⅰ级	无心力衰竭
Ⅱ级	有心力衰竭,两肺中下部有湿啰音,占肺野下 1/2,可闻及奔马律。X 线胸片有肺淤血
Ⅲ级	严重心力衰竭,有肺水肿,细湿啰音遍布两肺(超过肺野下 1/2)
Ⅳ级	心源性休克、低血压[收缩压＜12.0 kPa(90 mmHg)]、发绀、出汗、少尿

Forrester 分级依据临床表现和血流动力学指标,可用于急性心肌梗死后急性左心衰竭,最适用于首次发作的急性左心衰竭。临床程度的分类法适用于心肌病患者,它主要依据临床发现,最适用于慢性失代偿性心力衰竭。

表 5-2　急性左心衰竭的 Forrester 法分级

分级	PCWP(mmHg)	CI[mL/(s·m²)]	组织灌注状态
Ⅰ级	≤18	>36.70	无肺淤血,无组织灌注不良
Ⅱ级	>18	>36.70	有肺淤血
Ⅲ级	<18	≤36.70	无肺淤血,有组织灌注不良
Ⅳ级	>18	≤36.70	有肺淤血,有组织灌注不良

注:PCWP,肺毛细血管楔压;CI,心排血指数,其法定单位[mL/(s·m²)]与旧制单位[L/(min·m²)]的换算因数为 16.67。
1 mmHg=0.13 kPa。

表 5-3　急性左心衰竭的临床程度分级

分级	皮肤	肺部啰音
Ⅰ级	干、暖	无
Ⅱ级	湿、暖	有
Ⅲ级	干、冷	无/有
Ⅳ级	湿、冷	有

三、急性左心衰竭的诊断

急性左心衰竭的诊断主要依据症状和临床表现,同时辅以相应的实验室检查,如 ECG、胸片、生化标志物、多普勒超声心动图等,诊断的流程如图 5-1 所示。

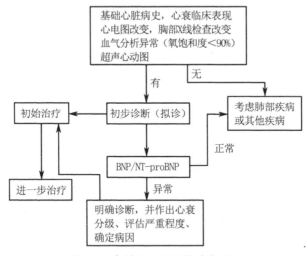

图 5-1　急性左心衰竭的诊断流程

急性左心衰竭患者需要系统地评估外周循环、静脉充盈、肢端体温。

在心力衰竭失代偿时,右心室充盈压通常可通过中心静脉压评估。急性左心衰竭时中心静脉压升高应谨慎分析,因为在静脉顺应性下降合并右心室顺应性下降时,即便右心室充盈压很低也会出现中心静脉压的升高。

左心室充盈压可通过肺部听诊评估,肺部存在湿啰音常提示左心室充盈压升高。进一步的确诊、严重程度的分级及随后可出现的肺淤血、胸腔积液应进行胸片检查。左心室充盈压的临床评估常被迅速变化的临床征象所误导。应进行心脏的触诊和听诊,了解有无室性和房性奔马律(S_3、S_4)。

四、实验室检查及辅助检查

(一)心电图(ECG)检查

急性左心衰竭时 ECG 多有异常改变。ECG 可以辨别节律,可以帮助确定急性左心衰竭的病因及了解心室的负荷情况。这在急性冠脉综合征中尤为重要。ECG 还可了解左右心室/心房的劳损情况、有无心包炎及既往存在的病变如左右心室的肥大。心律失常时应分析 12 导联心电图,同时应进行连续的 ECG 监测。

(二)胸片及其他影像学检查

对于所有急性左心衰竭的患者,胸片和其他影像学检查宜尽早完成,以便及时评估已经存在的肺部和心脏病变(心脏的大小及形状)及肺淤血的程度。它不但可以用于明确诊断,还可用于了解随后的治疗效果。胸片还可用作左心衰竭的鉴别诊断,排除肺部炎症或感染性疾病。胸部 CT 或放射性核素扫描可用于判断肺部疾病和诊断大的肺栓塞。CT、经食管超声心动图可用于诊断主动脉夹层。

(三)实验室检查

急性左心衰竭时应进行一些实验室检查。动脉血气分析可以评估氧合情况(氧分压 PaO_2)、通气情况(二氧化碳分压 $PaCO_2$)、酸碱平衡(pH)和碱缺失,在所有严重急性左心衰竭患者应进行此项检查。脉搏血氧测定及潮气末 CO_2 测定等无创性检测方法可以替代动脉血气分析,但不适用于低心排血量及血管收缩性休克状态。静脉血氧饱和度(如颈静脉内)的测定对于评价全身的氧供需平衡很有价值。

血浆脑钠尿肽(B 型钠尿肽,BNP)是在心室室壁张力增加和容量负荷过重时由心室释放的,现在已用于急诊室呼吸困难的患者作为排除或确立心力衰竭诊断的指标。BNP 对于排除心力衰竭有着很高的阴性预测价值。如果心力衰竭的诊断已经明确,升高的血浆 BNP 和 N 末端脑钠尿肽前体(NT-proBNP)可以预测预后。

(四)超声心动图检查

超声心动图对于评价基础心脏病变及与急性左心衰竭相关的心脏结构和功能改变是极其重要的,同时对急性冠脉综合征也有重要的评估值。

多普勒超声心动图应用于评估左右心室的局部或全心功能改变、瓣膜结构和功能、心包病变、急性心肌梗死的机械性并发症和比较少见的占位性病变。通过多普勒超声心动图测定主动脉或肺动脉的血流时速曲线可以估测心排血量。多普勒超声心动图还可估计肺动脉压力(三尖瓣反流射速),同时可监测左心室前负荷。

(五)其他检查

在涉及与冠状动脉相关的病变,如不稳定性心绞痛或心肌梗死时,血管造影是非常重要的,现已明确血运重建能够改善预后。

五、急性左心衰竭患者的监护

急性左心衰竭患者应在进入急诊室后就尽快地开始监护,同时给予相应的诊断性检查以明确基础病因。

(一)无创性监护

在所有的危重患者,必须监测的项目有血压、体温、心率、呼吸、心电图。有些实验室检查应重复做,如电解质、肌酐、血糖及有关感染和代谢障碍的指标。必须纠正低钾或高钾血症。如果患者情况恶化,这些指标的监测频率也应增加。

1.心电监测

在急性失代偿阶段 ECG 的监测是必需的(监测心律失常和 ST 段变化),尤其是心肌缺血或心律失常是导致急性左心衰竭的主要原因时。

2.血压监测

开始治疗时维持正常的血压很重要,其后也应定时测量(如每 5 分钟测量 1 次),直到血管活性药、利尿药、正性肌力药剂量稳定。在并无强烈的血管收缩和不伴有极快心率时,无创性自动袖带血压测量是可靠的。

3.血氧饱和度监测

脉搏血氧计是测量动脉氧与血红蛋白结合饱和度的无创性装置(SaO_2)。通常从联合血氧计测得的 SaO_2 的误差在 2% 之内,除非患者处于心源性休克状态。

4.心排血量和前负荷

可应用多普勒超声的方法监测。

(二)有创性监测

1.动脉置管

动脉置管的指征是因血流动力学不稳定需要连续监测动脉血压或需进行多次动脉血气分析。

2.中心静脉置管

中心静脉置管联通了中心静脉循环,所以可用于输注液体和药物,也可监测中心静脉压(CVP)及静脉氧饱和度(SvO_2)(上腔静脉或右心房处),后者用以评估氧的运输情况。

在分析右房压力时应谨慎,避免过分注重右心房压力,因为右心房压力几乎与左心房压力无关,因此也与急性左心衰竭时的左心室充盈压无关。CVP 也会受到重度三尖瓣关闭不全及呼气末正压通气(PEEP)的影响。

3.肺动脉导管

肺动脉导管(PAC)是一种漂浮导管,用于测量上腔静脉(SVC)、右心房、右心室、肺动脉压力、肺毛细血管楔压及心排血量。现代导管能够半连续性地测量心排血量及混合静脉血氧饱和度、右心室舒张末容积和射血分数。

虽然置入肺动脉导管用于急性左心衰竭的诊断通常不是必需的,但对于伴发有复杂心肺疾病的患者,它可以用来鉴别是心源性机制还是非心源性机制。对于二尖瓣狭窄、主动脉瓣关闭不全、高气道压或左心室僵硬(如左心室肥厚、糖尿病、纤维化、使用正性肌力药、肥胖、缺血)的患者,肺毛细血管楔压并不能真实反映左心室舒张末压。

建议 PAC 用于对传统治疗未产生预期疗效的血流动力学不稳定的患者,以及合并淤血和低灌注的患者。在这些情况下,置入肺动脉导管以保证左心室最恰当的液体负荷量,并指导血管活性药物和正性肌力药的使用。

六、急性左心衰竭的治疗

(一)临床评估

对患者均应根据上述各种检查方法及病情变化做出临床评估：①基础心血管疾病；②急性心力衰竭发生的诱因；③病情的严重程度和分级，并估计预后；④治疗的效果。此种评估应多次和动态进行，以调整治疗方案。

(二)治疗目标

(1)控制基础病因和矫治引起心力衰竭的诱因：应用静脉和/或口服降压药物以控制高血压，选择有效抗生素控制感染，积极治疗各种影响血流动力学的快速性或缓慢性心律失常，应用硝酸酯类药物改善心肌缺血。糖尿病伴血糖升高者应有效控制血糖水平，又要防止出现低血糖。对血红蛋白含量＜60 g/L 的严重贫血者，可输注浓缩红细胞悬液或全血。

(2)缓解各种严重症状。①低氧血症和呼吸困难：采用不同方式的吸氧，包括鼻导管吸氧、面罩吸氧及无创或气管插管的呼吸机辅助通气治疗；②胸痛和焦虑：应用吗啡；③呼吸道痉挛：应用支气管解痉药物；④淤血症状：利尿药有助于减轻肺淤血和肺水肿，也可缓解呼吸困难。

(3)稳定血流动力学状态，维持收缩压≥12.0 kPa(90 mmHg)，纠正和防止低血压可应用各种正性肌力药物。血压过高者的降压治疗可选择血管扩张药物。

(4)纠正水、电解质紊乱和维持酸碱平衡。

(5)保护重要脏器如肺、肾、肝和大脑，防止功能损害。

(6)降低死亡危险，改善近期和远期预后。

(三)急性左心衰竭的处理流程

急性左心衰竭确诊后，即按图 5-2 的流程处理。初始治疗后症状未获明显改善或病情严重者应行进一步治疗。

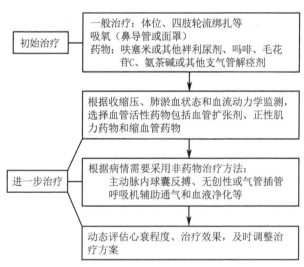

图 5-2 急性左心衰竭的处理流程

1.急性左心衰竭的一般处理

(1)体位：静息时明显呼吸困难者应半卧位或端坐位，双腿下垂以减少回心血量，降低心脏前负荷。

（2）四肢交换加压：四肢轮流绑扎止血带或血压计袖带，通常同一时间只绑扎三肢，每隔15～20分钟轮流放松一肢。血压计袖带的充气压力应较舒张压低 1.3 kPa(10 mmHg)，使动脉血流仍可顺利通过，而静脉血回流受阻。此法可降低前负荷，减轻肺淤血和肺水肿。

（3）吸氧：适用于低氧血症和呼吸困难明显（尤其指端血氧饱和度＜90％）的患者。应尽早采用，使患者 SaO_2≥95％（伴 COPD 者 SaO_2＞90％）。①鼻导管吸氧：低氧流量（1～2 L/min）开始，如仅为低氧血症，动脉血气分析未见 CO_2 潴留，可采用高流量给氧 6～8 L/min。酒精吸氧可使肺泡内的泡沫表面张力降低而破裂，改善肺泡的通气。方法是在氧气通过的湿化瓶中加50％～70％乙醇或有机硅消泡剂，用于肺水肿患者。②面罩吸氧：适用于伴呼吸性碱中毒患者。必要时还可采用无创性或气管插管呼吸机辅助通气治疗。

（4）做好救治的准备工作：至少开放 2 条静脉通道，并保持通畅。必要时可采用深静脉穿刺置管，以随时满足用药的需要。血管活性药物一般应用微量泵泵入，以维持稳定的速度和正确的剂量。固定和维护好漂浮导管、深静脉置管、心电监护的电极和导联线、鼻导管或面罩、导尿管及指端无创血氧仪测定电极等。保持室内适宜的温度、湿度，灯光柔和，环境幽静。

（5）饮食：进易消化食物，避免一次大量进食，在总量控制下，可少量多餐（6～8 次/天）。应用襻利尿药情况下不要过分限制钠盐摄入量，以避免低钠血症，导致低血压。利尿药应用时间较长的患者要补充多种维生素和微量元素。

（6）出入量管理：肺淤血、体循环淤血及水肿明显者应严格限制饮水量和静脉输液速度，对无明显低血容量因素（大出血、严重脱水、大汗淋漓等）者的每天摄入液体量一般宜在 1 500 mL 以内，不要超过2 000 mL。保持每天水出入量负平衡约 500 mL/d，严重肺水肿者的水负平衡为1 000～2 000 mL/d，甚至可达 3 000～5 000 mL/d，以减少水、钠潴留和缓解症状。3 天后，如淤血、水肿明显消退，应减少水负平衡量，逐渐过渡到出入水量大体平衡。在水负平衡下应注意防止发生低血容量、低血钾和低血钠等。

2.药物治疗

（1）急性左心衰竭时吗啡及其类似物的使用：吗啡一般用于严重急性左心衰竭的早期阶段，特别是患者不安和呼吸困难时。吗啡能够使静脉扩张，也能使动脉轻度扩张，并降低心率。应密切观察疗效和呼吸抑制的不良反应。伴明显和持续低血压、休克、意识障碍、COPD 等患者禁忌使用。老年患者慎用或减量。也可应用哌替啶 50～100 mg 肌内注射。

（2）急性左心衰竭治疗中血管扩张药的使用：对大多数急性左心衰竭患者，血管扩张药常作为一线药，它可以用来开放外周循环，降低前和/或后负荷。

酸酯类药物：急性左心衰竭时此类药在不减少每搏心排血量和不增加心肌氧耗情况下能减轻肺淤血，特别适用于急性冠状动脉综合征伴心力衰竭的患者。临床研究已证实，硝酸酯类静脉制剂与呋塞米合用治疗急性左心衰竭有效；应用大剂量硝酸酯类药物联合小剂量呋塞米的疗效优于单纯大剂量的利尿药。静脉应用硝酸酯类药物应十分小心滴定剂量，经常测量血压，防止血压过度下降。硝酸甘油静脉滴注起始剂量 5～10 μg/min，每5～10 分钟递增 5～10 μg/min，最大剂量 100～200 μg/min；也可每 10～15 分钟喷雾 1 次（400 μg），或每次舌下含服 0.3～0.6 mg。硝酸异山梨酯静脉滴注剂量 5～10 mg/h，也可每次舌下含服2.5 mg。

硝普钠（SNP）：适用于严重心力衰竭。临床应用宜从小剂量 10 μg/min 开始，可酌情逐渐增加剂量至50～250 μg/min。由于其强效降压作用，应用过程中要密切监测血压，根据血压调整合适的维持剂量。长期使用时其代谢产物（硫代氰化物和氰化物）会产生毒性反应，特别是在严重肝肾衰竭的患者应避免使用。减量时,硝普钠应该缓慢减量,并加用口服血管扩张药,以避免反跳。急性左心衰竭时硝普钠的使用尚缺乏对照试验,而且在 AMI 时使用,病死率增高。在急性冠脉综合征所致的心力衰竭患者,因为 SNP 可引起冠脉窃血,故在此类患者中硝酸酯类的使用优于硝普钠。

奈西立肽:这是一类新的血管扩张药肽类,近期被用以治疗急性左心衰竭。它是人脑钠尿肽(BNP)的重组体,是一种内源性激素物质。它能够扩张静脉、动脉、冠状动脉,由此降低前负荷和后负荷,在无直接正性肌力的情况下增加心排血量。慢性心力衰竭患者输注奈西立肽会对血流动力学产生有益的作用,可以增加钠排泄,抑制肾素-血管紧张素-醛固酮和交感神经系统。它和静脉使用硝酸甘油相比,能更有效地促进血流动力学改善,并且不良反应更少。该药临床试验的结果尚不一致。近期的两项研究(VMAC 和 PROACTION)表明,该药的应用可以带来临床和血流动力学的改善,推荐应用于急性失代偿性心力衰竭。国内一项Ⅱ期临床研究提示,该药较硝酸甘油静脉制剂能够更显著降低 PCWP,缓解患者的呼吸困难。应用方法:先给予负荷剂量 1.5 μg/kg,静脉缓慢推注,继以 0.0075~0.0150 μg/(kg·min)静脉滴注;也可不用负荷剂量而直接静脉滴注。疗程一般 3 天,不建议超过 7 天。

乌拉地尔:该药具有外周和中枢双重扩血管作用,可有效降低血管阻力,降低后负荷,增加心排血量,但不影响心率,从而减少心肌耗氧量。适用于高血压心脏病、缺血性心肌病(包括急性心肌梗死)和扩张型心肌病引起的急性左心衰竭;可用于 CO 降低、PCWP>2.4 kPa(18 mmHg)的患者。通常静脉滴注 100~400 μg/min,可逐渐增加剂量,并根据血压和临床状况予以调整。伴严重高血压者可缓慢静脉注射12.5~25.0 mg。

应用血管扩张药的注意事项:下列情况下禁用血管扩张药物。①收缩压<12.0 kPa (90 mmHg),或持续低血压并伴症状尤其有肾功能不全的患者,以避免重要脏器灌注减少;②严重阻塞性心瓣膜疾病患者,例如,主动脉瓣狭窄、二尖瓣狭窄患者,有可能出现显著的低血压,应慎用;③梗阻性肥厚型心肌病。

(3)急性左心衰竭时血管紧张素转化酶抑制剂(ACEI)的使用:ACEI 在急性左心衰竭中的应用仍存在诸多争议。急性左心衰竭的急性期、病情尚未稳定的患者不宜应用。急性心肌梗死后的急性左心衰竭可以试用,但须避免静脉应用,口服起始剂量宜小。在急性期病情稳定 48 小时后逐渐加量,疗程至少 6 周,不能耐受 ACEI 者可以应用 ARB。

在心排血量处于边缘状况时,ACE 抑制剂应谨慎使用,因为它可以明显降低肾小球滤过率。当联合使用非甾体抗炎药,以及出现双侧肾动脉狭窄时,不能耐受 ACE 抑制剂的风险增加。

(4)利尿药使用注意事项如下。①适应证:急性左心衰竭和失代偿心力衰竭的急性发作,伴有液体潴留的情况是应用利尿药的指征。利尿药缓解症状的益处及其临床上被广泛认可,无须再进行大规模的随机临床试验来评估。②作用效应:静脉使用襻利尿药也有扩张血管效应,在使用早期(5~30 分钟)它降低肺阻抗的同时也降低右房压和肺毛细血管楔压。如果快速静脉注射大剂量(>1 mg/kg)时,就有反射性血管收缩的可能。它与慢性心力衰竭时使用利尿药不同,在严重失代偿性心力衰竭使用利尿药能使容量负荷恢复正常,可以在短期内减少神经内分泌系统的激活。特别是在急性冠脉综合征的患者,应使用低剂量的利尿药,最好已给予扩血管治疗。③实际应用:静脉使用襻利尿药(呋塞米、托拉塞米),它有强效快速的利尿效果,在急性左心衰竭患者优先考虑使用。在入院以前就可安全使用,应根据利尿效果和淤血症状的缓解情况来选择剂量。开始使用负荷剂量,然后继续静脉滴注呋塞米或托拉塞米,静脉滴注比一次性静脉注射更有效。噻嗪类和螺内酯可以联合襻利尿药使用,低剂量联合使用比高剂量使用一种药更有效,而且继发反应也更少。将襻利尿药和多巴酚丁胺、多巴胺或硝酸盐联合使用也是一种治疗方法,它比仅仅增加利尿药更有效,不良反应也更少。④不良反应、药物的相互作用:虽然利尿药可安全地用于大多数患者,但它的不良反应也很常见,甚至可威胁生命。其不良反应包括:神经内分泌系统的激活,特别是 RAAS 和交感神经系统的激活;低血钾、低血镁和低氯性碱中毒可能导致严重的心律失常;可以产生肾毒性及加剧肾衰竭。过度利尿可过分降低静脉压、肺毛细血管楔压及舒张期灌注,由此导致每搏输出量和心排血量下降,特别见于严重心力衰竭和以舒张功能不全为主的心力衰竭或缺血所致的右心室功能障碍。

(5)β受体阻滞剂使用注意事项如下。①适应证和基本原理:目前尚无应用β受体阻滞剂治疗急性左心衰竭,改善症状的研究。相反,在急性左心衰竭时是禁止使用β受体阻滞剂的。急性心肌梗死后早期肺部啰音超过基底部的患者,以及低血压患者均被排除在应用β受体阻滞剂的临床试验之外。急性心肌梗死患者没有明显心力衰竭或低血压,使用β受体阻滞剂能限制心肌梗死范围,减少致命性心律失常,并缓解疼痛。②当患者出现缺血性胸痛对阿片制剂无效、反复发生缺血、高血压、心动过速或心律失常时,可考虑静脉使用β受体阻滞剂。在 Gothenburg 美托洛尔研究中,急性心肌梗死后早期静脉使用美托洛尔或安慰剂,接着口服治疗 3 个月。美托洛尔组发展为心力衰竭的患者明显减少。如果患者有肺底部啰音的肺淤血征象,联合使用呋塞米,美托洛尔治疗可产生更好的疗效,降低病死率和并发症。

实际应用:当患者伴有明显急性左心衰竭,肺部啰音超过基底部时,应慎用β受体阻滞剂。对出现进行性心肌缺血和心动过速的患者,可以考虑静脉使用美托洛尔。

但是,对急性心肌梗死伴发急性左心衰竭患者,病情稳定后,应早期使用β受体阻滞剂。对于慢性心力衰竭患者,在急性发作稳定后(通常 4 天后),应早期使用β受体阻滞剂。

在大规模临床试验中,比索洛尔、卡维地洛或美托洛尔的初始剂量很小,然后逐渐缓慢增加到目标剂量。应个体化增加剂量。β受体阻滞剂可能过度降低血压,减慢心率。一般原则:在服用β受体阻滞剂的患者由于心力衰竭加重而住院,除非必须用正性肌力药物维持,否则应继续服用β受体阻滞剂。但如果疑为β受体阻滞剂剂量过大(如有心动过缓和低血压)时,可减量继续用药。

(6)正性肌力药:此类药物适用于低心排血量综合征,如伴症状性低血压或 CO 降低伴有循环淤血的患者,可缓解组织低灌注所致的症状,保证重要脏器的血液供应。血压较低和对血管扩张药物及利尿药不耐受或反应不佳的患者尤其有效。使用正性肌力药有潜在的危害性,因为它能增加耗氧量、增加钙负荷,所以应谨慎使用。对于失代偿的慢性心力衰竭患者,其症状、临床过程和预后很大程度上取决于血流动力学。所以,改善血流动力学参数成为治疗的目的。在这种情况下,正性肌力药可能有效,甚至挽救生命。但它改善血流动力学参数的益处,部分被它增加心律失常的危险抵消了。而且在某些病例,由于过度增加能量消耗引起心肌缺血和心力衰竭的慢性进展。但正性肌力药的利弊比率,不同的药并不相同。对于那些兴奋β_1受体的药物,可以增加心肌细胞胞内钙的浓度,可能有更高的危险性。有关正性肌力药用于急性左心衰竭治疗的对照试验研究较少,特别对预后的远期效应的评估更少。

1)洋地黄类:此类药物能轻度增加 CO 和降低左心室充盈压;对急性左心衰竭患者的治疗有一定帮助。一般应用毛花苷 C 0.2～0.4 mg 缓慢静脉注射,2 小时后可以再用 0.2 mg,伴快速心室率的房颤患者可酌情适当增加剂量。

2)多巴胺:小剂量<2 μg/(kg·min)的多巴胺仅作用于外周多巴胺受体,直接或间接降低外周阻力。在此剂量下,对于肾脏低灌注和肾衰竭的患者,它能增加肾血流量、肾小球滤过率、利尿和增加钠的排泄,并增强对利尿药的反应。大剂量>2 μg/(kg·min)的多巴胺直接或间接刺激β受体,增加心肌的收缩力和心排血量。当剂量>5 μg/(kg·min)时,它作用于α受体,增加外周血管阻力。此时,虽然它对低血压患者很有效,但它对急性左心衰竭患者可能有害,因为它增加左心室后负荷,增加肺动脉压和肺阻力。

多巴胺可以作为正性肌力药[>2 μg/(kg·min)]用于急性左心衰竭伴有低血压的患者。当静脉滴注低剂量≤2 μg/(kg·min)时,它可以使失代偿性心力衰竭伴有低血压和尿量减少的患者增加肾血流量,增加尿量。但如果无反应,则应停止使用。

3)多巴酚丁胺:多巴酚丁胺的主要作用在于通过刺激 β_1 受体和 β_2 受体产生剂量依赖性的正性变时作用、正性变力作用,并反射性地降低交感张力和血管阻力,其最终结果依个体而不同。小剂量时,多巴酚丁胺能产生轻度的血管扩张反应,通过降低后负荷而增加射血量。大剂量时,它可以引起血管收缩。心率通常呈剂量依赖性增加,但增加的程度弱于其他儿茶酚胺类药物。但在房颤的患者,心率可能增加到难以预料的水平,因为它可以加速房室传导。全身收缩压通常轻度增加,但也可能不变或降低。心力衰竭患者静脉滴注多巴酚丁胺后,观察到尿量增多,这可能是它提高心排血量而增加肾血流量的结果。

多巴酚丁胺用于外周低灌注(低血压、肾功能下降)伴或不伴有淤血或肺水肿、使用最佳剂量的利尿药和扩血管剂无效时。

多巴酚丁胺常用来增加心排血量。它的起始静脉滴注速度为 2~3 μg/(kg·min),可以逐渐增加到 20 μg/(kg·min)。无须负荷量。静脉滴注速度根据症状、尿量反应或血流动力学监测结果来调整。它的血流动力学作用和剂量成正比,在静脉滴注停止后,它的清除也很快。

在接受β受体阻滞剂治疗的患者,需要增加多巴酚丁胺的剂量,才能恢复它的正性肌力作用。

单从血流动力学看,多巴酚丁胺的正性肌力作用增加了磷酸二酯酶抑制剂(PDEI)作用。PDEI 和多巴酚丁胺的联合使用能产生比单一用药更强的正性肌力作用。

长时间地持续静脉滴注多巴酚丁胺(24 小时以上)会出现耐药,部分血流动力学效应消失。长时间应用应逐渐减量。

静脉滴注多巴酚丁胺常伴有心律失常发生率的增加,可来源于心室和心房。这种影响呈剂量依赖性,可能比使用 PDEI 时更明显。在使用利尿药时应及时补钾。心动过速时使用多巴酚丁胺要慎重,多巴酚丁胺静脉滴注可以促发冠心病患者的胸痛。现在还没有关于急性左心衰竭患者使用多巴酚丁胺的对照试验,一些试验显示它增加不利的心血管事件。

4)磷酸二酯酶抑制剂:米力农和依诺昔酮是两种临床上使用的Ⅲ型磷酸二酯酶抑制剂(PDEI)。在急性左心衰竭时,它们能产生明显的正性肌力、松弛性及外周扩血管效应,由此增加心排血量和每搏量,同时伴随有肺动脉压、肺毛细血管楔压的下降,全身和肺血管阻力下降。它在血流动力学方面,介于纯粹的扩血管剂(如硝普钠)和正性肌力药(如多巴酚丁胺)之间。因为它们的作用部位远离β受体,所以在使用β受体阻滞剂的同时,PDEI 仍能够保留其效应。

Ⅲ型 PDEI 用于低灌注伴或不伴有淤血,使用最佳剂量的利尿药和扩血管剂无效时应用。

当患者在使用β受体阻滞剂时,和/或对多巴酚丁胺没有足够的反应时,Ⅲ型 PDEIs 可能优于多巴酚丁胺。

由于其过度的外周扩血管效应可引起的低血压,静脉推注较静脉滴注时更常见。有关PDEI治疗对急性左心衰竭患者的远期疗效目前数据尚不充分,但人们已提高了对其安全性的重视,特别是在缺血性心脏病心力衰竭患者。

5)左西孟旦:这是一种钙增敏剂,通过结合于心肌细胞上的肌钙蛋白C促进心肌收缩,还通过介导ATP敏感的钾通道而发挥血管舒张作用和轻度抑制磷酸二酯酶的效应。其正性肌力作用独立于β肾上腺素能刺激,可用于正接受β受体阻滞剂治疗的患者。左西孟旦的乙酰化代谢产物,仍然具有药理活性,半衰期约80小时,停药后作用可持续48小时。

临床研究表明,急性左心衰竭患者应用本药静脉滴注可明显增加CO和每搏输出量,降低PCWP、全身血管阻力和肺血管阻力;冠心病患者不会增加病死率。用法:首剂$12\sim24~\mu g/kg$静脉注射(>10分钟),继以$0.1~\mu g/(kg \cdot min)$静脉滴注,可酌情减半或加倍。对于收缩压$<13.3~kPa$(100 mmHg)的患者,不需要负荷剂量,可直接用维持剂量,以防止发生低血压。

在比较左西孟旦和多巴酚丁胺的随机对照试验中,已显示左西孟旦能改善呼吸困难和疲劳等症状,并产生很好的结果。不同于多巴酚丁胺的是,当联合使用β受体阻滞剂时,左西孟旦的血流动力学效应不会减弱,甚至会更强。

在大剂量使用左西孟旦静脉滴注时,可能会出现心动过速、低血压,对收缩压$<11.3~kPa$(85 mmHg)的患者不推荐使用。在与其他安慰剂或多巴酚丁胺比较的对照试验中显示,左西孟旦并没有增加恶性心律失常的发生率。

3.非药物治疗

(1)IABP:临床研究表明,这是一种有效改善心肌灌注同时又降低心肌耗氧量和增加CO的治疗手段。

IABP的适应证:①急性心肌梗死或严重心肌缺血并发心源性休克,且不能由药物治疗纠正;②伴血流动力学障碍的严重冠心病(如急性心肌梗死伴机械并发症);③心肌缺血伴顽固性肺水肿。

IABP的禁忌证:①存在严重的外周血管疾病;②主动脉瘤;③主动脉瓣关闭不全;④活动性出血或其他抗凝禁忌证;⑤严重血小板缺乏。

(2)机械通气。急性左心衰竭者行机械通气的指征:①出现心跳呼吸骤停而进行心肺复苏时;②合并Ⅰ型或Ⅱ型呼吸衰竭。机械通气的方式有下列两种。

1)无创呼吸机辅助通气:这是一种无须气管插管、经口/鼻面罩给患者供氧、由患者自主呼吸触发的机械通气治疗。分为持续气道正压通气(CPAP)和双相间歇气道正压通气(BiPAP)两种模式。

作用机制:通过气道正压通气可改善患者的通气状况,减轻肺水肿,纠正缺氧和CO_2潴留,从而缓解Ⅰ型或Ⅱ型呼吸衰竭。

适用对象:Ⅰ型或Ⅱ型呼吸衰竭患者经常规吸氧和药物治疗仍不能纠正时应及早应用。主要用于呼吸频率≤25次/分、能配合呼吸机通气的早期呼吸衰竭患者。在下列情况下应用受限:不能耐受和合作的患者、有严重认知障碍和焦虑的患者、呼吸急促(频率>25次/分)、呼吸微弱和呼吸道分泌物多的患者。

2)气道插管和人工机械通气:应用指征为心肺复苏时、严重呼吸衰竭经常规治疗不能改善者,尤其是出现明显的呼吸性和代谢性酸中毒并影响到意识状态的患者。

(3)血液净化治疗要点如下。

1)机制:此法不仅可维持水、电解质和酸碱平衡,稳定内环境,还可清除尿毒症毒素(肌酐、尿素、尿酸等)、细胞因子、炎症介质及心脏抑制因子等。治疗中的物质交换可通过血液滤过(超滤)、血液透析、连续血液净化和血液灌流等来完成。

2)适应证:本法对急性左心衰竭有益,但并非常规应用的手段。出现下列情况之一时可以考虑采用:①高容量负荷如肺水肿或严重的外周组织水肿,且对襻利尿药和噻嗪类利尿药抵抗;②低钠血症(血钠<110 mmol/L)且有相应的临床症状,如神志障碍、肌张力减退、腱反射减弱或消失、呕吐及肺水肿等,在上述两种情况应用单纯血液滤过即可;③肾功能进行性减退,血肌酐>500 μmol/L或符合急性血液透析指征的其他情况。

3)不良反应和处理:建立体外循环的血液净化均存在与体外循环相关的不良反应,如生物不相容、出血、凝血、血管通路相关并发症、感染、机器相关并发症等。应避免出现新的内环境紊乱,连续血液净化治疗时应注意热量及蛋白的丢失。

(4)心室机械辅助装置:急性左心衰竭经常规药物治疗无明显改善时,有条件的可应用此种技术。此类装置有体外膜式氧合(ECMO)、心室辅助泵(如可置入式电动左心辅助泵、全人工心脏)。根据急性左心衰竭的不同类型,可选择应用心室辅助装置,在积极纠治基础心脏病的前提下,短期辅助心脏功能,可作为心脏移植或心肺移植的过渡。ECMO可以部分或全部代替心肺功能。临床研究表明,短期循环呼吸支持(如应用 ECMO)可以明显改善预后。

(张力鸥)

第二节　急性右心衰竭

急性右心衰竭又称急性右心功能不全,是由于某些原因使患者的心脏在短时间内发生急性功能障碍,同时其代偿功能不能满足实际需要而导致的以急性右心排血量减低和体循环淤血为主要表现的临床综合征。该病很少单独出现,多见于急性大面积肺栓塞、急性右心室心肌梗死等,或继发于急性左心衰竭及慢性右心功能不全者由于各种诱因病情加重所致。因临床较为多见,若处理不及时也可威胁生命,故需引起临床医师特别是心血管病专科医师的足够重视。

一、病因

(一)急性肺栓塞

在急性右心功能不全的病因中,急性肺栓塞占有十分重要的地位。患者由于下肢静脉曲张、长时间卧床、机体高凝状态及手术、创伤、肿瘤甚至矛盾性栓塞等原因,使右心或周围静脉系统内栓子(矛盾性栓塞排除)脱落,回心后突然阻塞主肺动脉或左右肺动脉主干,造成肺循环阻力急剧升高,心排血量显著降低,引起右心室迅速扩张,一般认为栓塞造成肺血流减少>50%时临床上即可发生急性右心衰竭。

(二)急性右心室心肌梗死

在急性心肌梗死累及右心室时,可造成右心排血量下降,右心室充盈压升高,容量负荷增大。上述变化发生迅速,右心室尚无代偿能力,易出现急性右心衰竭。

(三)特发性肺动脉高压

特发性肺动脉高压的基本病变是致丛性肺动脉病,即由动脉中层肥厚、细胞性内膜增生、向心性板层性内膜纤维化、扩张性病变、类纤维素坏死和丛样病变形成等构成的疾病,迄今其病因不明。该病存在广泛的肺肌型动脉和细动脉管腔狭窄和阻塞,导致肺循环阻力明显增加,可超过正常值的 12～18 倍,由于右心室后负荷增加,右心室肥厚和扩张,当心室代偿功能低下时,右心室舒张末期压和右心房压明显升高,心排血量逐渐下降,病情加重时即可出现急性右心功能不全。

(四)慢性肺源性心脏病急性加重

慢性阻塞性肺疾病(COPD)由于低氧性肺血管收缩、继发性红细胞计数增多、肺血管慢性炎症重构及血管床的破坏等原因可造成肺动脉高压,加重右心室后负荷,造成右心室肥大及扩张,形成肺源性心脏病。当存在感染、右心室容量负荷过重等诱因时,即可出现急性右心功能不全。

(五)瓣膜性心脏病

肺动脉瓣狭窄等造成右心室流出道受阻的疾病可增加右心室收缩阻力;三尖瓣大量反流增加右心室前负荷并造成体循环淤血;二尖瓣或主动脉病变使肺静脉压增高,间接增加肺血管阻力,加重右心后负荷。上述原因均可导致右心功能不全,严重时出现急性右心衰竭。

(六)继发于左心系统疾病

如冠心病急性心肌梗死、扩张型心肌病、急性心肌炎等这些疾病由于左心室收缩功能障碍,造成不同程度的肺淤血,使肺静脉压升高,晚期可引起不同程度的肺动脉高压,形成急性右心功能不全。

(七)心脏移植术后急性右心衰竭

急性右心衰竭是当前困扰心脏移植手术的一大难题。据报道,移植术前肺动脉高压是移植的高危因素,因此术前需常规经 Swan-Ganz 导管测定血流动力学参数。肺血管阻力＞4 wu [32×10^3 (Pa·s)/L],肺血管阻力指数＞6 wu/m^2[48×10^3 (Pa·s)/(L·m^2)],肺动脉峰压值＞8.0 kPa(60 mmHg)或跨肺压力差＞2.0 kPa(15 mmHg)均是肯定的高危人群,而有不可逆肺血管阻力升高者其术后病死率较可逆者高4倍。术前正常的肺血管阻力并不绝对预示术后不发生右心衰竭。因为离体心脏的损伤,体外循环对心肌、肺血管的影响等,也可引起植入心脏不适应绝对或相对的肺动脉高压、肺血管高阻力而发生右心衰竭。右心衰竭所致心腔扩大,心肌缺血、肺循环血量减少及向左偏移的室间隔等又能干扰左心回血,从而诱发全心衰竭。

二、病理生理

正常肺循环包括右心室、肺动脉、毛细血管及肺静脉,其主要功能是进行气体交换,血流动力学有以下 4 个特点:第一,压力低,肺动脉压力为正常主动脉压力的 1/10～1/7;第二,阻力小,正常人肺血管阻力为体循环阻力的 1/10～1/5;第三,流速快,肺脏接受心脏搏出的全部血液,但其流程远较体循环为短,故流速快;第四,容量大,肺血管床面积大,可容纳 900 mL 血液,约占全血量的 9%。由于肺血管有适应其生理需要的不同于体循环的自身特点,所以其血管的组织结构功能也与体循环血管不同。此外,右心室室壁较薄,心腔较小,心室顺应性良好,其解剖结构特点有利于右心室射血,适应高容量及低压力的肺循环系统,却不耐受高压力。同时右心室与左心室拥有共同的室间隔和心包,其过度扩张会改变室间隔的位置及心腔构形,影响左心室的容积和压力,从而使左心室回心血量及射血能力发生变化,因此左、右心室在功能上是相互依赖的。

当各种原因造成体循环重度淤血,右心室前/后负荷迅速增加,或原有的异常负荷在某种诱因下突然加重,以及右心室急性缺血功能障碍时,均可出现急性右心功能不全。临床常见如前负荷增加的急性水、钠潴留、三尖瓣大量反流,后负荷增加的急性肺栓塞、慢性肺动脉高压急性加重,急性左心衰竭致肺循环阻力明显升高,以及右心功能受损的急性右心室心肌梗死等。急性右心衰竭发生时肺毛细血管楔压和左心房压可正常或升高,多数出现右心室肥厚和扩张,当超出心室代偿功能时(右心室心肌梗死则为右心室本身功能下降),右心室舒张末期压和右心房压明显升高,表现为体循环淤血的体征,扩大的右心室还可压迫左心室造成心排血量逐渐下降,重症患者常低于正常值的50%以下,同时体循环血压下降,收缩压常降至12.0 kPa(90 mmHg)或更低,脉压变窄,组织灌注不良,甚至会出现周围性发绀。对于心脏移植的患者,术前均存在严重的心力衰竭,肺动脉压力可有一定程度的升高,受体心脏(尤其是右心室)已对其产生了部分代偿能力,而供体是一个完全正常的心脏,当开始工作时右心室对增加的后负荷无任何适应性,加之离体心脏的损伤,体外循环对心肌、肺血管的影响等,也可引起植入心脏不适应绝对或相对的肺动脉高压、肺血管高阻力而发生右心衰竭。

三、临床表现

(一)症状

1.胸闷气短,活动耐量下降

可由于肺通气/血流比例失调,低氧血症造成,多见于急性肺栓塞、肺心病等。

2.上腹部胀痛

上腹部胀痛是右心衰竭较早的症状。常伴有食欲缺乏、恶心、呕吐,此多由于肝、脾及胃肠道淤血所引起,腹痛严重时可被误诊为急腹症。

3.周围性水肿

右心衰竭早期,由于体内先有水、钠潴留,故在水肿出现前先有体重的增加,随后可出现双下肢、会阴及腰骶部等下垂部位的凹陷性水肿,重症者可波及全身。

4.胸腔积液

急性右心衰竭时,由于静脉压的急剧升高,常出现胸腔积液及腹水,一般为漏出液。胸腔积液可同时见于左、右两侧胸腔,但以右侧较多,其原因不甚明了。由于壁层胸膜静脉回流至腔静脉,脏层胸膜静脉回流至肺静脉,因而胸腔积液多见于全心衰竭者。腹水大多发生于晚期,由于心源性肝硬化所致。

5.发绀

右心衰竭者可有不同程度的发绀,最早见于指端、口唇和耳郭,较左心衰竭者为明显。其原因除血液中血红蛋白在肺部氧合不全外,常因血流缓慢,组织从毛细血管中摄取较多的氧而使血液中还原血红蛋白含量增加有关(周围型发绀)。严重贫血者发绀可不明显。

6.神经系统症状

可有神经过敏、失眠、嗜睡等症状,重者可发生精神错乱。此可能由于脑出血、缺氧或电解质紊乱等原因引起。

7.不同原发病各自的症状

如急性肺栓塞可有呼吸困难、胸痛、咯血、血压下降,右心室心肌梗死可有胸痛,慢性肺心病可有咳嗽、咳痰、发热,瓣膜病可有活动耐力下降等。

(二)体征

1.皮肤及巩膜黄染

长期慢性肝淤血缺氧,可引起肝细胞变性、坏死、最终发展为心源性肝硬化,肝功能呈现不正常,胆红素异常升高并出现黄疸。

2.颈静脉曲张

颈静脉曲张是右心衰竭的一个较明显征象。其出现常较皮下水肿或肝大为早,同时可见舌下、手臂等浅表静脉异常充盈,压迫充血肿大的肝脏时,颈静脉曲张更加明显,此称肝-颈静脉回流征阳性。

3.心脏体征

主要为原有心脏病表现,由于右心衰竭常继发于左心衰竭,因而左、右心均可扩大。右心室扩大引起三尖瓣关闭不全时,在三尖瓣听诊可听到吹风性收缩期杂音,剑突下可有收缩期抬举性搏动。在肺动脉压升高时可出现肺动脉瓣区第二心音增强及分裂,有响亮收缩期喷射性杂音伴震颤,可有舒张期杂音,心前区可有奔马律,可有阵发性心动过速,心房扑动或颤动等心律失常。由左心衰竭引起的肺淤血症状和肺动脉瓣区第二心音亢进,可因右心衰竭的出现而减轻。

4.胸腔积液、腹水

可有单侧或双侧下肺呼吸音减低,叩诊呈浊音;腹水征可为阳性。

5.肝大、脾大

肝大、质硬并有压痛。若有三尖瓣关闭不全并存,触诊肝脏可感到有扩张性搏动。

6.外周水肿

由于体内水、钠潴留,可于下垂部位如双下肢、会阴及腰骶部等出现凹陷性水肿。

7.发绀

慢性右心功能不全急性加重时常因基础病的不同存在发绀,甚至可有杵状指。

四、实验室检查

(一)血常规

缺乏特异性。长期缺氧者可有红细胞数、血红蛋白含量的升高,白细胞计数可正常或增高。

(二)血生化

血清丙氨酸氨基转移酶及胆红素常升高,乳酸脱氢酶、肌酸激酶也可增高,常伴有低蛋白血症、电解质紊乱等。

(三)凝血指标

血液多处于高凝状态,国际标准化比值(INR)可正常或缩短,急性肺栓塞时 D-二聚体明显升高。

(四)血气分析

动脉血氧分压、氧饱和度多降低,二氧化碳分压在急性肺栓塞时降低,在肺心病、先天性心脏病时可升高。

五、辅助检查

(一)心电图检查

心电图检查多显示右心房、室的增大或肥厚。此外还可见肺型 P 波、电轴右偏、右束支传导阻滞和Ⅱ、Ⅲ、aVF及右胸前导联ST-T改变。急性肺栓塞时心电图变化由急性右心室扩张所致,常示电轴显著右偏,极度顺钟向转位。Ⅰ导联S波深、ST段呈J点压低,Ⅲ导联Q波显著和T波倒置,呈$S_IQ_{Ⅲ}T_{Ⅲ}$波形。aVF和Ⅲ导联相似,aVR导联R波常增高,右胸导联R波增高、T波倒置。可出现房性或室性心律失常。急性右心室心肌梗死时右胸导联可有ST段抬高。

(二)胸部X线检查

急性右心功能不全X线表现的特异性不强,可具有各自基础病的特征。肺动脉高压时可有肺动脉段突出(>3 mm),右下肺动脉横径增宽(>15 mm),肺门动脉扩张与外围纹理纤细形成鲜明的对比或呈"残根状";右心房、右心室扩大,心胸比率增加,右心回流障碍致奇静脉和上腔静脉扩张。肺栓塞在起病12小时后肺部可出现肺下叶卵圆形或三角形浸润阴影,底部常与胸膜相连;也可有肋膈角模糊或胸腔积液阴影;膈肌提升及呼吸幅度减弱。

(三)超声心动图检查

急性右心功能不全时,UCG检查可发现右心室收缩期和舒张期超负荷,表现为右心室壁增厚及运动异常,右心排血量减少,右心室增大(右心室舒张末面积/左心室舒张末面积比值>0.6),室间隔运动障碍,三尖瓣反流和肺动脉高压。常见的肺动脉高压征象:右心室肥厚和扩大,中心肺动脉扩张,肺动脉壁顺应性随压力的增加而下降,三尖瓣和肺动脉瓣反流。右心室心肌梗死除右心室腔增大外,常出现左心室后壁或下壁运动异常。心脏瓣膜病或扩张型心肌病引起慢性左心室扩张时,不能通过测定心室舒张面积比率评价右心室扩张程度。某些基础心脏病,如先心病、瓣膜病等心脏结构的异常,也可经超声心动图明确诊断。

(四)其他检查

肺部放射性核素通气/灌注扫描显示不匹配及肺血管增强CT对肺栓塞的诊断有指导意义。CT检查也可帮助鉴别心肌炎、心肌病、COPD等疾病,是临床常用的检查方法。做选择性肺动脉造影可准确地了解栓塞所在部位和范围,但此检查属有创伤性,存在一定的危险,只宜在有条件的医院及考虑手术治疗的患者中做术前检查。

六、鉴别诊断

急性右心功能不全是一组较为常见的临床综合征,包括腹胀、肝大、脾大、胸腔积液、腹水、下肢水肿等。由于病因的不同,其主要表现存在一定的差异。除急性右心衰竭表现外,如突然发病、呼吸困难、窒息、心悸、发绀、剧烈胸痛、晕厥和休克,尤其是发生于长期卧床或手术后的患者,应考虑大块肺动脉栓塞引起急性肺源性心脏病的可能;如胸骨后呈压榨性或窒息性疼痛并放射至左肩、臂,一般无咯血,心电图有右心导联ST-T特征性改变,伴心肌酶学或特异性标志物的升高,应考虑急性右心室心肌梗死;如既往有慢性支气管炎、肺气肿病史,此次为各种诱因病情加重,应考虑慢性肺心病急性发作;如结合体格检查及超声心动图资料,发现有先天性心脏病或瓣膜病证据,应考虑为原有基础心脏病所致。限制型心肌病或缩窄性心包炎等疾病由于心室舒张功能下降或心室充盈受限,使得静脉回流障碍,在肺静脉压升高的同时体循环重度淤血,某些诱因下(如入量过多或出量不足)即出现肝大、脾大、下肢水肿等症状,也应与急性右心功能不全相鉴别。

七、治疗

(一)一般治疗

应卧床休息及吸氧,并严格限制入液量。若急性心肌梗死或肺栓塞剧烈胸痛时,可给予吗啡

3～5 mg 静脉推注或罂粟碱 30～60 mg 皮下或肌内注射以止痛及解痉。存在低蛋白血症时应静脉输入清蛋白治疗,同时注意纠正电解质及酸碱平衡紊乱。

（二）强心治疗

心力衰竭时应使用直接加强心肌收缩力的洋地黄类药物,如快速作用的去乙酰毛花苷注射液 0.4 mg 加入 5％的葡萄糖溶液 20 mL 中,缓慢静脉注射,必要时 2～4 小时再给 0.2～0.4 mg;同时可给予地高辛 0.125～0.25 mg,每天 1 次治疗。

（三）抗休克治疗

出现心源性休克症状时可应用直接兴奋心脏 β-肾上腺素受体,增强心肌收缩力和心搏量的药物,如多巴胺 20～40 mg 加入 200 mL 5％葡萄糖溶液中静脉滴注,或 2～10 μg/(kg·min)以微量泵静脉维持输入,依血压情况逐渐调整剂量;也可用多巴酚丁胺 2.5～15 μg/(kg·min)微量泵静脉输入或滴注。

（四）利尿治疗

急性期多应用襻利尿药,如呋塞米 20～80 mg、布美他尼 1～3 mg、托拉塞米 20～60 mg 等静脉推注以减轻前负荷,并每天口服上述药物辅助利尿。同时可服用有醛固酮拮抗作用的保钾利尿药,如螺内酯 20 mg,每天 3 次,以加强利尿效果,减少电解质紊乱。症状稳定后可应用噻嗪类利尿药,如氢氯噻嗪 50～100 mg 与上述襻利尿药隔天交替口服,减少耐药性。

（五）扩血管治疗

应从小剂量起谨慎应用,以免引起低血压。若合并左心衰竭可应用硝普钠 6.25 μg/min,微量泵静脉维持输入,依病情及血压数值逐渐调整剂量,起到同时扩张小动脉和静脉的作用,有效地减低心室前负荷、后负荷;合并急性心肌梗死可应用硝酸甘油 5～10 μg/min 或硝酸异山梨酯 50～100 μg/min 静脉滴注或微量泵维持输入,以扩张静脉系统,降低心脏前负荷。口服硝酸酯类或 ACEI 类等药物也可根据病情适当加用,剂量依个体调整。

（六）保肝治疗

对于肝脏淤血肿大,肝功能异常伴黄疸或腹水的患者,可应用还原型谷胱甘肽 600 mg 加入 250 mL 5％葡萄糖溶液中,每天 2 次静脉滴注,或多烯磷脂酰胆碱(易善复)465 mg(10 mL)加入 250 mL 5％葡萄糖溶液中,每天 1～2 次静脉滴注,可同时静脉注射维生素 C 5～10 g,每天 1 次,并辅以口服葡醛内酯(肝太乐)、肌苷等药物,加强肝脏保护作用,逆转肝细胞损害。

（七）针对原发病的治疗

由于引起急性右心功能不全的原发疾病各不相同,治疗时需有一定的针对性。如急性肺栓塞应考虑 rt-PA 或尿激酶溶栓及抗凝治疗,必要时行急诊介入或外科手术;特发性肺动脉高压应考虑前列环素、内皮素-1 受体拮抗剂、磷酸二酯酶抑制剂、一氧化氮吸入等针对性降低肺动脉压及扩血管治疗;急性右心室心肌梗死应考虑急诊介入或 rt-PA、尿激酶溶栓治疗;慢性肺源性心脏病急性发作应考虑抗感染及改善通气、稀释痰液等治疗;先心病、瓣膜性心脏病应考虑在心力衰竭症状改善后进一步外科手术治疗;心脏移植患者,术前应严格评价血流的动力学参数,判断肺血管阻力及经扩血管治疗的可逆性,并要求术前肺血管处于最大限度的舒张状态,术后长时间应用血管活性药物,如前列环素等。

总之,随着诊断及治疗水平的提高,急性右心功能不全已在临床工作中得到广泛认识,且治疗效果明显改善,对患者整体病情的控制起到了一定的帮助。

（张力鸥）

第三节　舒张性心力衰竭

心力衰竭是一个包括多种病因和发病机制的临床综合征。其中,舒张性心力衰竭(DHF)是近 20 年才得到研究和认识的一类心力衰竭。其主要特点是有典型心力衰竭的临床症状、体征和实验室检查证据(如胸部 X 线检查肺淤血表现),而超声心动图等影像检查显示左心室射血分数(LVEF)正常,并可排除瓣膜病和单纯右心衰竭。研究发现,DHF 患者约占所有心力衰竭患者的 50%。与收缩性心力衰竭(SHF)比较,DHF 有更长的生存期,而且两者的治疗措施不尽相同。

一、病因特点

DHF 通常发生于年龄较大的患者,女性比男性发病率和患病率更高。最常发生于高血压患者,特别是有严重心肌肥厚的患者。冠心病也是常见病因,特别是由一过性缺血发作造成的可逆性损伤及急性心肌梗死早期,心肌顺应性急剧下降,左心室舒张功能损害。DHF 还见于肥厚型心肌病、糖尿病性心肌病、心内膜弹力纤维增生症、浸润型心肌病(如心肌淀粉样变性)等。DHF 急性发生常由血压短期内急性升高和快速心率的心房颤动发作引起。DHF 与 SHF 可以合并存在,这种情况见于冠心病心力衰竭,既可以因心肌梗死造成的心肌丧失或急性缺血发作导致心肌收缩力急剧下降而致 SHF,也可以由非扩张性的纤维瘢痕替代了正常的可舒张心肌组织,心室的顺应性下降而引起 DHF。长期慢性 DHF 的患者,如同 SHF 患者一样,逐渐出现劳动耐力、生活质量下降。瓣膜性心脏病同样会引起左心室舒张功能异常,特别是在瓣膜病的早期,表现为舒张时间延长,心肌僵硬度增加,甚至换瓣术后的部分患者,舒张功能不全也会持续数年之久,即使此刻患者的收缩功能正常。通常所说的 DHF 是不包括瓣膜性心脏病等的单纯 DHF。

二、病理生理特点

心脏的舒张功能取决于心室肌的主动松弛和被动舒张的特性。被动舒张特性的异常通常是由心脏的质量增加和心肌内的胶原网络变化共同导致的,心肌主动松弛性的异常与各种原因造成的细胞内钙离子调节异常有关。其结果是心肌的顺应性下降,左心室充盈时间变化,左心室舒张末压增加,表现为左心室舒张末压力与容量的关系曲线变得更加陡直。在这种情况下,中心血容量、静脉张力或心房僵硬度的轻度增加,或它们共同增加即可导致左心房或肺静脉压力骤然增加,甚至引起急性肺水肿。

心率对舒张功能有明显影响,心率增快时心肌耗氧量增加,同时使冠状动脉灌注时间缩短,即使在没有冠心病的情况下,也可引起缺血性舒张功能不全。心率过快时舒张期缩短,使心肌松弛不完全,心室充盈压升高,产生舒张功能不全。

舒张功能不全时的血流动力学改变和代偿机制:舒张功能不全时舒张中晚期左心室内压力升高,左心室充盈受限,虽然射血分数正常,但每搏输出量降低,心排血量减少。左心房代偿性收缩增强,以增加左心室充盈。长期代偿结果是左心房内压力增加,左心房逐渐扩大,到一定程度时发生心房颤动。在前、后负荷突然增加,急性应激,快速房颤等使左心室充盈压突然升高时,发生急性失代偿心力衰竭,出现急性肺淤血、水肿,表现出急性左心衰竭的症状和体征。

舒张功能不全的患者,不论有无严重的心力衰竭临床表现,其劳动耐力均是下降的,主要有两个原因:一是左心室舒张压和肺静脉压升高,导致肺的顺应性下降,这可引起呼吸做功增加或呼吸困难的症状;二是运动时心排血量不能充分代偿性增加,结果导致下肢和辅助呼吸肌的显著乏力。这一机制解释了较低的运动耐力和肺毛细血管楔压(PCWP)变化之间的关系。

三、临床表现

舒张性心力衰竭的临床表现与收缩性心力衰竭近似,主要为肺循环淤血和体循环淤血的症状和体征,如劳动耐力下降、劳力性呼吸困难、夜间阵发性呼吸困难、颈静脉曲张、淤血性肝大和下肢水肿等。X 线胸片可显示肺淤血,甚至肺水肿的改变。超声心动图显示 LVEF>50% 和左心室舒张功能减低的证据。

四、诊断

对于有典型的心力衰竭的临床表现,而超声心动图显示左心室射血分数正常(LVEF>50%)或近乎正常(LVEF 40%~50%)的患者,在排除瓣膜性心脏病、各种先天性心脏病、各种原因的肺心病、高动力状态的心力衰竭(严重贫血、甲状腺功能亢进、动静脉瘘等)、心脏肿瘤、心包缩窄或压塞等疾病后,可初步诊断为舒张性心力衰竭,并在进一步检查获得左心室舒张功能不全的证据后,确定舒张性心力衰竭的诊断。

超声心动图在心力衰竭的诊断中起着重要的作用,因为物理检查、心电图、X 线胸片等都不能够提供用于鉴别收缩或舒张功能不全的证据。超声心动图所测的左心室射血分数正常(LVEF>50%)或近乎正常(LVEF 40%~50%)是诊断 DHF 的必需条件。超声心动图能够简便、快速地用于鉴别诊断,如明确是否有急性二尖瓣、主动脉瓣反流或缩窄性心包炎等。

多普勒超声能够测量心内的血流速度,这有助于评价心脏的舒张功能。在正常窦性心律条件下,穿过二尖瓣的血流频谱从左心房到左心室有两个波形,E 波反映左心室舒张早期充盈;A 波反映舒张晚期心房的收缩。因为跨二尖瓣的血流速度有赖于二尖瓣的跨瓣压差,E 波的速率受到左心室性期前收缩期舒张和左心房压力的影响。而且,研究发现,仅在轻度舒张功能不全时可以看出 E/A<1,一旦患者的舒张功能达到中度或严重损害,则由于左心房压的显著升高,其超声的表现仍为 E/A>1,近似于正常的图像。由此也可以看出,二尖瓣标准的血流模式对容量状态(特别是左心房压)极度敏感,但是这一速率的变化图像还是能够部分反映左心室的舒张功能(特别是在轻度左心室舒张功能减低时)。其他评价舒张功能的无创检测方法:多普勒超声评价由肺静脉到左心房的血流状态,组织多普勒显像能够直接测定心肌长度的变化速率。而对于缺血性心脏病患者,心导管技术则可以反映左心室充盈压的增高,在实际应用中,更适合于由心绞痛发作诱发的心力衰竭患者的评价。

DHF 的诊断标准目前还不完全统一。美国心脏病学会和美国心脏病协会(ACC/AHA)建议的诊断标准:有典型的心力衰竭症状和体征,同时超声心动图显示患者没有心脏瓣膜异常,左心室射血分数正常。欧洲心脏病学会建议 DHF 的诊断应当符合下面 3 个条件:①有心力衰竭的证据;②左心室收缩功能正常或轻度异常;③左心室松弛、充盈、舒张性或舒张僵硬异常的证据。欧洲心力衰竭工作组和 ACC/AHA 使用的术语"舒张性心力衰竭"有别于广义的"有正常射血分数的心力衰竭",后者包括了急性二尖瓣反流和其他原因的循环充血状态。

在实际工作中,临床医师诊断 DHF 时常常面临挑战。主要是要取得心力衰竭的临床证据,其中,胸片在肺水肿的诊断中有很高的价值。血浆 BNP 和 NT-proBNP 的检测也有重要诊断价值,心源性呼吸困难患者的血浆 BNP 水平升高,尽管有资料显示,DHF 患者的 BNP 水平增加不如 SHF 患者的增加显著。

五、治疗

DHF 的治疗目的同其他各种心力衰竭,即缓解心力衰竭的症状,减少住院次数,增加运动耐量,改善生活质量和预后。治疗措施也同其他心力衰竭,包括三方面的内容:①对症治疗,缓解肺循环和体循环淤血的症状和体征。②针对病因和诱因的治疗,即积极治疗导致 DHF 的危险因素或原发病,如高血压、左心室肥厚、冠心病、心肌缺血、糖尿病及心动过速等,对阻止或延缓 DHF 的进展至关重要。③针对病理生理机制的治疗。在具体的治疗方法上 DHF 有其自己的特点。

(一)急性期治疗

在急性肺水肿时,可以给予氧疗(鼻导管或面罩吸氧)、吗啡、静脉用利尿药和硝酸甘油。需要注意的是,对于 DHF 患者过度利尿可能会导致严重的低血压,因为 DHF 时左心室舒张压与容量的关系呈一个陡直的曲线。如果有严重的高血压,则有必要使用硝普钠等血管活性药物。如果有缺血发作,则使用硝酸甘油和相关的药物治疗。心动过速能够导致心肌耗氧量增加和降低冠状动脉的灌注时间,容易导致心肌缺血,即使在非冠心病患者;还可因缩短了舒张时间而使左心室的充盈受损,所以,在舒张功能不全的患者,快心室率的心房颤动常常会导致肺水肿和低血压,在一些病例中需要进行紧急心脏电复律。预防心动过速的发生或降低患者的心率,可以积极应用 β 受体阻滞剂(如比索洛尔、美托洛尔和卡维地洛)或非二氢吡啶类钙通道阻滞剂(如地尔硫草),剂量依据患者的心率和血压调整,这点与 SHF 时不同,因为 SHF 时 β 受体阻滞剂要谨慎应用、逐渐加量,并禁用非二氢吡啶类钙通道阻滞剂。对大多数 DHF 患者,无论在急性期与慢性期都不能从正性肌力药物治疗中获益。重组人脑钠尿肽(rh-BNP)是近年来用于治疗急性左心衰竭疗效显著的药物,它具有排钠利尿和扩展血管的作用,对那些急性发作或加重的 SHF 的临床应用收到了肯定的疗效。但对 DHF 的临床研究尚不多。从药理作用上看,它有促进心肌早期舒张的作用,加上排钠利尿、减轻肺淤血的作用,对 DHF 的急性发作可收到显著效果。

(二)长期药物治疗

1.ACEI 和血管紧张素 Ⅱ 受体阻滞剂(ARB)

ACEI 和 ARB 不但可降低血压,而且对心肌局部的 RAAS 也有直接的作用,可减轻左心室肥厚,改善心肌松弛性。非常适合用于治疗高血压合并的 DHF,在血压降低程度相同时,ACEI 和 ARB 减轻心肌肥厚的程度优于其他抗高血压药物。

2.β 受体阻滞剂

β 受体阻滞剂具有降低心率和负性肌力作用。对左心室舒张功能障碍可能有益的机制:①降低心率可使舒张期延长,改善左心室充盈,增加舒张期末容积。②负性肌力作用可降低耗氧量,改善心肌缺血及心肌活动的异常非均一性。③抑制交感神经的血管收缩作用,降低心脏后负荷,也可改善冠状动脉的灌注。④能阻止通过儿茶酚胺引起的心肌损害和灶性坏死。已有研究证明,此类药物可使左心室容积-压力曲线下移,具有改善左心室舒张功能的作用。

目前认为,β 受体阻滞剂对改善舒张功能最主要的作用来自减慢心率和延长舒张期。在具体应用时可以根据患者的具体情况选择较大的初始剂量和较快地增加剂量。这与 SHF 有明显的不同。在 SHF 患者，β 受体阻滞剂的机制是长期应用后上调 β 受体，改善心肌重塑，应从小剂量开始，剂量调整常需要 2～4 周。应用 β 受体阻滞剂时一般将基础心率维持在 60～70 次/分。

3.钙通道阻滞剂

钙通道阻滞剂可减低细胞质内钙浓度，改善心肌的舒张和舒张期充盈，并能减轻后负荷和心肌肥厚，在扩张血管降低血压的同时可改善心肌缺血，维拉帕米和地尔硫草等还可通过减慢心率而改善心肌的舒张功能。因此在 DHF 的治疗中，钙通道阻滞剂发挥着重要的作用。这与 SHF 不同，由于钙通道阻滞剂有一定程度的负性肌力作用而不宜应用于 SHF 的治疗。

4.利尿药

通过利尿能减轻水、钠潴留，减少循环血量，降低肺及体循环静脉压力，改善心力衰竭症状。当舒张性心力衰竭为代偿期时，左心房及肺静脉压增高虽为舒张功能障碍的结果，但同时也是其重要的代偿机制，可以缓解因心室舒张期充盈不足所致的舒张期末容积不足和心排血量的减少，从而保证全身各组织的基本血液供应。如此时过量使用利尿药，可能加重已存在的舒张功能不全，使其由代偿转为失代偿。当 DHF 患者出现明显充血性心力衰竭的临床表现并发生肺水肿时，利尿药则可通过减少部分血容量使症状得以缓解。

5.血管扩张药

由于静脉血管扩张药能扩张静脉，使回心血量及左心室舒张期末容积减小，故对代偿期 DHF 可能进一步降低心排血量；而对容量负荷显著增加的失代偿期患者，可减轻肺循环、体循环压力，缓解充血症状。动脉血管扩张药能有效地降低心脏后负荷，对周围血管阻力增加的患者（如高血压心脏病）可能有效改善心室舒张功能，但对左心室流出道梗阻的肥厚型心肌病患者可能加重梗阻，使心排血量进一步减少。因此，扩张剂的应用应结合实际病情并慎重应用。

6.正性肌力药物

由于单纯 DHF 患者的左心室射血分数通常正常，因而正性肌力药物没有应用的指征，而且有使舒张性心功能不全恶化的危险，尤其是在老年急性失代偿 DHF 患者中。例如，洋地黄类药物通过抑制 Na^+-K^+-ATP 酶，并通过 Na^+-Ca^{2+} 交换的机制增加细胞内钙离子浓度，在心脏收缩期增加能量需求，而在心脏舒张期增加钙负荷，可能会促进舒张功能不全的恶化。DIG 研究的数据也显示，在使用地高辛过程中，与心肌缺血及室性心律失常相关的终点事件增加。对于那些伴有快室率房颤的 DHF 患者，应用洋地黄是有指征也有益处的。因为可以通过控制心室率改善肺充血及心排血量。

7.抗心律失常药物

心律失常，特别是快速性心律失常对 DHF 患者的血流动力学常产生很大影响，故预防心律失常的发生对 DHF 患者有重要意义：①快速心律失常增加心肌氧耗，减少冠状动脉供血时间，从而可诱发心肌缺血，加重 DHF，在左心室肥厚者尤为重要；②舒张期缩短使心肌舒张不完全，导致舒张期心室内容量相对增加；③DHF 患者，左心室舒张速度和心率呈相对平坦甚至负性关系，当心率增加时，舒张速度不增加甚至减慢，从而引起舒张末期压力增加。因此当 DHF 患者伴有心律失常时，应根据其不同的病因和病情特点来选用抗心律失常药物。

8.其他药物

抑制心肌收缩的药物如丙吡胺，具有较强的负性肌力作用，可用于左心室流出道梗阻的肥厚型心肌病。此药缩短射血时间，增加心排血量，降低左心室舒张期末压。多数患者长期服用此药有效。丙吡胺的另一个作用是抗心律失常,而严重肥厚型心肌病患者,尤其是静息时有流出道梗阻者,常有心律失常,此时用丙吡胺可达到一举两得的效果。

目前,我们尚无充分的随机临床试验来评价不同药物对 CHF 或其他心血管事件的疗效,也没有充分的证据说明某一单药或某一组药物比其他的优越。已经建议,将那些有生物学效应的药物用于 DHF 的治疗,治疗心动过速和心肌缺血,如 β 受体阻滞剂或非二氢吡啶类钙通道阻滞剂;逆转左心室重塑,如利尿药和血管紧张素转化酶抑制剂;减轻心肌纤维化,如螺内酯;阻断 RAAS 的药物能够产生这样一些生物学效应,还需要更多的资料来说明这些生物学效应能够降低心力衰竭的危险。

总之,在现阶段,对于 DHF 的发病机制、病理生理、直到诊断和治疗还需要有更多的临床试验和实验证据来不断完善。

(张力鸥)

第四节 慢性收缩性心力衰竭

慢性收缩性心力衰竭传统称为充血性心力衰竭,是指心脏由于收缩和舒张功能严重低下或负荷过重,使泵血明显减少,不能满足全身代谢需要而产生的临床综合征,出现动脉系统供血不足和静脉系统淤血甚至水肿,伴有神经内分泌系统激活的表现。心力衰竭根据其产生机制可分为收缩功能(心室泵血功能)衰竭和舒张功能(心室充盈功能)衰竭两大类,根据病变的解剖部位可分为左心衰竭、右心衰竭和全心衰竭,根据心排血量(CO)高低可分为低心排血量心力衰竭和高心排血量心力衰竭,根据发病情况可分为急性左心衰竭和慢性心力衰竭。临床上为了评价心力衰竭的程度和疗效,将心功能分为 4 级,即纽约心脏病协会(NYHA)心功能分级如下。① I 级:体力活动不受限制。日常活动不引起过度乏力、呼吸困难和心悸。② II 级:体力活动轻度受限。休息时无症状,日常活动即引起乏力、心悸、呼吸困难。③ III 级:体力活动明显受限。休息时无症状,轻于日常活动即可引起上述症状。④ IV 级:体力活动完全受限。不能从事任何体力活动,休息时也有症状,稍有体力活动即加重。其中,心功能 II、III、IV 级临床上分别代表轻、中、重度心力衰竭,而心功能 I 级可见于心脏疾病所致左心室收缩功能低下(LVEF≤40%)而临床无症状者,也可以是心功能完全正常的健康人。

一、左心衰竭

左心衰竭是指由于左心室心肌病变或负荷增加引起的心力衰竭。通常是由于大面积心肌急慢性损伤、缺血和/或梗死产生心室重塑致左心室进行性扩张伴收缩功能进行性(或急性)降低所致,临床以动脉系统供血不足和肺淤血甚至肺水肿为主要表现。心功能代偿时,症状较轻,可慢性起病,急性失代偿时症状明显加重,通常起病急骤,在有(或无)慢性心力衰竭基础上突发急性左心衰竭肺水肿。病理生理和血流动力学特点为每搏输出量(SV)和心排血量(CO)明显降低,肺毛细血管楔压(PCWP)或左心室舒张末压(LVEDP)异常升高[≥3.3 kPa(25 mmHg)],伴交感神经系统和 RAAS 为代表的神经内分泌系统的激活。高心排血量心力衰竭时 SV、CO 不降低。

(一)病因

(1)冠状动脉粥样硬化性心脏病(简称冠心病),大面积心肌缺血、梗死或顿抑,或反复多次小面积缺血、梗死或顿抑,或慢性心肌缺血冬眠时。

(2)高血压心脏病。

(3)中、晚期心肌病。

(4)重症心肌炎。

(5)中、重度心脏瓣膜病如主动脉瓣和/或二尖瓣的狭窄和/或关闭不全。

(6)中、大量心室或大动脉水平分流的先天性或后天性心脏病如室间隔缺损、破裂、穿孔、主肺动脉间隔缺损、动脉导管未闭(PDA)和主动脉窦瘤破裂。

(7)高动力性心脏病,如甲状腺功能亢进、贫血、脚气病和动静脉瘘。

(8)急性肾小球肾炎和输液过量等。

(9)大量心包积液心脏压塞时(属"极度"的舒张性心力衰竭范畴)。

(10)严重肺动脉高压或合并急性肺栓塞,右心室压迫左心室致左心室充盈受阻时(也属"极度"舒张性心力衰竭范畴)。

(二)临床表现

1.症状

呼吸困难是左心衰竭的主要症状,是由于肺淤血或肺水肿所致。程度由轻至重表现:轻度时活动中气短乏力、不能平卧或平卧后咳嗽,咳白色泡沫痰,坐起可减轻或缓解;重度时夜间阵发性呼吸困难、端坐呼吸、心源性哮喘和急性肺水肿。急性肺水肿时多伴咳粉红色泡沫痰或咯血(二尖瓣狭窄时),易致低氧血症和CO_2潴留而并发呼吸衰竭,同时伴随心悸、头晕、嗜睡(CO_2潴留时)或烦躁等体循环动脉供血不足的症状,严重时可发生休克、晕厥甚至猝死。

2.体征

轻中度时,高枕卧位。出汗多、面色苍白、呼吸增快、血压升高、心率增快(≥100次/分)、心脏扩大,第一心音减弱、心尖部可闻及 S_3 奔马律,肺动脉瓣区第二心音亢进,若有瓣膜病变可闻及二尖瓣、主动脉瓣和三尖瓣区的收缩期或舒张期杂音。两肺底或满肺野可闻及细湿啰音或水泡音;吸气时明显,呼气时可伴哮鸣音(心源性哮喘时)。慢性左心衰竭患者可伴有单侧或双侧胸腔积液和双下肢水肿。脉细速,可有交替脉,严重缺氧时肢端可有发绀。严重急性失代偿左心衰竭时端坐呼吸、大汗淋漓、焦虑不安、呼吸急促(>30次/分);两肺满布粗湿啰音或水泡音(肺水肿时)伴口吐鼻喷粉红色泡沫痰,初起时常伴有哮鸣音,甚至有哮喘(心源性哮喘时)存在。血压升高或降低甚至休克,此时病情非常危重,只有紧急抢救才有望成功。稍有耽搁,患者就可能随时死亡。

(三)实验室检查

1.心电图(ECG)检查

窦性心动过速,可见二尖瓣 P 波、V_1 导联 P 波终末电势增大和左心室肥大劳损等反映左心房、左心室肥厚,扩大及与所患心脏病相应的变化;可有左、右束支阻滞和室内阻滞;急性、陈旧性梗死或心肌大面积严重缺血,以及多种室性或室上性心律失常等表现。少数情况下,上述 ECG 表现可不特异。

2.X线胸片检查

心影增大,心胸比例增加,左心房、左心室或全心扩大,尤其是肺淤血、间质性肺水肿(Kerley B线、叶间裂积液)和肺泡性肺水肿,是诊断左心衰竭的重要依据。慢性心力衰竭时可有上、下腔静脉影增宽及胸腔积液等表现。

3.超声多普勒心动图检查

可见左心房、室扩大或全心扩大,或有左心室室壁瘤存在;左心室整体或节段性收缩运动严重低下,左心室射血分数(LVEF)严重降低(≤40%);左心室壁厚度可变薄或增厚。有病因诊断价值;重度心力衰竭时,反映 SV 的主动脉瓣区的血流频谱也降低;也可发现二尖瓣或主动脉瓣严重狭窄或反流,或在心室或大动脉水平的心内分流,或大量心包积液,或严重肺动脉高压巨大右心室压迫左心室等左心衰竭时的解剖和病理生理基础,对左心衰竭有重要的诊断和鉴别诊断价值。

4.血气分析

早期可有低氧血症伴呼吸性碱中毒(过度通气),后期可伴呼吸性酸中毒(CO_2 潴留)。血常规、生化全套和心肌酶学可有明显异常,或正常范围。

(四)诊断和鉴别诊断

依据临床症状、体征、结合 X 线胸片有典型肺淤血和肺水肿的征象伴心影增大及超声心动图左心室扩大(内径≥55 mm)和 LVEF 降低(<40%)典型改变,诊断慢性左心衰竭和急性左心衰肺水肿并不难;难的是对慢性左心衰竭的病因诊断,特别是对"扩张型"心肌病的病因诊断,需确定原发性、缺血性、高血压性、酒精性、围产期、心动过速性、药物性、应激性、心肌致密化不全和右心室致心律失常性心肌病等病因。通过结合病史、ECG、超声心动图、核素心肌显像、心脏 CT 和 MRI 等影像检查综合分析和判断,多能够鉴别。心内膜心肌活检对此帮助不大。同时,也可确定或排除"肥厚型"和"限制型"心肌病的诊断。

心源性哮喘与肺源性哮喘的鉴别十分重要,不可回避。根据肺内"水"与"气"的差别,可在肺部叩诊、X 线胸片和湿啰音"有或无"上充分显现,加上病史不同,可得以鉴别。

(五)治疗

急性左心衰竭通常起病急骤,病情危重而变化迅速,需给予紧急处理。治疗目标是迅速纠正低氧和异常血流动力学状态;消除肺淤血、肺水肿;增加 SV、CO,从而增加动脉系统供血。治疗原则为加压给纯氧,静脉给予吗啡、利尿、扩血管(包括连续舌下含服硝酸甘油 2~3 次)和强心。

经过急救处理,多数患者病情能迅速有效控制,并在半小时左右渐渐平稳,呼吸困难减轻,增快心率渐减慢,升高的血压缓缓降至正常范围,两肺湿啰音渐减少或消失,血气分析恢复正常范围,直到 30 分钟左右可排尿 500~1 000 mL。病情平稳后,治疗诱因,防止反弹,继续维持上述治疗并调整口服药(参照慢性左心衰竭的治疗方案),继续心电、血压和血氧饱和度监测,必要时选用抗生素预防肺部感染。最终应治疗基础心脏病。

慢性左心衰竭的治疗参见全心衰竭治疗。

二、右心衰竭

右心衰竭是由于右心室病变或负荷增加引起的心力衰竭。以肺动脉血流减少和体循环淤血或水肿为表现。大多数右心衰竭是由左侧心力衰竭发展而来,两者共同形成全心衰竭。其病理生理和血流动力学特点为右心室心排血量降低,右心室舒张末压或右心房压异常升高。

（一）病因

（1）各种原因的左心衰竭。

（2）急、慢性肺动脉栓塞。

（3）慢性支气管炎、肺气肿并发慢性肺源性心脏病。

（4）原发性肺动脉高压。

（5）先天性心脏病包括肺动脉狭窄（PS）、法洛四联症、三尖瓣下移畸形、房室间隔缺损和艾森门格综合征。

（6）右心室扩张型、肥厚型和限制型或闭塞型心肌病。

（7）右心室心肌梗死。

（8）三尖瓣狭窄或关闭不全。

（9）大量心包积液。

（10）缩窄性心包炎。

（二）临床表现

1.症状

主要是由于体循环和腹部脏器淤血引起的症状，如食欲缺乏、恶心、呕吐、腹胀、腹泻、右上腹痛等，伴有心悸、气短、乏力等心脏病和原发病的症状。

2.体检

颈静脉充盈、怒张，肝大伴压痛、肝颈静脉反流征（＋），双下肢或腰骶部水肿、腹水或胸腔积液，可有周围性发绀和黄疸。心率快、可闻及与原发病有关的心脏杂音，P_2 可亢进或降低（如肺动脉狭窄或法洛四联症），若不伴左心衰竭和慢性阻塞性肺疾病合并肺部感染时，通常两肺呼吸音清晰或无干、湿啰音。

（三）实验室检查

1.ECG 检查

显示 P 波高尖、电轴右偏、aVR 导联 R 波为主、V_1 导联 R/S＞1、右束支阻滞等右心房、室肥厚扩大及与所患心脏病相应的变化，可有多种形式的房、室性心律失常，传导阻滞和室内阻滞，可有 QRS 波群低电压。有肺气肿时可出现顺钟向转位。

2.胸部 X 线检查

显示右心房、室扩大和肺动脉段凸（有肺动脉高压时）或凹（如肺动脉狭窄或法洛四联症）等与所患心脏病相关的形态变化；可见上、下腔静脉增宽和胸腔积液征；若无左心衰竭存在，则无肺淤血或肺水肿征象。

3.超声多普勒心动图检查

可见右心房、室扩大或增厚，肺动脉增宽和高压，心内解剖异常，三尖瓣和肺动脉瓣狭窄或关闭不全及心包积液等与所患心脏病有关的解剖和病理生理的变化。

4.心导管检查

必要时做心导管检查，显示中心静脉压增高[＞1.5 kPa（15 cmH$_2$O）]。

（四）诊断与鉴别诊断

依据体循环淤血的临床表现，结合胸片肺血正常或减少伴右心房室影增大和超声心动图右心房室扩张或右心室肥厚伴或不伴肺动脉压升高的典型征象，诊断不难。病因诊断的鉴别需要结合临床和多种影像学检查综合判断而定。

（五）治疗

（1）右心衰竭的治疗关键是原发病和基础心脏病的治疗。

（2）抗心力衰竭的治疗参见全心衰竭部分。

三、全心衰竭

全心衰竭是指左心衰竭、右心衰竭同时存在的心力衰竭，传统被称为充血性心力衰竭。全心衰竭几乎都是由左心力衰竭缓慢发展而来，即先有左心衰竭，然后出现右心衰竭；也不排除极少数情况下是由于左心室、右心室病变同时或先后导致左心衰竭、右心衰竭并存的可能。一般来说，全心衰竭的病程多属慢性。其病理生理和血流动力学特点为左心室、右心室心排血量均降低，体、肺循环均淤血或水肿伴神经内分泌系统激活。

（一）病因

（1）同左心衰竭。

（2）不排除极少数情况下有右心衰竭的病因（见右心衰竭）并存。

（二）临床表现

1.症状

先有左心衰竭的症状（见左心衰竭），随后逐渐出现右心衰竭的症状（见右心衰竭）；由于右心衰竭时，右心排血量下降能减轻肺淤血或肺水肿，故左心衰竭症状可随右心衰竭症状的出现而减轻。

2.体检

既有左心衰竭的体征（见左心衰竭），又有右心衰竭的体征（见右心衰竭）。全心衰竭时，由于右心衰竭存在，左心衰竭的体征可因肺淤血或水肿的减轻而减轻。

（三）检查

1.ECG 检查

显示反映左心房、左心室肥厚扩大为主或左右房室均肥厚扩大（见左心衰竭、右心衰竭）和所患心脏病的相应变化，以及多种形式的房、室性心律失常，房室传导阻滞、束支阻滞和室内阻滞图形。可有 QRS 波群低电压。

2.胸部 X 线检查

心影普大或以左心房、左心室增大为主及与所患心脏病相关的形态变化；可见肺淤血、肺水肿（左心衰竭），上、下腔静脉增宽和胸腔积液（右心衰竭）。

3.超声多普勒心动图检查

可见左、右心房和心室均增大或以左心房、左心室扩大为主，左心室整体和节段收缩功能低下，LVEF 降低（<40%），并可显示与所患心肌、瓣膜和心包疾病相关的解剖和病理生理的特征性改变。

4.心导管检查（必要时）

肺毛细血管楔压（左心衰竭时）和中心静脉压（右心衰竭）均增高，分别>2.4 kPa（18 mmHg）和>1.5 kPa（15 cmH_2O）。

（四）诊断和鉴别诊断

同左心衰竭、右心衰竭。

(五)治疗

和左心衰竭一样,全心衰竭治疗的基本目标是减轻或消除体、肺循环淤血或水肿,增加 SV 和 CO,改善心功能;最终目标不仅要改善症状,提高生活质量,而且要阻止心室重塑和心力衰竭进展,提高生存率。这不仅需要改善心力衰竭的血流动力学,而且也要阻断神经内分泌异常激活不良效应。治疗原则为利尿、扩血管、强心并使用神经内分泌阻滞药。治疗措施如下。

(1)去除心力衰竭诱因。

(2)体力和精神休息。

(3)严格控制静脉和口服液体入量,适当(无须严格)限制钠盐摄入(应用利尿药者可放宽限制),低钠患者还应给予适量咸菜或直接补充氯化钠治疗纠正。

(4)急性失代偿时,给予呼吸机加压吸纯氧和静脉缓慢推注吗啡 3 mg(必要时可重复 1～2 次)。

(5)利尿药:能减轻或消除体、肺循环淤血或水肿,同时可降低心脏前负荷,改善心功能。可选用噻嗪类如氢氯噻嗪 25～50 mg,每天 1 次;襻利尿药,如呋塞米 20～40 mg,每天 1 次;利尿效果不好者可选用布美他尼 1～2 mg,每天 1 次;或托拉塞米(伊迈格)20～40 mg,每天 1 次;也可选择以上两种利尿药,每两天交替使用,待心力衰竭完全纠正后,可酌情减量并维持。利尿必须补钾,可给缓释钾 1.0 g,每天 2～3 次,与传统保钾利尿药合用,如螺内酯 20～40 mg,每天 1 次;或氨苯蝶啶 25～50 mg,每天 1 次;也应注意低钠低氯血症的预防(不必过分严格限盐),利尿期间仍应严格控制入量直至心力衰竭得到纠正时。螺内酯 20～40 mg,每天 1 次,作为醛固酮拮抗剂,除有上述保钾作用外,更有拮抗 RAAS 的心脏毒性和间质增生作用,能作为神经内分泌拮抗剂阻滞心室重塑,延缓心力衰竭进展。RALES 研究显示,螺内酯能使中重度心力衰竭患者的病死率在 ACEI 和 β 受体阻滞剂基础上再降低 27%,因此,已成为心力衰竭治疗的必用药。需特别注意的是,螺内酯若与 ACEI 合用时,潴钾作用较强,为预防高钾血症发生,口服补钾量应酌减或减半,并监测血钾水平和肾功能。螺内酯特有的不良反应是男性乳房发育症,伴有疼痛感,停药后可消失。

(6)血管扩张药:首选 ACEI,除扩血管作用外,还能拮抗心力衰竭时 RAAS 激活的心脏毒性作用,从而延缓心室重塑和心力衰竭的进展,降低了心力衰竭患者的病死率 27%,是慢性心力衰竭患者的首选用药,可选用卡托普利、依那普利、贝那普利、赖那普利和雷米普利等,从小剂量开始渐加至目标剂量,如卡托普利6.25～50 mg,每天 3 次;依那普利 2.5～10 mg,每天2 次。不良反应除降低血压外,还有剧烈咳嗽。若因咳嗽不能耐受时,可换用 ARB,如氯沙坦 12.5～50 mg,每天2 次,或缬沙坦40～160 mg,每天 1 次。若缺血性心力衰竭有心肌缺血发作时,可加用硝酸酯类如亚硝酸异山梨酯 10～20 mg,6 小时 1 次,或单硝酸异山梨醇 10～20 mg,每天2～3 次;若合并高血压和脑卒中史可加用钙通道阻滞剂如氨氯地平 2.5～10 mg,每天 1 次。历史上使用的小动脉扩张剂,如肼屈嗪,α_1 受体阻滞剂,如哌唑嗪不再用于治疗心力衰竭。服药期间,应密切观察血压变化,并根据血压水平来调整用药剂量。

中、重度心力衰竭时可同时应用硝普钠或酚妥拉明或乌拉地尔静脉滴注(见左心衰竭),心力衰竭好转后停用并酌情增加口服血管扩张药的用量。

(7)正性肌力药:轻度心力衰竭患者,可给予地高辛 0.125～0.25 mg,每天 1 次,口服维持,对中、重度心力衰竭患者,可短期加用正性肌力药物,如静脉内给去乙酰毛花苷注射液、多巴酚丁胺、多巴胺和磷酸二酯酶抑制剂,如氨力农或米力农(见左心衰竭)等。

(8)β受体阻滞剂：能拮抗和阻断心力衰竭时的交感神经系统异常激活的心脏毒性作用，从而延缓心室重塑和心力衰竭的进展。大规模临床试验显示，β受体阻滞剂能使心力衰竭患者的病死率降低35%～65%，故也是治疗心力衰竭之必选，只是应在心力衰竭血流动力学异常得到纠正并稳定后使用，应从小剂量开始，渐渐（每周或每2周加量1次）加量至所能耐受的最大剂量，即目标剂量。可选用卡维地洛3.125～25 mg，每天2次，或美托洛尔6.25～50 mg，每天2次，或比索洛尔1.25～10 mg，每天1次。不良反应有低血压、窦性心动过缓、房室传导阻滞和心功能恶化，故用药期间应密切观察血压、心率、节律和病情变化。

(9)支气管解痉：对伴有支气管痉挛或喘鸣的患者，应用酚间羟异丙肾上腺素（喘啶）或氨茶碱0.1 g，每天3次。

(10)经过上述治疗一段时间（1～2周）后，临床效果不明显甚至出现恶化者，应按难治性心力衰竭处理。

四、难治性心力衰竭

严重的慢性心力衰竭患者，经上述常规利尿药、血管扩张药、血管紧张素转化酶抑制剂和正性肌力药物积极治疗后，心力衰竭症状和体征无明显改善甚至恶化，称为难治性心力衰竭。其血流动力学特征是严重的肺和体循环的淤血、水肿和SV、CO的降低。难治性心力衰竭的处理重点如下。

(一)纠治引起难治性心力衰竭的原因

(1)重新评价并确定引起心力衰竭的心脏病病因，给予纠治。如甲状腺功能亢进或减退、贫血、脚气病、先天性心脏病、瓣膜病、心内膜炎、风湿热等。可通过特殊的内科或外科治疗而得以纠治。

(2)重新评价并确定引起心力衰竭的病理生理机制，有针对性地治疗。如确定以收缩性心力衰竭抑或舒张性心力衰竭为主，前负荷过重抑或后负荷过重为主，有无严重心律失常等。

(3)寻找使心力衰竭加重或恶化的诱因，并加以纠治。如肺部感染、肺栓塞、泌尿系统感染、电解质平衡失调、药物的不良反应等。

(4)重新评价已用的治疗措施到位与否，给予加强治疗。如洋地黄剂量是否不足或过量；积极利尿和过分限盐引起了低血钾、低血钠和低血氯，使利尿更加困难；是否应用了抑制心肌的或使液体潴留的药物；是否患者饮水或入量过多或未按医嘱服药等。极个别患者出现高血钠、高血氯，机制不明，可能还是摄入或补充氯化钠过多所导致。

(二)加强治疗措施

1.严格控制液体入量，并加强利尿

24小时总入量宜控制在＜1 500 mL，尿量＞1 500 mL，并使24小时出、入量呈负平衡（出大于入）并维持3～5天，将体内潴留的钠和水充分排出体外，以逐渐消除严重的肺水肿和组织水肿。每天出、入量负平衡的程度应依据临床和床旁X线胸片所示肺水肿的程度而定，间质性肺水肿应负500～1 000 mL，肺泡性肺水肿应负1 000～1 500 mL，极重度肺泡性肺水肿（大白肺）时24小时负平衡1 500～2 000 mL也不为过。经过3～5天的加强利尿治疗，临床上肺水肿或组织水肿均能明显地减轻或消失，以床旁X线胸片显示肺水肿渐渐减轻或消退的影像为治疗目标和评价标准。加强利尿期间，尿量多时应补钾，可给缓释钾1.0 g，每天3次，也可以0.3%左右浓度静脉补钾；尤其特别注意低钠和低氯的预防（不必过分限盐）。若出现低钠（＜130 mmol/L）

和低氯（<90 mmol/L）血症，则利尿效果不好，可使心力衰竭加重，故必须先给予纠正（3%NaCl 100 mL静脉内缓慢输注），再同时加强利尿，既要纠正低氯和低钠血症，又要排出体内潴留的水和钠。需要强调的是，严格控制液体总入量，比出多于入量的负平衡对于难治性心力衰竭患者的心功能保护更重要。因为患者保持负500 mL液体平衡不变，若入量严格控制在24小时内<1 500 mL（出量>2 000 mL）和控制入量>3 000 mL（出量>3 500 mL）对心功能的容量负荷完全不同，前者可使心脏去前负荷减轻，而后者则会大大加重心脏前负荷。

2.给予合理足量的血管扩张药治疗

以静脉扩张剂（硝酸酯类）和动脉扩张剂[（硝普钠、基因重组脑钠尿肽（BNP）、ACEI和α受体阻滞剂（如酚妥拉明和乌拉地尔）]联合应用并给予足量治疗[将血压控制在13.3～14.7/8.0～9.3 kPa（100～110/60～70 mmHg）]，才能充分降低心室前、后负荷，既能大大降低PCWP和LVEDP，又能明显增加SV和CO，达到最佳血流动力学效果。多数患者的心力衰竭会明显好转。

3.加用正性肌力药物治疗

正性肌力药物治疗适用于左心室功能严重低下，上述治疗效果差的严重的心力衰竭患者。可使用多巴酚丁胺[5～10 μg/(kg·min)]＋硝普钠（10～50 μg/min）或α受体阻滞剂（酚妥拉明或乌拉地尔）持续静脉滴注，通过正性肌力和降低外周阻力的作用能显著增加SV和CO，同时降低PCWP和LVEDP，明显改善心功能，使心力衰竭明显好转。对于尿量偏少（非低钠和低氯血症所致）或血压偏低[≤12.0/8.0 kPa（90/60 mmHg）]的重症心力衰竭伴心源性休克患者，应改用多巴胺[3～15 μg/(kg·min)]＋小剂量硝普钠（5～30 μg/min）或α受体阻滞剂联合持续静脉滴注，除能改善心功能外，还可升压、增加肾血流量并改善组织灌注。

4.血流动力学监测指导治疗

血流动力学监测指导治疗适用上述积极治疗依然反应差的重症心力衰竭患者。依据PCWP、CO和外周阻力等重要血流动力学指标调整用药方案。若PCWP高[>2.4 kPa（18 mmHg）]，应加强利尿并使用静脉扩张剂如硝酸酯类，降低左心室充盈压，减轻肺水肿;若CO低（<5.0 L/min）且外周阻力高（>1 400 dyn·s/cm⁵）应用动脉扩张剂，如硝普钠、重组BNP或α受体阻滞剂（酚妥拉明或乌拉地尔），降低外周阻力，增加CO，改善心功能;若CO低（<5.0 L/min），而外周阻力正常（1 000～1 200 dyn·s/cm⁵），则应使用正性肌力药物，如多巴酚丁胺或多巴胺，增加心肌收缩力，增加CO;若PCWP高，CO低，外周阻力高和动脉血压低[<10.7 kPa（80 mmHg）]，已是心源性休克时，则应在多巴胺升压和正性肌力作用的基础上，联合应用动、静脉血管扩张药和利尿药。必要时应考虑插入主动脉内球囊泵（IABP）给予循环支持。

5.纠正低钠、低氯血症

对于严重肺水肿或外周组织水肿而利尿效果不佳者，若是由于严重稀释性低钠血症（<130 mmol/L）和低氯血症（<90 mmol/L）所致，则应在补充氯化钠（每天3 g口服或严重时静脉内给予）的基础上应用大剂量的襻利尿药（呋塞米100～200 mg，布美他尼1～3 mg）静脉注射或静脉滴注，边纠正稀释性低钠、低氯血症，边加强利尿效果，可望排出过量水潴留，使心力衰竭改善。对出现少尿或无尿伴有急性肾衰竭，药物治疗难以见效者，可考虑用血液超滤或血液透析或腹膜透析治疗。

6.气管插管和呼吸机辅助呼吸

对严重肺水肿伴严重低氧血症[吸氧状态下PO₂<6.7 kPa（50 mmHg）]和/或CO₂潴留

[PCO_2＞6.7 kPa(50 mmHg)]药物治疗不能纠正者,应尽早使用,既可纠正呼吸衰竭,又有利于肺水肿的治疗与消退。

7.纠正快速心律失常

对伴有快速心律失常如心房颤动、心房扑动心室率快者,可用胺碘酮治疗。

8.左心辅助治疗

对左心室心功能严重低下,心力衰竭反复发作,药物治疗难以好转的患者,有条件可考虑行体外膜式氧合(ECMO)、左心辅助治疗,为心脏移植术做准备。

(张力鸥)

第六章

心 律 失 常

第一节 窦性心动过速

正常窦房结发放冲动的频率易受自主神经的影响,且取决于交感神经与迷走神经的相互作用。此外,还受其他许多因素的影响,包括缺氧、酸中毒、温度、机械张力和激素(如三碘甲状腺原氨酸)等。

心率一般在 60～100 次/分,成人的心率超过 100 次/分即为窦性心动过速,包括生理性窦性心动过速和不适当窦性心动过速。

生理性窦性心动过速是一种人体对适当的生理刺激或病理刺激的正常反应,是常见的窦性心动过速。

不适当窦性心动过速是指静息状态下心率持续增快,或心率的增快与生理、情绪、病理状态或药物作用水平无关或不相一致,是少见的一种非阵发性窦性心动过速。

一、原因

生理性窦性心动过速与生理、情绪、病理状态或药物作用有关。健康人运动、情绪紧张和激动、体力活动、吸烟、饮酒、喝茶和咖啡,以及感染、发热、贫血、失血、低血压、血容量不足、休克、缺氧、甲状腺功能亢进、呼吸功能不全、心力衰竭、心肌炎和心肌缺血等均可引起窦性心动过速。药物的应用如儿茶酚胺类药物、阿托品、氨茶碱和甲状腺素制剂等也是引起窦性心动过速的原因。其发生机制通常认为是由于窦房结细胞舒张期 4 相除极加速引起了窦性心动过速。窦房结内起搏细胞的位置上移也可使发放冲动的频率增加。

不适当窦性心动过速见于健康人。其发生机制可能是窦房结本身的自律性增高,或者是自主神经对窦房结的调节失衡,表现为交感神经兴奋性增高,迷走神经张力减低。也见于导管射频消融治疗房室结折返性心动过速术后。

二、临床表现

生理性窦性心动过速时,频率通常逐渐加快,再逐渐减慢至正常,心率一般在 100～180 次/分,有时可高达 200 次/分。刺激迷走神经的操作如按摩颈动脉窦、Valsalva 动作等均可使窦性心动过速逐渐减慢,当增高的迷走神经张力减弱或消失时,心率可恢复到以前的水平。患者大多感觉心悸不适,其他症状取决于原发疾病。

不适当窦性心动过速患者绝大多数为女性,约占 90%。主要症状为心悸,也可有头晕、眩晕、先兆晕厥、胸痛、气短等不适表现。轻者可无症状,只是在体格检查时发现;重者活动能力受限制。

三、心电图与电生理检查

(一)生理性窦性心动过速

表现为窦性 P 波,频率>100 次/分,P-P 间期可有轻度变化,P 波形态正常,但振幅可变大或高尖。P-R 间期一般固定。心率较快时,有时 P 波可重叠在前一心搏的 T 波上。

(二)不适当窦性心动过速

诊断有赖于有创性和无创性的检查。

(1)心动过速及其症状呈非阵发性。

(2)动态心电图提示患者出现持续性窦性心动过速,心率超过 100 次/分。

(3)P 波的形态和心内激动顺序与窦性心律时完全相同。

(4)排除继发性窦性心动过速的原因,如甲状腺功能亢进等。

四、治疗

(一)生理性窦性心动过速

生理性窦性心动过速的治疗主要在于积极查找并去除诱因,治疗原发疾病,如戒烟、避免饮酒、勿饮用浓茶和咖啡;感染者应予以控制,发热者应退热,贫血者应纠治,血容量不足者应补液等。少数患者可短期服用镇静剂,必要时选用 β 受体阻滞剂、非二氢吡啶类钙通道阻滞剂等以减慢心率。

(二)不适当窦性心动过速

不适当窦性心动过速是否需要治疗主要取决于症状。药物治疗首选 β 受体阻滞剂,非二氢吡啶类钙通道阻滞剂也能奏效。对于症状明显、药物疗效不佳的顽固性不适当窦性心动过速患者,有报道采用导管射频消融改善窦房结功能取得了较好的效果。利用外科手术切除窦房结或闭塞窦房结动脉的方法进行治疗也有成功的个案报道。

(张思锋)

第二节　窦性心动过缓

由窦房结控制的心率,成人每分钟小于 60 次者,称为窦性心动过缓。

一、病因

窦性心动过缓常因为迷走神经张力亢进或交感神经张力减弱及窦房结器质性疾病引起。常见原因如下。

(1)正常情况:健康青年人不少见,尤其是运动员或经常锻炼的人,也见于部分老年人。正常人在睡眠时心率可降至 35 次/分,尤以青年人多见,并可伴有窦性心律不齐,有时可以出现 2 秒或更长的停搏。颈动脉窦受刺激也可引起窦性心动过缓。

(2)病理状态:颅内压增高(脑膜炎、颅内肿瘤等)、黄疸、急性感染性疾病恢复期、眼科手术、冠状动脉造影、黏液性水肿、低盐、Chagas 病、纤维退行性病变、精神抑郁症等。窦性心动过缓也可发生于呕吐或血管神经性晕厥。

(3)各种原因引起的窦房结及窦房结周围病变。

(4)药物影响:迷走神经兴奋药物、锂剂、胺碘酮、β 受体阻滞剂、可乐定、洋地黄和钙通道阻滞剂等。

二、临床表现

一般无症状。心动过缓显著或伴有器质性心脏病者,可有头晕、乏力,甚至晕厥,可诱发心绞痛甚至心力衰竭。心率一般在 50 次/分左右,偶有低于 40 次/分者。急性心肌梗死时约 10% 可发生窦性心动过缓,若不伴有血流动力学失代偿或其他心律失常,心肌梗死后的窦性心动过缓比窦性心动过速可能更为有益,常为一过性并多见于下壁或右心室心肌梗死。窦性心动过缓也是溶栓治疗后常见的再灌注性心律失常,但心脏停搏复苏后的窦性心动过缓常提示预后不良。

三、心电图表现

(1)P 波在 QRS 波前,形态正常,为窦性。

(2)P-P 间期(或 R-R 间期)>1 秒;无房室传导阻滞时 P-R 间期固定且>0.12 秒,为 0.12~0.20 秒,常伴有窦性心动过缓(图 6-1)。

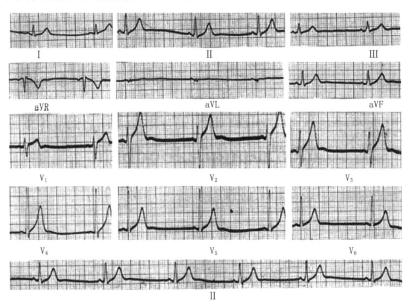

图 6-1　窦性心动过缓

四、治疗

无症状者可以不治疗,有症状者针对病因治疗。窦性心动过缓出现头晕、乏力等症状者,可对症治疗,常用阿托品 0.3~0.6 mg,每天 3 次,或沙丁胺醇 2.4 mg,每天 3 次口服。长期窦性心动过缓引起充血性心力衰竭或心排血量降低的患者则需要电起搏治疗。心房起搏保持房室顺序收缩比心室起搏效果更佳。对于持续性窦性心动过缓,起搏治疗比药物治疗更为优越,因为没有一种增快心率的药物长期应用能够安全有效而无明显不良反应。

(张思锋)

第三节 窦 性 停 搏

窦房结在某个时间内兴奋性低下,不能产生激动而使心脏暂时停止活动,称为窦性停搏或窦性静止。

一、病因

迷走神经张力增高、颈动脉窦过敏、高血钾,洋地黄、奎尼丁、乙酰胆碱等药物,也见于各种器质性心脏病、窦房结变性、纤维化导致窦房结功能障碍。

二、临床表现

临床症状轻重不一,轻者无症状或偶尔出现心搏暂停,严重者窦房结活动长时间停顿,心脏活动依靠下级起搏点维持。如果下级起搏点功能低下,则长时间心脏停搏,可出现头晕,近乎晕厥,短暂晕厥甚至阿-斯综合征。

三、心电图表现

(1)在正常的窦性心律中,突然出现较长时间的间歇,长间歇中无 P 波出现。
(2)间歇长短不等,前后 PP 距离与正常的 PP 距离不呈倍数关系。
(3)长间歇中往往出现交界性或室性逸搏心律,发作间歇心电图可无异常(图 6-2)。

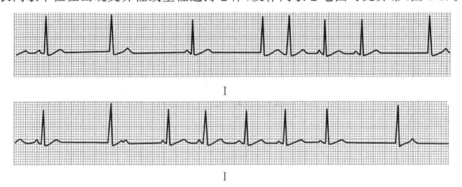

图 6-2　窦性停搏伴交界区逸搏

四、治疗

窦性停搏可以自然恢复正常或在活动后转为正常,也可引起猝死。有症状的窦性停搏,针对病因治疗,如停用有关药物,纠正高血钾。频繁出现时可用阿托品、麻黄碱或异丙肾上腺素治疗。有晕厥发作者或慢性窦房结病变者常需永久起搏器治疗。

(张义林)

第四节　窦房传导阻滞

窦房传导阻滞是窦房结与心房之间发生的阻滞,属于传导障碍,是窦房结内形成的激动不能使心房除极或使心房除极延迟,属较为少见的心律失常。由于窦房结的激动受阻没有下传至心房,心房和心室都不能激动,使心电图上消失一个或数个心动周期,P 波、QRS 波及 T 波都不能看到。急性窦房传导阻滞的病因为急性心肌梗死、急性心肌炎、洋地黄或奎尼丁类药物作用和迷走神经张力过高。慢性窦房传导阻滞常见于冠心病、原发性心肌病、迷走神经张力过高或原因不明的窦房结综合征。按阻滞的程度不同,窦房传导阻滞分为 3 度。

一、一度窦房传导阻滞

一度窦房传导阻滞为激动自窦房结发出后,延迟传至心房,即窦房传导的延迟现象。由于常规体表心电图上看不见窦房结激动,故一度窦房传导阻滞在心电图上无法诊断。

二、二度窦房传导阻滞

二度窦房传导阻滞是窦房结激动有部分被阻滞,而未能全部下传至心房,心电图上消失一个或数个 P 波,又可以分为两型。

(一)二度窦房传导阻滞 I 型(即莫氏或 Mobitz I 型)

心电图表现:①P-P 间距较长的间歇之前的 P-P 间距逐渐缩短,以脱漏前的 P-P 间距最短;②较长间距的 P-P 间距短于其前的 P-P 间距的 2 倍;③窦房激动脱漏后的 P-P 间距长于脱漏前的 P-P 间距,P-R 间期正常且固定。此型应与窦性心律不齐相鉴别,后者无以上规律并且往往随呼吸而有相应的变化。

(二)二度窦房传导阻滞 II 型(即莫氏或 Mobitz II 型)

心电图上表现为窦性 P 波脱漏,间歇长度约为正常 P-P 间距的 2 倍或数倍(图 6-3)。

三、三度窦房传导阻滞(完全性窦房传导阻滞)

此型心电图上无窦性 P 波。若无窦房结电图难以确定诊断。此型在体表心电图上无法和房室交界性心律(P 波与 QRS 波相重叠)或窦性静止相区别。但如果用阿托品后出现二度窦房传导阻滞则可考虑该型。

治疗主要针对病因。轻者无须治疗,心动过缓严重者可以用麻黄碱、阿托品或异丙肾上腺素等治疗。顽固而持久并伴有晕厥或阿-斯综合征的患者应安装起搏器。

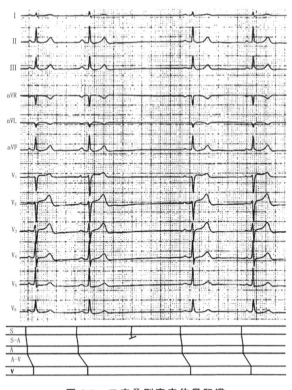

图 6-3　二度Ⅱ型窦房传导阻滞

（张思锋）

第五节　期 前 收 缩

期前收缩也称早搏、期外收缩或额外收缩,是指起源于窦房结以外的异位起搏点提前发出的激动。期前收缩是临床上最常见的心律失常。

一、期前收缩的分类

期前收缩可起源于窦房结(包括窦房交界区)、心房、房室交界区和心室,分别称为窦性、房性、房室交界性和室性期前收缩。前 3 种起源于希氏束分叉以上,统称为室上性期前收缩。室性期前收缩起源于希氏束分叉以下部位。在各类期前收缩中,以室性期前收缩最为常见,房性和交界性期前收缩次之,而窦性期前收缩极为罕见,且根据心电图不易作出肯定的诊断。

(1)根据期前收缩发生的频度可分为偶发和频发期前收缩。一般将每分钟发作<5 次称为偶发期前收缩,每分钟发作≥5 次称为频发期前收缩。

(2)根据期前收缩的形态可分为单形性和多形性期前收缩。

(3)依据发生部位分为单源性和多源性期前收缩,单源性期前收缩是指期前收缩的形态和配对间期均相同,而多源性期前收缩的形态和配对间期均不同。

期前收缩与主导心律心搏成组出现称为"联律"。"二联律""三联律"和"四联律"指主导心律搏动和期前收缩交替出现,每个主导心律搏动后出现一个期前收缩称为二联律;每两个主导心律搏动后出现一个期前收缩称为三联律;每 3 个主导心律搏动后出现一个期前收缩称为四联律。两个期前收缩连续出现称为成对的期前收缩,3～5 次期前收缩连续出现称为成串或连发的期前收缩。一般将≥3 次连续出现的期前收缩称为心动过速。

期前收缩按照发生机制可分为自律性增高、触发激动和折返激动。目前认为折返激动是期前收缩发生的主要原因,也是大部分心动过速发生的主要机制。

二、期前收缩的病因

期前收缩可发生于正常的人,但器质性心脏病患者更常见,也可以由心脏以外的因素诱发。期前收缩可以发生于任何年龄,在儿童相对少见,但随着年龄增长发病率升高,在老年人较多见。炎症、缺血、缺氧、麻醉、心导管检查、外科手术和左心室假腱索等均可使心肌受到机械、电、化学性刺激而发生期前收缩。期前收缩常见于冠心病、心肌病、风湿性心脏病、肺心病、高血压左心室肥厚、二尖瓣脱垂患者,尤其是在发生急性心肌梗死和心力衰竭时。洋地黄、酒石酸锑钾、普鲁卡因胺、奎尼丁、三环类抗抑郁药中毒等也可以引起期前收缩。电解质紊乱可诱发期前收缩,特别是低钾。期前收缩也可以因神经功能性因素引起,如激烈运动、精神紧张、长期失眠,过量摄入烟、酒、茶、咖啡等。

三、临床表现

期前收缩患者的主要症状是心悸,表现为短暂心搏停止的漏搏感。偶发期前收缩者可以无任何症状,或仅有心悸、"停跳"感。期前收缩次数过多者可以有头晕、乏力、胸闷甚至晕厥等症状。

心脏体检听诊时,发现节律不齐,有提前出现的心脏搏动,其后有较长的停搏间歇。期前收缩的第一心音可明显增强,也可减弱,主要与期前收缩时房室瓣的位置有关。第二心音大多减弱或消失。室性期前收缩因左、右心室收缩不同步而常引起第一心音、第二心音的分裂。期前收缩发生越早,心室的充盈量和每搏量越少,桡动脉搏动也相应地减弱,甚至完全不能扪及。

四、心电图检查

(一)窦性期前收缩

窦性期前收缩是窦房结起搏点提前发放激动或在窦房结内折返引起的期前收缩。

心电图特点:①在窦性心律的基础上提前出现 P 波,与窦性 P 波完全相同;②期前收缩的配对间期多相同;③等周期代偿间歇,即代偿间歇与基本窦性周期相同;④期前收缩下传的 QRS 波群多与基本窦性周期的 QRS 波群相同,少数也可伴室内差异性传导而呈宽大畸形。

(二)房性期前收缩

房性期前收缩是起源于心房并提前出现的期前收缩。

心电图特点:①提前出现的房波(P′波),P′波有时与窦性 P 波很相似,但是多数情况下二者有明显差别;当基础窦性节律不断变化时,房性期前收缩较难判断,但房波(P′波与窦性 P 波)之间形态的差异可提示诊断;发生很早的房性期前收缩的 P′波可重叠在前一心搏的 T 波上而不易辨认造成漏诊,仔细比较 T 波形态的差别有助于识别 P′波。②P′-R 间期正常或延长。③房性期前收缩发生在舒张早期,如果适逢房室交界区仍处于前次激动过后的不应期,该期前收缩可产生传导的中断(称为未下传的房性期前收缩)或传导延迟(下传的 P'-R 间期延长,>120 毫秒);前者表现为 P'波后无 QRS 波群,P'波未能被识别时可误诊为窦性停搏或窦房传导阻滞。④房性期前收缩多数呈不完全代偿间歇,因 P'波逆传使窦房结提前除极,包括房性期前收缩 P'波在内的前后两个窦性下传 P 波的间距短于窦性 P-P 间距的 2 倍,称为不完全代偿间歇;若房性期前收缩发生较晚或窦房结周围组织的不应期较长,P'波未能影响窦房结的节律,期前收缩前后两个窦性下传 P 波的间距等于窦性 P-P 间距的 2 倍,称为完全代偿间歇。⑤房性期前收缩下传的 QRS 波群大多与基本窦性周期的 QRS 波群相同,也可伴室内差异性传导而呈宽大畸形(图 6-4)。

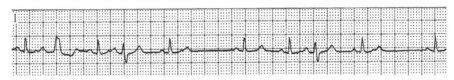

图 6-4　房性期前收缩

提前发生的 P'波,形态不同于窦性 P 波,落在其前的 QRS 波群的 ST 段上,P'-R 间期延长,在 T 波后产生 QRS 波群,呈不同程度的心室内差异性传导,有的未下传,无 QRS 波群,均有不完全代偿间歇

(三)房室交界性期前收缩

房室交界性期前收缩是起源于房室交界区并提前出现的期前收缩。提前的异位激动可前传激动心室和逆传激动心房(P'波)。

心电图特点:①提前出现的 QRS 波群,形态与窦性相同,部分可伴室内差异性传导而呈宽大畸形;②逆行 P'波可出现在 QRS 波群之前(P'-R 间期<0.12 秒)、之后(R-P'间期<0.20 秒),也可埋藏在 QRS 波群之中;③完全代偿间歇,因房室交界性期前收缩起源点远离窦房结,逆行激动常与窦性激动在房室交界区或窦房交界区发生干扰,窦房结的节律不受影响,表现为包含房室交界性期前收缩在内的前后两个窦性 P 波的间距等于窦性节律 P-P 间距的 2 倍(图 6-5)。

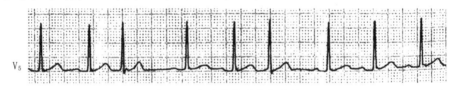

图 6-5　房室交界性期前收缩

第 3 个和第 6 个 QRS 波群提前发生,畸形不明显,前无相关 P 波,后无逆行的 P'波,完全代偿间歇

(四)室性期前收缩

室性期前收缩是由希氏束分叉以下的异位起搏点提前激动产生的期前收缩。

心电图特点:①提前发生的宽大畸形的 QRS 波群,时限通常≥0.12 秒,T 波方向多与 QRS 波群的主波方向相反;②提前的 QRS 波群前无 P 波或无相关的 P 波;③完全代偿间歇,因室性期前收缩很少能逆传侵入窦房结,故窦房结的节律不受室性期前收缩的影响,表现为包含室性期前收缩在内的前后 2 个窦性下传搏动的间距等于窦性节律 R-R 间距的 2 倍(图 6-6)。

室性期前收缩可表现为多种类型。①插入性室性期前收缩:这种期前收缩发生在两个正常窦性搏动之间,无代偿间歇。②单源性室性期前收缩:起源于同一室性异位起搏点的期前收缩,形态和配对间期完全相同。③多源性室性期前收缩:同一导联出现两种或两种以上形态和配对间期不同的室性期前收缩。④多形性室性期前收缩:在同一导联上配对间期相同但形态不同的室性期前收缩。⑤室性期前收缩二联律:每一个室性期前收缩和一个窦性搏动交替发生,具有固定的配对间期。⑥室性期前收缩三联律:每两个窦性搏动后出现一个室性期前收缩。⑦成对的室性期前收缩:室性期前收缩成对出现。⑧R-on-T 型室性期前收缩:室性期前收缩落在前一个窦性心搏的 T 波上。⑨室性反复心搏:少数室性期前收缩的冲动可逆传至心房,产生逆行 P 波(P′波),后者可再次下传激动心室,形成反复心搏。⑩室性并行心律:室性期前收缩的异位起搏点以固定间期或固定间期的倍数规律的自动发放冲动,并能防止窦房结冲动的入侵,其心电图表现为室性期前收缩的配对间期不固定而 QRS 波群的形态一致,异位搏动的间距有固定的倍数关系,偶有室性融合波。

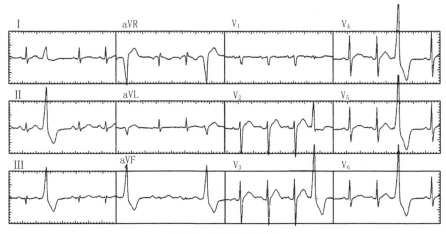

图 6-6　室性期前收缩

各导联均可见提前发生的宽大畸形 QRS 波群及 T 波倒置,前无 P 波,代偿间歇完全

五、诊断

患者的心悸等不适症状可提示期前收缩的诊断线索。体检时心脏听诊大多容易诊断期前收缩。频发的期前收缩有时不易与心房颤动等相鉴别,但后者心室律更为不整齐;运动后心率增快时部分期前收缩可减少或消失。心搏呈二联律者,大多数由期前收缩引起,此外也可以是房室传导阻滞 3∶2 房室传导。

心电图检查是明确期前收缩诊断的重要步骤,并能进一步确定期前收缩的类型。尤其是某些特殊类型的期前收缩,如未下传的房性期前收缩、插入性期前收缩、多源性期前收缩等,更需要心电图确诊。

六、治疗

(一)窦性期前收缩

通常不需治疗,应针对原发病处理。

(二)房性期前收缩

一般不需治疗,频繁发作伴有明显症状或引发心动过速者,应适当治疗。主要包括去除诱因、消除症状和控制发作。患者应避免劳累、精神过度紧张和情绪激动,戒烟戒酒,不要饮用浓茶和咖啡。有心力衰竭时应适当给予洋地黄制剂。治疗的药物可酌情选用 β 受体阻滞剂、钙通道阻滞剂、普罗帕酮及胺碘酮等。

(三)房室交界性期前收缩

通常不需治疗。由心力衰竭引起的房室交界性期前收缩,适当给予洋地黄制剂即可控制。频繁发作伴有明显症状者,可酌情选用β受体阻滞剂、钙通道阻滞剂、普罗帕酮等。起源于房室结远端的期前收缩,有可能由于发生在心动周期的早期而诱发快速性室性心律失常,这种情况下,治疗与室性期前收缩相同。

(四)室性期前收缩

首先应积极消除引起室性期前收缩的诱因、治疗基础疾病。室性期前收缩本身是否需要治疗取决于室性期前收缩的临床意义。

(1)临床上大多数室性期前收缩患者无器质性心脏病,室性期前收缩不增加这类患者心源性猝死的危险,可视为良性室性期前收缩,如果无明显症状则不需要药物治疗。对于这些患者,不应过分强调治疗室性期前收缩,以避免引起过度紧张焦虑。如果患者症状明显,则给予治疗,目的在于消除症状。患者应避免劳累、精神过度紧张和焦虑,戒烟戒酒,不饮用浓茶和咖啡等,鼓励适当的活动,如果无效则应给予药物治疗,包括镇静剂、抗心律失常药物等。β受体阻滞剂可首先选用,如果室性期前收缩随心率的增加而增多,β受体阻滞剂特别有效。无效时可改用的其他药物有美西律、普罗帕酮等。

患者无器质性心脏病客观依据,若室性期前收缩起源于右心室流出道,可首选β受体阻滞剂,也可选用普罗帕酮;若室性期前收缩起源于左心室间隔,首选维拉帕米。对于室性期前收缩频发、症状明显、药物治疗效果不佳的患者,可考虑射频导管消融治疗,大多数患者能取得良好的效果。

(2)发生于急性心肌梗死早期的室性期前收缩,尤其是频发、成对、多源、R-on-T型室性期前收缩,应首先静脉使用胺碘酮,也可选用利多卡因。如果急性心肌梗死患者早期出现窦性心动过速伴发室性期前收缩,则早期静脉使用β受体阻滞剂等能有效减少心室颤动的发生。室性期前收缩发生于某些暂时性心肌缺血的情况下,如变异型心绞痛、溶栓和冠状动脉介入治疗后的再灌注心律失常等,可静脉使用利多卡因。

器质性心脏病伴轻度心功能不全(EF 40%~50%)时发生的室性期前收缩,如果无症状,原则上积极治疗基础心脏病,并去除诱因,不必针对室性期前收缩采用药物治疗。如果症状明显,可选用β受体阻滞剂、美西律、普罗帕酮、莫雷西嗪、胺碘酮。

器质性心脏病合并中重度心力衰竭时发生的室性期前收缩,心源性猝死的危险性增加。β受体阻滞剂对于减少室性期前收缩的疗效虽不明显,但能降低心肌梗死后猝死的发生率。胺碘酮对于心肌梗死后心力衰竭伴有室性期前收缩的患者能有效抑制室性期前收缩,致心律失常作用发生率低,对心功能抑制轻微,可小剂量维持使用以减少不良反应的发生。CAST试验结果显示,某些Ic类抗心律失常药物用于治疗心肌梗死后室性期前收缩,尽管药物能有效控制室性期前收缩,但是总死亡率反而显著增加,原因是这些药物本身具有致心律失常作用。因此,心肌梗死后室性期前收缩应当避免使用I类,特别是Ic类抗心律失常药物。

二尖瓣脱垂患者常见室性期前收缩,但很少出现预后不良,治疗可依照无器质性心脏病并发室性期前收缩的处理原则。如患者合并二尖瓣反流及心电图异常表现,发生室性期前收缩时有一定的危险,可首先选用β受体阻滞剂,无效时再改用I类或Ⅲ类抗心律失常药物。

(张思锋)

第六节 心房颤动

　　心房颤动简称房颤,是指心房无序除极、电活动丧失,产生快速无序的颤动波,导致心房无有效收缩,是最严重的心房电活动紊乱。有学者研究表明,30 岁以上患者 20 年内发生房颤的总概率为 2％,60 岁以后发病率显著增加,平均每 10 年发病率增加 1 倍。目前国内房颤的流行病学资料较少,一项对 14 个自然人群房颤现状的大规模流行病学调查显示,房颤发生率为 0.77％。在所有房颤患者中,房颤发生率按病因分类,非瓣膜性、瓣膜性和孤立性房颤所占比例分别为 65.2％、12.9％和21.9％。非瓣膜性房颤发生率明显高于瓣膜性房颤和孤立性房颤,其中 1/3 为阵发性房颤,2/3 为持续或永久性房颤。

一、病因和发病机制

　　房颤的病因与房扑相似。阵发性房颤可见于无器质性心脏病患者,而持续性房颤则多伴有器质性心脏病,如高血压心脏病、风湿性心脏病、冠心病、心肌病等。其他病因尚有房间隔缺损、肺栓塞,二尖瓣、三尖瓣狭窄或关闭不全,慢性心功能不全使心房扩大,以及涉及心脏的中毒性、代谢性疾病,如甲状腺功能亢进性心脏病、心包炎、乙醇中毒等。也可见于胸腔手术后、胸部外伤,甚至子宫内的胎儿也可发生。少数患者病因不明,称为特发性房颤。

　　房颤的发生机制主要涉及两个方面。其一是房颤的触发因素,包括交感神经和副交感神经刺激、心动过缓、房性期前收缩或心动过速、房室旁路和急性心房牵拉等。其二是房颤发生和维持的基质,这是房颤发作和维持的必要条件,以心房有效不应期的缩短和心房扩张为特征的电重构和解剖重构是房颤持续的基质,重构变化可能有利于形成多发折返子波。此外,还与心房某些电生理特性变化有关,包括有效不应期离散度增加、局部阻滞、传导减慢和心肌束的分隔等。

　　随着对局灶驱动机制、心肌袖、电重构的认识,以及非药物治疗方法的不断深入,目前认为房颤是多种机制共同作用的结果。①折返机制:包括多发子波折返学说和自旋波折返假说。②触发机制:由于异位局灶自律性增强,通过触发和驱动机制发动和维持房颤,而绝大多数异位兴奋灶(90％以上)在肺静脉内,尤其是左、右上肺静脉。组织学上可看到肺静脉入口处的平滑肌细胞中有横纹肌成分,即心肌细胞呈袖套样延伸到肺静脉内,而且上肺静脉比下肺静脉的袖套样结构更宽、更完善,形成心肌袖。肺静脉内心肌袖是产生异位兴奋的解剖学基础。腔静脉和冠状静脉窦在胚胎发育过程中也可形成肌袖,并有可以诱发房颤的异位兴奋灶存在。异位兴奋灶也可以存在于心房的其他部位,包括界嵴、房室交界区、房间隔、Marshall 韧带和心房游离壁等。③自主神经机制:心房肌的电生理特性不同程度地受自主神经系统的调节,自主神经张力改变在房颤中起着重要作用。部分学者称其为神经源性房颤,并根据发生机制的不同将其分为迷走神经性房颤和交感神经性房颤两类。前者多发生在夜间或餐后,尤其多见于无器质性心脏病的男性患者;后者多见于白昼,多由运动、情绪激动和静脉滴注异丙肾上腺素等诱发。迷走神经性房颤与不应期缩短和不应期离散性增高有关;交感神经性房颤则主要是由于心房肌细胞兴奋性增高、触发激动和微折返环形成。而在器质性心脏病中,心脏生理性的迷走神经优势逐渐丧失,交感神经性房颤更为常见。

二、房颤的分类

临床上常根据病因、起病时间、心室率、自主神经作用、发生机制及部位等对房颤进行分类。然而,到目前为止仍没有一种分类方法能满足所有的要求。目前,临床上常将房颤分为初发房颤、阵发性房颤、持续性房颤和永久性房颤。

(一)初发房颤

首次发现,不论其有无症状和能否自行复律。

(二)阵发性房颤

持续时间<7天,一般<48小时,多为自限性。

(三)持续性房颤

持续时间>7天,常不能自行复律,药物复律的成功率较低,常需电转复。

(四)永久性房颤

复律失败或复律后24小时内又复发的房颤,可以是房颤的首发表现或由反复发作的房颤发展而来,对于持续时间较长、不适合复律或患者不愿意复律的房颤也归于此类。有些房颤患者不能获得准确的房颤病史,尤其是无症状或症状轻微者,常采用新近发生的或新近发现的房颤来命名,新近发生的房颤也可指房颤持续时间<24小时。房颤的一次发作事件是指发作持续时间>30秒。

三、临床表现

房颤是临床上最为常见的心律失常之一。充血性心力衰竭、瓣膜性心脏病、卒中病史、左心房扩大、二尖瓣和主动脉瓣功能异常、经治疗的高血压及高龄是房颤发生的独立危险因素。阵发性房颤可见于器质性心脏病患者,尤其在情绪激动时,或急性乙醇中毒、运动、手术后,但更多见于器质性心脏病患者。持续性房颤患者多有心血管疾病,最常见于二尖瓣病变、高血压性心脏病、房间隔缺损、冠心病、肺心病等。新近发生的房颤则应考虑甲状腺功能亢进等代谢性疾病。

心房无序的颤动失去了有效的收缩与舒张,心房泵血功能恶化或丧失,加之房室结对快速心房激动的递减传导,引起心室极不规则的反应。因此,心室律(率)紊乱、心功能受损和心房附壁血栓形成是房颤患者的主要病理生理特点。房颤可有症状,也可无症状,即使对于同一患者也是如此。房颤引起的症状由多种因素决定,包括发作时的心室率、心功能、伴随的疾病、房颤持续时间及患者感知症状的敏感性等,其危害主要有三方面:①引起胸闷、心悸、体力下降等症状;②降低心泵功能;③导致系统栓塞等严重并发症,严重时可出现低血压、心绞痛、急性肺水肿、昏厥甚至猝死。

大多数患者有心悸、呼吸困难、胸痛、疲乏、头晕和黑蒙等症状,由于心房利钠肽的分泌增多还可引起多尿。部分房颤患者无任何症状,偶然的机会或者出现房颤的严重并发症如卒中、栓塞或心力衰竭时才被发现。有些患者有左心室功能不全的症状,可能继发于房颤时持续的快速心室率。晕厥并不常见,但却是一种严重的并发症,常提示存在窦房结功能障碍及房室传导功能异常、主动脉瓣狭窄、肥厚型心肌病、脑血管疾病或存在房室旁路等。

典型的房颤体征为心律绝对不规则、第一心音强弱不等、脉搏短绌。如果房颤患者心室率突然变得规整,应怀疑它可能转变成窦性心律、房性心动过速、下传比例固定的心房扑动或交界性、室性心动过速。

四、心电图诊断

房颤的心电图特点:①P波消失,仅见心房电活动呈振幅不等、形态不一的小的不规则的基线波动,称为 f 波,频率为 350~600 次/分;②QRS 波群形态和振幅略有差异,R-R 间期绝对不等。其原因在于大量心房冲动由于波振面的冲突而相互抵消,或侵入房室结,使房室结对后来的冲动部分地不起反应,阻滞在房室交界区未下传到心室(即隐匿性传导,导致心室律不规则),此时决定心室反应速率的主要因素是房室结的不应期和最大起搏频率(图 6-7)。

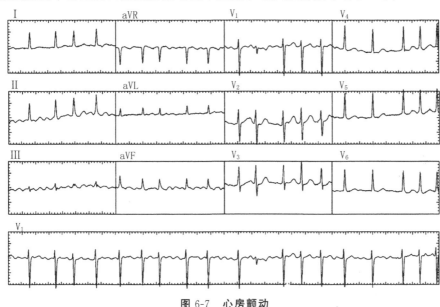

图 6-7　心房颤动

各导联 P 波消失,代之以不规则的 f 波,以 Ⅱ、Ⅲ、aVF 和 V₁ 导联为明显,QRS 波群形态正常,R-R 间期绝对不等

房颤时的心室率取决于房室结的电生理特性、迷走神经和交感神经的张力水平,以及药物的影响等。在未经治疗的房室传导正常的患者,则伴有不规则的快速心室反应,心室率通常在100~160 次/分。当患者伴有预激综合征时,房颤的心室反应有时超过 300 次/分,可导致心室颤动。如果房颤合并房室传导阻滞,由于房室传导系统发生不同程度的传导障碍,可以出现长R-R 间期。房颤持续过程中,心室节律若快且规则(超过 100 次/分),提示交界性或室性心动过速;若慢且规则(30~60 次/分),提示完全性房室传导阻滞。如出现 R-R 间期不规则的宽 QRS波群,常提示存在房室旁路前传或束支传导阻滞。当 f 波细微、快速而难以辨认时,经食管或心腔内电生理检查将有助诊断。

五、治疗

房颤患者的治疗目标是减少血栓栓塞和控制症状。后者主要是控制房颤时的心室率和/或恢复及维持窦性心律。其治疗主要包括以下 5 方面。

(一)复律治疗

对阵发性、持续性房颤和经选择的慢性房颤患者,转复为窦性心律是所希望的治疗终点。

初发 48 小时内的房颤多推荐应用药物复律,时间更长的则采用电复律。对于房颤伴较快心室率并且症状重、血流动力学不稳定的患者,包括伴有经房室旁路前传的房颤患者,则应尽早或紧急电复律。伴有潜在病因的患者,如甲状腺功能亢进、感染、电解质紊乱等,在病因未纠正前,一般不予复律。

1.药物复律

新近发生的房颤用药物转复为窦性心律的成功率可达70％以上,但持续时间较长的房颤复律成功率较低。静脉注射依布利特复律的速度最快,用2 mg可使房颤在30分钟内或以后的30～40分钟转复为窦性心律,比静脉注射普鲁卡因胺或索他洛尔的疗效更好。依布利特的主要不良反应是尖端扭转型室性心动过速,对心动过缓、低钾血症、低镁血症、心室肥厚、心力衰竭者及女性患者应慎用。静脉应用普罗帕酮、普鲁卡因胺和胺碘酮也可复律。胺碘酮复律的速度较慢,虽然控制心室率的效果在给予300～400 mg时已达到,但静脉给药剂量≥1 g约需要24小时才能复律。对持续时间较短的房颤,Ⅰc类抗心律失常药物氟卡尼和普罗帕酮在2.5小时复律的效果优于胺碘酮,而氟卡尼和普罗帕酮的复律效果无差异。快速静脉应用艾司洛尔对复律房颤有效,而洋地黄制剂对复律无效。

目前最常用于复律的静脉药物有普罗帕酮、胺碘酮和依布利特。静脉应用抗心律失常药物时应行心电监护。如有心功能不良或器质性心脏病,首选胺碘酮;如心功能正常或无器质性心脏病,可首选普罗帕酮,也可用氟卡尼或索他洛尔。对于症状不明显的房颤患者也可口服抗心律失常药物进行复律。

对新近发生的房颤采用药物复律,需要仔细分析患者的临床情况,对拟用的抗心律失常药物的药理特性要有充分了解。无器质性心脏病的房颤患者静脉应用或口服普罗帕酮是有效和安全的,而对有缺血性心脏病、左心室射血分数降低、心力衰竭或严重传导障碍的患者,应该避免应用Ⅰc类药物。胺碘酮、索他洛尔和新Ⅲ类抗心律失常药物如依布利特和多菲利特,复律是有效的,但有少数患者(1％～4％)可能并发尖端扭转型室性心动过速,因此在住院期间进行复律较为妥当。对房颤电复律失败或早期复发的病例,在择期行电复律前应先应用胺碘酮、索他洛尔等药物以提高房颤复律的成功率。对房颤持续时间≥48小时或持续时间不明的患者,在复律前后均应常规应用华法林抗凝治疗。

2.直流电复律

(1)体外直流电复律:体外(经胸)直流电复律对房颤转复为窦性心律十分有效和简便,并且只要操作得当则相对安全。主要的适应证是药物复律失败的阵发性或持续性房颤且必须维持窦性心律者,对于心室率快、症状重且有血流动力学恶化倾向的房颤患者常作为一线治疗。起始能量以150～200 J为宜,如复律失败,可用更高的能量。电复律必须与R波同步。

房颤患者经适当的准备和抗凝治疗,电复律并发症很少,但也可发生包括体循环栓塞、室性期前收缩、非持续性或持续性室性心动过速、窦性心动过缓、低血压、肺水肿及暂时性ST段抬高等症状、体征。体外电复律对左心室功能严重损害的患者要十分谨慎,因为有发生肺水肿的可能。体外直流电复律的禁忌证包括洋地黄毒性反应、低钾血症、急性感染性或炎性疾病、未代偿的心力衰竭及未满意控制的甲状腺功能亢进等。恢复窦性心律后可进一步了解窦房结功能状况或房室传导情况。如果患者疑有房室传导阻滞或窦房结功能低下,电复律前应有预防性心室起搏的准备。

(2)心内直流电复律:自1993年以来,复律的低能量(<20 J)心内电击技术已用于临床。该技术采用两个表面积大的导管电极,分别置于右心房(负极)和冠状静脉窦(正极)。其中一根电极导管也可置于左肺动脉作为正极,或者因冠状静脉窦插管失败作为替代(正极)。对房颤的各

种亚组患者,包括体外直流电复律失败的房颤患者,复律的成功率可达 70%～89%。该技术也可用于对电生理检查或导管消融过程中发生的房颤进行复律,但放电必须与 R 波准确同步。

(3)电复律与药物联合应用:对于反复发作的持续性房颤,约 25% 的患者电复律不能成功,或虽复律成功,但窦性心律仅能维持数个心动周期或数分钟后又转为房颤,另外 25% 的患者复律成功后 2 周内复发。若电复律失败,可在应用抗心律失常药物后再次体外电复律,必要时考虑心内电复律。与电复律前给予安慰剂或频率控制药物比较,胺碘酮可提高电复律的成功率,复律后房颤复发的比例也降低。给予地尔硫䓬、氟卡尼、普鲁卡因胺、普罗帕酮和维拉帕米并不提高复律的成功率,对电复律成功后预防房颤复发的作用也不明确。有研究提示,在电复律前 28 天给予胺碘酮或索他洛尔,两者对房颤自发复律和电复律的成功率效益相同($P=0.98$)。对房颤复律失败或早期复发的患者,推荐在择期复律前给予胺碘酮、索他洛尔。

(4)植入型心房除颤器:心内直流电复律的研究已近 20 年,为了便于重复多次尽早复律,20 世纪90 年代初已研制出一种类似植入型心律转复除颤器(implantable cardioverter defibrillator,ICD)的植入型心房除颤器(implantable atrial defibrillator,IAD)。IAD 发放低能量(<6 J)电击,以尽早有效地终止房颤,恢复窦性心律,尽可能减少患者的不适感觉。尽管动物实验和早期的临床经验表明,低能量心内除颤对阵发性房颤、新近发生的房颤或慢性房颤患者都有较好的疗效(75%～80%),能减少房颤负荷和住院次数,但由于该技术为创伤性的治疗方法、费用昂贵,且不能预防复发,因此不推荐常规使用。

(二)维持窦性心律

无论是阵发性还是持续性房颤,大多数房颤在转复成功后都会复发,因此,通常需要应用抗心律失常药物预防房颤复发以维持窦性心律。常选用Ⅰa、Ⅰc及Ⅲ类(胺碘酮、索他洛尔)抗心律失常药物及导管消融预防复发。

在使用抗心律失常药物前,应注意检查有无心血管疾病和其他相关因素。首次发现的房颤、偶发房颤或可以耐受的阵发性房颤,很少需要预防性用药。β受体阻滞剂对仅在运动时发生的房颤比较有效。

在选择抗心律失常药物进行窦性心律的长期维持治疗时,首先要评估药物的有效性、安全性及耐受性。有研究提示,现有的抗心律失常药物在维持窦性心律中,虽可改善患者的症状,但有效性差,不良反应较多,且不降低总病死率。

在考虑疗效的同时,药物选择还需密切注意和妥善处理以下问题。

1.对脏器的毒性作用

普罗帕酮、氟卡尼、索他洛尔、多菲利特、丙吡胺对脏器的毒性作用相对较低,如患者应用胺碘酮治疗,则需注意并尽可能防止胺碘酮对脏器的毒性作用。

2.致心律失常作用

一般说来,在结构正常的心脏,Ⅰc 类抗心律失常药物很少诱发室性心律失常。在有器质性心脏病的患者,致心律失常作用的发生率较高,其发生率及类型与所用药物和本身心脏病的类型有关。Ⅰ类抗心律失常药物一般应当避免在心肌缺血、心力衰竭和显著心室肥厚的情况下使用。选择药物的原则如下。

(1)若无器质性心脏病,首选Ⅰc类抗心律失常药物,索他洛尔、多菲利特、丙吡胺和阿齐利特可作为第二选择。

(2)若伴高血压,药物的选择与第一条相同。若伴有左心室肥厚,有可能引起尖端扭转型室性心动过速,故胺碘酮可作为第二选择。但对有显著心室肥厚(室间隔厚度≥14 mm)的患者,Ⅰ类抗心律失常药物不适宜使用。

(3)若伴心肌缺血,避免使用Ⅰ类抗心律失常药物。可选择胺碘酮、索他洛尔,也可选择多菲利特与β受体阻滞剂合用。

(4)若伴心力衰竭,应慎用抗心律失常药物,必要时可考虑应用胺碘酮,或多菲利特,并适当加用β受体阻滞剂。

(5)若合并预激综合征(WPW综合征),应首选对房室旁路行射频消融治疗。

(6)对迷走神经性房颤,丙吡胺具有抗胆碱能活性,疗效肯定;不宜使用胺碘酮,因该药具有一定的β受体阻断作用,可加重该类房颤的发作。对交感神经性房颤,β受体阻滞剂可作为一线治疗药物,此外还可选用索他洛尔和胺碘酮。

(7)对孤立性房颤可先试用β受体阻滞剂;普罗帕酮、索他洛尔和氟卡尼的疗效肯定;胺碘酮和多菲利特仅作为替代治疗。

在药物治疗过程中,如出现明显不良反应或患者要求停药,则应该停药;如药物治疗无效或效果不肯定,应及时停药。

鉴于目前已有的抗心律失常药物的局限性和现有导管消融研究的结果,在维持窦性心律方面经导管消融优于药物治疗。

(三)控制过快的心室率

药物维持窦性心律和控制心室率的研究显示,没有发现控制心室率在死亡率和生活质量方面逊于维持窦性心律的治疗。主要原因可能是复律并维持窦性心律治疗过程中的风险,尤其是抗心律失常药物的不良反应,抵消了维持窦性心律所带来的益处,故在降低房颤复发率的同时并没有改善患者的预后。因此,长期用药时应评价抗心律失常药物的益处和风险。对于部分房颤患者而言,心室率控制后可显著减轻或消除症状,改善心功能,提高生活质量。控制心室率在以下情况下可作为一线治疗:①无转复窦性心律指征的持续性房颤;②房颤已持续数年,在没有其他方法干预的情况下(如经导管消融治疗),即使转复为窦性心律也很难维持;③抗心律失常药物复律和维持窦性心律的风险大于房颤本身;④心脏器质性疾病,如左心房内径大于55 mm、二尖瓣狭窄等,如未纠正,很难长期保持窦性节律。

控制房颤患者过快心室率,使患者静息时心室率维持在60~80次/分,运动时维持在90~115次/分,可采用洋地黄制剂、钙通道阻滞剂(地尔硫䓬、维拉帕米)及β受体阻滞剂单独应用或联合应用、某些抗心律失常药物。β受体阻滞剂是房颤时控制心室率的一线药物,钙通道阻滞剂如维拉帕米和地尔硫䓬也是常用的一线药物,对控制运动时快速心室率的效果比地高辛好,β受体阻滞剂和地高辛合用控制心室率的效果优于单独使用。洋地黄制剂(如地高辛)对控制静息时的心室率有效,但对控制运动时的心室率无效,仅用于伴有慢性心力衰竭的房颤患者,对其他房颤患者不单独作为一线药物。对伴有房室旁路前传的房颤患者,禁用钙通道阻滞剂、洋地黄制剂和β受体阻滞剂,因房颤时心房激动经房室结前传受到抑制后可使其经房室旁路前传加快,致心室率明显加快,产生严重血流动力学障碍,甚或诱发室性心动过速和/或心室颤动。对伴有房室旁路前传且血流动力学不稳定的房颤患者,首选直流电复律;血流动力学异常不明显者,静脉注射普罗帕酮、胺碘酮或普鲁卡因胺。为了迅速地控制心室率,可经静脉应用β受体阻滞剂或维拉帕米、地尔硫䓬。

对于发作频繁、药物不能控制的快速心室率患者或不能耐受药物治疗且症状严重的患者,可考虑导管消融改良房室结以减慢心室率、消融房室结阻断房室传导后植入永久性人工心脏起搏器治疗。

(四)抗凝治疗

房颤是卒中的独立危险因素,房颤患者发生卒中的危险是窦性心律者的 5~6 倍。在有血栓栓塞危险因素的房颤患者中,应用华法林进行抗凝治疗是目前唯一可明确改善患者预后的药物治疗手段。任何有血栓栓塞危险因素的房颤患者如无抗凝治疗禁忌证均应给予长期口服华法林治疗,并使其国际标准化比率(INR)维持在 2.0~3.0,而最佳值为 2.5 左右,75 岁以上患者的 INR 宜维持在 2.0~2.5。INR<1.5 不可能有抗凝效果,INR>3.0 出血风险明显增加。对年龄<65 岁无其他危险因素的房颤患者可不予以抗凝剂,65~75 岁无危险因素的持续性房颤患者可给予阿司匹林 300~325 mg/d 预防治疗。

对阵发性或持续性房颤,如行复律治疗,当房颤持续时间在 48 小时以内,复律前不需要抗凝。当房颤持续时间不明或≥48 小时,临床可有两种抗凝方案。一种是先开始华法林抗凝治疗,使 INR 达到 2.0~3.0 3 周后复律。在 3 周有效抗凝治疗之前,不应开始抗心律失常药物治疗。另一种是行经食管超声心动图检查,且静脉注射肝素,如果没有发现心房血栓,可进行复律。复律后肝素和华法林合用,直到 INR≥2.0 停用肝素,继续应用华法林。在转复为窦性心律后几周,患者仍然有全身性血栓栓塞的可能,不论房颤是自行转复为窦性心律或是经药物或直流电复律,均需再行抗凝治疗至少 4 周,复律后在短时间内心房的收缩功能尚未完全恢复。

华法林抗凝治疗可显著降低缺血性脑卒中的发生率,但应注意其出血性事件的危险,对每例患者应当评估风险/效益比。华法林初始剂量 2.5~3 mg/d,2~4 天起效,5~7 天达治疗高峰。因此,在开始治疗时应隔天监测 INR,直到 INR 连续 2 次在目标范围内,然后每周监测 2 次,共 1~2 周。稳定后,每月复查 2 次。华法林剂量根据 INR 调整,如果 INR 低于 1.5,则增加华法林的剂量,如高于 3.0,则减少华法林的剂量。华法林剂量每次增减的幅度一般在 0.625 mg/d 以内,剂量调整后需重新监测 INR。由于华法林的药代动力学受多种食物、药物、乙醇等的影响,因此,华法林的治疗需长期监测和随访,将 INR 控制在治疗范围内。

阿司匹林有预防血栓栓塞事件的作用,但其效果远比华法林差,仅应用于对华法林有禁忌证或者脑卒中的低危患者。因阿司匹林与华法林联合应用的抗凝作用并不优于单独应用华法林,而出血的危险却明显增加,因此不建议两者联用。氯吡格雷也可用于预防血栓形成,临床多用 75 mg 顿服,其优点是不需要监测 INR,出血危险性低,但预防脑卒中的效益远不如华法林,即使氯吡格雷与阿司匹林合用,其预防卒中的作用也不如华法林。

(五)非药物治疗

对一部分反复发作、症状较重而药物治疗效果不理想的患者,可选择进行非药物治疗,包括心房起搏、导管消融及心房除颤器等。

(张思锋)

第七节 心 房 扑 动

心房扑动简称房扑,是一种大折返的房性心律失常,因其折返环通常占据了心房的大部分区域,故房扑又称为大折返性房性心动过速。依其折返环解剖结构及心电图表现不同分为典型房扑(一型)及非典型房扑(二型)。典型房扑围绕三尖瓣环、终末嵴和欧氏嵴呈逆钟向或顺钟向折返;其他已知的确定的房扑类型还包括围绕心房手术切开瘢痕的、心房特发性纤维化区域的、心房内其他解剖结构或功能性传导屏障的大折返,由于引起这些房扑的屏障多变,因此称为非典型房扑。

一、病因

临床所见房扑较房颤为少。阵发性房扑可见于无器质性心脏病患者,而持续性房扑则多伴有器质性心脏病,如风湿性心脏病、冠心病、心肌病等。其他病因尚有房间隔缺损、肺栓塞,二尖瓣、三尖瓣狭窄或关闭不全,慢性心功能不全使心房扩大,以及涉及心脏的中毒性、代谢性疾病,如甲状腺功能亢进性心脏病、心包炎、乙醇中毒等,也可见于胸腔手术后、胸部外伤,甚至子宫内的胎儿也可发生。少数患者病因不明。儿童持续发作心房扑动增加猝死的可能性。

二、临床表现

临床表现为心悸、胸闷、乏力等症状。有些房扑患者症状较为隐匿,仅表现为活动时乏力。房扑可加重或诱发心力衰竭。

房扑可被看作是一种过渡性异常心电活动,常自行转复为窦性心律或进展为房颤,持续数月乃至数年的房扑十分罕见。房扑引发的系统栓塞少于房颤。颈动脉窦按摩一般可使房扑时心室率逐步成倍数减慢,但难以转复为窦性心律。一旦停止按摩,心室率即以相反的方式恢复如初。体力活动、增强交感神经张力或减弱副交感神经张力可成倍加快心室率。

体格检查:在颈静脉波中可见快速扑动波,如果扑动波与下传的 QRS 波群关系不变,则第一心音强度也恒定不变。有时听诊可闻及心房收缩音。

三、心电图表现

典型房扑的心房率通常在 250～350 次/分,基本心电图特征表现:①完全相同的规则的锯齿形扑动波(F 波)及持续的电活动(扑动波之间无等电位线);②心室律可规则或不规则;③QRS 波群形态多正常,当出现室内差异性传导或原先合并有束支传导阻滞时,QRS 波群增宽,形态异常。扑动波在 Ⅱ、Ⅲ、aVF 导联或 V₁ 导联中较清楚,按摩颈动脉窦或使用腺苷可暂时减慢心室反应,有助于看清扑动波。逆钟向折返的 F 波心电图特征为 Ⅱ、Ⅲ、aVF 导联呈负向,V₁ 导联呈正向,V₆ 导联呈负向(图 6-8);顺钟向折返的 F 波心电图特征则相反,表现为 Ⅱ、Ⅲ、aVF 导联呈正向,V₁ 导联呈负向,V₆ 导联呈正向。

典型房扑的心室率可以呈以下几种情况。在未经治疗的患者,2:1 房室传导多见,心室率快而规则,此时心室率为心房率的一半;F 波和 QRS 波群有固定时间关系,通常以 4:1、6:1 较为多见,3:1、5:1 少见,心室率慢而规则;若房扑持续时心室率明显缓慢(排除药物影响),F 波和 QRS 波群无固定时间关系,心室率慢而规则,表明有完全性房室传导阻滞的存在;F 波和 QRS 波群无固定时间关系,通常以(2～7):1 传导,心室率不规则。儿童、预激综合征患者,偶见于甲状腺功能亢进患者,心房扑动可以呈 1:1 的形式下传心室,造成 300 次/分的心室率,从而产生严重症状。由于隐匿性传导的存在,R-R 间期可出现长短交替。不纯房扑(或称扑动-颤动)心房率常快于单纯房扑,其 F 波形态及时限也变化多样。在某些情况下,此种心电图特点提示心房电活动的不一致。例如,一侧心房为颤动样激动,同时另一侧心房可能被相对缓慢且规整的扑动样激动所控制。现已证实,房内传导时间延长是房扑发生的危险因素之一。

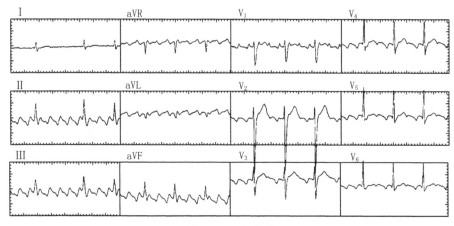

图 6-8 心房扑动

各导联 P 波消失,代之以规则的 F 波,以 Ⅱ、Ⅲ、aVF 和 V1 导联最为
明显,QRS 波群形态正常,F 波与 QRS 波群的比为(2~4):1

如上所述,由于非典型房扑的折返环(不依赖下腔静脉至三尖瓣环之间的峡部)变异性很大,因此非典型房扑的大折返心电图特征存在很大差异,心房率或 F 波形态各不相同。然而,非典型房扑的 F 波频率通常与典型房扑相同,即 250~350 次/分。

四、治疗

(一)直流电复律

如果房扑患者有严重的血流动力学障碍或心力衰竭,应立即给予同步直流电复律,所需能量相对较低(50 J)。若电休克引起房颤,可用较高的能量再次进行电休克以求恢复窦性心律,或根据临床情况不予处理。少数患者在恢复窦性心律即刻有发生血栓栓塞的可能。

(二)心房程序调搏

食管调搏或右心房导管快速心房起搏在大多数患者中可有效终止一型房扑或部分二型房扑,恢复窦性心律或转变为伴有较慢心室率的心房颤动,临床症状改善。

(三)药物治疗

可选用胺碘酮、洋地黄、钙通道阻滞剂或 β 受体阻滞剂减慢房扑时的心室率,若心房扑动持续存在,可试用 Ⅰa 和 Ⅰc 类抗心律失常药物以恢复窦性心律和预防复发。小剂量(200 mg/d)胺碘酮也可预防复发。除非心房扑动时的心室率已被洋地黄、钙通道阻滞剂或 β 受体阻滞剂减慢,否则不应使用 Ⅰ 类和 Ⅲ 类抗心律失常药物,因上述药物有抗胆碱作用,且 Ⅰ 类抗心律失常药物能减慢 F 波频率,使房室传导加快,引起 1:1 传导,使心室率加快。

(四)射频消融

通过导管射频消融阻断三尖瓣环和下腔静脉之间的峡部,造成双向阻滞,对于治疗典型房扑十分有效,长期成功率为 90%~100%,目前已成为典型房扑首选治疗方法。其他类型的房扑消融治疗也很有效,但成功率略低于典型房扑,且各类型房扑消融治疗的成功率不同。

(张思锋)

第八节　心室扑动与心室颤动

一、心电图诊断

心室扑动简称室扑,心电图表现为连续出现的畸形 QRS 波群,呈正弦波曲线,时限在 0.12 秒以上,无法分开 QRS 波与 T 波,也无法明确为负向波或为正向波。QRS 波频率常为 180～250 次/分,有时可低到 150 次/分,或高达 300 次/分;P 波看不到,QRS 波之间无等电位线;室扑常为暂时性,大多数转为室颤,也有些转为室速,或恢复为窦性心律(图 6-9)。

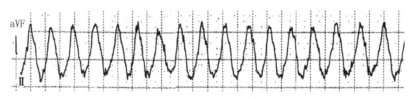

图 6-9　心室扑动

QRS 波群宽大畸形,呈正弦波曲线,无法分开 QRS 波与 T 波,QRS 波之间无等电位线

心室颤动简称室颤,是 P 波及 QRS-T 波消失,代之以形态和振幅均不规则的颤动波,形态极不一致。颤动波的电压低(振幅<0.2 mV),往往是临终前的表现。颤动波之间无等电位线。颤动波的频率不等,多在 250～500 次/分,很慢的颤动波预示着心脏停搏即将发生(图 6-10)。

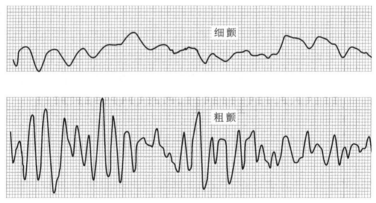

图 6-10　心室颤动

QRS-T 波消失,代之以形态和振幅均不规则的颤动波

室扑应与阵发性室性心动过速相鉴别。后者心室率也常在 180 次/分左右,但 QRS 波清楚,波间有等电位线,QRS 波与 T 波之间可以分清,且 QRS 波时限不如室扑长。室扑与室颤之间的区别也应注意,室扑波呈连续而规则的畸形波,而室颤波则为电压较小的完全不规则的频率快的波。

二、临床表现

发展为室扑及室颤者其典型表现为意识丧失或四肢抽搐后意识丧失。①抽搐:为全身性,持续时间长短不一,可达数分钟,多发生于室颤后 10 秒内。②心音消失:呼吸呈叹息样,以后呼吸停止,常发生在室颤后 20～30 秒。③昏迷:常发生在室颤后 30 秒后。④瞳孔散大:多在室扑或室颤后 30～60 秒出现。⑤血压测不到。

　　室颤与室扑见于许多疾病的终末期,例如,冠心病、心肌缺氧及药物中毒等。在发生室颤与室扑而被复苏的患者中,冠心病占 75％,但透壁心肌梗死只占 20％～30％。非梗死患者 1 年内又发生室颤者大约有 22％,2 年复发率为 40％。而心肌梗死并发室颤者,1 年中复发率为 2％。R-on-T 性室性期前收缩是诱发室颤的重要因素,窦性心律明显减慢或加快都可促进室颤发生。射血分数低、室壁运动异常、有充血性心力衰竭病史、有心肌梗死史(但不在急性期)、有室性心律失常者,室颤与室扑难以复苏,病死率高。

三、治疗

　　治疗室扑、室颤应遵循基本生命支持和进一步循环支持的原则。

　　对于室颤及神志丧失的室扑患者应该即刻进行非同步直流电除颤,一般不需麻醉。先做电除颤后再行其他心肺复苏措施,以免耽误时间。如果已恢复窦性心律,但循环衰竭,血压低,应继续胸外按压及人工通气,并连续心电检测以防心律失常复发。循环衰竭后马上会发生代谢性酸中毒。如果心律失常在30～60 秒终止,则酸中毒不显著。如时间较长,常需用碳酸氢钠纠正酸中毒,但其应用不应该延迟肾上腺素或电除颤的应用。

(张思锋)

第七章

冠 心 病

第一节 ST 段抬高型心肌梗死

ST 段抬高型心肌梗死(ST segment elevation myocardial infarction,STEMI)是指在冠状动脉病变的基础上,冠状动脉血流中断,使相应的心肌出现严重而持久的急性缺血,最终导致心肌的缺血性坏死。在临床上常有持久的胸骨后压榨性疼痛、发热、白细胞计数增高、血清心肌损伤标志物升高,以及特征性心电图动态演变,并可出现多种心律失常、心源性休克或心力衰竭。STEMI 是动脉粥样硬化患者的主要死亡原因之一。

一、病因和发病机制

冠状动脉内阻塞性血栓形成的最初事件是动脉粥样硬化斑块的破裂或溃疡形成。斑块破裂导致斑块中的致栓物质暴露于循环中的血小板,如胶原纤维蛋白、血管病性血友病因子、玻璃体结合蛋白、纤维蛋白原、纤维连接蛋白等。血小板黏附在溃疡表面,随之引起血小板激活与聚集,导致血栓形成,纤维蛋白原转变成纤维蛋白,继而激活血小板及引起血管收缩,这其中部分也是由于血小板源性血管收缩物质所致。这种血栓前的外环境促进了一个活动血栓(包括血小板、纤维蛋白、凝血酶及红细胞)的形成和建立,引起梗死相关动脉的阻塞,心肌缺血坏死。

由于心外膜冠状动脉前向血流的中断,相应血管供应的心肌缺血,立即失去了正常的收缩功能,异常的心肌收缩方式包括运动不协调、运动减弱、运动消失和运动障碍,其严重程度主要取决于梗死部位、梗死程度及范围。缺血区心肌功能失调可通过增强功能正常的心肌运动来弥补,这主要通过急性代偿机制(包括交感神经系统活性增强)及 Frank-Starling 机制(即增加心脏前负荷,使回心血量增多,心室舒张末容积增加,从而增加心排血量及提高心脏做功)来实现。急性心肌梗死引起的心力衰竭也称泵衰竭,按 Killip 分级可分为 4 级,见表 7-1。

表 7-1 急性心肌梗死 Killip 分级

Killip 分级	定义
Ⅰ级	尚无明显心力衰竭
Ⅱ级	有左心衰竭,肺部啰音<50%肺野

续表

Killip 分级	定义
Ⅲ级	有急性肺水肿,全肺大、小、干、湿啰音
Ⅳ级	心源性休克

二、临床表现

(一)前驱症状

患者发病前几天或几周内会出现典型前驱症状。其中以新发心绞痛和原有心绞痛加重最为突出。心绞痛发作较前频繁、程度加重、持续时间延长、硝酸甘油效果差等较常见。

(二)症状

1.疼痛

胸痛是 STEMI 患者最早出现、最为突出的症状,但患者疼痛程度不一,通常都较为严重,在某些情况下是患者无法忍受的,疼痛持续时间较长,通常超过 30 分钟,甚至可持续达数小时。这种不适可描述为:紧缩感、烧灼感、压迫感或压缩感。常位于胸骨后或心前区,可向左肩、左臂及、左手尺侧及后背部放射,引起左手臂、手指及后背部不适感。在部分 STEMI 患者中,疼痛最初发生于上腹部,引起腹部的一系列症状而被误认为消化道疾病。某些患者可出现疼痛向肩背部、上肢颈部、下颚甚至肩胛区放射。STEMI 引起的胸痛通常持续时间长,多在 30 分钟以上,甚至可达数小时,休息或含服硝酸甘油后不能缓解,患者常有濒死感。但有 8%~10% 的 STEMI 患者为无痛性的,尤其多见于老年患者,一般有较高的心力衰竭发生率。

2.全身症状

常有大汗、发热、心动过速及白细胞计数增高等表现。发热常出现在发病后 1~2 天,主要是由于心肌坏死物吸收引起,通常为低热,在 38 ℃左右,很少>39 ℃,持续约 1 周。

3.消化道症状

50% 以上的 STEMI 患者有恶心、呕吐,可能由于迷走神经反射或与左心室内的机械刺激感受器有关。下壁 STEMI 患者比前壁 STEMI 患者这些症状更为多见。

4.心律失常

心律失常见于绝大多数 STEMI 患者,分为快速性心律失常和缓慢性心律失常,多发生于发病后 1~2 天。前壁 STEMI 多数易引起快速性心律失常(如室性期前收缩、室性心动过速、心房扑动、心房纤颤等),以室性期前收缩最为常见,如室性期前收缩连续出现短阵室速,甚至出现R-on-T现象,为室颤发生的先兆。部分患者入院前死亡的主要原因为室颤。下壁 STEMI 易引起缓慢性心律失常(如窦性心动过缓、房室传导阻滞、束支传导阻滞、窦性停搏等),主要与右冠闭塞引起窦房结或房室结血供减少有关。

5.急性左心衰竭或心源性休克

在部分患者,尤其是老年人,STEMI 的临床表现通常不是疼痛而是表现为更严重的急性左心衰竭和/或心源性休克,这些症状可能同时伴有出汗、呼吸困难、恶心和呕吐、意识不清等。

(三)体征

心脏听诊常有心动过速、心动过缓、各种心律失常。第一心音、第二心音减弱及第四心音也较常见,提示心脏收缩力和左心室顺应性降低。在 STEMI 及二尖瓣功能失调(乳头肌功能不全,二尖瓣关闭不全)引起的二尖瓣反流患者可闻及收缩期杂音。第三心音通常反映为左心室充盈压力增加,左心室功能严重失调。右心室 STEMI 患者常表现出明显的颈静脉曲张和 V 波,以及三尖瓣反流。大面积心肌缺血患者及既往有心肌梗死患者常在心肌梗死早期就存在左心功能不全表现,如呼吸困难、咳嗽、发绀、肺部啰音等。

三、诊断和鉴别诊断

(一)诊断

1.病史及体格检查

(1)病史:STEMI 患者临床表现多变,有些患者症状较轻,未能引起患者重视,而有些患者发病急骤,病情严重,以急性左心衰竭、心源性休克甚至猝死为主要表现。但大多数有诱发因素,最常见有情绪变化(紧张、激动、焦虑等)和过度体力活动,其他的如血压升高、休克、脱水、出血、外科手术、严重心律失常等。这些诱发因素能促发不稳定的粥样斑块发生破裂,形成血栓,从而导致 STEMI 的发生。对于典型的心肌梗死引起的胸痛诊断难度不大,但对于不典型胸痛(如上腹痛、呼吸困难、恶心、呕吐等)、无痛性心肌梗死及其他不典型症状均应引起高度重视,特别多见于女性、老年患者、糖尿病患者,因为这些症状常不易让医师联想到与心脏疾病有关,从而延误诊治。STEMI 常见非典型表现:①新发生或恶化的心力衰竭;②典型心绞痛,但性质不严重,无较长持续时间;③疼痛部位不典型的心绞痛;④中枢神经系统症状;⑤过度焦虑,突发狂躁等;⑥晕厥;⑦休克;⑧急性消化道症状。

(2)体格检查:所有 STEMI 患者应密切注意生命体征,并观察患者有无外周循环衰竭的表现,如面色苍白、皮肤湿冷等。血压除早期升高外,绝大多数患者血压下降,有高血压的患者,血压常在未服药的情况下降至正常。前壁 STEMI 多表现为交感神经兴奋引起的心率增快及快速性心律失常,而下壁 STEMI 多表现为副交感神经兴奋引起的心率减慢及缓慢性心律失常。心脏听诊可出现第一心音、第二心音减弱及第四心音。

2.心电图

(1)心电图的特征:心电图不仅是诊断 STEMI 的重要手段之一,而且还可以起到定位、定时的作用。ST 段弓背向上抬高,尤其是伴随 T 波改变、相对应导联的 ST 段压低("镜像改变")及病理性 Q 波,并伴有持续超过 20 分钟的胸痛,强烈支持 STEMI 的诊断。2012 年第 3 版《心肌梗死全球统一定义》推荐 STEMI 的心电图诊断标准为:两个相邻导联新出现 J 点抬高;在 V_2、V_3 导联,男性(>40 岁)$\geqslant 0.2$ mV,男性(<40 岁)$\geqslant 0.25$ mV,女性$\geqslant 0.15$ mV;在其他导联$\geqslant 0.1$ mV。

(2)动态演变:ST 段的动态演变及 T 波改变伴随病理性 Q 波出现对 STEMI 的诊断具有高度特异性。主要分为超急性期、急性期、亚急性期和陈旧期。

(3)定位诊断:根据心电图特征性改变的导联可对急性心肌梗死进行定位诊断。但是许多因素限制了心电图对于 STEMI 的诊断和定位:心肌损伤的范围、梗死的时间、梗死的部位(如12 导联心电图对于左心室后外侧区敏感程度较差)、传导异常、既往梗死或急性心包炎、电解质浓度的改变,以及心血管活性药物的使用。心电图诊断前壁及下壁 STEMI 意见统一,对侧壁及后壁 STEMI 无统一依据。另外,在部分 STEMI 患者中,由于梗死位置的因素,心电图并不能出现典型的 ST 段改变。因此,即使缺乏 STEMI 的典型心电图改变,也需要立即开始针对心肌缺血进行必要的治疗,并尽可能完善相关检查排除 STEMI,避免恶性心律失常的发生。

所有疑似 STEMI 的患者入院后 10 分钟内必须完成一份 12 导联心电图。如为下壁心肌梗死,需加做后壁及右胸导联。如早期心电图不能确诊,需 5 分钟后重复行心电图检查,并注意动态观察。

3.心脏生化标志物

心肌损伤标志物呈动态升高改变是 STEMI 诊断的标准之一。敏感的心脏标志物测定可发现尚无心电图改变的小灶性梗死,对于疑似 STEMI 的患者,建议于入院即刻、2～4 小时、6～9 小时、12～24 小时行心肌损伤标志物测定,以进行诊断并评估预后。

(1)心肌肌钙蛋白(cTn):是诊断心肌坏死特异性和敏感性最高的心肌损伤标志物,主要有 cTnI 和 cTnT,STEMI 患者症状发生后 2～4 小时开始升高,10～24 小时达到峰值,cTnI 持续 5～10 天,cTnT 持续 5～14 天,但 cTnI/cTnT 不能对超过 2 周的心肌梗死患者进行诊断。需要注意的是,cTn 的灵敏度相当高,但在某些情况(如肾衰竭、充血性心力衰竭、心脏创伤、电复律后、射频消融后、病毒感染等)下 cTn 也同样可以升高,出现假阳性情况。因此,不能单凭 cTnI/cTnT 升高而诊断急性心肌梗死,还应结合心电图、患者临床情况等进行全面分析。

(2)肌酸激酶同工酶:对判断心肌坏死的临床特异性较高,STEMI 后 6 小时即升高,24 小时达到高峰,持续 3～4 天。由于首次 STEMI 后 cTn 将持续升高一段时间(7～14 天),肌酸激酶同工酶更适于诊断再发心肌梗死。连续测定肌酸激酶同工酶还可作为判断溶栓治疗效果的指标之一,血管再通时肌酸激酶同工酶峰值前移(14 小时以内)。

(3)其他:天门冬氨酸氨基转移酶、乳酸脱氢酶对诊断 STEMI 特异性差,已不再推荐用于诊断 STEMI。肌红蛋白测定有助于早期诊断,敏感性较高,但特异性差,并且检测的时间窗较短。STEMI 后 1～2 小时即升高,4～8 小时达到高峰,持续 12～24 小时。

4.影像学检查

超声心动图可作为早期诊断急性心肌梗死的辅助检查之一,可发现节段性室壁运动异常和室壁反常运动,收缩时室壁运动变薄是心肌缺血的典型表现。同时,超声心动图能检测 STEMI 患者的心功能情况,对其预后进行评估。在 STEMI 患者出现心源性休克时,超声心动图可用于检测导致低心排血量的机械性因素(如新出现的室间隔穿孔或乳头肌功能失调),并将之与左心室收缩功能障碍相互鉴别。超声心动图可作为 STEMI 患者常用的影像学检查,但注意急性心肌梗死早期患者必须行床旁超声心动图检查。X 线检查能够早期发现心力衰竭和心脏扩大的迹象,以及急性左心衰竭引起肺水肿时的改变,即肺血管周围的渗出液可使纹理模糊、肺门阴影不清楚,相互融合呈不规则片状模糊影,弥漫分布或局限于一侧或一叶,或见于肺门两侧,由内向外逐渐变淡,形成所谓"蝶形肺门",同时小叶间隔中的积液可使间隔增宽,形成小叶间隔线,即 Kerley A 线和 B 线等。放射性核素心肌显像可评判心肌灌注情况,同时可评价患者的心功能情况。STEMI 强调早期再灌注治疗,因此影像学检查在急性 STEMI 的应用受到了很大的限制。必须指出,不应该因等待患者血清心脏生化标志物测定和影像学检查结果而延迟再灌注治疗。

(二)鉴别诊断

STEMI 的持续性胸痛应与以下疾病相鉴别,特别是危重疾病。

1.主动脉夹层

胸痛呈撕裂样、剧烈且很快达到高峰,常放射至肩背部及下肢,心率增快、血压升高,心脏彩超、主动脉增强 CT 有助于鉴别。

2.肺动脉栓塞

常表现为突发呼吸困难、胸痛、咯血、晕厥等,肺动脉瓣第二心音亢进,心肌损伤标志物常不高,血气分析、D-二聚体、肺动脉 CT 有助于鉴别。

3.急性心包炎

胸痛常伴发热,深呼吸时加重,早期可闻及心包摩擦音,心电图有 ST 段弓背向下型抬高,心肌损伤标志物常不高。

4.不稳定型心绞痛

胸痛时间较短,一般少于 20 分钟,心电图常呈 ST 段下移,T 波倒置,但变异型心绞痛有 ST 抬高,但无病理性 Q 波,心肌损伤标志物常不高。

5.急腹症

如食管反流伴痉挛、消化道穿孔、急性胰腺炎、急性胆囊炎等急腹症常与 STEMI 混淆,但一般无心电图改变和心肌损伤标志物增高。

四、治疗和预后

(一)初始处理

1.持续心电、血压和血氧饱和度监测

所有 STEMI 患者到院后应立即予以心电、血压和血氧饱和度监测,并建立静脉通路,必要时开通大静脉。

2.吸氧

所有 STEMI 患者到院后应立即予以鼻导管吸氧,急性左心衰竭、肺水肿或有机械并发症的患者常伴有严重低氧血症,需面罩加压给氧或气管插管并机械通气。

3.绝对卧床休息

所有 STEMI 患者入院后应绝对卧床休息,可以降低心肌氧耗量。一般患者卧床休息 1～3 天,如有血流动力学不稳定、心力衰竭、心肌梗死后并发症的患者应延长卧床时间。

4.镇痛

STEMI 患者常伴剧烈胸痛,引起交感神经过度兴奋,产生心动过速、血压升高,从而增加心肌氧耗量,并易诱发快速室性心律失常。因此,应迅速给予有效镇痛剂,可静脉注射吗啡 3 mg,必要时 5 分钟重复 1 次,总量不宜超过 15 mg。吗啡不仅可以起到镇痛作用,还能扩张血管,降低左心室前后负荷,减少心肌氧耗量。吗啡的不良反应有恶心、呕吐、低血压和呼吸抑制,一旦出现呼吸抑制,可每隔 3 分钟静脉注射纳洛酮 0.4 mg(最多 3 次)拮抗。

5.饮食和排便

STEMI 患者需禁食至胸痛消失,然后给予流质、半流质饮食,逐步过渡到普通饮食。必要时使用缓泻剂,以防止便秘产生,排便用力,导致心律失常或心力衰竭,甚至心脏破裂。

(二)再灌注治疗

STEMI 通常是在冠状动脉粥样硬化的基础上突发斑块破裂、血栓形成,引起冠状动脉急性闭塞,从而导致血供中断,心肌出现缺血性坏死。在冠状动脉急性闭塞后的 20 分钟,心肌开始由内膜向外膜坏死,这一过程需 4～6 小时。心肌再灌注治疗开始越早,心肌坏死面积越小,预后相对越好。但单纯的心外膜血管开通不等于有效的再灌注,组织水平的再灌注才是任何再灌注治疗的终极目标。因此,早期、迅速、完全、持续和有效的再灌注治疗是 STEMI 最有效的治疗。再灌注治疗的方法主要有溶栓治疗、PCI 治疗和 CABG 治疗。

1.溶栓治疗

在纤溶酶原激活剂的作用下,纤溶酶原可转变成纤溶酶,降解血栓上的不溶性纤维蛋白,从而使血栓溶解,梗死血管再通。早期大规模临床研究结果表明,溶栓治疗可显著降低 STEMI 患者的病死率。在 PCI 成为标准治疗之前,溶栓治疗是再灌注治疗的优先选择。在没有介入治疗的社区医院或者转诊到可开展介入治疗的医院需要很长时间的情况下,溶栓治疗是 STEMI 的首选。尽管溶栓治疗后 90 分钟内 80% 以上患者的梗死相关动脉可以再通,但是 40%～70% 的患者梗死相关动脉不能达到正常冠状动脉血流(TIMI3 级),而且即使是成功的再灌注后,至少 20% 的患者会发生再闭塞,再梗死率达到 19%。因此,使用溶栓治疗的患者大约只有 25% 可以达到理想且稳定的血流。

(1)溶栓治疗有严格的适应证,指南推荐:①发病 12 小时以内到不具备急诊 PCI 治疗条件的医院就诊、不能迅速转运、无溶栓禁忌证的 STEMI 患者均应进行溶栓治疗;②患者就诊早(发病≤3 小时)而不能及时进行 PCI 介入治疗者,或虽具备急诊 PCI 治疗条件,但就诊至球囊扩张时间与就诊至溶栓开始时间相差＞60 分钟,且就诊至球囊扩张时间＞90 分钟者应优先考虑溶栓治疗;③对再梗死患者,如果不能立即(症状发作后 60 分钟内)进行冠状动脉造影和 PCI,可给予溶栓治疗;④对发病 12～24 小时仍有进行性缺血性疼痛和至少 2 个胸导联或肢体导联 ST 段抬高＞0.1 mV 的患者,若无急诊 PCI 条件,在经过选择的患者也可溶栓治疗;⑤STEMI 患者症状发生 24 小时,症状已缓解,不应采取溶栓治疗。

(2)溶栓治疗的绝对禁忌证:①既往任何时间出血性脑卒中病史;②已知的脑血管结构异常(如动静脉畸形);③3 个月内有缺血性脑卒中发作(排除 4.5 小时内急性缺血性脑卒中);④已知的颅内恶性肿瘤(原发或转移);⑤未排除的主动脉夹层;⑥活动性出血或者凝血功能障碍者;⑦3 个月内严重头部闭合性创伤或面部创伤;⑧2 个月内颅内或者脊柱外科手术。

(3)溶栓治疗的相对禁忌证:①慢性的、严重的、没有得到良好控制的高血压史或者目前血压增高;②缺血性脑卒中病史超过 3 个月;③痴呆;④外伤或持续＞10 分钟的心肺复苏;⑤3 周内大手术史,2～4 周的内出血;⑥已知的颅内病理学改变(不包括在绝对禁忌证内);⑦不能压迫止血部位的大血管穿刺;⑧妊娠;⑨活动性的消化道溃疡;⑩目前正在应用抗凝剂。另外,根据综合临床判断,患者的风险/效益比不利于溶栓治疗,尤其是有出血倾向者,包括严重肝肾疾病、恶病质、终末期肿瘤等。由于流行病学调查显示中国人群的出血性脑卒中发病率高,因此,年龄≥75 岁的 STEMI 患者应首选 PCI,选择溶栓治疗时应慎重,酌情减少溶栓药物剂量。

(4)溶栓药物的选择、剂量及用法:溶栓药物目前有三代,可分为非特异性纤溶酶原激活剂和特异性纤溶酶原激活剂,前者有链激酶和尿激酶,后者包括人重组组织型纤溶酶原激活剂、替奈普酶、阿替普酶和瑞替普酶。应严格掌握溶栓药物的用法及剂量,通常优先选择特异性纤溶酶原激活剂。主要溶栓药物用法及剂量见表 7-2。

(5)疗效评估:GUSTO-Ⅰ研究表明,TIMI 3 级血流者的预后明显好于 TIMI 2 级者。TIMI 3 级血流对预测 STEMI 患者近期和远期的死亡率非常重要。因此,早期溶栓的目的就是迅速达到并维持 TIMI 3 级血流。溶栓开始后 60～180 分钟应监测临床症状、心电图 ST 段抬高和心律/心率的变化。梗死相关动脉再通的间接判定指标包括:①60～90 分钟抬高的 ST 段至少回落 50%;②cTn 峰值提前至发病 12 小时内,肌酸激酶同工酶酶峰提前到 14 小时内;③2 小时内胸痛症状明显缓解;④治疗后的 2～3 小时出现再灌注性心律失常,如加速性室性自主心律、房室传导阻滞或束支传导阻滞,之后突然改善或消失;或者下壁STEMI患者出现一过性窦性心动过缓、窦房传导阻滞伴或不伴低血压。上述4项中,心电图变化和心肌损伤标志物峰值前移最重要。冠状动脉造影判断标准:TIMI 2或3级血流表示梗死相关动脉再通,TIMI 3级为完全性再通,溶栓失败则梗死相关动脉持续闭塞(TIMI 0~1级)。TIMI血流分级见表7-3。

表7-2 主要溶栓药物剂量及用法

溶栓剂	用法及剂量	抗原性	血管开通率*
特异性纤溶酶原激活剂			
替奈普酶	一般为30~50 mg溶于10 mL生理盐水静脉推注。根据体重调整剂量:如体重<60 kg,剂量为30 mg;体重每增加10 kg,剂量增加5 mg,最大剂量为50 mg	否	85%
阿替普酶	①全量90分钟加速给药法:首先静脉推注15 mg,随后0.75 mg/kg在30分钟内持续静脉滴注(最大剂量不超过50 mg),继之0.5 mg/kg 60分钟持续静脉滴注(最大剂量不超过35 mg) ②半量给药法:50 mg溶于50 mL专用溶剂,首先静脉推注8 mg,之后42 mg于90分钟内滴完	否	84%
瑞替普酶	10U溶于5~10 mL注射用水,静脉推注>2分钟,30分钟后重复上述剂量	否	73%~84%
非特异性纤溶酶原激活剂			
链激酶	150万U,60分钟内静脉滴注	是	60%~68%

注:*,指90分钟TIMI2~3级。

表7-3 TIMI血流分级

分级	冠状动脉造影结果
0级	血管闭塞远端无前向血流
1级	造影剂部分通过闭塞部位,但不能充盈远端血管床
2级	造影剂可完全充盈梗死相关动脉远端血管床,但造影剂充盈及排空的速度较正常冠状动脉延缓
3级	造影剂可完全充盈梗死相关动脉远端血管床,且充盈及排空的速度正常

2.PCI治疗

近年来已经证实急诊PCI在STEMI患者中比溶栓治疗更有益处,因为PCI比溶栓治疗能获得更高的梗死相关动脉再通率及TIMI 3级血流。长期随访结果显示,急诊PCI患者较溶栓治疗,其死亡率、再梗死率及再缺血发生率低。心肌梗死后早期冠状动脉造影检查还可以带来额外的获益,可对发生再梗死或者心血管并发症的患者进行早期危险分层及鉴别。对于STEMI患者在急诊PCI同时行支架植入,特别是药物涂层支架,可使患者进一步获益。急诊PCI优于溶栓治疗,即便是转移到专科医院需要较长时间,同样优先选择急诊PCI治疗。研究表明,如果STEMI患者可在2小时内转运至可行PCI的临床中心,即使延误了开始的治疗,行PCI的患者较之溶栓治疗的患者也会有较好的预后。

(1)直接 PCI:指 STEMI 患者不进行溶栓治疗,而直接对梗死相关动脉进行球囊扩张和支架植入。指南对直接 PCI 推荐如下。

Ⅰ类推荐:①如果即刻可行,且能及时进行(就诊-球囊扩张时间<90 分钟),对症状发病12 小时内的 STEMI(包括正后壁心肌梗死)或伴有新出现或可能新出现左束支传导阻滞的患者应行直接 PCI。急诊 PCI 应当由有经验的医师(每年至少独立完成 50 例 PCI),并在具备条件的导管室(每年至少完成 100 例 PCI)进行。②年龄<75 岁,在发病 36 小时内出现心源性休克,病变适合血管重建,并能在休克发生 18 小时内完成者,应行直接 PCI,除非患者拒绝、有禁忌证和/或不适合行有创治疗。③症状发作<12 小时,伴有严重心功能不全和/或肺水肿(Killip Ⅲ级)的患者应行直接 PCI。④常规支架植入。

Ⅱa 类推荐:①有选择的年龄≥75 岁、在发病 36 小时内发生心源性休克,适于血管重建并可在休克发生 18 小时内进行者,如果患者既往心功能状态较好、适于血管重建并同意介入治疗,可考虑行直接 PCI;②如果患者在发病 12~24 小时具备以下 1 个或多个条件时可行直接 PCI 治疗:严重心力衰竭、血流动力学或心电不稳定、持续缺血的证据。

Ⅲ类推荐:①无血流动力学障碍患者,在直接 PCI 时不应该对非梗死相关血管进行 PCI 治疗;②发病>12 小时,无症状、血流动力学和心电稳定的患者不宜行直接 PCI 治疗。

(2)转运 PCI:高危 STEMI 患者就诊于无直接 PCI 条件的医院,尤其是有溶栓禁忌证或虽无溶栓禁忌证但已发病>3 小时的患者,可在抗栓(抗血小板或抗凝)治疗的同时,尽快转运至可行 PCI 的医院。根据我国国情,也可尽快请有资质的医师到有 PCI 硬件条件的医院行直接 PCI。STEMI 患者如溶栓失败或有溶栓禁忌证时,应迅速转院行 PCI,尽快开通梗死相关动脉。

(3)溶栓后紧急 PCI。

Ⅰ类推荐:接受溶栓治疗的患者具备以下任何一项,推荐其接受冠状动脉造影及 PCI 治疗:①年龄<75 岁、发病 36 小时内的心源性休克,适合接受再血管化治疗;②发病 12 小时内的严重心力衰竭和/或肺水肿(Killip Ⅲ级);③有血流动力学障碍的严重心律失常。

Ⅱa 类推荐:①年龄≥75 岁、发病 36 小时内已接受溶栓治疗的心源性休克,适合进行血运重建的患者,进行冠状动脉造影及 PCI;②溶栓治疗后血流动力学或心电不稳定和/或有持续缺血表现者;③溶栓 45 分钟后仍有持续心肌缺血表现的高危患者,包括中等或大面积心肌处于危险状态(前壁心肌梗死,累及右心室下壁的心肌梗死或胸前导联 ST 段下移)的患者急诊 PCI 是合理的。

Ⅱb 类推荐:对于不具备上述Ⅰ类和Ⅱa 类适应证的中高危患者,溶栓后进行冠状动脉造影和 PCI 治疗的策略也许是合理的,但其益处和风险尚待进一步确定。

Ⅲ类推荐:对于已经接受溶栓治疗的患者,如果不适宜 PCI 或不同意接受进一步有创治疗,不推荐进行冠状动脉造影和 PCI 治疗。

(4)早期溶栓成功或未溶栓患者(>24 小时)PCI 治疗。在对此类患者进行详细临床评估后,择期 PCI 的推荐指征为:①病变适宜 PCI 且有再发心肌梗死表现;病变适宜 PCI 且有自发或诱发心肌缺血表现;②病变适宜 PCI 且有心源性休克或血流动力学不稳定;③左心室射血分数(左心室射血分数)<0.40、心力衰竭、严重室性心律失常,常规行 PCI 治疗;④急性发作时有临床心力衰竭的证据,尽管发作后左心室功能尚可(LVFF>0.40),也应考虑行 PCI 治疗;⑤对无自发或诱发心肌缺血的梗死相关动脉的严重狭窄于发病 24 小时后行 PCI 治疗;⑥对梗死相关动脉完全闭塞、无症状的 1~2 支血管病变,无心肌缺血表现,血流动力学和心电稳定患者,不推荐发病 24 小时后常规行 PCI。

3.CABG 治疗

对治疗急性期的 STEMI 有一定的限制,对下列情况可行急诊 CABG:①STEMI 患者行 PCI 失败,如合并持续性或反复心肌缺血、心源性休克、严重心力衰竭或者有高危特征者;②对于有机械性并发症(如心室游离壁破裂、乳头肌断裂、室间隔穿孔)的 STEMI 者;③左主干狭窄>50% 或三支病变,且存在危及生命的室性心律失常者;④年龄<75 岁,严重左主干病变或者三支病变,STEMI 后 36 小时发生心源性休克,并能在休克发生 18 小时内行 CABG 者;⑤STEMI 患者血流动力学不稳定和需要紧急 CABG 时机械循环支持是合理的。

抗血小板及抗凝药物在行 CABG 前应调整,指南推荐:①急诊 CABG 前阿司匹林不应用;②紧急辅助泵 CABG 前氯吡格雷或替格雷洛应至少停用 24 小时;③急诊 CABG 前 2~4 小时应停用 GPⅡb/Ⅲa 受体拮抗剂。

在临床上,如果患者出现 STEMI 的临床症状,心电图表现符合 STEMI 诊断标准,应该立即开始治疗。在这种情况下,等待血清心脏标志物检查结果是错误的,因为患者在出现症状后立即查血清标志物可能结果并不高。直接 PCI 和溶栓治疗是急诊再灌注的方法,应根据具体情况选择。

(三)药物治疗

正确选择治疗方案可以降低急性 STEMI 的死亡率。包括早期再灌注治疗(PCI 或溶栓治疗)、阿司匹林的使用和/或其他抗血小板药物、β 受体阻滞剂、ACEI/ARB 及他汀类药物。

1.抗血小板治疗

冠状动脉内斑块破裂诱发局部血栓形成,是导致 STEMI 的主要原因。在急性血栓形成中血小板活化起着十分重要的作用,抗血小板治疗已成为急性 STEMI 的常规治疗,溶栓前即应使用。常用的抗血小板药物有阿司匹林、P2Y12 受体抑制剂、GPⅡb/Ⅲa 受体拮抗剂等。

(1)阿司匹林:通过抑制血小板环氧化酶使血栓素 A_2 合成减少,达到抑制血小板聚集的作用。虽然目前阿司匹林的最佳剂量仍未确定,各国指南推荐也不一样,但 STEMI 急性期所有患者只要无禁忌证,均应立即口服水溶性阿司匹林或嚼服肠溶阿司匹林,我国指南推荐负荷量 300 mg,继以每天 100mg 长期维持。2013 年美国心脏学院/美国心脏协会指南推荐负荷量 162~325 mg,继以 81~325 mg 维持,推荐 81 mg 维持。

(2)P2Y12 受体抑制剂:主要包括氯吡格雷、普拉格雷、替格雷洛,主要抑制 ADP 诱导的血小板聚集,口服后起效快。CLARITY 研究和 COMMIT/CCS-2 研究均证实阿司匹林联合氯吡格雷优于单用阿司匹林。指南对溶栓治疗、直接 PCI 和溶栓后 PCI 使用 P2Y12 受体抑制剂的推荐见表 7-4~表 7-6。若服用 P2Y12 受体抑制剂治疗时,出血风险大于预期疗效导致病死率增高时,则应提前停药。对阿司匹林禁忌者,可长期服用氯吡格雷。

(3)GPⅡb/Ⅲa 受体拮抗剂:是目前最强的抗血小板药物,主要有阿昔单抗、依替巴肽和替罗非班。一般用于急诊 PCI 中,一方面可以减少支架植入后的支架内血栓形成,另一方面可以减少梗死相关动脉的无复流,改善心肌供血。Meta 分析显示,急性心肌梗死 PCI 术中使用 GPⅡb/Ⅲa受体拮抗剂可减少死亡率。指南对拟行直接 PCI 的 STEMI 患者使用 GPⅡb/Ⅲa 受体拮抗剂的推荐见表 7-7。在当前双重抗血小板治疗及有效抗凝治疗的情况下,GPⅡb/Ⅲa 受体拮抗剂不推荐常规应用,可选择性用于血栓负荷重的患者和噻吩并吡啶类药物未给予适当负荷量的患者。静脉溶栓联合 GPⅡb/Ⅲa 受体拮抗剂可提高疗效,但出血并发症增加,使用时应权衡利弊。

表 7-4   指南对溶栓治疗使用氯吡格雷的推荐

溶栓治疗	推荐,证据
年龄<75 岁,负荷量 300 mg,维持量 75 mg	I,A
持续 14 天至 1 年	I,A(14 天) I,C(1 年)
年龄≥75 岁,无负荷量,直接 75 mg,维持量 75 mg	I,A
持续 14 天至 1 年	I,A(14 天) I,C(1 年)

表 7-5   指南对直接 PCI 使用 P2Y12 受体抑制剂的推荐

直接 PCI	推荐,证据
氯吡格雷:负荷量 600 mg,维持量 75 mg 每天 1 次	I,B
普拉格雷:负荷量 60 mg,维持量 10 mg 每天 1 次	I,B
禁用于有卒中或者 TIA 病史者	III,B
替格雷洛:负荷量 180 mg,维持量 90 mg 每天 2 次	I,B
接受支架(BMS 或 DES)植入者,要用 1 年的 P2Y12 受体抑制剂	I,B
未植入支架患者,应使用氯吡格雷 75 mg 每天 1 次,至少 28 天,条件允许者也可用至 1 年	IIa,C

表 7-6   指南对溶栓后 PCI 使用 P2Y12 受体抑制剂的推荐

溶栓后 PCI	推荐,证据
氯吡格雷:溶栓时已负荷,继续 75 mg 维持 DES 至少 1 年,BMS 30 天至 1 年 未接受负荷量,溶栓后 24 小时内 PCI 者,负荷量 300 mg 溶栓后 24 小时后 PCI 者,负荷量 600 mg	I,C
普拉格雷:非特异性纤溶酶原激活剂溶栓 24 小时后,特异性纤溶酶原激活剂溶栓 48 小时后,负荷量 60 mg,维持量 10 mg	IIa,B
禁用于卒中和 TIA 史者	III,B
DES 至少 1 年,BMS 30 天至 1 年	IIa,B

表 7-7   指南对直接 PCI 使用 GP IIb/IIIa 受体拮抗剂的推荐

直接 PCI	推荐,证据
阿昔单抗:负荷量 0.25 mg/kg,维持量每分钟 0.125 μg/kg,最大每分钟 10 μg,维持 12 小时	IIa,A
依替巴肽:负荷量 180 μg/kg×2 次,间隔 10 分钟,维持量每分钟 2 μg/kg,维 持 18 小时;肌酐清除率每分钟<50 mL 者减半,禁用于透析者	IIa,B
替罗非班:负荷量 25 μg/kg,维持量每分钟 0.15 μg/kg,维持 12～18 小时;肌 酐清除率每分钟<30 mL 者减半	IIa,B
导管室之前应用	IIb,B

2.抗心肌缺血及其他药物

(1)硝酸酯类:可通过扩张血管及冠状动脉,降低心脏前负荷,增加冠状动脉血流,降低心肌氧耗量,改善心肌缺血,并可预防和解除冠状动脉痉挛。常用的硝酸酯类药物包括硝酸甘油、硝酸异山梨酯和 5-单硝酸异山梨酯。静脉滴注硝酸甘油应从低剂量(每分钟 $5\sim10\ \mu g$)开始,酌情逐渐增加剂量(每 $5\sim10$ 分钟增加 $5\sim10\ \mu g$,最大剂量每分钟 $100\ \mu g$),直至症状控制、收缩压降低 $1.3\ kPa$($10\ mmHg$)(血压正常者)或 $4.0\ kPa$($30\ mmHg$)(高血压患者)的有效治疗剂量。在静脉滴注硝酸甘油过程中应密切监测血压(尤其大剂量应用时),如果出现心率明显加快或收缩压<$12.0\ kPa$($90\ mmHg$),应减量或停药。最初 24 小时静脉滴注硝酸甘油一般不会产生耐药性,若 24 小时后疗效减弱或消失,可酌情增加滴注剂量。硝酸酯类药物的不良反应有头痛、反射性心动过速和低血压等。当该类药物造成血压下降而限制 β 受体阻滞剂的应用时,则不应使用硝酸酯类药物。此外,硝酸酯类药物会引起青光眼患者眼压升高。

(2)β 受体阻滞剂:通过抑制交感神经系统、减慢心率、降低体循环血压和减弱心肌收缩力,以减少心肌氧耗量和改善缺血区的氧供需失衡,缩小心肌梗死面积,减少复发性心肌缺血、再梗死、室颤及其他恶性心律失常,可改善 STEMI 患者的预后。常用的 β 受体阻滞剂有阿替洛尔、美托洛尔、比索洛尔、卡维地洛等,用药期间应严格观察患者的心率及血压情况,做个体化用药,若患者耐受良好,可转换为相应剂量的长效控释制剂。急性心肌梗死患者使用 β 受体阻滞剂的禁忌证:①心力衰竭的体征,或未稳定的左心衰竭;②低血压;③心率<60 次/分;④其他相对禁忌证(P-R 间期>0.24 秒、二度或三度房室传导阻滞、急性哮喘或反应性气道疾病、末梢循环灌注不良)。

(3)ACEI 和 ARB:ACEI 主要通过影响心室重构、减轻心室过度扩张,从而减少充血性心力衰竭的发生,降低病死率。几项大规模临床随机试验(如 ISIS-4、GISSI-3、CCS-1 和 SMILE)已明确 STEMI 早期使用 ACEI 能降低病死率(尤其是前 6 周的病死率降低最显著),高危患者应用 ACEI 临床获益明显,前壁 STEMI 伴有左心功能不全的患者获益最大。STEMI 早期 ACEI 应从低剂量开始,逐渐加量。另外,不推荐常规联合应用 ACEI 和 ARB;对能耐受 ACEI 的患者,不推荐常规用 ARB 替代 ACEI。

(4)醛固酮受体拮抗剂:通常在 ACEI 治疗的基础上使用。对于左心室射血分数≤0.40、有症状的心力衰竭或有糖尿病的 STEMI 患者,醛固酮拮抗剂应给予已接受 β 受体阻滞剂和 ACEI 的患者。ACEI 和螺内酯联合应用较 ACEI 和 ARB 联合应用有更好的价效比,一般不建议三者联合应用。

(5)钙通道阻滞剂:主要通过降低血压、减慢心率和减弱心肌收缩力来减少心肌氧耗,但同时会反射性引起交感神经活性增高。临床研究表明,在急性心肌梗死早期或者晚期使用钙通道阻滞剂均不能降低患者的死亡率,对部分患者甚至不利。因此,指南不推荐钙通道阻滞剂作为 STEMI 的一线用药。

(6)他汀类药物:除调脂作用外,他汀类药物还具有抗炎、改善内皮功能、减少炎症反应、稳定斑块、改善糖耐量、抑制血小板聚集、逆转左心室肥厚等作用。因此,指南推荐:①所有无禁忌证的 STEMI 患者入院后应尽早开始强化他汀类药物治疗;②24 小时内明确 STEMI 患者血脂情况是合理的;③所有 STEMI 患者均应使用他汀类药物使低密度脂蛋白胆固醇目标值达到<$2.6\ mmol/L$($100\ mg/dL$)。调脂治疗不仅对血脂异常的 STEMI 患者有益,对血脂正常,甚至基线低密度脂蛋白胆固醇<$1.8\ mmol/L$($70\ mg/dL$)的患者仍有益。低密度脂蛋白胆固醇达标

后,长期维持治疗有利于冠心病的二级预防。

（四）干细胞移植

目前干细胞移植治疗大多采用骨髓间充质干细胞或骨骼肌成纤维细胞。Meta 分析表明干细胞移植治疗 STEMI 可轻度提高患者左心室射血分数。但由于样本量较小,不同临床试验结果存在较大差异,大部分临床终点(如死亡、靶血管血运重建、因心力衰竭再次住院率等)均无显著改善,因此,安全性和有效性尚需多中心、大样本随机双盲对照研究证实,目前不宜作为常规治疗选择。尽管目前干细胞在心肌再生的动物和临床试验中取得了令人鼓舞的结果,但是干细胞治疗心肌梗死目前仍处于起步阶段,仍有许多问题亟待解决。

（五）并发症及处理

1.心力衰竭和心源性休克

(1)心力衰竭:多见于大面积心肌梗死的患者,如广泛前壁心肌梗死。左心室舒张功能不全可导致肺静脉高压及肺淤血,收缩功能不全可导致心排血量明显降低与心源性休克。急性左心衰竭时患者常表现为烦躁、呼吸困难、端坐呼吸、面色发绀、咳粉红色泡沫痰,血压增高、心率增快,听诊两肺满布湿啰音及哮鸣音,第一心音减弱、肺动脉瓣第二心音亢进及奔马律。如病情进一步发展,血压可持续性下降,直至心源性休克甚至死亡。

(2)心源性休克:急性心肌梗死后泵衰竭最严重的并发症。绝大多数是由于梗死后心肌坏死所致,但也有部分是机械性因素引起,如游离壁破裂、假性动脉瘤破裂、室间隔穿孔或乳头肌断裂等。患者呈严重的低血压及低灌注状态,表现为意识不清、四肢厥冷、少尿等。心源性休克患者死亡率极高,预后极差。

综上,急性左心衰竭和心源性休克是 STEMI 的严重并发症,是致命性的,必须立即进行有效处理。

2.心律失常

由于心肌严重缺血,导致心肌细胞电不稳定性,STEMI 患者可发生室性期前收缩、室性心动过速、心室颤动或加速自主心律等;窦性心动过缓,有时伴有房室传导阻滞与低血压,可能与迷走神经活动性增强有关;交感神经兴奋可引起窦性心动过速、房性期前收缩、心房纤颤等;缺血性损伤可发生房室传导阻滞或室内传导阻滞。应及时消除心律失常,以免演变为严重的恶性心律失常甚至猝死。首先应排除患者是否存在再发心肌梗死、严重电解质紊乱和代谢异常等诱因。发生心室颤动或持续多形性室性心动过速时,应尽快非同步直流电除颤;持续单形性室性心动过速可先予以药物治疗,如胺碘酮 150 mg 静脉推注,然后每分钟 1 mg,6 小时后每分钟 0.5 mg 维持,或者利多卡因 50～100 mg 静脉推注,必要时重复;频发室性期前收缩、非持续性室速也可使用利多卡因;对窦性心动过缓者可给予阿托品 0.5～1.0 mg 静脉推注,3～5 分钟可重复,最大量2～3 mg;高度房室传导阻滞或严重的束支传导阻滞可行临时起搏。

3.其他

STEMI 后其他并发症,包括再发胸部不适、缺血及再梗死、机械并发症(如左心室游离壁破裂、室间隔穿孔、乳头肌功能不全或断裂等)等。此外,心包积液、心肌炎及 Dressler 综合征也可能发生。STEMI 患者(尤其是前壁 STEMI)5％～10％发生左心室室壁瘤,心电图可出现 ST 段持续抬高,应及时行超声心动图明确。

（六）二级预防

所有 STEMI 患者出院前应接受健康教育,包括生活方式改变和药物治疗。STEMI 患者的家属应监督患者进行生活方式的改变,STEMI患者及家属同时还应学会识别常见心脏病(如心绞痛、心肌梗死)的症状及院前处理措施。STEMI患者出院后,应继续进行科学合理的二级预防,以降低心肌梗死复发、心力衰竭及心源性死亡等主要不良心血管事件的危险性,并改善患者的生活质量。STEMI患者的二级预防措施包括生活方式改善、药物治疗及心血管危险因素的综合防控。

1.生活方式改变

(1)戒烟:吸烟是一项主要的危险因素。在STEMI患者住院期间,烟草依赖者常常能主动或被动的暂时停止吸烟,而出院后能否永久戒烟并避免被动吸烟是戒烟能否成功的关键。医务人员应在出院前对STEMI患者及家属进行宣教,指导并制订正规的戒烟计划,督促其戒烟,必要时可给予适当的药物治疗(尼古丁替代品等)。

(2)运动:适量的运动对STEMI患者是有益的,指南推荐STEMI患者以运动锻炼为主的心脏康复训练。STEMI患者出院前应做运动耐量评估,并制订个体化运动方案。对病情稳定的患者建议每天进行30~60分钟中等强度的有氧运动(如快步行走等),每周至少坚持5天,应循序渐进,避免过度运动。

(3)控制体重:肥胖是一项重要的危险因素。出院前及出院后随诊时应监测体重,并建议其通过合理饮食与运动将体重指数控制在 24 kg/m² 以下。

2.药物治疗

(1)抗血小板治疗:若无禁忌证,所有STEMI患者出院后均应长期服用阿司匹林(每天75~150 mg)治疗。

(2)ACEI和ARB:若无禁忌证,所有伴有心力衰竭(左心室射血分数<0.40)、高血压、糖尿病或慢性肾脏疾病的STEMI患者均应长期服用ACEI治疗。

(3)β受体阻滞剂:在STEMI患者二级预防中的价值已经被广泛证实。若无禁忌证,所有STEMI患者均应长期服用β受体阻滞剂治疗,并根据患者耐受情况确定个体化的治疗剂量。

(4)醛固酮拮抗剂:无明显肾功能损害和高血钾的STEMI患者,经过有效剂量的ACEI与β受体阻滞剂治疗后其左心室射血分数<0.40,可考虑应用醛固酮拮抗剂治疗,但须密切观察相关不良反应(特别是高钾血症)的发生。

3.控制心血管危险因素

(1)控制血压:STEMI患者出院后应继续进行有效的血压管理。对于一般患者,应将其血压控制于<18.7/12.0 kPa(140/90 mmHg),合并慢性肾病者应将血压控制于<17.3/10.7 kPa(130/80 mmHg)。近来有证据显示,冠心病患者血压水平与不良事件发生率之间可能存在J形曲线关系,即血压水平过高或过低均可对其预后产生不利影响,因此在保证血压(特别是收缩压)达标的前提下,需避免患者舒张压<9.3 kPa(70 mmHg)。

(2)调脂治疗:STEMI患者出院后应坚持使用他汀类药物,将低密度脂蛋白胆固醇控制在<2.60 mmol/L(100 mg/dL),并可考虑达到更低的目标值[低密度脂蛋白胆固醇<2.08 mmol/L(80 mg/dL)]。对于合并糖尿病者,应将低密度脂蛋白胆固醇控制在<2.08 mmol/L(80 mg/dL)以下。达标后需要进行随访来调整剂量,不可盲目停药或减小剂量。

(3)血糖管理:对所有STEMI患者均应询问其有无糖尿病病史,并常规检测空腹血糖,对糖尿病患者应严格控制血糖。

(4)植入式心脏除颤器的应用:对于心脏性猝死复苏成功者,植入式心脏除颤器可以显著降低其心脏性死亡发生率及总病死率。研究显示,以下两类患者使用植入式心脏除颤器可以显著获益:①左心室射血分数<0.40,且伴有自发非持续性室速和/或电程序刺激可诱发出单形持续性室速者;②STEMI至少40天后患者仍存在心力衰竭症状(NYHA心功能Ⅱ～Ⅳ级),且左心室射血分数<0.30者。STEMI后虽经最佳药物治疗仍存在轻度心力衰竭症状且左心室射血分数<0.35者也可考虑植入式心脏除颤器。为保证患者心功能有充分的时间恢复,应在STEMI患者接受血运重建至少3个月后方需评估其是否需要植入式心脏除颤器。

(樊振波)

第二节 非ST段抬高型心肌梗死

一、病因和发病机制

非ST段抬高型心肌梗死患者共同的病理生理机制主要包括以下两种。①斑块破裂:导致急性、非闭塞性的血栓形成;②斑块腐蚀:以血栓黏附于斑块表面而无斑块破裂为特征,尸检发现这种斑块腐蚀在非ST段抬高型心肌梗死中占25%～40%,女性多于男性。

(一)斑块破裂

动脉粥样硬化病变存在于全身所有主要的血管,主要包括脂核和纤维帽。与稳定斑块相比,具有破裂危险的易损斑块形态学特征有:①大而富含脂质的核心(≥40%斑块体积);②胶原和平滑肌细胞缺少的薄纤维帽,血管外层扩张伴正向重塑;③纤维帽、脂质核心周围炎性细胞浸润(单核-巨噬细胞、T细胞、树突状细胞、脱颗粒的肥大细胞等);④斑块内新生血管增加及斑块内出血。斑块破裂的主要机制包括:单核巨噬细胞或肥大细胞分泌的蛋白酶(如胶原酶、凝胶酶、基质溶解酶等)消化纤维帽;斑块内T细胞通过合成γ-干扰素抑制平滑肌细胞分泌间质胶原,使斑块纤维帽变薄;动脉壁压力、斑块位置和大小、血流对斑块表面的冲击;冠状动脉内压力升高、血管痉挛、心动过速时心室过度收缩和扩张所产生的剪切力及斑块滋养血管破裂,诱发与正常管壁交界处的斑块破裂。斑块的大小、管腔的狭窄程度与斑块破裂的危险程度无关,回顾性分析发现,近2/3的斑块破裂发生在管腔狭窄<50%的部位,几乎所有破裂发生在管腔狭窄<70%的部位。同时,冠状动脉造影发现,具有相同斑块数目及冠状动脉狭窄程度的患者,有些患者可长期无症状,而有些患者能发生严重的心脏事件。非ST段抬高型心肌梗死患者通常存在多部位斑块破裂,因此多种炎症、血栓形成及凝血系统激活的标志物增高。

(二)斑块腐蚀

通常指血栓黏附于斑块表面(无斑块破裂),但斑块与血栓连接处内皮缺失。这些斑块通常被认为相对容易形成血栓,但实际上,血栓发生的诱因常位于斑块外部,而并非斑块本身。多见于女性、糖尿病和高血压患者,易发生于轻度狭窄和右冠状动脉病变处。

继发性非ST段抬高型心肌梗死患者常有稳定型冠心病病史,冠状动脉外疾病导致心肌氧需与氧供不平衡,剧烈活动、发热、心动过速(如室上性心动过速、房颤伴快速心室率)、甲状腺功能亢进、高肾上腺素能状态、精神压力、睡眠不足、过饱进食、左心室后负荷增高(高血压、主动脉瓣狭窄)等均可增加心肌需氧量;而低血压、严重贫血、正铁血红蛋白血症及低氧血症等减少心肌氧供。另外，少数非 ST 段抬高型心肌梗死由非动脉硬化性疾病所致（如动脉炎、外伤、夹层、血栓栓塞、先天异常、滥用可卡因或心脏介入治疗并发症等）。

二、临床表现

(一)症状

绝大多数非 ST 段抬高型心肌梗死患者有典型的缺血性心绞痛表现，通常表现为深部的、定位不明确的、逐渐加重的发作性胸骨后或者左胸部闷痛，紧缩感，可放射至左侧颈肩部、手臂及下颌部等，呈间断性或持续性，通常因体力活动和情绪激动等诱发，常伴有出汗、恶心、呼吸困难、窒息甚至晕厥，一般可持续数分钟至 20 分钟，休息后可缓解。以加拿大心血管病学会的心绞痛分级为判断标准，不稳定型心绞痛患者的临床特点包括：①静息时心绞痛发作＞20 分钟（不服用硝酸甘油的情况下）；②初发心绞痛：严重、明显及新发心绞痛（就诊前 1 个月内），表现为自发性心绞痛或劳力型心绞痛；③恶化型心绞痛：原来的稳定型心绞痛最近 1 个月内症状加重，时间延长及频率增加。表现为不稳定型心绞痛的患者，如心肌损伤标志物（如肌酸激酶同工酶、cTn）阳性，则应考虑非 ST 段抬高型心肌梗死。

心绞痛发作时伴低血压或心功能不全，常提示预后不良。贫血、感染、炎症、发热和内分泌紊乱（特别是甲状腺功能亢进）易促进疾病恶化与进展。非 ST 段抬高型心肌梗死的不典型临床表现有：右胸或者肩胛部疼痛、胸背部疼痛、牙痛、咽痛、上腹隐痛、消化不良、胸部针刺样痛或仅有呼吸困难等（图 7-1），这些常见于老年、女性、糖尿病、慢性肾功能不全或痴呆症患者，应注意鉴别。临床缺乏典型胸痛，特别是当心电图正常或临界病变时，常易被忽略和延误治疗，应注意连续观察。

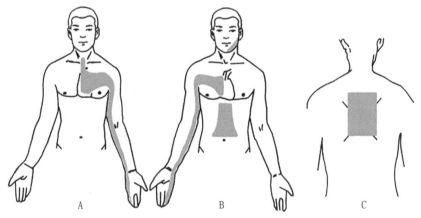

图 7-1　常见心绞痛部位及不典型心绞痛部位

(二)体征

绝大多数非 ST 段抬高型心肌梗死患者无明显的体征。但常有出汗、焦虑，甚至坐立不安、期前收缩增多、心率加快等情况。患者血压通常正常，但如果患者疼痛和/或焦虑严重，血压会由于肾上腺素释放而增高。不稳定型心绞痛患者体温通常不高，但心肌梗死患者（包括 STEMI 和非 ST 段抬高型心肌梗死）通常在心肌梗死 4 小时后出现低热，持续 4～5 天。心脏听诊常无阳性体征，但如出现第一心音减弱，则要注意有无急性左心功能不全或者房室传导阻滞的存在；第四心音常在胸骨旁能听到，表明左心室顺应性降低；如出现全收缩期杂音，应考虑有无二尖瓣反流。高危患者心肌缺血引起心功能不全时,可有新出现的肺部啰音或啰音增加、第三心音。

三、诊断和鉴别诊断

(一)诊断

1.病史及体格检查

(1)病史:对病史认真的询问是明确胸痛患者诊断的重要部分,大约80%的非ST段抬高型心肌梗死患者有冠状动脉疾病史,且本次胸痛发作常有诱因,如过量运动、情绪激动等,但是许多非ST段抬高型心肌梗死症状不典型,因此单纯的依赖病史是不够的。尽管典型心绞痛的胸部不适常被描述为胸闷或压迫感,但研究发现缺血相关胸痛的患者中有1/4表现为锐痛或刺痛。所有非ST段抬高型心肌梗死患者中13%表现为胸膜炎样疼痛,7%触诊时可产生疼痛。

(2)体格检查:绝大多数是正常的,包括胸部检查、听诊、心率及血压测定。体格检查的目的是发现外部诱因和排除非心源性胸痛表现(如主动脉夹层、急性肺动脉栓塞、气胸、肺炎、胸膜炎、心包炎、心瓣膜疾病),焦虑、惊恐症状等。

2.心电图检查

静息12导联心电图是对疑诊非ST段抬高型心肌梗死患者进行筛查和评估的重要首选方法。ST-T动态变化是非ST段抬高型心肌梗死最有诊断价值的心电图表现:症状发作时可记录到一过性ST段改变(常表现为2个或2个以上相邻导联ST下移≥0.1 mV),症状缓解后ST段缺血性改变改善,或者发作时倒置T波呈"伪正常化",发作后恢复至原倒置状态更具有诊断意义,并提示有急性心肌缺血或严重冠状动脉疾病。陈旧性束支传导阻滞提示患者有潜在的冠状动脉疾病,但新出现的或可能为新出现的束支传导阻滞是高危患者的标志。有无症状时均应记录心电图,症状发作时的12导联心电图非常有价值。必要时应将不同时间的心电图做前后比较,如果有动态ST-T变化,应考虑可能存在非ST段抬高型心肌梗死。但有胸痛症状的患者即使心电图正常也不能排除非ST段抬高型心肌梗死。研究发现,60%的非ST段抬高型心肌梗死患者心电图无变化。

发作时心电图显示胸前导联T波对称性深倒置并呈动态改变,多提示左前降支严重狭窄。有冠心病病史的患者如出现胸前导联和/或aVL导联的ST段改变时应加做后壁导联心电图,以明确是否存在后壁心肌梗死。变异型心绞痛常呈一过性ST段抬高。胸痛明显发作时心电图完全正常,还需考虑非心源性胸痛。非ST段抬高型心肌梗死的心电图ST段压低和T波倒置比不稳定型心绞痛更加明显和持久,并可有一系列演变过程(如T波倒置逐渐加深,再逐渐变浅,部分还出现异常Q波)。约25%的非ST段抬高型心肌梗死可演变为Q波心肌梗死,其余75%则为非Q波心肌梗死。反复胸痛的患者需进行连续多导联心电图监测,才能发现ST-T波变化及无症状性心肌缺血。

心电图不仅对非ST段抬高型心肌梗死的诊断非常关键,其类型及变化幅度也能为预后提供重要参考信息。ST段压低的患者在未来6个月内死亡风险最大;仅有单纯的T波变化的患者相比心电图正常的患者,长期风险并不增加;ST段压低的患者,随着压低的程度及ST段最低水平点的数目增加,其死亡风险或再发心肌梗死的概率也将增加。

3.心肌损伤标志物

心肌细胞损伤后坏死,细胞膜完整性破坏,导致这些细胞内大分子释放入循环血液,从而能够被检测到。主要的心肌坏死标志物包括肌红蛋白、肌酸激酶、肌酸激酶同工酶、心肌肌钙蛋白

(cTnT、cTnI)，在非 ST 段抬高型心肌梗死患者的诊断和预后判断中十分重要。

（1）肌酸激酶、肌酸激酶同工酶：迄今为止，肌酸激酶、肌酸激酶同工酶仍是评估胸痛患者的重要生化指标。但由于它们在正常患者血中也有一定低水平的浓度；除心脏外还存在于其他组织中，特别是骨骼肌；这些特点限制了它们的预测价值。

（2）cTnT、cTnI：与传统的心肌酶（如肌酸激酶、肌酸激酶同工酶）相比，cTn 具有更高的特异性和敏感性，是理想的心肌坏死标志物。cTn 在正常人体的血液中含量极少，因此具有高度的特异性。cTn 的检测使我们能够发现 1/3 的肌酸激酶同工酶正常的不稳定型心绞痛患者的心肌坏死，目前已成为非 ST 段抬高型心肌梗死患者诊断和危险分层的必备条件，也为非 ST 段抬高型心肌梗死的早期诊断和预后提供了新的评估内容。高敏肌钙蛋白敏感性为 cTn 的 10～100 倍，胸痛发作 3 小时后即可检测到，因此，2011 年指南首次推荐高敏肌钙蛋白对非 ST 段抬高型心肌梗死患者进行快速诊断筛查。

床旁生化标志物能快速提供非 ST 段抬高型心肌梗死的早期诊断及治疗指导。如果症状发作后 3～4 小时 cTn 测定结果为阴性，应该在症状出现后 6～9/12～24 小时再次监测。但是 cTn 升高也可见于以胸痛为表现的主动脉夹层和急性肺动脉栓塞、非冠状动脉性心肌损伤（如慢性和急性肾功能不全、严重心动过速和过缓、严重心力衰竭、心肌炎、脑卒中、骨骼肌损伤及甲状腺功能减退等疾病），应注意鉴别。

4.影像学检查

冠状动脉 CTA 推荐用于没有明确冠心病病史，肾功能正常者检查，应考虑 CT 检查的辐射及造影剂对患者的影响。超声心动图能发现严重心肌缺血引起的左心室射血分数（左心室射血分数）降低和室壁节段性运动异常。利用影像学技术（如 MRI、PET 等）能进行心肌核素显像，评价心肌灌注、心肌细胞活力及心功能。

（二）鉴别诊断

主动脉夹层是首先要鉴别的疾病，当夹层累及冠状动脉开口时可伴发急性冠状动脉综合征，心脏彩超、主动脉增强 CT 有助于鉴别。肺动脉栓塞常表现为突发呼吸困难、胸痛、咯血、晕厥等，血气分析、D-二聚体、肺动脉 CT 有助于鉴别。还应与以下疾病相鉴别。①其他心脏疾病：如心包炎、肥厚型心肌病伴发的非典型心绞痛；②骨骼肌肉疾病：颈椎、肩部、肋、胸骨等骨骼肌损伤，可表现为非特异性胸部不适，类似心绞痛的症状，但通常为局部疼痛；③病毒感染，如带状疱疹；④消化道疾病：如食管反流伴痉挛、消化道溃疡、胆囊炎等，常与心绞痛混淆；⑤胸腔内疾病：如肺炎、胸膜炎、气胸等都可导致胸部不适；⑥神经精神相关疾病：可表现为惊恐发作及过度通气，也可被误认为非 ST 段抬高型心肌梗死。

四、治疗和预后

非 ST 段抬高型心肌梗死冠状动脉病变为未完全闭塞的富含血小板的白血栓，纤维蛋白溶解剂可进一步激活血小板和凝血酶，促进血栓再形成，从而使原来未完全闭塞冠状动脉病变完全闭塞，使非 ST 段抬高型心肌梗死恶化为 STEMI，甚至发生死亡。因此，非 ST 段抬高型心肌梗死不宜溶栓治疗，而是进一步评估发展为心肌梗死和死亡的潜在危险程度，并根据危险度分层采取不同的治疗策略。

（一）危险分层

对非 ST 段抬高型心肌梗死患者进行危险分层有助于早期干预策略的选定，同时也能早期发现高危患者并给予积极药物或早期介入治疗,降低不良心血管事件的发生率,节约后期治疗的投入。因此,早期危险分层已成为非 ST 段抬高型心肌梗死处理策略的首要任务。一般来讲,危险分为血栓事件所导致的急性期危险,与基于动脉粥样硬化程度的远期危险。风险评估应根据具体情况个体化进行,并分为早期风险评估和出院前风险评估,前者目的是明确诊断并识别高危患者,以采取不同的治疗策略(保守或血运重建),并初步评估早期预后;后者则着眼于中远期严重心血管事件的复发,以选择合适的二级预防。

1.早期风险评估

评估患者的风险,包括冠状动脉疾病发生危险因素在内的年龄、性别、冠状动脉疾病家族史、吸烟史、血脂异常、高血压、糖尿病、肾功能障碍、既往冠状动脉疾病病史和吸毒史。12 导联心电图、心肌损伤标志物及炎性标志物(C 反应蛋白、纤维蛋白原、IL-6)都是进行危险分层的重要辅助检查手段。指南要求对疑似非 ST 段抬高型心肌梗死的患者,应据病史、症状、体格检查、心电图和生物标志物结果进行诊断及短期缺血/出血危险分层。患者早期死亡及心血管事件的风险评估是一个复杂的过程,并非一成不变。大量研究结果显示,cTn 浓度升高有重要的判断意义,而且治疗获益与 cTn 水平有持续的相关性。对 cTn 阴性的非 ST 段抬高型心肌梗死患者,高敏C 反应蛋白升高程度可预测其 6 个月至 4 年的死亡风险。研究表明 N-末端 B 型利钠肽原水平与非 ST 段抬高型心肌梗死患者死亡率密切相关,连续测量 N-末端 B 型利钠肽原水平与单次测量相比显著增加其预测价值。BNP 和/或 N-末端 B 型利钠肽原与其他风险评分系统(TIMI 积分系统)联合使用,则可提高评估非 ST 段抬高型心肌梗死患者预后的价值。对低危患者可考虑负荷试验,中低危患者可考虑冠状动脉 CTA 检查。

(1)缺血评估:非 ST 段抬高型心肌梗死风险评估涉及多个因素,可采用多种方法进行危险分层,目前多采用 TIMI 积分系统。Antman 等开发的 TIMI 风险评分是一种简单的工具,由就诊时 7 个方面的分数总和决定,有下述情况者分别计 1 分:年龄≥65 岁、至少 3 个冠心病危险因素、既往冠状动脉狭窄≥50%、心电图有 ST 段变化、24 小时内至少有 2 次心绞痛发作、7 天内曾使用过阿司匹林、心肌坏死标志物水平升高。随着 TIMI 风险得分的增加,联合终点(14 天全因死亡率、新发或复发心肌梗死或复发心肌缺血需要行血运重建治疗)的发生率也相应增加(表 7-8)。

表 7-8 TIMI 危险积分及心血管事件风险

危险因素:	心血管事件风险 *	
(有下述情况者各计 1 分)	危险因素分值	发生率(%)
年龄≥65 岁	0~1	4.7
≥3 个冠心病危险因素	2	8.3
既往冠状动脉狭窄≥50%	3	13.2
24 小时内≥2 次心绞痛发作	4	19.9
既往 7 天内使用阿司匹林	5	26.2
ST 段改变	6	41.0
心肌坏死标志物阳性		

注:*,心肌梗死、心源性死亡、持续缺血;低危:0~2 分;中危:3~4 分;高危:5~7 分。

(2)出血评估:非 ST 段抬高型心肌梗死既存在缺血导致的心血管风险,同时也存在使用抗凝、抗血小板药物导致的出血风险(如消化道出血、脑出血等)。

2.出院前风险评估

出院前危险分层主要着眼于中远期再发严重冠状动脉事件的风险评估。应就临床病程的复杂性、左心室功能、冠状动脉病变严重程度、血运重建状况及残余缺血程度进行仔细评估，以选择适当的二级预防(具体见"二级预防")，减少再住院率，提高患者的生存率及生活质量。

(二)药物治疗

药物治疗是非ST段抬高型心肌梗死患者抗心肌缺血的基础措施和最重要的内容之一，不仅可缓解缺血症状，更重要的是改善预后，提高远期生存率。

1.抗缺血和抗心绞痛药物治疗

(1)硝酸酯类药物：主要通过介导一氧化氮的产生，刺激鸟苷酸环化酶增加循环环鸟苷酸水平，减少缩血管物质，扩张静脉血管，降低心脏前负荷，减少心肌氧需量。同时扩张冠状动脉血管，增加冠状动脉血流。所有血流动力学稳定的胸痛患者应在进行心电图检查后给予舌下含服硝酸甘油片剂。早期的心电图检查对于观察是否存在动态演变及右心室梗死是非常重要的。如果存在右心室梗死，硝酸酯类应禁用。硝酸酯类主要的不良反应为低血压及反射性心动过速，从而增加心肌氧耗量。如患者症状缓解不满意需应用其他治疗，如β受体阻滞剂和静脉硝酸酯类药物，硝酸酯类药物与β受体阻滞剂联合应用可以增强抗心肌缺血作用，并相互抵消药物的不良反应(如心动过速)。磷酸二酯酶抑制剂能明显加强和延长硝酸甘油介导的血管扩张，可导致严重的低血压、心肌梗死甚至死亡。急性期持续给予硝酸酯类药物可能会由于巯基消耗而出现耐药，因此，应维持每天至少8小时的无药期。硝酸酯类药物可以减轻症状和心肌缺血程度，但并不能降低死亡率。硝酸酯类对非ST段抬高型心肌梗死患者远期临床终点事件的影响尚缺乏随机双盲试验证实。

(2)β受体阻滞剂：通过减慢心率、降低体循环血压和减低心肌收缩力从而降低心肌氧耗量，改善缺血区氧供；同时，通过延长心肌有效不应期，提高心室颤动阈值，可减低恶性心律失常发生率。β受体阻滞剂在缓解心绞痛症状的同时，还能降低急性期患者的死亡率。因此，非ST段抬高型心肌梗死患者排除禁忌后应早期(24小时内)给予口服的β受体阻滞剂，并将其作为常规治疗，从小剂量开始，逐渐加量，注意观察患者的心率及血压。口服药治疗要将静息心率降至50~60次/分。首选具有心脏选择性的β受体阻滞剂，有阿替洛尔、美托洛尔、比索洛尔、卡维地洛等。如患者不能耐受β受体阻滞剂，可考虑应用非二氢吡啶类钙通道阻滞剂。非ST段抬高型心肌梗死患者使用β受体阻滞剂的禁忌证：①心力衰竭的体征，或未稳定的左心衰竭；②低心排状态；③发生心源性休克的危险性高；④其他相对禁忌证(P-R间期>0.24秒，二度或三度房室传导阻滞，急性哮喘或反应性气道疾病)。

(3)RAAS抑制剂：主要作用机制是通过影响心肌重构、减轻心室过度扩张而减少充血性心力衰竭的发生。大量临床试验证实，血管紧张素转换酶抑制剂可以对非ST段抬高型心肌梗死患者发挥心肌保护作用，并降低左心室收缩功能障碍者、糖尿病伴左心功能不全者和包括左心室功能正常的高危患者的死亡率。随访显示在心肌梗死伴心功能不全患者中使用ACEI，死亡率和住院率的长期受益可维持10~12年。研究证实血管紧张素受体阻滞剂对于心肌梗死后高危患者与ACEI同样有效，对于不能耐受ACEI的患者可使用ARB替代，但联合使用ACEI和ARB可增加不良事件。EPHESUS研究显示选择性醛固酮受体阻滞剂可降低心肌梗死合并心功能不全或糖尿病患者的致残率和死亡率。在无禁忌证的情况下，抗凝、抗血小板治疗后血压稳定即可开始使用，剂量和时限根据患者情况而定，一般从小剂量开始，逐渐增加，长期应用。

(4)钙通道阻滞剂:主要通过减轻心脏后负荷、降低心肌收缩力、减慢心率,从而缓解心绞痛症状和/或控制血压,但目前尚无证据显示钙通道阻滞剂可以改善非 ST 段抬高型心肌梗死患者的长期预后。主要不良反应为头痛、脸红、低血压、反射性心动过速及周围血管扩张导致的心肌氧耗量增加。因短效钙通道阻滞剂能引起血压波动及交感兴奋,故禁用于非 ST 段抬高型心肌梗死患者。指南推荐:①在应用 β 受体阻滞剂和硝酸酯类药物后患者仍然存在心绞痛症状或难以控制的高血压,可加用长效的二氢吡啶类钙通道阻滞剂;②如患者不能耐受 β 受体阻滞剂,应将非二氢吡啶类钙通道阻滞剂与硝酸酯类合用;③非二氢吡啶类钙通道阻滞剂不宜用于左心室收缩功能不良的非 ST 段抬高型心肌梗死患者,并尽量避免与 β 受体阻滞剂合用。

(5)吗啡:对于硝酸酯类药物不能控制胸痛的非 ST 段抬高型心肌梗死患者,如无禁忌证可予静脉应用吗啡控制缺血症状。虽然吗啡也在血流动力学方面带来益处,其最主要的益处仍然是缓解疼痛和抗焦虑,从而使患者平静,减少儿茶酚胺的释放,对非 ST 段抬高型心肌梗死患者有潜在的益处。但镇痛的作用可能掩盖持续心肌缺血的表现。因此,对于应用吗啡后症状缓解的患者,应密切观察是否存在持续心肌缺血的证据,以免延误治疗。

2.抗凝治疗

非 ST 段抬高型心肌梗死患者的初始治疗给予阿司匹林及足量的静脉肝素,能使心肌梗死及死亡的发生危险降低 30%~40%。有证据显示,在抗血小板基础上联合抗凝治疗较单一用药更为有效。抗凝和双联抗血小板治疗被推荐为非 ST 段抬高型心肌梗死初始阶段的一线用药。因此,所有非 ST 段抬高型心肌梗死患者如无禁忌证,均应接受抗凝治疗。

(1)低分子肝素:肝素和低分子肝素间接抑制凝血酶的形成和活性,从而减少血栓的形成和促进血栓的溶解。与普通肝素相比,低分子肝素有更高的抗 Ⅹa/Ⅱa 活性比。低分子肝素的优势在于无须监测,可皮下注射给药。各种低分子肝素之间是有差别的,它们的抗 Ⅹa/Ⅱa 活性不同。这种差别是否意味着治疗获益的差别目前尚不清楚,但在非 ST 段抬高型心肌梗死患者的治疗中依诺肝素是唯一有证据优于普通肝素的低分子肝素。

(2)磺达肝癸钠:是目前临床使用的唯一选择性 Ⅹa 因子抑制剂,为人工合成戊糖,通过抗凝血酶介导选择性抑制 Ⅹa 因子,对凝血酶本身无抑制作用。在 OASIS 5 研究中,磺达肝癸钠较依诺肝素在 30 天和 6 个月的严重出血发生率都有显著降低,6 个月联合终点事件发生率也显著降低,但磺达肝癸钠组 PCI 术中导管内血栓发生率高于依诺肝素组,因此,对于 PCI 术前使用磺达肝癸钠治疗的患者,术中应在此基础上加用标准剂量普通肝素或 GPⅡb/Ⅲa 受体拮抗剂。

(3)直接凝血酶抑制剂:比代芦定是一种人工合成的拟水蛭素,能够可逆性地结合凝血酶,从而抑制血栓的形成。ACUITY 研究比较了比代芦定和肝素合并糖蛋白Ⅱb/Ⅲa(GPⅡb/Ⅲa)受体拮抗剂的疗效。在术前接受氯吡格雷负荷组的患者中,单独使用比代芦定的缺血发生率低于联合使用肝素和 GPⅡb/Ⅲa 受体拮抗剂,且严重出血事件的发生率降低。但在术前未接受氯吡格雷负荷治疗的患者中,单独使用比代芦定的联合缺血终点事件发生率高于肝素合并 GPⅡb/Ⅲa 受体拮抗剂治疗组。因此,比代芦定推荐用于非 ST 段抬高型心肌梗死患者需急诊或择期 PCI 术的抗凝替代治疗。

(4)华法林:一些临床试验将长期口服华法林抗凝加用或不加用阿司匹林及单独应用阿司匹林进行了比较,目前的研究结果并不能明确说明非 ST 段抬高型心肌梗死患者在阿司匹林的基础上加用华法林长期抗凝能够带来获益。目前非 ST 段抬高型心肌梗死的治疗中并不推荐服用华法林,但对有明确使用华法林指征的非 ST 段抬高型心肌梗死患者(中高危心房颤动、人工机械瓣或静脉血栓栓塞者),可与阿司匹林和/或氯吡格雷合用,但需严密监测,建议将国际标准化比值控制在 2.0～2.5。

3.抗血小板治疗

(1)阿司匹林:通过不可逆的抑制血小板环氧化酶减少血栓素 A_2 的生成,从而抑制血小板的活化。在所有阿司匹林的临床研究中,针对非 ST 段抬高型心肌梗死的治疗作用最为突出。所有入院的非 ST 段抬高型心肌梗死患者,如无禁忌,立即给予阿司匹林。对于植入支架的患者,则建议使用较大剂量的阿司匹林维持,依据支架获准的临床试验,并根据出血风险和研究资料的更新,建议初始剂量为每天 150～300 mg,金属裸支架植入术后维持 1 个月,药物洗脱支架植入术后维持 3 个月。阿司匹林的治疗不仅能够在急性期带来获益,长期治疗还可以带来长期益处。因此,阿司匹林是非 ST 段抬高型心肌梗死患者抗血栓治疗的基石。

(2)P2Y12 受体拮抗剂:噻氯吡啶和氯吡格雷均为 ADP 受体拮抗剂,通过特异性抑制 P2Y12-ADP 受体而阻断 ADP 诱导的血小板激活途径,从而抑制血小板的活化和聚集。噻氯吡啶的不良反应(血小板减少、骨髓衰竭等)限制了其使用,氯吡格雷成为应用最广泛的 P2Y12 受体拮抗剂。由于达到完全的抗血小板作用需要一段时间,现有的研究表明给予 1 次负荷剂量氯吡格雷可缩短达到有效抗血小板效果的时间。随着负荷剂量的增加,对血小板抑制的程度增加、发挥作用所需的时间缩短,但最佳的负荷剂量尚未确定。氯吡格雷不可逆的抑制血小板 P2Y12-ADP 受体,从而抑制血小板活性。CAPRIEC 研究结果显示氯吡格雷的疗效等于或大于阿司匹林。作为合理的二级抗血小板药物,当患者存在阿司匹林禁忌时,优先选用氯吡格雷。

氯吡格雷和阿司匹林通过不同的机制抑制血小板活性,因此两者合用其抗血小板的效应相加。两者合用所带来的临床获益在 CURE 研究中得到了证实,在用药早期即可出现,并且平均随访 9 个月,可以观察到获益的持续增加。因此,无论选择介入治疗还是保守治疗,排除禁忌后,均应使用阿司匹林＋氯吡格雷(负荷量＋维持量)。

美国心脏学院/美国心脏协会基于 TRITON-TIMI 38 研究和 PLATO 研究结果在 2012 年的不稳定型心绞痛/USTEMI 治疗指南更新增加了普拉格雷和替格瑞洛用于非 ST 段抬高型心肌梗死的抗血小板治疗,2011 年 ESC 指南也强烈推荐普拉格雷和替格瑞洛两种 P2Y12 受体拮抗剂,推荐力度甚至高于氯吡格雷。我国 2012 年指南也推荐普拉格雷和替格瑞洛用于非 ST 段抬高型心肌梗死。另一种可静脉应用的、选择性的、可逆的 P2Y12 受体拮抗剂坎格雷洛目前正在进行 Ⅱ 期临床试验。

(3)GP Ⅱ b/Ⅲ a 受体拮抗剂:与血小板激活机制无关,血小板的聚集依赖于血小板之间通过血小板表面的 GP Ⅱ b/Ⅲ a 受体及纤维蛋白原的相互作用。GP Ⅱ b/Ⅲ a 受体拮抗剂通过阻止血小板表面 GP Ⅱ b/Ⅲ a 受体与纤维蛋白原的结合,从而抑制血小板聚集。CAP-TURE 研究和 ISAR-REACT-2 研究证实,非 ST 段抬高型心肌梗死患者给予阿昔单抗治疗后,PCI 术后 30 天死亡和心肌梗死的发生率均明显降低。ESPRIT 研究证实依替巴肽可显著降低 PCI 术后 48 小时死亡、心肌梗死和需紧急血运重建的发生率,上述获益可维持 30 天甚至 6 个月。RESTORET 研究证实替罗非班降低非 ST 段抬高型心肌梗死患者 48 小时及 7 天的缺血事件的发生风险。因此,当非 ST 段抬高型心肌梗死患者行 PCI 治疗前,在应用其他抗凝药物的基础上 GP Ⅱ b/Ⅲ a 受体拮抗剂(阿昔单抗、替罗非班、依替巴肽)可作为一线药物使用。

对于 GP Ⅱ b/Ⅲ a 受体拮抗剂使用时间,EARLY ACS 研究和 ACUITY 研究结果均表明早期使用 GP Ⅱ b/Ⅲ a 受体拮抗剂和 PCI 术中使用在主要终点上无显著差异,但 EARLY ACS 研究还表明早期使用组患者 TIMI 大出血风险显著增加。因此,新指南推荐在已经使用双联抗血小板的基础上,GPⅡb/Ⅲa 受体拮抗剂可在 PCI 术中选择性应用,特别在处理高度血栓负荷的急性病变时。

4.他汀类药物

目前所有指南均把低密度脂蛋白胆固醇作为首要干预的靶点,而未把高密度脂质白作为干预靶点。如无禁忌证,无论基线低密度脂蛋白胆固醇水平如何,所有非 ST 段抬高型心肌梗死患者(包括 PCI 术后)均应尽早给予他汀类药物治疗。我国 2007 年《血脂异常管理指南》建议患者低密度脂蛋白胆固醇目标值达到<2.07 mmol/L(80 mg/dL)或原基线上下降 40%,2011 年 ESC 血脂异常管理指南建议低密度脂蛋白胆固醇目标值更低,达到<1.8 mmol/L(70 mg/dL)或原基线上下降 50%。低密度脂蛋白胆固醇达标后,长期维持治疗,有利于冠心病二级预防。他汀类药物所带来的临床获益与低密度脂蛋白胆固醇降低程度有关,与他汀种类无关,因此他汀类药物选择依赖于低密度脂蛋白胆固醇降低程度。

(三)血运重建治疗

心肌血运重建使非 ST 段抬高型心肌梗死患者缓解症状、缩短住院时间和改善预后。其指征和最佳时间及优化采用的方法(PCI 或 CABG)取决于临床情况、危险分层、并发症和冠状动脉病变的程度和严重性。但目前非 ST 段抬高型心肌梗死患者行血运重建的时机与预后关系的研究尚较少,其最佳时机目前仍存在争论。

1.侵入性策略(冠状动脉造影/PCI)

早期的 TIMIⅡB 研究和 VANQWISH 研究将介入治疗与传统治疗相比,未见更多获益,甚至提示可能有害。近期 FRISCⅡ 研究和 TACTICS-TIMI18 研究得到了一致的结论,肯定了介入治疗的获益,对于高危的,尤其是 cTn 升高的患者,介入治疗获益明显。循证医学证据表明,对危险度高的患者,早期介入治疗策略显示出了明显的优势。应在危险分层的基础上明确这些患者 PCI 治疗的指征。如前所述,危险分层的方法常用有 TIMI 危险积分和 GRACE 预测积分,这些危险分层的指标都是将患者的症状、体征、心电图、心肌坏死标志物及其他辅助检查指标进行分析,权重后总结得出。其中胸痛持续时间过长、有心力衰竭表现、血流动力学不稳定、心肌坏死标志物显著升高和心电图提示 ST 段显著压低等方面更为重要(表 7-9)。对于低危和早期未行 PCI 的非 ST 段抬高型心肌梗死患者,出院前应进行必要的评估,根据心功能、心肌缺血情况和再发心血管事件的危险采取相应的治疗。对中、高危以上的非 ST 段抬高型心肌梗死患者行 PCI 应遵循首先进行危险分层,合理规范的术前、术中用药和恰当的 PCI 策略,危险度越高的患者越应尽早行 PCI,术前、术中的用药如抗血小板治疗、抗凝治疗等也随着危险度的增加应适当加强(表 7-10)。

表 7-9 非 ST 段抬高型心肌梗死患者分层

分级	符合以下一项或多项
极高危	1.严重胸痛持续时间长、无明显间歇或>30 分钟,濒临心肌梗死表现 2.心肌坏死标志物显著升高和/或心电图 ST 段显著压低(≥0.2 mV)持续不恢复或范围扩大 3.有明显血流动力学变化:严重低血压、心力衰竭或心源性休克表现 4.严重恶性心律失常:室性心动过速、心室颤动

分级	符合以下一项或多项
中、高危	1.心肌损伤标志物升高 2.心电图有 ST 段压低(<0.2 mV) 3.强化抗缺血治疗 24 小时内反复发作胸痛 4.有心肌梗死病史 5.冠状动脉造影显示冠状动脉狭窄病史 6.PCI 后或 CABG 后 7.左心室射血分数<40% 8.糖尿病 9.肾功能不全(肾小球滤过率每分钟<60 mL)

表 7-10　非 ST 段抬高型心肌梗死患者 PCI 指征推荐

指征	推荐,证据
对极高危患者行紧急 PCI(2 小时内)	Ⅱa,B
对中高危患者行早期 PCI(72 小时)	Ⅰ,A
对低危患者不推荐常规 PCI	Ⅲ,C
对 PCI 患者常规支架植入	Ⅰ,C

2.CABG

约 10% 的非 ST 段抬高型心肌梗死患者在病情稳定后需要行 CABG,非 ST 段抬高型心肌梗死选择血运重建的原则与 STEMI 相同。①左主干病变、三支病变的患者(尤其是合并糖尿病),优先选择 CABG;②前降支病变累及前降支近段且伴 LVEF<50% 或无创性检查提示心肌缺血的患者宜 CABG 或 PCI;③强化药物治疗下不适宜行 PCI 的可考虑 CABG。为防止出血等并发症,CABG 前应进行抗凝及抗血小板药物调整,具体要求见表 7-11。

表 7-11　CABG 前抗凝及抗血小板药物调整要求

要求	推荐,证据
继续使用阿司匹林	Ⅰ,A
术前停用氯吡格雷至少 5 天	Ⅰ,B
术前停用替格瑞洛至少 5 天	Ⅰ,C
术前停用普拉格雷至少 7 天	Ⅰ,C
术前 4 小时停用依非巴肽或替罗非班	Ⅰ,C
继续使用 UFH	Ⅰ,B
术前 12~24 小时停用依诺肝素以 UFH 代替	Ⅰ,B
术前 24 小时停用磺达肝素以 UFH 代替	Ⅰ,B
术前 3 小时停用比代芦定以 UFH 代替	Ⅰ,B

(四)二级预防

1.控制血脂

大量的证据表明,降低胆固醇治疗可以减少冠心病合并高胆固醇血症患者的心血管事件发生率和死亡率。新近的临床试验证实,无论基线低密度脂蛋白胆固醇水平是否升高,他汀类药物治疗均可使患者受益。PROVE-IT TIMI 22 研究支持非 ST 段抬高型心肌梗死后早期强化降脂可获益。因此,指南作出如下推荐。

(1)所有患者入院 24 小时应评估空腹血脂谱。

(2)所有非 ST 段抬高型心肌梗死后的患者(包括血运重建治疗后的患者),如无禁忌证,无论基线低密度脂蛋白胆固醇和饮食改善情况如何,均应给予他汀类药物治疗。

(3)住院患者出院前应开始使用降脂药;建议降低非高密度脂蛋白胆固醇包括强化降低低密度脂蛋白胆固醇的治疗;对于低密度脂蛋白胆固醇>2.6 mmol/L(100 mg/dL)的非 ST 段抬高型心肌梗死患者,应该开始降低胆固醇治疗或强化达标至低密度脂蛋白胆固醇<2.6 mmol/L (100 mg/dL),可以进一步降低至<1.8 mmol/L(70 mg/dL);低密度脂蛋白胆固醇达标后,若甘油三酯>2.26 mmol/L,则联合使用贝特类或烟酸类药物。

(4)可以鼓励使用 ω-3 脂肪酸降低风险,降低甘油三酯治疗时可以使用大剂量(每天 2~4 g)降低风险。

2.控制血压

指南建议血压控制在<17.3/10.7 kPa(130/80 mmHg),治疗和控制血压的方法:①患者应开始改变生活方式;②对于血压>18.7/12.0 kPa(140/90 mmHg)的患者,首先使用 β 受体阻滞剂和/或 ACEI(必要时加用其他药物如噻嗪类)有助于血压达标。

3.其他

(1)强调戒烟,建议戒烟并避免二手烟。

(2)控制体重,强调控制饮食和适量运动,体重指数控制在 18.5~24.9 kg/m^2。

(3)积极治疗糖尿病,使糖化血红蛋白<6.5%。

(4)根据过去的体力活动情况或运动试验制订运动方案,鼓励非 ST 段抬高型心肌梗死后的患者每天参加 30~60 分钟的体力活动。

(5)叶酸、维生素不再用于二级预防。

(6)发病前已开始使用雌激素替代治疗的绝经后女性应继续该治疗。

(7)可筛查是否存在精神抑郁,使用抗抑郁药治疗抑郁。

(樊振波)

第三节 稳定型心绞痛

一、概述

心绞痛是由于暂时性心肌缺血引起的以胸痛为主要特征的临床综合征,是冠状动脉粥样硬化性心脏病(冠心病)的最常见表现。通常见于冠状动脉至少一支主要分支管腔直径狭窄在50%以上的患者,当应激时,冠状动脉血流不能满足心肌代谢的需要,导致心肌缺血,而引起心绞痛发作,休息或含服硝酸甘油可缓解。

稳定型心绞痛是指心绞痛发作的程度、频度、性质及诱发因素在数周内无显著变化的患者。心绞痛也可发生在瓣膜病(尤其是主动脉瓣病变)、肥厚型心肌病和未控制的高血压及甲状腺功能亢进、严重贫血等患者。冠状动脉"正常"者也可由于冠状动脉痉挛或内皮功能障碍等原因发生心绞痛。某些非心脏性疾病如食道、胸壁或肺部疾病也可引起类似心绞痛的症状,临床上需注意鉴别。

二、流行病学

心绞痛是基于病史的主观诊断,因此它的发病率和患病率很难进行评估,而且评估结果也会因为依据的标准不同产生差异。

一项基于欧洲社区心绞痛患病率的调查研究显示:45～54 岁年龄段女性患病率为 0.1%～1%,男性为 2%～5%;而 65～74 岁年龄段女性高达 10%～15%,男性高达 10%～20%。由此可见,每百万个欧洲人中有 2 万～4 万人罹患心绞痛。

最近的一项调查,其标准为静息或运动时胸痛发作伴有动脉造影、运动试验或心电图异常证据,研究结果证实了心绞痛的地域差异性,且其与已知的全球冠心病死亡率的分布平行。例如,心绞痛作为初始冠脉病变的发病率,贝尔法斯特是法国的 2 倍。

稳定型心绞痛患者有发生急性冠脉综合征的危险,如不稳定型心绞痛、非 ST 段抬高型心肌梗死或 ST 段抬高型心肌梗死。Framingham 研究结果显示,稳定型心绞痛的患者,两年内发生非致死性心肌梗死和充血性心脏病的概率,男性为 14.3% 和 5.5%,女性为 6.2% 和 3.8%。稳定型心绞痛的患者的预后取决于临床、功能和解剖因素,个体差别很大。

左心室功能是慢性稳定性冠脉疾病存活率最有力的预测因子。其次是冠脉狭窄的部位和严重程度。左冠状动脉主干病变最为严重,据国外统计,年病死率可高达 30%左右。此后依次为3 支、2 支与 1 支病变。左前降支病变一般较其他两大支严重。

三、病因和发病机制

稳定型心绞痛是一种以胸、下颌、肩、背或臂的不适感为特征的临床综合征,其典型表现为劳累、情绪波动或应激后发作,休息或服用硝酸甘油后可缓解。有些不典型的稳定型心绞痛以上腹部不适感为临床表现。William Heberden 在 1772 年首次提出"心绞痛的概念",并将之描述为与运动有关的胸区压抑感和焦虑,不过那时还不清楚它的病因和病理机制。现在我们知道它由心肌缺血引起。心肌缺血最常见的原因是粥样硬化性冠状动脉疾病,其他原因还包括肥厚型或扩张型心肌病、动脉硬化及其他较少见的心脏疾病。

心肌供氧和需氧的不平衡产生了心肌缺血。心肌氧供取决于动脉氧饱和度、心肌氧扩散度和冠脉血流,而冠脉血流又取决于冠脉管腔横断面积和冠脉微血管的调节。管腔横断面积和微血管都受到管壁内粥样硬化斑块的影响,从而因运动时心率增快、心肌收缩增强及管壁紧张度增加导致心肌需氧增加,最终引起氧的供需不平衡。心肌缺血引起交感激活,产生心肌耗氧增加、冠状动脉收缩等一系列效应从而进一步加重缺血。缺血持续加重,导致心脏代谢紊乱、血流重分配、区域性以致整体性舒张和收缩功能障碍,心电图改变,最终引起心绞痛。缺血心肌释放的腺苷能激活心脏神经末梢的 A1 受体,是导致心绞痛(胸痛)的主要中介。

心肌缺血也可以无症状。无痛性心肌缺血可能因为缺血时间短或不甚严重,或因为心脏传入神经受损,或缺血性疼痛在脊的和脊上的部位受到抑制。患者显示出无痛性缺血表现、气短及心悸都提示心绞痛存在。

对大多数患者来说,稳定型心绞痛的病理因素是动脉粥样硬化、冠脉狭窄。正常血管床能自我调节,例如,在运动时冠脉血流增加为平时的5～6倍。动脉粥样化斑块减少了血管腔横断面积,使得运动时冠脉血管床自我调节的能力下降,从而产生不同严重程度的缺血。若管腔径减少>50%,当运动或应激时,冠脉血流不能满足心脏代谢需要从而导致心肌缺血。内皮功能受损也是心绞痛的病因之一。心肌桥是心绞痛的罕见病因。

用血管内超声(IVUS)观察稳定型心绞痛患者的冠状动脉斑块。发现1/3的患者至少有1个斑块破裂,6%的患者有多个斑块破裂。合并糖尿病的患者更易发生斑块破裂。临床上应重视稳定型心绞痛患者的治疗,防止其发展为急性冠脉综合征(ACS)。

四、诊断

胸痛患者应根据年龄、性别、心血管危险因素、疼痛的特点来估计冠心病的可能性,并依据病史、体格检查、相关的无创检查及有创检查结果作出诊断及分层危险的评价。

(一)病史及体格检查

1.病史

详尽的病史是诊断心绞痛的基石。在大多数病例中,可以通过病史就能得出心绞痛的诊断。

(1)部位:典型的心绞痛部位是在胸骨后或左前胸,范围常不局限,可以放射到颈部、咽部、颌部、上腹部、肩背部、左臂及左手指侧,也可以放射至其他部位,心绞痛还可以发生在胸部以外如上腹部、咽部、颈部等。每次心绞痛发作部位往往是相似的。

(2)性质:常呈紧缩感、绞榨感、压迫感、烧灼感、胸憋、胸闷或有窒息感、沉重感,有的患者只述为胸部不适,主观感觉个体差异较大,但一般不会是针刺样疼痛,有的表现为乏力、气短。

(3)持续时间:呈阵发性发作,持续数分钟,一般不会超过10分钟,也不会转瞬即逝或持续数小时。

(4)诱发因素及缓解方式:慢性稳定性心绞痛的发作与劳力或情绪激动有关,如走快路、爬坡时诱发,停下休息即可缓解,多发生在劳力当时而不是之后。舌下含服硝酸甘油可在2～5分钟迅速缓解症状。

非心绞痛的胸痛通常无上述特征,疼痛通常局限于左胸的某个部位,持续数个小时甚至数天;不能被硝酸甘油缓解甚至因触诊加重。胸痛的临床分类见表7-12,加拿大心血管学会分级法见表7-13所示。

表7-12 胸痛的临床分类

典型心绞痛	符合下述3个特征
	胸骨下疼痛伴特殊性质和持续时间
	运动及情绪激动诱发
	休息或硝酸甘油缓解
非典型心绞痛	符合上述两个特征
非心性胸痛	符合上述1个特征或完全不符合

实用心血管常见病诊断与治疗

表 7-13　加拿大心血管学会分级法

级别	症状程度
Ⅰ级	一般体力活动不引起心绞痛,例如,行走和上楼,但紧张、快速或持续用力可引起心绞痛的发作
Ⅱ级	日常体力活动稍受限制,快步行走或上楼、登高、饭后行走或上楼、寒冷或风中行走、情绪激动可发作心绞痛或仅在睡醒后数小时内发作。在正常情况下以一般速度平地步行 200 m 以上或登一层以上的楼梯受限
Ⅲ级	日常体力活动明显受限,在正常情况下以一般速度平地步行 100～200 m 或登一层楼梯时可发作心绞痛
Ⅳ级	轻微活动或休息时即可出现心绞痛症状

2.体格检查

稳定型心绞痛体检常无明显异常,心绞痛发作时可有心率增快、血压升高、焦虑、出汗,有时可闻及第四心音、第三心音或奔马律,或出现心尖部收缩期杂音,第二心音逆分裂,偶闻双肺底啰音。体检尚能发现其他相关情况,如心脏瓣膜病、心肌病等非冠状动脉粥样硬化性疾病,也可发现高血压、脂质代谢障碍所致的黄色瘤等危险因素,颈动脉杂音或周围血管病变有助于动脉粥样硬化的诊断。体检尚需注意肥胖(体重指数及腰围),有助于了解有无代谢综合征。

(二)基本实验室检查

(1)了解冠心病危险因素,空腹血糖、血脂检查,包括血总胆固醇(TC)、高密度脂蛋白胆固醇(HDL-C)、低密度脂蛋白胆固醇(LDL-C)及甘油三酯(TG)。必要时做糖耐量试验。

(2)了解有无贫血(可能诱发心绞痛),检查血红蛋白是否减少。

(3)甲状腺,必要时检查甲状腺功能。

(4)行尿常规、肝肾功能、电解质、肝炎相关抗原、人类免疫缺陷病毒(HIV)检查及梅毒血清试验,需在冠状动脉造影前进行。

(5)胸痛较明显患者,需查血 cTnT、cTnI、肌酸激酶及同工酶,以与急性冠状动脉综合征(acute coronary syndrome,ACS)相鉴别。

(三)胸部 X 线检查

胸部 X 线检查常用于可疑心脏病患者的检查,然而,对于稳定型心绞痛患者,该检查并不能提供有效特异的信息。

(四)心电图检查

1.静息心电图检查

所有可疑心绞痛患者均应常规行静息 12 导心电图。怀疑血管痉挛的患者于疼痛发作时行心电图尤其有意义。心电图同时可以发现诸如左心室肥厚、左束支阻滞、预激、心律失常及传导障碍等情况,这些信息可发现胸痛的可能机制,并能指导治疗措施。静息心电图对危险分层也有意义。但不主张重复此项检查除非当时胸痛发作或功能分级有改变。

2.心绞痛发作时心电图检查

在胸痛发作时争取心电图检查,缓解后立即复查。静息心电图正常不能排除冠心病心绞痛的诊断,但如果有 ST-T 改变符合心肌缺血时,特别是在疼痛发作时检出,则支持心绞痛的诊断。心电图显示陈旧性心肌梗死时,则心绞痛可能性增加。静息心电图有 ST 段压低或 T 波倒置但胸痛发作时呈"假性正常化",也有利于冠心病心绞痛的诊断。24 小时动态心电图表现如有与症状相一致 ST-T 变化,则对诊断有参考价值。

(五)核素心室造影

1.^{201}Tc 心肌显像

铊随冠脉血流被正常心肌细胞摄取,休息时铊显像所示主要见于心肌梗死后瘢痕部位。在冠状动脉供血不足部位的心肌,则明显的灌注缺损仅见于运动后缺血区。变异型心绞痛发作时心肌急性缺血区常显示特别明显的灌注缺损。

2.放射性核素心腔造影

红细胞被标记上放射性核素,得到心腔内血池显影,可测定左心室射血分数及显示室壁局部运动障碍。

3.正电子发射断层心肌显像(PET)

除可判断心肌血流灌注外,还可了解心肌代谢状况,准确评估心肌活力。

(六)负荷试验

1.心电图运动试验

(1)适应证:①有心绞痛症状怀疑冠心病,可进行运动,静息心电图无明显异常的患者,为达到诊断目的。②确定稳定型冠心病的患者心绞痛症状明显改变者。③确诊的稳定型冠心病患者用于危险分层。

(2)禁忌证:急性心肌梗死早期、未经治疗稳定的急性冠状动脉综合征、未控制的严重心律失常或高度房室传导阻滞、未控制的心力衰竭、急性肺动脉栓塞或肺梗死、主动脉夹层、已知左冠状动脉主干狭窄、重度主动脉瓣狭窄、肥厚型梗阻性心肌病、严重高血压、活动性心肌炎、心包炎、电解质异常等。

(3)方案(Burce 方案):运动试验的阳性标准为运动中出现典型心绞痛,运动中或运动后出现 ST 段水平或下斜型下降≥1 mm(J 点后 60～80 毫秒),或运动中出现血压下降者。

(4)需终止运动试验的情况:①出现明显症状(如胸痛、乏力、气短、跛行);症状伴有意义的 ST 段变化。②ST 段明显压低(压低>2 mm 为终止运动相对指征;≥4 mm 为终止运动绝对指征)。③ST 段抬高≥1 mm。④出现有意义的心律失常;收缩压持续降低 1.3 kPa(10 mmHg)或血压明显升高[收缩压>33.3 kPa(250 mmHg)或舒张压>15.3 kPa(115 mmHg)]。⑤已达目标心率者。有上述情况一项者需终止运动试验。

2.核素负荷试验(心肌负荷显像)

(1)核素负荷试验的适应证:①静息心电图异常、LBBB、ST 段下降>1 mm、起搏心律、预激综合征等心电图运动试验难以精确评估者。②心电图运动试验不能下结论,而冠状动脉疾病可能性较大者。

(2)药物负荷试验:包括双嘧达莫、腺苷或多巴酚丁胺药物负荷试验,用于不能运动的患者。

(七)多层 CT 或电子束 CT 扫描

多层 CT 或电子束 CT 平扫可检出冠状动脉钙化并进行积分。人群研究显示钙化与冠状动脉病变的高危人群相联系,但钙化程度与冠状动脉狭窄程度却并不相关,因此,不推荐将钙化积分常规用于心绞痛患者的诊断评价。

CT 造影为显示冠状动脉病变及形态的无创检查方法。有较高阴性预测价值,若 CT 冠状动脉造影未见狭窄病变,一般可不进行有创检查。但 CT 冠状动脉造影对狭窄病变及程度的判断仍有一定限度,特别当钙化存在时会显著影响狭窄程度的判断,而钙化在冠心病患者中相当普遍,因此,仅能作为参考。

(八)有创性检查

1.冠状动脉造影

冠状动脉造影至今仍是临床上评价冠状动脉粥样硬化和相对较为少见的非冠状动脉粥样硬化性疾病所引起的心绞痛的最精确的检查方法。对糖尿病、年龄＞65岁老年患者、年龄＞55岁女性的胸痛患者冠状动脉造影更有价值。

(1)适应证：①严重稳定型心绞痛(CCS分级3级或以上者)，特别是药物治疗不能很好缓解症状者。②无创方法评价为高危的患者，不论心绞痛严重程度如何。③心脏停搏存活者。④患者有严重的室性心律失常。⑤血管重建(PCI,CABG)的患者有早期中等或严重的心绞痛复发。⑥伴有慢性心力衰竭或左心室射血分数(LVEF)明显减低的心绞痛患者。⑦无创评价属中、高危的心绞痛患者需考虑大的非心脏手术，尤其是血管手术(如主动脉瘤修复，颈动脉内膜剥脱术，股动脉搭桥术等)。

(2)不推荐行冠状动脉造影：严重肾功能不全、造影剂过敏、精神异常不能合作者或合并其他严重疾病，血管造影的得益低于风险者。

2.冠状动脉内超声显像

血管内超声检查可较为精确地了解冠状动脉腔径，血管腔内及血管壁粥样硬化病变情况，指导介入治疗操作并评价介入治疗效果，但不是一线的检查方法，只在特殊的临床情况及为科研目的而进行。

五、治疗

(一)治疗目标

1.防止心肌梗死和死亡，改善预后

防止心肌梗死和死亡，主要是减少急性血栓形成的发生率，阻止心室功能障碍的发展。上述目标需通过生活方式的改善和药物干预来实现：①减少斑块形成。②稳定斑块，减轻炎症反应，保护内皮功能。③对于已有内皮功能受损和斑块破裂，需阻止血栓形成。

2.减轻或消除症状

改善生活方式、药物干预和血管再通术均是减轻和消除症状的手段，根据患者的个体情况选择合适的治疗方法。

(二)一般治疗

1.戒烟

大量数据表明对于许多患者而言，吸烟是冠心病起源的最重要的可逆性危险因子，因此，强调戒烟是非常必要的。

2.限制饮食和酒精摄入

对确诊的冠心病患者，限制饮食是有效的干预方式。推荐食用水果、蔬菜、谷类、谷物制品、脱脂奶制品、鱼、瘦肉等，也就是所谓的"地中海饮食"。具体食用量需根据患者总胆固醇及低密度脂蛋白胆固醇来制定。超重患者应减轻体重。

适量饮酒是有益的，但大量饮酒肯定有害，尤其对于有高血压和心力衰竭的患者。很难定义适量饮酒的酒精量，因此提倡限酒。稳定的冠心病患者可饮少量(＜50 g/d)低度酒(如葡萄酒)。

3.ω-3不饱和脂肪酸

鱼油中富含的ω-3不饱和脂肪酸能降低血中甘油三酯，被证实能降低近期心肌梗死患者的猝死率,同时它也有抗心律失常作用,能降低高危患者的死亡率和危险因素,可用作此类患者的二级预防。但该脂肪酸的治疗只用于高危人群,如近期心梗患者,对于稳定性心绞痛伴高危因素患者较少应用。目前只提倡患者每星期至少吃一次鱼以保证该脂肪酸的正常摄入。

4.维生素和抗氧化剂

目前尚无研究证实维生素的摄入能减少冠心病患者的心血管危险因素,同样,许多大型试验也没有发现抗氧化剂能给患者带来益处。

5.积极治疗高血压、糖尿病及其他疾病

稳定型心绞痛患者也应积极治疗高血压、糖尿病、代谢综合征等疾病,因这些疾病本身有促进冠脉疾病发展的危险性。

确诊冠心病的患者血压应降至 17.3/11.3 kPa(130/85 mmHg);如合并糖尿病或肾脏疾病,血压还应降至 17.3/10.7 kPa(130/80 mmHg)。糖尿病是心血管并发症的危险因子,需多方干预。研究显示:心血管病伴 2 型糖尿病患者在应用降糖药的基础上加用吡格列酮,其非致死性心肌梗死、脑卒中(中风)和病死率减少了 16%。

6.运动

鼓励患者在可耐受范围内进行运动,运动能提高患者运动耐量、减轻症状,对减轻体重、降低血脂和血压、增加糖耐量和胰岛素敏感性都有明显效益。

7.缓解精神压力

精神压力是心绞痛发作的重要促发因素,而心绞痛的诊断又给患者带来更大的精神压力。缓解紧张情绪,适当放松可以减少药物的摄入和手术的必要。

8.开车

稳定型心绞痛患者可以允许开车,但是要限定车载重和避免商业运输。高度紧张的开车是应该避免的。

(三)急性发作时治疗

发作时应立即休息,至少应迅速停止诱发心绞痛的活动。随即舌下含服硝酸甘油以缓解症状。对初次服用硝酸甘油的患者应嘱其坐下或平卧,以防发生低血压,还有诸如头晕,头胀痛、面红等不良反应。

应告知患者,若心绞痛发作>20 分钟,休息和舌下含服硝酸甘油不能缓解,应警惕发生心肌梗死并应及时就医。

(四)药物治疗

1.对症治疗,改善缺血

(1)短效硝酸酯制剂:硝酸酯类药为内皮依赖性血管扩张剂,能减少心肌需氧和改善心肌灌注,从而缓解心绞痛症状。快速起效的硝酸甘油能使发作的心绞痛迅速缓解。口服该药因肝脏首过效应,在肝内被有机硝酸酯还原酶降解,生物利用度极低。舌下给药吸收迅速完全,生物利用度高。硝酸甘油片剂暴露在空气中会变质,因而宜在开盖后 3 月内使用。

硝酸甘油引起剂量依赖性血管舒张不良反应,如头痛、面红等。过大剂量会导致低血压和反射性交感神经兴奋引起心动过速。对硝酸甘油无效的心绞痛患者应怀疑心肌梗死的可能。

(2)长效硝酸酯制剂:能降低心绞痛发作的频率和严重程度,并能增加运动耐量。长效制剂只是对症治疗,并无研究显示它能改善预后。血管舒张不良反应如头痛、面红与短效制剂类似。其代表药有硝酸异山梨酯、单硝酸异山梨酯醇。

当机体内硝酸酯类浓度达到并超过阈值,其对心绞痛的治疗作用减弱,缓解疼痛的作用大打折扣,即发生硝酸酯类耐药。因此,患者服用长效硝酸酯制剂时应有足够长的间歇期以保证治疗的高效。

(3)β受体阻滞剂:能抑制心脏β-肾上腺素能受体,从而减慢心率、减弱心肌收缩力、降低血压,以减少心肌耗氧量,可以减少心绞痛发作和增加运动耐量。用药后要求静息心率降至55～60次/分,严重心绞痛患者如无心动过缓症状,可降至50次/分。

只要无禁忌证,β受体阻滞剂应作为稳定型心绞痛的初始治疗药物。β受体阻滞剂能降低心肌梗死后稳定性心绞痛患者死亡和再梗死的风险。目前可用于治疗心绞痛的β受体阻滞剂有很多种,当给予足够剂量时,均能有效预防心绞痛发作。更倾向于使用选择性$β_1$受体阻滞剂,如美托洛尔、阿替洛尔及比索洛尔。同时具有α和β受体阻滞的药物,在慢性稳定性心绞痛的治疗中也有效。

在有严重心动过缓和高度房室传导阻滞、窦房结功能紊乱、明显的支气管痉挛或支气管哮喘的患者,禁用β受体阻滞剂。外周血管疾病及严重抑郁是应用β受体阻滞剂的相对禁忌证。慢性肺心病的患者可小心使用高度选择性$β_1$受体阻滞剂。没有固定狭窄的冠状动脉痉挛造成的缺血,如变异性心绞痛,不宜使用β受体阻滞剂,这时钙通道阻滞剂是首选药物。

推荐使用无内在拟交感活性的β受体阻滞剂。β受体阻滞剂的使用剂量应个体化,从较小剂量开始。

(4)钙通道阻滞剂:通过改善冠状动脉血流和减少心肌耗氧起缓解心绞痛作用,对变异性心绞痛或以冠状动脉痉挛为主的心绞痛,钙通道阻滞剂是一线药物。地尔硫草和维拉帕米能减慢房室传导,常用于伴有心房颤动或心房扑动的心绞痛患者,而不应用于已有严重心动过缓、高度房室传导阻滞和病态窦房结综合征的患者。

长效钙通道阻滞剂能减少心绞痛的发作。ACTION 试验结果显示,硝苯地平控释片没有显著降低一级疗效终点(全因死亡、急性心肌梗死、顽固性心绞痛、新发心力衰竭、致残性脑卒中及外周血管成形术的联合终点)的相对危险,但对于一级疗效终点中的多个单项终点而言,硝苯地平控释片组降低达到统计学差异或有降低趋势。值得注意的是,亚组分析显示,占 52% 的合并高血压的冠心病患者中,一级终点相对危险下降 13%。CAMELOT 试验结果显示,氨氯地平组主要终点事件(心血管性死亡、非致死性心肌梗死、冠状血管重建、由于心绞痛而入院治疗、慢性心力衰竭入院、致死或非致死性卒中及新诊断的周围血管疾病)与安慰剂组比较相对危险降低达31%,差异有统计学意义。长期应用长效钙通道阻滞剂的安全性在ACTION及大规模降压试验ALLHAT 及 ASCOT 中都得到了证实。

外周水肿、便秘、心悸、面部潮红是所有钙通道阻滞剂常见的不良反应,低血压也时有发生,其他不良反应还包括头痛、头晕、虚弱无力等。

当稳定型心绞痛合并心力衰竭而血压高且难于控制者必须应用长效钙通道阻滞剂时,可选择氨氯地平、硝苯地平控释片或非洛地平。

(5)钾通道开放剂:钾通道开放剂的代表药物为尼克地尔,除了抗心绞痛外,该药还有心脏保护作用。一项针对尼克地尔的试验证实稳定型心绞痛患者服用该药能显著减少主要冠脉事件的发生。但是,尚没有降低治疗后死亡率和非致死性心肌梗死发生率的研究,因此,该药的临床效益还有争议。

(6)联合用药:β受体阻滞剂和长效钙通道阻滞剂联合用药比单用一种药物更有效。此外,两药联用时,β受体阻滞剂还可减轻二氢吡啶类钙通道阻滞剂引起的反射性心动过速不良反应。非二氢吡啶类钙通道阻滞剂地尔硫䓬或维拉帕米可作为对β受体阻滞剂有禁忌的患者的替代治疗。但非二氢吡啶类钙通道阻滞剂和β受体阻滞剂的联合用药能使传导阻滞和心肌收缩力的减弱更明显,要特别警惕。老年人、已有心动过缓或左心室功能不良的患者应尽量避免合用。

2.改善预后的药物治疗

与稳定型心绞痛并发的疾病如糖尿病和高血压应予以积极治疗,同时还应纠正高脂血症。HMG-CoA还原酶抑制剂(他汀类药物)和ACEI除各自的降脂和降压作用外,还能改善患者预后。对缺血性心脏病患者,还需加用抗血小板药物。

阿司匹林通过抑制血小板内环氧化酶使血栓素A_2合成减少,达到抑制血小板聚集的作用。其应用剂量为每天75~150 mg。CURE研究发现每天阿司匹林剂量若>200 mg或<100 mg反而增加心血管事件发生的风险。

所有患者如无禁忌证(活动性胃肠道出血、阿司匹林过敏或既往有阿司匹林不耐受的病史),给予阿司匹林75~100 mg/d。不能服用阿司匹林者,则可应用氯吡格雷作为替代。

所有冠心病患者应用他汀类药物。他汀类降脂治疗减少动脉粥样硬化性心脏病并发症,可同时应用于患者的一级和二级预防。他汀类除了降脂作用外,还有抗炎作用和防血栓形成,能降低心血管危险性。血脂控制目标:总胆固醇(TC)<4.5 mmol/L,低密度脂蛋白胆固醇(LDL-C)应<2.59 mmol/L;建议逐步调整他汀类药物剂量以达到上述目标。

ACEI可防止左心室重塑,减少心力衰竭发生的危险,降低病死率,如无禁忌可常规使用。在稳定型心绞痛患者中,合并糖尿病、心力衰竭或左心室收缩功能不全的高危患者应该使用ACEI。所有冠心病患者均能从ACEI治疗中获益,但低危患者获益可能较小。

(五)非药物治疗(血运重建)

血运重建的主要指征:有冠脉造影指征及冠脉严重狭窄;药物治疗失败,不能满意控制症状;无创检查显示有大量的危险心肌;成功的可能性很大,死亡及并发症危险可接受;患者倾向于介入治疗,并且对这种疗法的危险充分知情。

1.冠状动脉旁路移植手术

40多年来,CABG逐渐成为了治疗冠心病的最普通的手术,CABG对冠心病的治疗的价值已进行了较深入的研究。对于低危患者(年病死率<1%)来说,CABG不如药物治疗能给患者更多的预后获益。在比较CABG和药物治疗的临床试验的荟萃分析中,CABG可改善中危至高危患者的预后。对观察性研究及随机对照试验数据的分析表明,某些特定的冠状动脉病变解剖类型手术预后优于药物治疗,这些情况包括:①左主干的明显狭窄。②3支主要冠状动脉近段的明显狭窄。③2支主要冠状动脉的明显狭窄,其中包括左前降支(LAD)近段的高度狭窄。

根据研究人群不同,CABG总的手术死亡率在1%~4%,目前已建立了很好的评估患者个体风险的危险分层工具。尽管左胸廓内动脉的远期通畅率很高,大隐静脉桥发生阻塞的概率仍较高。血栓阻塞可在术后早期发生,大约10%在术后1年发生,5年以后静脉桥自身会发生粥样硬化改变。静脉桥10年通畅率为50%~60%。

CABG指征:①心绞痛伴左主干病变(ⅠA)。②心绞痛伴三支血管病变,大面积缺血或心室功能差(ⅠA)。③心绞痛伴双支或3支血管病变,包括左前降支(LAD)近端严重病变(ⅠA)。④CCSⅠ~Ⅳ,多支血管病变、糖尿病(症状治疗ⅡaB)(改善预后ⅠB)。⑤CCSⅠ~Ⅳ,多支血管病变、非糖尿病(ⅠA)。⑥药物治疗后心绞痛分级CCSⅠ~Ⅳ,单支血管病变,包括LAD近端严重病变(ⅠB)。⑦心绞痛经药物治疗分级 CCSⅠ～Ⅳ,单支血管病变,不包括 LAD 近端严重病变(ⅡaB)。⑧心绞痛经药物治疗症状轻微(CCSⅠ),单支、双支、3 支血管病变,但有大面积缺血的客观证据(ⅡbC)。

2.经皮冠状动脉介入治疗

30 多年来,PCI 日益普遍应用于临床,由于创伤小、恢复快、危险性相对较低,易于被医师和患者所接受。PCI 的方法包括单纯球囊扩张、冠状动脉支架术、冠状动脉旋磨术、冠状动脉定向旋切术等。随着经验的积累、器械的进步、特别是支架极为普遍的应用和辅助用药的发展,这一治疗技术的应用范围得到了极大的拓展。近年来,冠心病的药物治疗也获较大发展,对于稳定型心绞痛并且冠状动脉解剖适合行 PCI 患者的成功率提高,手术相关的死亡风险为 0.3%～1.0%。对于低危的稳定性心绞痛患者,包括强化降脂治疗在内的药物治疗在减少缺血事件方面与 PCI 一样有效。对于相对高危险患者及多支血管病变的稳定性心绞痛患者,PCI 缓解症状更为显著,生存率获益尚不明确。

经皮冠脉血运重建的指征:①药物治疗后心绞痛 CCS 分级Ⅰ～Ⅳ,单支血管病变(ⅠA)。②药物治疗后心绞痛 CCS 分级Ⅰ～Ⅳ,多支血管病变,非糖尿病(ⅠA)。③稳定型心绞痛,经药物治疗症状轻微(CCS 分级Ⅰ),为单支、双支或 3 支血管病变,但有大面积缺血的客观证据(ⅡbC)。

成功的 PCI 使狭窄的管腔狭窄程度减少至 50%以下,血流达到 TIMI Ⅲ级,心绞痛消除或显著减轻,心电图变化改善;但半年后再狭窄率达 20%～30%。如不成功需急症行主动脉一冠脉旁路移植手术。

(樊振波)

第四节　隐匿型冠心病

一、隐匿型冠心病的定义及类型

(一)定义

隐匿型冠心病即隐性心肌缺血或无症状性心肌缺血,是指病理解剖上已经有足以引起冠心病的冠状动脉粥样硬化病变,但临床上患者并无心肌缺血或其他心脏方面的症状,因而也没有被诊断过,是没有症状的隐性患者。1980 年以前,经全国有关会议讨论,冠心病诊断标准中,隐匿型冠心病为其中的一个类型,即 40 岁以上的患者,休息时心电图有明显的缺血表现,或运动试验阳性的客观证据者,无其他原因(排除其他心脏病,显著贫血、自主神经功能失调等)可诊断为隐匿型冠心病,并载入教科书中。1980 年以前,我国冠心病普查,基本是根据心电图来判定冠心病的,普查检出的冠心病,70%～80%为隐匿型冠心病。

有的患者,过去从无冠心病的有关症状,心电图的确发现有陈旧性心肌梗死,称其为未被及时发现的心肌梗死,其意为在急性发病时未被及时诊断,后来在某些情况下发现而诊断为陈旧性心肌梗死,也叫隐性心肌梗死。学者认为此也应属于隐匿型冠心病的一个类型。也有的患者,从来没有冠心病的有关症状而发生猝死,生前没有做过心电图或相关检查,但死后尸检证明其死因为冠心病。在过去的尸检中,也常有死于其他疾病的人,生前没有冠心病症状,尸检发现有严重的足可以诊断为冠心病的冠状动脉粥样硬化性狭窄或心肌梗死。

自从 1961 年 Holter 动态心电图问世以后,发现在监测过程中,心绞痛的患者,除了在心绞痛发作时心电图有 ST-T 改变的缺血型表现外,在没有心绞痛症状时也常有心肌缺血的 ST-T 的缺血型心电图表现,并将其称作无痛性心肌缺血或无症状性心肌缺血。学者们认为这种无痛性心肌缺血或无症状性心肌缺血的心电图表现也即隐匿型冠心病的表现之一。大量报道表明,冠心病有心绞痛的患者,无痛性心肌缺血的 ST-T 心电图改变占 60%～80%,心绞痛发作时的 ST-T 心电图改变仅占总 ST-T 心电图改变的 20%～40%。

我国 1980 年在全国第一届内科学术会议上,心血管病学组建议我国采用世界卫生组织 1979 年的冠心病诊断标准,该标准中没有隐匿型冠心病的诊断。其后,在国际联合的大型研究或国内的流行学调查研究中,多采用"急性冠心病事件"即急性心肌梗死和冠心病猝死事件作为金标准。

学者们认为在临床上,隐匿型冠心病的诊断还是十分必要的。因为这一类患者随访期间急性心肌梗死率或猝死的发生率都很高。虽然单独依靠心电图诊断 ST-T 改变存在一定的假阳性或假阴性,但当前心电图或动态心电图仍是临床上最常用的诊断工具,其无创、价廉、操作简便,能及时看出检查结果。在对隐匿型冠心病的长期随访观察中,他们大多数是死于冠心病。加之在尸检中,发现生前没有冠心病症状的严重冠状动脉狭窄或陈旧性心肌梗死也并非少见,医师认为临床上仍应将隐匿型冠心病列为一个重要的类型并加强防治。随着核医学、超声心动图学的发展及冠状动脉造影的广泛应用,为临床诊断隐匿型冠心病提供更多客观依据。临床上对单独依靠心电图诊断为隐匿型冠心病的患者如有疑问,可加做超声学或核医学检查,甚至做冠状动脉造影。

许多报道(包括尸检报告)显示,在猝死患者中,许多病例的死亡原因是冠心病。由于病例来源不同,这些冠心病猝死者在猝死总死亡病例中占 70%～95%,并且多数死者,死前没有冠心病病史。某机构调查的 106 例冠心病猝死的病例中,一半患者在猝死前没有冠心病病史或有关症状。猝死是其冠心病的首发症状,也是最后一个症状。这些从前没有冠心病症状而因冠心病猝死者,也属于隐匿型冠心病的一个类型。

(二)类型

1.完全无症状者的隐匿型冠心病

临床上从未出现过冠心病的有关症状,心电图或有关检查发现有心肌缺血或严重冠状动脉狭窄。

2.无痛性心肌缺血(混合型)

临床上有冠心病心绞痛症状,动态心电图监测,在心绞痛发作时,有心肌缺血的心电图表现;在非心绞痛发作的时间,也出现心肌缺血的心电图表现,这种非心绞痛发作时间出现的心肌缺血心电图表现为无痛性心肌缺血。

3.隐性心肌梗死(未被及时发现的心肌梗死)

临床上从无冠心病或心肌梗死的有关症状,心电图或有关检查发现有陈旧性心肌梗死。

二、隐匿型冠心病的患病率与发病率

(一)完全无症状者的隐匿型冠心病

1980 年以前,许多地区采用常规心电图或加运动试验调查冠心病的患病率。我国 40 岁以上人口中,冠心病的患病率在 5% 左右,其中 70%～90% 是完全无症状的隐匿型冠心病患者。

1972 年我国对石家庄地区采用常规 12 导联心电图加双倍二阶梯运动试验对 40 岁以上 3 474 例城乡人口进行普查,检出冠心病 233 例,患病率为 6.71%。在检出的冠心病患者中,79.4% 为无症状的隐性患者;休息心电图缺血占 33.9%;双倍二阶梯运动试验阳性占 45.4%。无症状的隐性心肌梗死患者尚未包括在内。在以后的每隔 2 年随访普查 1 次中,40 岁以上人口中,冠心病的发病率为 0.96%,这个数值比西方国家低得多,其中 80.0% 是无症状的隐性患者。1980 年以后,一般不采用该方法调查,但从住院急性心肌梗死的相对发病率和人群冠心病事件登记的流行学研究,均一致证明我国冠心病明显增加。据相关学者估计,完全无症状的隐匿型冠心病的患病率和发病率必然也相应增加。

(二)无痛性心肌缺血(混合型)

自从 1961 年 Holter 将动态心电图监测应用于临床以来,发现冠心病心绞痛患者除了在发作心绞痛时有心肌缺血的心电图表现外,在非心绞痛发作时间也有心肌缺血的心电图表现,称无痛性心肌缺血。因这一类患者既有心绞痛时的心电图心肌缺血,又有非心绞痛发作时的心电图心肌缺血出现,称其为混合型。在同一个患者,无痛性心肌缺血的心电图出现的次数远超过心绞痛心肌缺血的次数。据报道,心绞痛患者无痛性心肌缺血心电图发生的次数占总心肌缺血心电图发生次数的 60%~80%。人们认识到冠心病心绞痛患者出现的心肌缺血心电图表现占比例较少,还有更多次的心肌缺血心电图表现是在非心绞痛发作出现的。同时也指出,对这类患者的治疗,单凭症状是不全面的,应当重视有症状心肌缺血和无症状心肌缺血总负荷概念。

(三)隐性心肌梗死(未被及时发现的心肌梗死)

隐性心肌梗死或被未被及时发现的心肌梗死,即是我们曾报道过的未被及时发现的心肌梗死。因为发现这些患者时,即已经将其诊断为心肌梗死了,但该患者在最初发生心肌梗死时没有症状,也没有被诊断过,后来被我们发现了,所以我们称其为"未被及时发现的心肌梗死"。在 1972 年我国普查 40 岁以上的 3 474 人口中,检出陈旧性心肌梗死 8 例,患病率为 0.23%,共中 4 例为无症状的隐性心肌梗死,占总检出人数的 50.0%。据学者分析 1972—1976 年河北省正定心血管病防治区,每两年 1 次心电图普查,经心电图证实为心肌梗死者共 62 例,其中 42 例曾被诊断过急性心肌梗死,20 例为无症状的隐性心肌梗死,隐性心肌梗死占总心肌梗死患者数的 32.3%。

美国弗来明汉(Framingham)地区在每两年 1 次心电图普查的研究中,18 年共发现 259 例,其中 60 例为隐性。每次普查,隐性心肌梗死占心肌梗死患病总数的 20.5%~23.6%。他们认为这较实际数字为低,因为部分隐性心肌梗死后,在心电图普查时可能已经恢复了正常,因而发生遗漏。冰岛对 9 141 例 40 岁以上年龄人口随访 4~20 年,年发病率 300/10 万,1/3 为隐性心肌梗死,女性比男性多,70 岁以上老年人比 65 岁以下者患病率高,其预后和有症状者相似。Medalie 等对 10 059 例 40 岁以上人群随访 5 年,共发生心肌梗死 427 例,其中 170 例为未被临床发现的隐性心肌梗死,占总数的 40.0%。有人认为人群中每发生 1 例有临床症状的急性心肌梗死,很可能还有 1 例没有症状的隐性患者。这个估计似不为过,如 Master 收集了 3 组尸检证实为愈合性心肌梗死,该 3 组中隐性心肌梗死分别占 39%、50% 和 52%。

有学者曾对 364 例住院的冠心病进行分析,隐匿型冠心病仅占 5 例,这 5 例都是因为需要做手术,在手术前进行心电图检查时发现的。另外,有学者分析了 134 例住院心肌梗死患者的资料,92 例因急性心肌梗死发病住院,另有 42 例为陈旧性心肌梗死。其中 31 例过去未被诊断过心肌梗死。但仔细追问病史,多数过去有类似冠心病的症状,完全没有症状者仅有 5 例。按此计算,住院患者中完全没有冠心病症状的隐性心肌梗死患者,仅占住院心肌梗死总数的3.73%。隐性心肌梗死都是因其他疾病住院被发现的,大量隐性心肌梗死因为没有症状,如不做心电图或有关检查则不会发现。所以,住院患病率并不能反映自然人群中的实际患病情况。

三、隐匿型冠心病的临床意义

当前,对隐匿型冠心病的研究比较少,因此对命名和认识还不完全一致。但许多研究资料表明,各类型的隐匿型冠心病的预后并不乐观,它与各类有症状的冠心病有同等重要的意义。

(一)无症状的隐匿型冠心病

无症状的隐匿型冠心病患者散布在自然人群中,数量很大,危害也最大。因为他们没症状,多数也没有被诊断过,自己认为是一个正常的健康人,缺少警报系统。平时没有防治措施,常可在某些特殊情况下,如过度劳累、旅游、爬山、情绪激动、饮食等情况下而诱发(或者说是促发)心脏事件。长期随访研究资料表明,其心肌梗死和冠心病猝死的发病率和病死率与症状者相似。有对1 835例40岁以上人群隐匿型冠心病随访14.5年的报道,其冠心病死亡率增加4～5倍。

我国对朱河防治点普查及3年随访资料表明,普查时诊断为冠心病的患者(80%是隐匿型冠心病),在随访期间11.61%死于冠心病,平均每年死亡3.80%;非冠心病者,随访期间死于冠心病者平均每年仅0.29%,两者相差10倍以上。死于其他疾病者无明显差别(表7-14)。

表 7-14 普查时诊断为冠心病者的死亡情况

普查时诊断	总例数	随访期间死亡原因及例数		
		冠心病心力衰竭	心肌梗死	其他疾病
冠心病	112	9	4	6
非冠心病	1 882	3	8	87
显著性		$P<0.01$	$P<0.01$	$P>0.50$

从个体来说,确有一些隐匿型冠心病患者,在相当长时间继续从事原有工作并不产生症状;但就总体来说,隐匿型冠心病显然较非冠心病者危险性大。

Robb等曾先后两次随访分析做过双倍二阶梯运动试验的病例共3 325例,其中阳性449例,阴性2 876例。随访期间,不仅运动试验阳性者冠心病死亡率高,而且死亡率和ST段压低的程度密切相关,即ST段压低越多,死亡比率越大:

$$死亡比率=\frac{运动试验阳性冠心病病死率}{运动试验阴性冠心病病死率}$$

他们将ST段压低分为以下3级。①Ⅰ级:0.1～0.9 mm,死亡比率为2.0。②Ⅱ级:1.0～1.9 mm,死亡比率为3.1。③Ⅲ级:≥2.0 mm,死亡比率为10.3。

(二)无痛性心肌缺血(混合型)

完全无症状的隐匿型冠心病,因为没有临床症状,一般并不住院治疗。自从动态心电图监测发现在心绞痛患者除了心绞痛发作时有心肌缺血的心电图变化外,在不发作心绞痛时还有更多次心肌缺血的心电图出现,此后人们对此进行了许多研究。

心肌缺血是心肌得不到足够的血液供应,它可以是因冠状动脉狭窄供血不足,也可能是心肌需氧增加,或是两者兼有。心肌缺血先是引起心脏功能性改变,继而是心肌代谢异常和电生理异常;如果此时心肌仍得不到足够的血液供应,将发生可逆性心肌损伤;此阶段如果心肌缺血仍然持续,有可能发展为不可逆的心肌损伤,即心肌坏死,或称心肌梗死。

球囊闭塞冠状动脉研究,观察其病理生理变化,其顺序是:冠状动脉堵塞→心脏舒张功能异常→收缩功能异常→血流动力学异常→心电图改变→心绞痛。该研究说明心肌缺血达到一定程度和足够时间后,才能引起心绞痛。但是,它不能解释隐性心肌梗死患者的情况,因为该患者已经达到并发生了心肌坏死,而仍没有疼痛的症状。

国内外有较多的研究,认为和个体血液中的镇痛物质水平不同有关。无痛性心肌缺血者血浆中内源性吗啡样物质水平高。国内吴林也曾报道运动前后隐匿型冠心病较相应的心绞痛者血浆内啡呔高,运动后又较运动前高。

其他,还有认为无痛性心肌缺血是因为个体的痛觉阈值高,或是识别痛觉的神经通道功能受损。

无论是怎样的解释,但都承认心肌缺血可以是没有疼痛的,或无痛性心肌缺血这个事实是存在的。无痛性心肌缺血和有心绞痛的心肌缺血应该同等对待。在临床治疗方面就不只是针对心绞痛,而是要治疗无痛性心肌缺血和有心绞痛的心肌缺血的总负荷。

(三)隐性心肌梗死

无症状的心肌梗死或隐性心肌梗死(未被及时发现的心肌梗死),我们过去称为未被及时发现的心肌梗死。一般报道的无症状性心肌梗死病例都是生前在体检时做心电图时发现的陈旧性心肌梗死,在急性期未被及时发现。这类无症状的隐性心肌梗死在发现后,也是因为没有症状,也就没有警觉,一些患者在被发现后也不重视。这一类患者心血管病事件的发生率比同龄非冠心病的死亡率高 16 倍。它的预后和诊断过急性心肌梗死的患者相似(表 7-15、表 7-16)。

表 7-15　隐性心肌梗死的随访

发病年代	例数	各年度死亡例数							1979 年生存例数
		第 1 年	第 2 年	第 3 年	第 4 年	第 5 年	第 6 年	第 7 年	
1972	7	1*		1*	1***	1△			3
1973	0								—
1974	2	2**							0
1975	8	1*		1△					6
1976	3								3
共计	20	4		2	1	1			12

注:*:猝死;**:心力衰竭;***:再梗死;△:脑卒中。

表 7-16　急性心肌梗死的随访(1979 年)

发病年代	例数	各年度死亡例数							1979 年生存例数
		第 1 年	第 2 年	第 3 年	第 4 年	第 5 年	第 6 年	第 7 年	
1972	5	1***				1*△			2
1973	9			3*	1△△				5

发病年代	例数	各年度死亡例数							1979年生存例数
		第1年	第2年	第3年	第4年	第5年	第6年	第7年	
1974	7	2***			1**				4
1975	8		1*	1*					6
1976	13	1***							12
共计	42	4	1	4	2	2	0	0	29

*:猝死;**:心力衰竭;***:死于发病后28天以内的急性期;△:脑卒中;△△:糖尿病。

四、隐匿型冠心病的防治

隐匿型冠心病占整个冠心病的70%～90%,数量很大。上述资料多是社区人群普查得来的。由于隐匿型冠心病一般并不到医院门诊或住院治疗,所以对其防治已经超越医院的范围。鉴于它没有症状,不容易被发现,或发现了也不被重视,以致对本病失去警惕,在某种程度上来说,其预后可能更差。随着我国冠心病发病率的不断增多,隐性冠心患者的数量必将相应增加,所以对隐匿型冠心病的防治应该给予应有的重视。

(一)预防

预防隐匿型冠心病和预防其他类型的冠心病相同,主要是向群众宣传有关防治知识,尽可能地减少冠心病的易患因素,合理的膳食和生活制度,积极治疗和控制与冠心病相关的疾病,如高血压、血脂异常和糖尿病等。

(二)尽早发现和检出隐匿型冠心病

治疗的关键,首先是要检出和发现隐匿型冠心病的患者。在当前,简便易行的方法是每年(对30岁或40岁以上人口)定期做1次常规心电图检查,对疑似者可进一步做心电图负荷试验、24小时动态心电图、超声学或放射性核素检查,必要时也可考虑做冠状动脉造影。将病情告诉患者,促使其知情并主动进行治疗。

(三)治疗原则

基于对隐匿型冠心病的上述认识,所以医师认为隐匿型冠心病的治疗原则上应和有症状的冠心病患者相同对待。对既有心绞痛,又有无痛性心肌缺血的患者,不能满足于单纯心绞痛的治疗,还要考虑无痛性心肌缺血心电图的总效益。

（樊振波）

第八章

心 肌 疾 病

第一节 限制型心肌病

一、概述

限制型心肌病(RCM)是以心肌僵硬度增加导致舒张功能异常为特征,表现为限制性充盈障碍的心肌病。RCM 常常难以界定,因为,RCM 病理表现很宽泛,按照 2008 年 ESC 的分类,定义为单侧或双侧心室舒张容积正常或减小,收缩容积正常或减小,室壁厚度正常,传统意义上的收缩功能正常,但是,实际上,收缩功能很少正常。

RCM 准确的发病率未知,但是,可能是较少见的类型,RCM 可以是特发、家族性或者系统性疾病的表现,特别是淀粉样变、结节病、类癌心脏病、硬皮病和蒽环类药物的毒性。家族性 RCM 常呈常染色体显性遗传,有些为 TNI 基因突变,有些是其他基因突变。结蛋白基因突变引起的家族性 RCM 常常合并传导阻滞和骨骼肌受累。常染色体隐性遗传很少见,如 HFE 基因突变引起的血色病或糖原贮积病,或 X-连锁遗传引起的安德森-法布里病。RCM 也可以由心内膜病变引起,如纤维化、弹力纤维增生症及血栓形成损害了舒张功能。这些疾病可以进一步分类,如嗜酸性粒细胞增多心内膜心肌疾病,心内膜心肌纤维化,感染、药物和营养因素造成的称为获得性心内膜心肌纤维化。

二、临床特征和辅助检查

限制性心肌病的特征包括双房扩大,心室不大或缩小,室壁厚度正常,心室舒张功能异常。其临床表现无特异性,可有呼吸困难、心悸、乏力,严重者还会出现水肿、端坐呼吸、少尿及消化道淤血的症状。体格检查可见血压偏低、脉压小、颈静脉曲张、Kussmaul 征阳性(吸气时静脉压升高)。心脏浊音界扩大、心律失常、可闻第三心音、第四心音。当合并有二、三尖瓣关闭不全时,常会听到二、三尖瓣收缩期反流性杂音。双肺可闻湿啰音。肝脏肿大,有时会有腹水。双下肢水肿。

(一)心电图检查

可见低电压、ST-T 改变、异常 Q 波等。可出现各种心律失常包括窦性心动过速、心房颤动、心房扑动、室性期前收缩、束支传导阻滞等改变。

(二)X 线检查

X 线检查可见到心房扩大和心包积液导致的心影扩大,少数可见心内膜钙化影。并可显示肺淤血和胸腔积液的情况。合并右心房扩大者心影可呈球形。

(三)超声心动图检查

超声心动图检查常见双心房明显扩大,心室壁厚度正常或增厚,有时可见左心室心尖部内膜回声增强,甚至血栓使心尖部心腔闭塞。多普勒血流图可见舒张期快速充盈突然中止;舒张中、晚期心室内径无继续扩大,A 峰减低,E/A 比值增大。

(四)心导管检查

这是鉴别 RCM 和缩窄性心包炎的重要方法。半数病例心室压力曲线可出现与缩窄性心包炎相似的典型"平方根"形改变和右心房压升高及 Y 谷深陷。但 RCM 患者左、右心室舒张压差值常超过 0.7 kPa(5 mmHg),右心室收缩压常＞6.7 kPa(50 mmHg)。左室造影可见心室腔缩小,心尖部钝角化,可有附壁血栓及二尖瓣关闭不全。左室外形光滑但僵硬,心室收缩功能基本正常。

(五)心脏磁共振(CMR)检查

这是鉴别 RCM 和缩窄性心包炎最准确的无创伤性检查手段。RCM 典型的 CMR 表现为心房增大,心室正常,心脏轮廓正常。相反,慢性缩窄性心包炎心腔呈管状或向内缩陷。RCM 的心室肌常常增厚,但是,慢性缩窄性心包炎则正常。RCM 心包正常,但缩窄性心包炎心包常常增厚。缩窄性心包炎的钙化区常表现为低信号。RCM 可见到心包积液。延迟增强显像可以发现炎症和纤维化病灶。

CMR 检查已经成为诊断心内膜下心肌纤维化的重要手段。实际上可以反映组织学特点。CMR 可以确定疾病的发展阶段,在疾病的早期类固醇形成期就可以发现,继而早期治疗,防止发展成为纤维化期。心内膜下心肌渗出病变可见 T_2 相呈高信号或在心尖部和流入道内膜和内膜下 STIR 信号增强。随着疾病的进展,可见到心内膜下血栓影像在 GRE 和 SSFP 序列表现为低信号。当纤维化形成期表现为心内膜下增强显像。

(六)心内膜心肌活检

它是确诊 RCM 的重要手段。根据心内膜心肌病变的不同阶段可有坏死、血栓形成、纤维化三种病理改变。心内膜可附有血栓,血栓内偶有嗜酸性粒细胞;心内膜可呈炎症、坏死、肉芽肿、纤维化等多种改变;心肌细胞可发生变性坏死并可伴间质性纤维化改变。

三、诊断要点

(1)心室腔和收缩功能正常或接近正常。

(2)舒张功能障碍:心室压力曲线呈舒张早期快速下陷,而中晚期升高,呈平台状。

(3)特征性病理改变:如心内膜心肌纤维化、嗜酸性粒细胞增多性心内膜炎、心脏淀粉样变和硬皮病等,可确诊。

四、几种与之易混淆的疾病

(一)缩窄性心包炎

(1)有活动性心包炎的病史。

(2)奇脉。

（3）心电图无房室传导障碍。

（4）CT 或 MRI 显示心包增厚。

（5）胸部 X 线有心包钙化。

（6）超声心动图示房室间隔切迹，并可见心室运动协调性降低。

（7）心室压力曲线的特点为左右心室充盈压几乎相等，差值＜0.7 kPa(5 mmHg)。

（8）心内膜心肌活检无淀粉样变或其他心肌浸润性疾病表现。

（二）肥厚型心肌病

肥厚型心肌病时心室肌可呈对称性或非对称性增厚，心室舒张期顺应性降低，同样表现为心室舒张功能异常。常出现呼吸困难、胸痛、晕厥。但是，超声心动图示病变主要累及室间隔，没有 RCM 特有的舒张早期快速充盈和舒张中、晚期缓慢充盈的特点，有助于鉴别。但是，限制型心肌病和肥厚型心肌病之间存在灰色地带。特别是有些限制性心肌病如淀粉样变性的患者也存在心肌肥厚。

（三）缺血性心肌病和高血压性心肌肥厚

两种情况时均可有不同程度的心肌纤维化改变，且均有心室顺应性降低、舒张末压升高及心排血量减少等，与 RCM 表现相似，但缺血性心肌病有明确的冠状动脉病变证据，冠状动脉造影可确诊；高血压性心肌肥厚多有长期血压升高及左心功能不全的病史；此外，两者在临床上均以左心受累和左心功能不全为特征，而 RCM 则常以慢性右心衰竭表现更为突出。

（四）肝硬化

本病还应与肝硬化腹水、下肢水肿鉴别。

五、治疗

药物疗效有限，严重者手术可以获益。总的来说，限制性心肌病预后较差。尽管有报道药物治疗可以减轻心肌的渗出和心腔缩小，但是，药物治疗效果有限。有些患者可以从外科手术中获益包括心内膜切除术和瓣膜置换术。术后 10 年生存率为 68%。

（一）病因治疗

对于那些有明确原因的限制型心肌病，应首先治疗其原发病。如对嗜酸性粒细胞增多综合征的患者，嗜酸性粒细胞增多症是该病的始动因素，造成心内膜及心内膜下心肌细胞炎症、坏死、附壁血栓形成、栓塞等继发性改变。因此，治疗嗜酸性粒细胞增多症对于控制病情的进展十分重要。糖皮质激素（泼尼松）、细胞毒药物等，能够有效地减少嗜酸性粒细胞，阻止内膜心肌纤维化的进展。据报道，可以提高生存率。一些与遗传有关的酶缺乏导致的限制型心肌病，还可进行酶替代治疗及基因治疗。

（二）对症治疗

1.降低心室充盈压

利尿剂和血管扩张剂可以有效地降低前负荷，减轻肺循环和体循环淤血，降低心室充盈压，减轻症状，改善患者生活质量和活动耐量，但不能改善患者的长期预后。但应当注意，限制型心肌病患者的心肌僵硬度增加，血压变化受心室充盈压的变化影响较大，过度的减轻前负荷会造成心排血量下降，血压下降，病情恶化，故应根据患者情况，酌情使用。β 受体阻滞剂能够减慢心率，延长心室充盈时间，降低心肌耗氧量，有利于改善心室舒张功能，可以作为辅助治疗药物，但在限制型心肌病治疗中的作用并不肯定。

2.以舒张功能受限为主

洋地黄类药物无明显疗效,但房颤时,可以用来控制心室率。对于房颤也可以使用胺碘酮转复,并口服预防。但抗心律失常药物对于预防限制型心肌病患者的猝死无效,也可置入 ICD 治疗。

3.抗凝治疗

本病易发生附壁血栓和栓塞,可给予抗凝或抗血小板治疗。

(三)外科治疗

对于严重的心内膜心肌纤维化可行心内膜剥脱术,切除纤维性心内膜。伴有瓣膜反流者可行人工瓣膜置换术。对于有附壁血栓者行血栓切除术。手术死亡率为 20%。对于特发性或家族性限制性心肌病伴有顽固性心力衰竭者可考虑行心脏移植。有研究显示儿童限制型心肌病患者即使没有明显的心力衰竭症状,仍有较大的猝死风险,所以主张对诊断明确的患儿应早期进行心脏移植,可改善预后。

(张力鸥)

第二节　扩张型心肌病

扩张型心肌病(dilated cardiomyopathy,DCM)以左心室或双心室扩张并伴收缩功能受损为特征。可以是特发性、家族性或遗传性、病毒性和/或免疫性、乙醇性或中毒性,或虽伴有已知的心血管疾病但其心肌功能失调程度不能用异常负荷状况或心肌缺血程度来解释。组织学检查无特异性。常表现为进行性心力衰竭、心律失常、血栓栓塞、猝死,且可发生于任何阶段。以中年男性多见,男女比为 2.5∶1,年发病率为(6～10)/10 万。

一、病因与发病机制

大多数患者病因不明。扩张型心肌病可能代表着由各种迄今尚未确定的因素所导致心肌损害的一种共同表现。尽管病因尚未阐明,但主要的可能机制包括有家族遗传性、病毒感染及免疫异常。另外,心肌能量代谢紊乱、交感-肾上腺素能系统及肾素-血管紧张素系统功能紊乱等可能都与扩张型心肌病的发生发展有关。病毒感染在扩张型心肌病的发生机制中占有较重要地位,业已发现病毒性心肌炎可以演变为扩张型心肌病。1/5 患者在 DCM 发生之前患过严重的流感综合征,并在部分患者心肌活检标本中检测到病毒颗粒,同时发现该组患者柯萨奇病毒抗体滴度明显高于健康人。在动物实验中,以肠道病毒感染小鼠引起病毒性心肌炎伴有持久的免疫功能异常,最后发展形成 DCM。急性病毒性心肌炎患者经长期随访,有 6%～48% 可转变为DCM。不少临床诊断 DCM 患者,心内膜心肌活检发现心肌炎的证据。由病毒性心肌炎发展为DCM 的过程是一个心肌重塑的过程,涉及多种细胞膜蛋白、胞质钙超载和核蛋白的调节失控。有作者认为,在病毒性心肌炎向 DCM 发展的过程中,微循环痉挛发挥了重要作用,内皮细胞感染或免疫损伤导致微血管功能异常,反复的微循环痉挛引起心肌骨架蛋白的溶解,心肌细胞减少,最终导致心力衰竭。病毒性心肌炎向 DCM 发展的确切机制尚未阐明。也有学者认为,DCM和病毒性心肌炎是同一病理过程中的不同阶段。

（1）病毒感染：在扩张型心肌病患者中已发现体液免疫和细胞免疫功能异常。自身抗体介导的免疫反应在分子水平引起心肌细胞功能紊乱，可能是扩张型心肌病发生、发展的重要机制。扩张型心肌病患者体内可以检出多种自身抗体。

（2）免疫异常：目前，能在患者血清中检测到与 DCM 相关的自身抗体有抗肌凝蛋白抗体、抗线粒体腺苷载体（ATP/ADP 载体）抗体、抗 M_7 抗原抗体、抗 α 酮戊二酸脱氢酶支链复合物抗体、抗 β 受体（β-AR）抗体、抗 M_2 受体（M_2R）抗体等，抗内皮细胞抗体、抗核抗体和抗心肌纤维抗体也与 DCM 有关。细胞免疫紊乱可能也参与扩张型心肌病的发病过程。有研究显示，扩张型心肌病患者存在细胞毒性 T 细胞、抑制性 T 淋巴细胞和自然杀伤细胞等各种 T 细胞功能异常。流行病学调查发现扩张型心肌病有家族聚集性，但比肥厚型心肌病少见。Abelmann 等根据多个家族性 DCM 的研究认为 DCM 遗传方式有以下三种：①常染色体显性遗传，其特点是有近 50％ 的外显率，家族中可能有一半成员患 DCM，男女患病率相似；②常染色体隐性遗传，特点是家族成员中很少或没有人患 DCM，发病可能与环境因素如病毒感染关系密切；③X-染色体伴性遗传，特点是家族中女性成员携带 DCM 相关基因但不发病，患病者均为男性。目前应用分子遗传学技术发现 DCM 发病与基因异常密切相关。应用免疫组化技术检测 DCM 患者的心肌组织，发现有胎儿型肌凝蛋白重链的重新表达，提示胎儿型肌凝蛋白的重新表达与 DCM 发病有关。心肌病动物模型中某些原癌基因如 c-myc 表达增加，可能与心肌病发病有关。线粒体 DNA（mtDNA）是人体内唯一的核外 DNA，编码呼吸链的 13 种酶的亚单位。DCM 时 mtDNA 异常，心肌内 ATP 酶含量及活性下降，导致能量代谢障碍，从而引发心功能不全。

与疾病关联的特定人类白细胞抗原（HLA）型别作为遗传易感性标志，可反映特定个体对疾病的易感状态。近年来，人白细胞抗原（HLA）多态性被认为是 DCM 发生发展的独立危险因素。已有报道 DCM 患者 $HLA-B_{27}$、$HLA-A_2$、$HLADR_4$、$HLA-DQ_4$、$HLA-DQW_4$、$HLA-DQ_8$ 表达增加，而 $HLADRW_6$ 表达明显减低。

（3）遗传因素：能量代谢是维持心肌细胞结构完整和功能正常的重要支柱。心肌细胞在病理状态下线粒体内 Ca^{2+} 超载及氧自由基产生过多，导致线粒体损伤，从而损害氧化磷酸化过程，ATP 生成障碍。近来报道，心肌病心肌线粒体 DNA 缺失和突变，其编译相应氧化还原酶的结构和功能异常导致心肌能量代谢紊乱。

（4）心肌能量代谢紊乱。

（5）交感-肾上腺素能系统、肾素-血管紧张素系统及其受体、受体后信号通路的改变可能也参与 DCM 的发病过程。

二、诊断

（一）临床表现特点

本病起病缓慢，多在临床症状明显时方就诊。最突出的症状是左心衰竭的症状，如胸闷、气促、甚至端坐呼吸。疲乏、无力也很常见。右心衰竭属晚期表现，可能提示更差的预后。部分患者有胸痛症状，可能提示合并有缺血性心脏病，也可能与 DCM 时冠状微血管扩张储备能力降低有关。胸痛也可继发于肺栓塞。

体格检查可有心尖冲动外移、心脏浊音界扩大、心音低钝。第二心音往往呈正常分裂，但当存在左束支传导阻滞时，第二心音也可呈逆分裂。若有肺动脉高压，则第二心音的肺动脉成分增强。收缩期前奔马律（S_4）几乎普遍存在，且往往在明显的充血性心力衰竭之前就已出现。心脏功能一旦失代偿,则通常都会存在室性奔马律(S_3)。如同时伴有心动过速,则可闻及重叠性奔马律。收缩期杂音常见,多为二尖瓣反流引起,也可见于三尖瓣反流。收缩压通常正常或偏低,脉压小。左心衰竭严重时可出现交替脉。右心衰竭时可见颈静脉曲张、肝脏充血性肿大并有搏动、下肢水肿,严重时可出现腹水。来自左心房、左心室的血栓脱落所造成的体循环栓塞及由下肢静脉系统来源的血栓所造成的肺栓塞可出现相应的症状与体征。约有10%患者心力衰竭时血压升高,心力衰竭控制后血压可正常。

(二)辅助检查

1.超声心动图(UCG)检查

UCG可提供形态学和血流动力学信息,对DCM的诊断和鉴别具有重要价值,可排除心包疾病、瓣膜病、先天性心脏病和肺源性心脏病等。DCM超声心动图的典型特征可以概括为"一大、一小、一薄、一弱",即心脏扩大、二尖瓣开放幅度小、心室壁变薄、心室壁运动普遍减弱。心脏扩大可以表现为全心扩大,尤以左心室、左心房扩大最为常见,并伴心室收缩功能普遍减弱,收缩或舒张期心室容量增加,室壁厚度可正常、增厚或变薄,但其增厚率降低,二、三尖瓣可因心室显著扩大、瓣环扩张和乳头肌移位而发生相对性关闭不全伴反流。另外,也可见心腔内附壁血栓,多发生于左室心尖部。UCG还可以测定左心室射血分数(LVEF)、左心室内径缩短率、左心室舒张功能及肺动脉高压等。收缩期末室壁厚度、LVEF与预后有关,室壁越薄、LVEF越低,预后越差。UCG也有助于扩张型心肌病与缺血性心肌病的鉴别诊断。年龄>50岁,室壁局限性变薄及节段性运动异常,并伴有主动脉瓣区退行性病变,有利于缺血性心肌病的诊断;而年龄较轻,心脏普遍增大,伴多瓣膜反流、右心增大、室壁运动弥漫性减弱则有利于DCM诊断。DCM左心室呈"球形"改变,心尖部心肌不变薄,收缩期可见内缩运动,室壁运动弥漫性减低,二尖瓣与室间隔之间的间距明显增大;而缺血性心肌病则左心室呈"圆拱门形"改变,心尖圆钝变薄且搏动明显减弱,室壁节段性运动减弱及主动脉内径增宽为其特征表现。

2.放射性核素显像检查

其主要包括心血池动态显影和心肌血流灌注显像。心血池动态显影可测定心室腔大小、心室收缩功能、射血分数和局部射血分数,也可观察室壁运动情况。心肌血流灌注显像可用以了解心肌局部血流灌注情况和缺血程度,判断心肌病变部位的形态、范围和程度。DCM放射性核素心血池显影主要特征:心腔明显扩大,尤以左心室腔扩大显著;心腔容量增加,心腔扩大呈舒张状态,形成球形或椭圆形;室壁运动普遍减弱,整体射血分数及各节段局部射血分数均下降,心室相角程增大;DCM放射性核素心肌血流灌注显像则可见多节段性花斑状改变或节段性减低。

3.心电图检查

DCM的心电图表现以多样性、复杂性而又缺乏特异性为特征。可有左室、右室或双侧心室肥大,也可有左房、右房或双侧心房肥大,可有QRS低电压、ST段压低及T波低平或倒置,少数病例有病理性Q波。DCM患者出现病理性Q波提示病情较重,病死率明显高于无病理性Q波者。可见各种心律失常,以室性心律失常、房颤、房室传导阻滞及束支传导阻滞多见。动态心电图监测可发现90%的患者有复杂性心律失常,如多源性室性期前收缩、成对室性期前收缩或短阵室速。

4.X线检查

病程早期可无变化,随着病情的发展,显示不同程度的心影扩大,心胸比例大于0.5,心脏搏动减弱,肺淤血征。也可见胸腔积液、心包积液。

5.CT 检查

可见左心室、室间隔和游离壁均变薄,左心室腔明显扩张,致使室间隔凸出向右心室流出道而表现出右心室梗阻,即 Bernheim 综合征。少数情况以左心房或右心室增大为主。有时也可见到心脏内有充盈缺损的附壁血栓。也可测出心肌重量和左室容量增加。也可见到胸腔积液、心包积液及肺栓塞的表现。

6.MRI 检查

MRI 可对心肌病患者的心脏结构提出可靠的、可重复的定量信息。DCM 患者行 MRI 检查可见左、右心室扩大,左心室壁厚度通常正常且均匀一致,左室重量增加。MRI 对心室容量、心室壁厚度及重量的定量检查准确,重复性好,可用于治疗效果的评价。

7.心导管和心血管造影检查

只对经过选择的扩张型心肌病患者(如主诉有胸痛并怀疑有缺血性心脏病可能的患者)行心导管检查,常可显示左室舒张末压、左房压及肺动脉楔压增高。中等程度的肺动脉高压常见。重症病例可出现右室扩张、右心衰竭,心导管检查可见右室舒张末压、右房压及中心静脉压升高。左室造影可证实左室腔扩大,伴有室壁运动弥漫性减弱,射血分数降低,收缩末期容积增大。有时可见左室腔内附壁血栓,表现为左室腔内充盈缺损。二尖瓣反流也可见到。冠脉造影常呈现正常血管影像,但是冠状动脉扩张能力可以受损,这可能与某些病例左室充盈压显著升高有关。对于心电图显示有病理性 Q 波的患者或在非侵入性检查中发现局限性或节段性室壁运动异常的患者,冠脉造影有助于区分病理性 Q 波及局限性或节段性室壁运动异常究竟是由心肌梗死所致,还是继发于 DCM 广泛局灶性心肌纤维化。

8.心内膜心肌活检(EMB)

EMB 可见心肌细胞肥大、变性、间质纤维化等。目前认为,由于 DCM 的心肌组织病理改变缺乏特异性,EMB 对 DCM 的诊断价值有限。但 EMB 仍具有组织形态学诊断价值,有助于与特异性(继发性)心肌病和急性或慢性心肌炎的鉴别诊断。对 EMB 标本行免疫组化、多聚酶链式反应(PCR)或原位杂交等分子生物学检测,有助于感染病因的诊断及特异性细胞异常的基因分析。

9.抗体检测

EMB 的有创性及至今尚未找出可用于建立 DCM 诊断或明确其病因的免疫组化、形态结构或生物学标志,均使其应用于临床受到限制而难以推广。以 ELISA 法检测 DCM 患者血清中抗心肌抗体,如抗心肌线粒体 ADP/ATP 载体抗体、抗肌球蛋白抗体、抗 β_1-受体抗体、抗 M_2-胆碱能受体抗体对扩张型心肌病的诊断具有较高的特异性和敏感性。抗 ADP/ATP 载体抗体敏感性 $52\%\sim95\%$、特异性 $95\%\sim100\%$,抗肌球蛋白重链抗体敏感性 44.4%、特异性 96.4%,抗β-肾上腺素受体抗体敏感性 $30\%\sim64\%$、特异性 88%,抗 M_2-胆碱能受体抗体敏感性 38.8%、特异性 92.5%。检测 T 淋巴细胞亚群和细胞因子,如 IL-1、IL-2、IL-6、INF-γ、TNF,了解患者的免疫调节功能。Th/Ts 比值上升,提示易患自身免疫性疾病。检测淋巴细胞 HLA 表型,了解患者的免疫基因和遗传易感性。

10.血清肌钙蛋白

另外,血清肌钙蛋白是诊断心肌损伤的高敏感性、高特异性心肌损伤指标。已有研究表明,DCM 病程中血清 cTnT、cTnI、肌酸激酶同工酶增高常提示预后不良。也有研究显示,DCM 患者血清 cTnT、cTnI 值均明显高于正常人,表明对疑诊 DCM 患者测定血清 cTnT、cTnI 有助于

DCM 的临床诊断。

（三）诊断注意事项

特发性（原发性）DCM 是一种原因不明的心肌病，其主要特征是心脏扩大和心肌收缩功能减低。起病隐匿，早期可表现为心室扩大，可有心律失常，静态时射血分数正常，运动后射血分数降低，然后逐渐发展为充血性心力衰竭。

中青年人出现心力衰竭、心律失常或心脏扩大者应考虑有心肌病的可能，通过病史、体检和有关的辅助检查等方法，若无风湿性、高血压性、先天性、冠状动脉性、肺源性心脏病或心包疾病证据，应考虑为心肌病。诊断时须仔细与下列心脏病进行鉴别。心肌病也可有二尖瓣或三尖瓣区收缩期杂音，但一般不伴舒张期杂音，且在心力衰竭时较响，心力衰竭控制后减轻或消失，风湿性心脏病则与此相反。心肌病时常有多心腔同时扩大，不像风湿性心脏病以左房、左室或右室为主。超声心动图检查有助于区别。

1.风湿性心脏病

心肌病时心尖冲动向左下方移位，与心浊音界的左外缘相符；心包积液时心尖冲动常不明显或处于心浊音界左外缘之内侧。二尖瓣或三尖瓣区收缩期杂音，心电图上心室肥大、异常 Q 波、各种复杂的心律失常，均提示心肌病。超声心动图有助于鉴别。

2.心包积液

心肌病可有暂时性高血压，但舒张压多不超过 14.7 kPa(110 mmHg)，且出现于急性左心衰竭时，心力衰竭好转后血压下降。眼底、尿常规、肾功能正常。

3.高血压性心脏病

中年以上患者，有高血压、高血脂或糖尿病等易患因素，室壁活动呈节段性异常者有助于冠心病的诊断。冠脉造影可确诊。

4.冠心病

多数具有明显的体征，心导管检查和超声心动图检查可明确诊断。

5.先天性心脏病

全身性疾病如系统性红斑狼疮、硬皮病、血色病、淀粉样变性、糖原累积症、神经肌肉疾病等都有其原发病的表现可资区别。

6.特异性心肌病

特异性心肌病诊断参考标准如下。

（1）临床表现为以左心室、右心室或双心腔扩大和收缩功能障碍等为特征，导致左心室收缩功能降低、进行性心力衰竭、室性和室上性心律失常、传导系统异常、血栓栓塞和猝死。DCM 是心肌疾病的常见类型，是心力衰竭的第三位原因。

（2）DCM 的诊断标准：①临床常用左心室舒张期末内径（LVEDd）＞50 mm（女性）和＞55 mm（男性）；②LVEF＜45%，或左心室缩短速率（FS）＜25%；③更为科学的是 LVEDd＞27 mm/m²，体表面积(m²)＝0.0061×身高(cm)＋0.0128×体重(kg)－0.1529，更为保守的评价方法是 LVEDd 大于年龄和体表面积预测值的 117%，即预测值的 2 倍标准差（SD）＋5%。临床上主要以超声心动图作为诊断依据，X 线胸片、心脏同位素、心脏计算机断层扫描有助于诊断，磁共振检查对于一些心脏局限性肥厚的患者，具有确诊意义。

（3）在进行 DCM 诊断时需要排除引起心肌损害的其他疾病，如高血压、冠心病、心脏瓣膜病、先天性心脏病、酒精性心肌病、心动过速性心肌病、心包疾病、系统性疾病、肺源性心脏病和神经肌肉性疾病等。

三、治疗

目前对 DCM 尚缺乏有效而特异的治疗手段,因而临床上对其治疗的主要目标即在于改善症状、预防并发症和阻止或延缓病情进展、提高生存率,包括抗心力衰竭、抗心律失常及预防血栓栓塞的抗凝治疗等并发症的治疗。对积极的内科治疗无效者,可考虑非药物治疗。

(一)一般治疗

适当休息可减轻心脏负荷,改善重要脏器的供血,有利于水肿消退和心功能改善。休息的方式和时间应视病情而定。重度心力衰竭患者应完全卧床休息,心功能改善后应及早开始活动,以不加重症状为前提逐渐增加活动量。患者的饮食以高蛋白、富含维生素并且容易消化的食物为主。水肿的患者应适当限制钠盐的摄入。适当控制体重也可以减轻心脏的负荷,戒烟酒、防治呼吸道感染均是重要的基础治疗措施。

(二)控制心力衰竭

心力衰竭是 DCM 的主要临床表现。近年来,慢性充血性心力衰竭治疗的主要进展就体现在对扩张型心肌病心力衰竭的治疗。迄今为止,已有 39 个应用治疗的临床试验结果证明可以提高患者生活质量,并可使死亡危险性下降 24%,同时还发现不管何种病因所导致的心功能改变,不论轻、中、重,也无论年龄、性别均因而受益。临床实践中,慢性心功能不全患者不论是收缩性抑或舒张性心功能不全均应使用,有或无症状心功能不全,除非患者不能耐受或存在禁忌证;使用时小剂量开始,逐步增量,达到合适剂量,长期维持治疗。一般每隔 3~7 天剂量倍增 1 次,剂量调整的快慢取决于每个患者的临床情况。对 ACEI 曾有致命性不良反应的患者(如有血管神经性水肿)、无尿性肾衰竭患者或妊娠妇女绝对禁用 ACEI。

1.ACEI

以下情况须慎用 ACEI:①双侧肾动脉狭窄;②血肌酐水平显著升高[>225.2 μmol/L(3 mg/dL)];③高血钾(>5.5 mmol/L);④低血压[收缩压<12.0 kPa(90 mmHg)],低血压患者须经其他处理,待血流动力学稳定后再决定是否应用 ACEI。β 受体阻滞剂是治疗 DCM 慢性心力衰竭的标准用药之一。大型临床试验如美托洛尔控释剂/缓释剂干预充血性心力衰竭试验(MERIT-HF)、比索洛尔心功能不全研究 Ⅱ(CIBIS Ⅱ)、美国卡维地洛治疗心力衰竭研究、卡维地洛前瞻性随机累积生存试验(COPERNICUS)均证明,β 受体阻滞剂是治疗慢性心力衰竭的有效药物。β 受体阻滞剂成功地用于慢性心力衰竭的治疗正是心力衰竭的治疗从短期的血流动力学措施转为长期的修复性策略的具体体现。目前用于治疗慢性心力衰竭的 β 受体阻滞剂有美托洛尔、比索洛尔、卡维地洛等。

β 受体阻滞剂治疗慢性心力衰竭的可能机制:①上调心肌 β 受体密度与活性;②防止儿茶酚胺的毒性作用;③抑制 RAAS 的激活;④抗心律失常作用;⑤扩张冠状动脉,增加冠脉血流量;⑥减慢心率,延长舒张期时间,改善心内膜供血;⑦防止或减轻心室重塑;⑧抗氧化;⑨促使心肌能量代谢由游离脂肪酸代谢向糖代谢转化等。

所有慢性收缩性心力衰竭,NYHA 心功能 Ⅱ~Ⅲ 级患者,LVEF<40%,病情稳定者,均必须应用 β 受体阻滞剂,除非有禁忌证或不能耐受。NYHA 心功能 Ⅳ 级患者,需病情稳定(4 天内未静脉用药、已无液体潴留、体重恒定)后,在严密监护下应用。一般在血管紧张素转换酶抑制和利尿剂应用基础上加用 β 受体阻滞剂,从小剂量开始(美托洛尔 12.5 mg/d、比索洛尔

1.25 mg/d、卡维地洛 3.125 mg/d,每天 2 次),2～4 周剂量倍增,达最大耐受剂量或目标剂量后长期维持。症状改善常在治疗 2～3 个月才出现,即使症状不改善,也能防止疾病的进展。β 受体阻滞剂的禁忌证:支气管痉挛性疾病,心动过缓(心率<60 次/分),二度及二度以上房室传导阻滞(除非已安装起搏器),明显液体潴留、需大剂量利尿者。

2.β 受体阻滞剂

与 ACEI 不同,β 受体阻滞剂可阻断经 ACE 和非 ACE 途径产生的 II 与 1 受体 Ang II 结合。因此,理论上此类药物对 Ang II 不良作用的阻断比 ACEI 更直接、更完全。应用 ARB 后,血清 Ang II 水平上升与 2 型 Ang II 受体结合增加,可能发挥有利的效应。ARB 对缓激肽的代谢无影响,因此不能通过提高血清缓激肽浓度发挥可能对心力衰竭有利的作用,但也不会产生可能与之有关的咳嗽不良反应。大型临床试验如 ELITE、ELITE II、Val-HeFT、CHARM 等证实了 ARB 治疗慢性心力衰竭的有效性,但其效应是否相当于或是优于 ACEI 尚未定论,当前仍不宜以 ARB 取代 ACEI 广泛用于心力衰竭治疗。未应用过 ACEI 和能耐受 ACEI 的心力衰竭患者,仍以 ACEI 为首选。ARB 可用于不能耐受 ACEI 不良反应的心力衰竭患者,如有咳嗽、血管神经性水肿时。ARB 和 ACEI 相同,也能引起低血压、高血钾及肾功能恶化,应用时仍需小心。心力衰竭患者对 β 受体阻滞剂有禁忌证时,可 ARB 与 ACEI 合用。

3.醛固酮拮抗剂

醛固酮除引起低镁、低钾外,可激活交感神经,增加 ACE 活性,升高 Ang II 水平,并降低副交感神经活性。更重要的是,醛固酮有独立于 Ang II 和相加于 Ang II 的对心脏结构和功能的不良作用。人类发生心力衰竭时,心室醛固酮生成及活化增加,且与心力衰竭严重程度成正比。因而,醛固酮促进心室重塑,从而促进心力衰竭的发展。心力衰竭患者短期应用 ACEI 时,可降低醛固酮水平,但长期应用时,血醛固酮水平却不能保持稳定、持续的降低,即所谓"醛固酮逃逸现象"。因此如能在 ACEI 应用基础上加用醛固酮拮抗剂,能进一步抑制醛固酮的有害作用,获益可能更大。RALES(randomized aldactone evaluation study)试验显示,对于缺血性或非缺血性心肌病伴重度心力衰竭(近期或目前为 NYHA 心功能 IV 级)患者,在常规治疗基础上加用螺内酯(最大剂量 25 mg/d)可以降低心力衰竭住院率和总死亡率。根据上述结果建议,对近期或目前为 NYHA 心功能 IV 级心力衰竭患者,可考虑应用小剂量的螺内酯 20 mg/d。EPHESUS 实验证明,新型醛固酮拮抗剂依普利酮对心肌梗死后心力衰竭安全有效。若恰当使用,利尿剂仍是治疗心力衰竭的基石。所有心力衰竭患者,有液体潴留的证据或原先有过液体潴留者,均应给予利尿剂。NYHA 心功能 I 级患者一般不需应用利尿剂。应用利尿剂后心力衰竭症状得到控制,临床状态稳定,也不能将利尿剂作为单一治疗。一般应与 ACEI 和 β 受体阻滞剂联合应用。氯噻嗪适用于轻度液体潴留、肾功能正常的心力衰竭患者,如有显著液体潴留,特别当有肾功能损害时,宜选用襻利尿剂如呋塞米。利尿剂通常从小剂量开始(氢氯噻嗪 25 mg/d、呋塞米 20 mg/d)逐渐加量,氯噻嗪 100 mg/d 已达最大效应,呋塞米剂量不受限制。一旦病情控制(肺部啰音消失,水肿消退,体重稳定),即可以最小有效量长期维持,一般无须限期使用。在长期维持期间,仍应根据液体潴留情况随时调整剂量。每天体重的变化是最可靠的监测利尿剂效果和调整利尿剂剂量的指标。利尿剂用量不当有可能改变其他治疗心力衰竭药物的疗效和不良反应。如利尿剂用量不足致液体潴留可减 AECI 的疗效和增加 β 受体阻滞剂治疗的危险。反之,剂量过大引起血容量减少,可增加 ACEI 和血管扩张剂的低血压反应及 ACEI 和 Ang II 受体阻滞剂出现肾功能不全的危险。在应用利尿剂过程中,如出现低血压和氮质血症而患者已无液体潴留,则可能是利尿过量、血容量减少所致,应减少利尿剂剂量。如患者有持续液体潴留,则低血压和氮质血症很可能是心力衰竭恶化,终末器官灌注不足的表现,应继续利尿,并短期使用能增加肾灌注的药物如多巴胺或多巴酚丁胺。出现利尿剂抵抗时(常伴有心力衰竭恶化),可用以下方法:①静脉给予利尿剂,如呋塞米持续静脉滴注。②2种或2种以上利尿剂联合应用。③应用增加肾血流的药物,如短期应用小剂量的多巴胺或多巴酚丁胺[2~5 μg/(kg·min)]。

4.利尿剂

大型临床试验证实,地高辛能够改善心力衰竭患者的运动耐量和左室功能,降低心力衰竭住院率,对死亡率的影响是中性的,是正性肌力药中唯一的长期治疗不增加死亡率的药物。DCM心力衰竭时地高辛使用剂量宜适当减小。

非洋地黄正性肌力药物不改善患者的远期预后,不主张对慢性心力衰竭患者长期、间歇静脉滴注此类正性肌力药。

5.洋地黄

在DCM心力衰竭病情危重期间、心脏移植前的终末期心力衰竭、心脏手术后心肌抑制所致的急性左心衰竭及难治性心力衰竭可考虑短期使用非洋地黄正性肌力药物如多巴酚丁胺或米力农支持3~5天,渡过危重期。推荐剂量:多巴酚丁胺2~5 μg/(kg·min)静脉滴注,米力农50 μg/kg负荷量静脉推注,继以0.375~0.750 μg/(kg·min)静脉滴注。

(三)钙通道阻滞剂

由于缺乏支持钙通道阻滞剂有效性的证据,这类药物不宜用于心力衰竭的治疗。有部分研究提示,地尔硫䓬能够改善DCM患者的心功能和运动耐力,可能适合于DCM的早期干预治疗。然而,有关钙通道阻滞剂用于治疗扩张型心肌病的问题仍属探索的范畴。

(四)抗心律失常治疗

在采用抗心律失常治疗之前,首先应加强对心力衰竭的治疗,消除引起心律失常的一些诱因,如缺氧,心肌缺血,水、电解质和酸碱平衡紊乱(尤其是低血钾、低血镁),交感神经和RAAS的激活等。DCM心律失常的治疗应认真权衡利弊,大部分抗心律失常药物并不能提高患者的生存率,相反有致心律失常的危险,并有负性肌力作用。因此在选用抗心律失常药物时应充分注意药物对生存率的影响,不宜把心律失常的抑制作为治疗的最终目标。

Ⅱ类抗心律失常药物β受体阻滞剂、Ⅲ类抗心律失常药物胺碘酮可降低心律失常死亡率,可以选用于各种快速性心律失常如房性心动过速、心房颤动、频发室性期前收缩及室速。而Ⅰ类抗心律失常药物可增加死亡率,尽量避免使用。尽管对于短阵室速患者可以短期静脉应用Ⅰ类抗心律失常药物中的利多卡因,但仍以选用胺碘酮为佳。对于顽固性室速患者,应选用胺碘酮或采用射频消融治疗。新型Ⅲ抗心律失常药物如伊布利特、多非利特的疗效并不优于胺碘酮。室性心律失常引起明显血流动力学障碍时,必须立即予以电复律。发作持续性室速、室颤引起晕厥或心搏骤停的患者需要考虑安装ICD。DCM患者同时有左室功能降低和频繁发作的非持续性室速的患者,猝死危险增大。对于具有室速或室颤的左室功能受损患者,植入ICD可能是可取的。在一项大规模的前瞻性研究中,左室功能降低和频繁发作非持续性室速者占研究人群的10%,植入ICD者的生存率高于经验性胺碘酮治疗者。

(五)抗凝治疗

DCM伴心力衰竭时,心室内血流淤滞,易发生周围动脉栓塞及肺栓塞。尽管抗凝剂对DCM伴心力衰竭者的实际效果尚缺乏临床对照实验的证实,但对这类患者仍推荐使用抗凝剂。对于

DCM 合并心房颤动或以前有缺血性卒中的患者,如无特殊的抗凝剂使用禁忌证,即使从临床或超声心动图上均未发现血栓形成的直接证据,也应进行抗凝治疗。一般选用华法林 1~3 mg,每天 1 次,使凝血酶原时间延长 1~1.5 倍,国际标准化比值(INR)在 2.0~3.0。

(六)改善心肌代谢

有的 DCM 发病与心肌能量代谢障碍有关,DCM 发生后也存在一定程度的心肌能量代谢紊乱。适当应用改善心肌能量代谢的药物,可能有助于 DCM 病情的稳定和改善。根据临床情况可以选用辅酶 Q_{10}、辅酶 A、三磷酸腺苷(ATP)、肌苷、维生素 C、极化液、1,6-二磷酸果糖(FDP)、磷酸肌酸、曲美他嗪等。

(七)肾上腺皮质激素

肾上腺皮质激素不宜常规应用。有人认为,心肌活检或核素心肌扫描证实心肌有炎性渗出改变者,应用肾上腺皮质激素可使炎性病灶减轻或消退,有利于改善心功能;合并急性左心衰竭者,短时间使用大剂量肾上腺皮质激素,有利于控制心力衰竭。

(八)免疫调节治疗及中医药治疗

近年来,国内外有学者应用免疫调节剂如干扰素治疗 DCM 取得了良好效果,可使患者血清肠道病毒 RNA、抗 β 受体抗体、抗 M_2 受体抗体明显下降,提高 LVEF,改善心功能,降低顽固室性心律失常和反复心力衰竭的发生率。然而其确切疗效尚有待更多临床试验的验证。

黄芪、牛磺酸、生脉制剂具有抗病毒、调节机体免疫、改善心脏功能的作用。我国完成的一项多中心中西医结合治疗 DCM 的临床研究显示,采用中西医结合治疗(黄芪、生脉、牛磺酸、泛葵利酮及强心、利尿、扩血管等)能够提高患者的 LVEF,改善心功能。中西医结合治疗 DCM 不失为一种可取的药物治疗手段。

(九)其他药物

其他药物包括钙离子增敏剂、重组人生长激素(rhGH)、甲状腺素、利钠利尿肽等。已有几项临床试验证明钙离子增敏剂如左西孟旦、利钠利尿肽对充血性心力衰竭有效。由于这些制剂在临床上使用的时间很短,还需要更深入的研究。

(十)其他治疗措施

其他治疗措施包括心室再同步化治疗、外科治疗(心脏移植、动力性心肌成形术、部分左心室切除术、心室辅助系统和人工心脏)、心肌干细胞移植等。

DCM 的病程长短各异,一旦发生充血性心力衰竭则预后不良。死亡原因多为心力衰竭、严重心律失常和血栓栓塞,不少患者猝死。以往认为症状出现后 5 年生存率在 40% 左右,近年来,随着治疗手段的进步,存活率有明显提高。对预后影响不良的因素:①年龄>55 岁;②心胸比例>0.55;③明显心力衰竭,心脏指数<2.5 L/(min·m^2),左室舒张末压>2.7 kPa(20 mmHg),LVEF<0.30,肺动脉楔压(PCWP)>2.7 kPa(20 mmHg);④心脏重量/容积比减少;⑤血浆肾上腺素、心房利钠肽、肾素水平增高,心肌活检示有明显的组织学异常;⑥左室内传导阻滞、复杂性室性心律失常。

(张力鸥)

第三节　肥厚型心肌病

肥厚型心肌病(HCM)是最常见的遗传性心血管病,目前发现引起 HCM 的致病基因有 13 个,均为编码肌原纤维粗、细肌丝蛋白的基因,这些蛋白参与心脏的结构、收缩或调节功能。美国调查显示年轻人的发病率达 0.2%,阜外心血管病医院的研究调查发现成年人群的发病率达 0.08%,HCM 是一种原发于心肌的疾病,有猝死的危险性,猝死原因主要是心室颤动。45% 的 HCM 患者存在猝死危险因素。在美国 HCM 是运动相关性猝死的最常见的原因。常发生于平素健康的年轻人(包括运动员)。

一、临床特点

从毫无症状到心脏性猝死跨度很大。HCM 的症状大多开始于 30 岁以前,见于各个年龄段:婴儿期、儿童期、成年期等,偶见于老年患者,男女患病比例无明显差异。年轻的患者多无或者仅有轻微的临床症状,然而已经出现明显的左室肥厚。主要临床症状有呼吸困难、胸痛、心慌、乏力、头晕、甚至晕厥,15%～25% 的 HCM 至少发生过一次晕厥。

心源性猝死(SCD):SCD 是 HCM 最为严重的并发症,并有可能是其第一临床表现。HCM 是青少年和运动员猝死的主要原因。SCD 常见于 10～35 岁年轻、无其他异常的患者和运动员,相反心力衰竭死亡多发生于中老年患者,HCM 有关的房颤导致的中风则几乎都见于老年患者。SCD 的危险性随年龄增长而逐渐下降,但不会消失,直至晚年仍会出现。到三级医疗中心就诊的患者年死亡率为 2%～4%,儿童患者甚至高达 6%。心肌缺血、心律失常、流出道梗阻等是其可能机制之一。

HCM 扩张相:HCM 终末阶段表现之一,10%～15% 的患者出现左心室的扩张,肌肉组织缺失和纤维替代是其机制之一,后者是由供应心肌的小动脉的病变而引起的心肌缺血所致。HCM 进展为扩张相其他机制包括透壁心肌梗死、酗酒和乙醇消融术后左心室几何形状扭曲等,遗传因素也可能参与其中。有人认为 HCM 扩张相是 HCM 合并 DCM,也有人认为这种观点不正确,应该是 HCM 的不同发展阶段。

大多数 HCM 患者无明显的体征。约 1/4 的患者可出现由于左心室流出道梗阻引发的收缩期杂音,该杂音出现于胸骨左缘,此杂音的一个典型特征是它依赖于心室容积,降低后负荷及静脉回流的生理学和药理学措施能增强杂音的程度(如 Valsalva 动作的站立位、吸入亚硝酸异戊酯),而增强后负荷及静脉回流的干预则能减低杂音(如 Valsalva 动作的下蹲位、应用肾上腺素)。这对梗阻性肥厚型心肌病的用药有重要意义。大多数存在明显左心室流出道压力阶差的患者还出现二尖瓣反流。极少数情况下,在肺部可闻及收缩期杂音,这是由于右心室流出道梗阻所致。

根据血流动力学和心肌肥厚的部位等不同,HCM 可分为不同的类型。

(一)根据血流动力学的不同分型

根据血流动力学的不同,临床上将 HCM 分两型。

1.非梗阻性 HCM

无论是在静息时还是在受激惹时,左室流出道(LVOT)均无压力阶差出现[超声心动图检查 LVOT 压力阶差不超过 4.0 kPa(30 mmHg)]。

2.梗阻性 HCM(HOCM)

主要表现为 LVOT 梗阻和左心室中腔的梗阻,可能主要与肥厚的部位有关。一般情况下所说的梗阻性 HCM 主要指 LVOT 梗阻。另外,根据左心室流出道梗阻的变化情况,可分为静息梗阻型——该型患者静息时即存在左心室流出道压力阶差[超声心动图检查 LVOT 压力阶差超过 4.0 kPa(30 mmHg)];隐匿梗阻型——该型患者在静息时不存在 LVOT 压力阶差,但在受激惹后,如吸入亚硝酸异戊酯、期前收缩后等即出现 LVOT 压力阶差[超声心动图检查 LVOT 压力阶差超过 4.0 kPa(30 mmHg)]。这是临床上最常用的分型,有利于指导治疗措施的选择。

(二)根据肥厚的部位分型

根据肥厚的部位,HCM 分为以下 3 型。

1.心室间隔肥厚

此型最多见,其中 1/3 累及心室间隔基底部,构成主动脉瓣下狭窄,1/3 为整个心室间隔肥厚,1/3 肥厚的室间隔延长至乳头肌。心室间隔常与左心室后壁厚度之比>1.3,称为"不对称性 HCM"。

2.心尖肥厚

肥厚主要局限于左心室的心尖部,这种类型的肥厚多见于亚洲尤其是日本和中国香港,占所有 HCM 患者的 25～40%,而欧美人群少见。

3.全心肥厚

约 5%的 HCM 表现为心室的弥漫性肥厚,这种类型的肥厚难以与继发性心肌肥厚鉴别。

其他非常少见的还有腱索或乳头肌 HCM、单心室或者单心房 HCM。

(三)根据家族史和遗传学规律分型

根据家族史和遗传学规律,HCM 可分为两种类型。

1.家族性 HCM(FHCM)

60～70%的 HCM 患者呈家族性聚集,称为 FHCM,绝大部分的家族性 HCM 为常染色体显性遗传性疾病,父母双方有一方携带致病的遗传缺陷,后代就有 50%的机会继承这个遗传缺陷。

2.散发性 HCM

对于无家族性聚集的 HCM 患者称为散发性 HCM。该分型有利于指导遗传学分析。

HCM 的诊断和分型主要依靠以下几种检查方法。

(1)超声心动图检查:超声心动图是诊断 HCM 极为重要的无创性方法,更重要的是可以根据各种测量数据,将 HCM 做进一步的分型,以利于临床诊治。超声心动图对于心尖部和非典型部位的诊断灵敏度差。

(2)心电图检查:80%以上的 HCM 患者的心电图有 ST-T 改变,大多数患者冠状动脉正常,少数心尖部局限性心肌肥厚的患者由于冠状动脉异常而有巨大倒置的 T 波;约 60%的患者有左心室肥大;有异常 Q 波的存在于 I、aVL、V5、V6 导联,大多是深而不宽的 Q 波,反映不对称性室间隔肥厚;部分患者合并预激综合征。心电图变化较早,且较为灵敏,但特异性差。

(3)动态心电图检查:24 小时动态心电图能够明确心律失常,尤其是室性心动过速,指导 HCM 的危险分层。

(4)运动试验:根据运动中血压的变化有助于危险分层。

(5)X线检查:X线检查没有明显的特点,可能见到左心室增大,也可能在正常范围。可见肺部淤血,但严重肺水肿少见。

(6)心脏MRI检查:其敏感性高于超声心动图,但费用较高,对于诊断特殊部位的肥厚和不典型的肥厚最为灵敏。尤其近年来发现延迟显像可以明确心肌纤维化。

(7)基因诊断:基因诊断有望成为新的诊断标准的重要依据。但目前仅在大的医疗中心中开展,临床上尚未大规模应用。

(8)其他检查:核素心肌扫描可显示心肌肥厚的部位和程度。心肌活检是诊断HCM的金标准之一,但目前我国临床中少有开展。

二、诊断标准——不断在完善但仍有缺陷

2011年12月美国心脏病基金会(ACCF)和美国心脏学会(AHA)发表了肥厚型心肌病诊断与治疗指南,进一步明确了肥厚型心肌病是一种不明原因的以左室肥厚为特征的疾病,且不伴有心室腔扩大,排除了其他引起心脏肥厚的心血管或全身疾病。基因型阳性而表型为阴性者(无明显的心肌肥厚)应高度警惕。临床上,通常认为超声提示最大左室壁厚度≥15 mm(修订了1995年国际卫生组织≥13 mm的标准)可诊断为肥厚型心肌病,13 mm至14 mm为临界值,特别是伴有其他危险因素(如HCM家族史)。

中华心血管病杂志发表的我国心肌病诊断与治疗建议制订了HCM详细的诊断标准。

(一)HCM诊断标准

临床诊断HCM的主要标准:①超声心动图提示左心室壁和/或室间隔厚度超过15 mm;②组织多普勒、磁共振发现心尖、近心尖室间隔部位肥厚,心肌致密或间质排列紊乱。

次要标准:①35岁以内患者,12导联心电图 I、aVL、V4-V6导联 ST 下移,深对称性倒置 T 波;②二维超声室间隔和左室壁厚 11~14 mm;③基因筛查发现已知基因突变,或新的突变位点,与 HCM 连锁。

排除标准:①系统疾病,如高血压病、风湿性心脏病二尖瓣病、先天性心脏病(房间隔、室间隔缺损)及代谢性疾病伴发心肌肥厚;②运动员心脏肥厚。

临床确诊HCM标准:符合以下任何一项者:1项主要标准+排除标准;1项主要标准+次要标准3即阳性基因突变;1项主要标准+排除标准2;次要标准2和3;次要标准1和3。

(二)FHCM诊断标准

除发病就诊的先证者以外,三代直系亲属中有两个或以上成员诊断HCM或存在相同DNA位点变异。

诊断FHCM依据:①依据临床表现、超声诊断的HCM患者,除本人(先证者)以外,三代直系亲属中有两个或以上被确定为HCM或HCM致猝死患者;②HCM患者家族中,两个或以上的成员发现同一基因,同一位点突变,室间隔或左室壁超过13 mm,青少年成员11~14 mm;③HCM患者及三代亲属中有与先证者相同基因突变位点,伴或不伴心电图、超声心动图异常者。符合三条中任何一条均诊断为FHCM,该家族为FHCM家系。

心电图诊断标准:①在至少2个导联上出现Q波时间>0.04秒或深度超过其同一导联R波的1/3;②Romhilt-Estes计分方法判断为左心室肥厚≥4分。

诊断标准如下。

(1)QRS波幅:①肢体导联最大的R波或S波>2 mV;②V$_1$或者V$_2$导联的S波>3 mV;③V$_5$或V$_6$导联R波>3 mV。具有以上任何一项者记3分。

(2)出现典型的ST-T左心室劳损征象:ST-T向量与QRS波平均向量相反:①在未合并应用洋地黄类制剂时出现记3分;②在合并应用洋地黄类制剂时出现记1分。

(3)出现左心房扩大(Vl导联P波终末负电位>0.10 mV,时限>0.04秒)时记3分。

(4)电轴左偏>-30°时记2分。

(5)QRS波群间期>0.09秒时记1分。

(6)V5或V6内转折时间>0.05秒时记1分。

在不存在束支传导阻滞的情况下,至少2个导联出现复极的异常,即T波的倒置。

绝大部分的HCM为家族性,因此患者在临床就诊时,医师一般建议患者的亲属也要到医院进行检查。美国心脏病学会/欧洲心脏病学会专家共识中提倡对HCM患者的一级亲属(父母和子女)和其他的家族成员进行基因突变筛查,如果当地医院不具备基因诊断技术,也应该每年对有血缘关系的青春期的家系成员(12~18岁)进行体格检查、12导心电图和超声心动图检查。而对18岁以上的成年家系成员即使临床表现正常,也应该每5年进行一次检查,因为有些基因突变所导致的HCM在成年后发病,也就是说呈年龄依赖性。而对12岁以下的儿童不建议进行常规检查,除非其家族患者危险性较高或者本人从事竞技性的体育运动。通过家族筛查发现的HCM患者,应该每1~1.5年进行一次临床检查,评定其危险性,有任何不适时应随时就诊。

原发性HCM的临床诊断并不难,凡是原因不明的心肌肥厚,不论是全心肥大还是局限性肥大,经超声心动图、心电图、心室造影等检查证实的患者,符合上述诊断标准可诊断。心室间隔增厚与左室游离壁的厚度之比>1.3的患者,并不一定为原发性非对称性HCM的必需条件。临床中可见有些高血压性心脏病患者比值>1.3,所以有人提出室间隔增厚与左室游离壁的厚度之比>1.5,甚至>1.8时才能诊断HCM。HCM应和以下几种疾病相鉴别。

(1)高血压病引起的心肌肥厚:有长期的高血压病史,常伴有眼底、肾功能等动脉硬化的临床指征。心脏超声检查没有HCM的特征表现,尽管有少部分患者可能有心室间隔增厚与左室游离壁的厚度之比>1.3,但不伴有其他HCM的超声特点。目前指南认为对于HCM合并高血压的患者,认为有肌小节基因突变或左心室的厚度显著增厚>25 mm或伴有SAM现象、左室流出道梗阻(LVOT)者可协助诊断肥厚型心肌病。

(2)冠心病:冠心病患者年龄多40岁以上,有冠心病的易患因素,如高血压病、高脂血症、长期吸烟、糖尿病等。冠心病患者的心室间隔可以增厚,很少见,但可能有室壁阶段性运动异常而且也没有HCM的超声心动图特征。

(3)主动脉瓣狭窄:该病为瓣膜本身受累,继发出现心肌肥厚,超声心动图可以明确病变特点及部位。

(4)心肌淀粉样变性:心肌淀粉样变性导致的心肌肥厚从传统的检查手段难以与HCM鉴别,但一般情况下淀粉样变性患者除心肌受累外,心外器官或者组织受累更为常见,心肌或者腹壁脂肪活检是最为可靠的确诊手段。

此外,在肥厚型心肌病的终末期,需要与扩张型心肌病相鉴别。其他如先天性心室间隔缺损、动脉导管未闭等疾病都各有特点,借助超声心动图、心电图、心导管等技术,可以和HCM相鉴别。

三、危险分层

预防猝死是关键。尽管 HCM 的猝死易发生于年轻人(<30 岁),但也可以发生于中年或更大年龄的患者,因此,年龄较大的患者并不能排除猝死的可能性。对所有 HCM 患者,特别是<60 岁的患者应该进行完善的、动态的危险分层评估,包括详细询问病史和家族史及体格检查、12 导联 ECG、二维超声心动图、Holter ECG 监测及运动试验。危险分层应该根据时间和临床变化动态分析。HCM 的表现如左室流出道梗阻、诱发性心肌缺血、心房颤动尽管队列分析不是猝死的独立危险因素,但可能增加某些患者的危险性。电生理检查心室程序刺激不作为 HCM 的常规检查,因为,其诱发的室性心动过速为非特异性的。实验室基因分型对患者进行危险分层,目前还未常规用于临床,在研究中心也受到很大限制。

2013 年 O'Mahony 等评估了 2003 年美国心脏病学会和欧洲心脏病学会及 2011 年美国心脏病学会和美国心脏学会关于肥厚性心脏病危险分层和猝死预防策略,发现非持续性室性心动过速、左室极度肥厚、猝死家族史、不明原因的晕厥和运动时出现血压异常反应 5 个危险因素中,危险因素越多,猝死风险越大。

四、治疗注意事项

HCM 治疗的目标是降低疾病的危险性,缓解症状,控制并发症。

应避免劳累、情绪波动等,禁止参加竞技性的体育运动和突然的剧烈的活动,许多患者在登楼梯或者赶公共汽车时突然晕厥或猝死。建议戒烟、戒酒,饮酒往往能够使流出道梗阻加重或者激惹静息状态下没有流出道梗阻的患者出现梗阻。体形肥胖的患者应该减肥。禁止使用加强心肌收缩力的药如洋地黄类、异丙肾上腺素及减轻心脏负荷的药物如硝酸甘油等,因能使左心室流出道梗阻加重。

非梗阻型 HCM 的治疗没有特异性,晚期心脏移植是有效的手段之一。而梗阻型的 HCM 可选择的治疗方法较多。对无症状的 HCM 患者是否用药存在分歧,部分学者主张无症状不用药。

(一)药物治疗

1.β 受体阻滞剂

β 受体阻滞剂是治疗 HOCM 的一线药物,该类药物能使心肌收缩力减弱,减缓收缩期二尖瓣前向运动和减轻流出道梗阻,减少心肌氧耗,增加舒张期心室扩张,而且能减慢心率,延长舒张期,增加每搏输出量和心肌有效灌注时间,同时本身有抗心律失常作用。初始用药有效率为 60%～80%。使用 β 受体阻滞剂通常从小剂量开始,根据心率、左室流出道压差逐渐调整剂量至最大耐受剂量,以能最大限度改善临床症状而又不引起心率过慢、血压过低为原则。常用的有普萘洛尔、美托洛尔等。

2.钙通道阻滞剂

钙通道阻滞剂是 β 受体阻滞剂的替代用药,该药阻断钙通道,减少钙内流,降低心肌收缩力,改善心肌的顺应性有利于心脏的舒张。代表药物维拉帕米。常用维拉帕米 240～480 mg/d,顿服或分次口服,可使症状长期缓解;近年来还常用硫氮草酮 30～60 mg,每天 3 次口服,有良好的效果。但对于严重流出道梗阻的患者使用钙通道阻滞剂需要慎重。

3.抗心律失常药

抗心律失常药主要用于控制快速室性心律失常与心房颤动,常用胺碘酮治疗,不仅能减少恶性心律失常,还可以缓解症状,使心绞痛发作减少。开始从 200 毫克/次,每天 3~4 次口服,5 天后心率减慢后,改为每天100~200 mg维持。另外,胺碘酮也能和普萘洛尔联合使用,具有缓解心绞痛的优点,但剂量宜适当减少。

4.丙吡胺

丙吡胺为 Ia 类抗心律失常的药物,用于梗阻型 HCM 能够有效地降低流出道的压差,缓解梗阻,减轻患者的不适。日用量300~600 mg。对于不能耐受β受体阻滞剂或者维拉帕米的患者,丙吡胺是有效的选择之一。在 HCM 合并房颤时,丙吡胺可与β受体阻滞剂合用。使用此药物时注意监测 Q-T 间期。丙吡胺具有较强的负性肌力作用,合并心力衰竭时慎用。HCM 患者伴前列腺肥大者不用或慎用。

5.其他

螺内酯、辛伐他汀等药物能够逆转 HCM 心肌纤维化和心肌肥厚,改善心脏功能,有可能成为治疗 HCM 的有效药物,但目前尚缺乏一定规模的临床试验支持。

(二)外科手术治疗

外科手术是治疗内科治疗无效的梗阻型 HCM 的"金"方法,治疗效果较好,病死率较低1%~2%。适应证:药物治疗无效、症状明显、LVOT 压差静息时≥4.0 kPa(30 mmHg)或应激时≥6.7 kPa(50 mmHg),且室间隔心肌极度肥厚,能够耐受手术。手术目的是使 LVOT 增宽,消除二尖瓣收缩期前移和间隔与二尖瓣的接触(SAM 征),手术有效率为 70%~80%。最常用的手术方式是经主动脉途径的室间隔心肌切开或部分切除术(Morrow 术),对于二尖瓣前叶明显冗长的患者可同时行二尖瓣前叶缝折术,以减少术后 SAM 征持续存在的可能。目前,外科治疗已经进展为"RPR"修复术式即切除-折叠-松解,对一些前室间隔上段厚度≤18 mm、手术切除易于导致室间隔穿孔或不适当的血流动力学改变者,心室腔中部梗阻、Morrow 术后仍持续有严重症状和 LVOT 梗阻者及二尖瓣本身病变伴严重二尖瓣反流(如二尖瓣脱垂)者,则需行二尖瓣置换术。手术可明显减少 LVOT 压差及二尖瓣关闭不全症状。主要并发症包括完全性房室传导阻滞、室间隔缺损和主动脉瓣反流等。

(三)PTSMA

PTSMA 是通过导管将乙醇注入前降支的一条或多条间隔支中,造成相应肥厚部分的心肌梗死,使室间隔基底部变薄,减轻左室流出道压差和梗阻的方法,又称乙醇消融术。从 15 年前开展到目前为止,全世界超过 3 000 例的患者接受了这种治疗措施,中短期的研究显示该方法能够有效地降低流出道压差,改善症状和增加活动耐量,但是,效果不及外科手术。我国目前有 10 数家医院能够开展此类治疗。

1.适应证

超声心动图证实符合 HOCM 的诊断标准,梗阻位于主动脉瓣下而非心室中部或其他部位,室间隔厚度≥15 mm;有明显的临床症状,如明显劳累性气短、心绞痛、晕厥等;药物治疗效果不佳,或不能耐受药物不良反应;导管测压显示 LVOT 压力阶差静息时≥6.7 kPa(50 mmHg),或 LVOTG 静息时在 4.0~6.7 kPa(30~50 mmHg),应激时≥9.3 kPa(70 mmHg)。若有明显晕厥(需排除其他原因)等临床症状,压差可适当放宽;心脏血管解剖适于行 PTSMA。

2.非适应证

非梗阻型肥厚性心肌病;合并必须进行心脏外科手术的疾病,如严重二尖瓣病变、冠状动脉三支病交等;无或仅有轻微临床症状,即使 LVOT 压差高也不应进行 PTSMA 治疗;不能确定靶间隔支或球囊在间隔支固定不确切。年龄虽无限制,但原则上对年幼及高龄患者应更慎重,权衡利弊后再决定是否行 PTSMA 治疗。

PTSMA 并发症:①治疗相关死亡率在 2%～4%。②高度或三度房室传导阻,需要安装起搏器治疗,占 2%～10%。③束支传导阻滞:发生率可达 50%,以右束支为主。④非控制性心肌梗死:与前降支撕裂、乙醇泄漏、注入部位不当等有关。⑤急性二尖瓣关闭不全,需要急诊外科手术治疗。

PTSMA 虽是很有潜力的治疗方法,但有关经验和长期安全性随访资料均有限。因为毕竟是造成了局部的心肌瘢痕,所以术中、术后均会有室性心律失常发生的可能,建议最好局限于一些有经验的医院和专家,以便将治疗危险性降到最低,避免造成不必要的心肌损伤和医源性心律失常。

(四)安置 DDD 型永久起搏器

植入双腔 DDD 起搏器对有严重症状的梗阻型 HCM 可能有用,但其确切的疗效仍有待证实。缓解梗阻的机制推测与心室电极放置于右心室心尖部,左室壁收缩方式发生变化,收缩时二尖瓣向室间隔移位减少所致。有研究发现,永久起搏缓解梗阻的效果与安慰组相同。因此不鼓励置入双腔起搏器作为药物难治性 HCM 患者的首选方案。

(五)心源性猝死的预防

ICD 治疗是预防 HCM 猝死最有效的治疗措施。有几项研究支持这种观点,包括一个 HCM 高危患者多中心前瞻性研究。置入 ICD 每年有 11% 用于二级预防,约 5% 用于一级预防。初次适时放电的平均年龄为 40 岁,为较年轻的 HCM 患者,有 1/4 发生于致命性心律失常。临床上推荐有一个或多个危险因素的患者预防性安装 ICD(如有猝死家族史的患者),作为一级预防。有些调查(大多在欧洲)存在局限性,在考虑安装 ICD 前,患者需要具备 2 个或 2 个以上危险因素。然而,许多尚不够安装 ICD 指征的仅有一个危险因素的 HCM 患者但仍然存在猝死的危险性。如 LV 显著肥厚(≥30 mm),即使没有严重心律失常,仍是未来发生猝死的独立危险因素。对于这样的患者临床上需要慎重考虑。

目前发现 β 受体阻滞剂、钙通道阻滞剂和 I-A 类抗心律失常药(如奎尼丁、普鲁卡因胺)对预防猝死无效。小剂量胺碘酮能有效改善 HCM 患者的生存率,但是应该监测药物的毒性作用。

(樊振波)

第四节　右心室心肌病

右心室心肌病是近年来提出的另一种原因不明的心肌病。Fontaine 在 1976 年首先报道右心室心肌病(ARVD),以后欧洲等地及我国都有病例报道,目前,已逐渐受到临床医师的重视。

一、病因

本病病因尚未阐明。有人认为是先天性右心室发育异常所致,在一组大系列的报告中,约35％的病例是家族性的,家系调查呈常染色体显性遗传。也有人认为,本病并非发生在新生儿和婴儿,患者的心肌萎缩并非胚胎发生异常所致,可能是后天获得的疾病。化学性毒素,特别是病毒感染都被提出过为致病因素。

二、病理生理

病理所见均来自尸检报告。右心室心肌部分或全部缺如,由纤维、脂肪组织代替,肌小梁变平,心壁变薄,心内膜可贴近心外膜。病变广泛地累及右室,更多地集中在三尖瓣和肺动脉瓣下及心尖部。镜下见心肌灶性坏死和退行性变,伴有纤维组织增生和脂肪浸润,坏死心肌细胞周围有单核细胞浸润,但并不多见。

心肌病变使右心室心肌收缩力明显减弱,心搏量减少,右心室收缩末期和舒张末期容量增多,射血分数减少,右心室腔扩大,以后发生右心衰竭,部分患者发生起源于右心室的室性心律失常,多为折返机制引起,可致猝死。

三、临床表现

由于病情轻重不同,临床表现差异很大。80％病例发生在7~40岁,未见新生儿或婴儿的报告。轻者心脏不增大,也无症状,死后尸检才发现患本病;也有心脏增大但症状不明显,仅在活动时感觉心悸不适,在体格检查或尸检时才被发现。重者心脏增大,发生室性心律失常,可因反复出现室性心动过速而多次晕厥以致猝死。也有以猝死为首发表现的患者。无论有无心律失常,本病患者均发生右心衰竭,在病变广泛的患者中尤为如此,心力衰竭前常有乏力,易疲劳等不适。

本病体征不多,近半数患者体检无异常发现,部分患者肺动脉瓣区第二心音呈固定分裂,很少听到病理性杂音,偶可闻及右心室奔马律。右心室显著增大者,心浊音界增大,心前区可隆起,有室性心律失常者听诊或触诊脉搏时可以发现。

四、实验室检查

(一)X线检查

X线检查可见心影正常或增大。右心室已经增大的患者,X线检查未必能显示心影的增大,有时可呈球形。

(二)心电图检查

胸导联T波倒置,多局限于 V_1 至 V_3 导联,也可波及 V_4~V_6 导联。可有右束支传导阻滞,但不多见。出现室性心律失常者,其室性期前收缩或室速的QRS波群多呈左束支传导阻滞,偶有呈右束支传导阻滞者,后者反映左心室受累。病变累及其他部位的患者也可出现窦性或房性心律失常和窦房或房室传导阻滞。严重者发生心室颤动。心脏不增大也无症状的患者,运动试验常有诱发室性心动过速的可能。

(三)超声心动图检查

超声心动图检查可见右心室扩大或局限性扩张,伴随运动幅度减低,肌小梁排列紊乱;右室射血分数减低。而左室功能正常。

（四）心导管检查和选择性心血管造影

多数患者右心房和右心室压在正常范围,少数患者右心室舒张压增高,右心房 α 波压力读数增高。右心室造影见心腔扩大,肌小梁消失,室壁活动减弱或室壁节段性运动异常,甚至呈室壁瘤样突出。

（五）心内膜心肌活体组织检查

心内膜心肌活体组织检查可见心肌组织变性坏死、纤维化、脂肪浸润和单核细胞浸润等,该项检查对心脏不增大、无明显症状或仅有室性心动过速发作的患者,诊断价值更大。

五、诊断和鉴别诊断

主要依据右心室扩大,发生右心衰竭或晕厥、有室性期前收缩或室性心动过速、右胸导联心电图 T 波倒置、室速发作时心电图 QRS 波群呈左束支传导阻滞型、超声心动图、放射性核素或选择性心血管造影检查示右心室扩大、右心室收缩力减弱或节段性运动异常、左心室功能正常,心内膜心肌活检有助于进一步确诊。凡有不明原因的晕厥或阵发性心动过速患者,宜考虑本病可能,并做进一步检查以确诊。鉴别诊断要注意排除冠状动脉粥样硬化性心脏病和其他类型的心肌病和右心室明显受累的疾病,尤其是三尖瓣病变等。

六、治疗

在心功能代偿期中,宜避免劳累和呼吸道感染以预防发生心力衰竭。有室性心律失常的患者,宜避免剧烈的运动、焦虑或过度兴奋,因为这些情况可导致血中儿茶酚胺浓度的增高而诱发室性心动过速。对于频发室性期前收缩的患者应给予抗心律失常药物治疗。β 受体阻滞剂及胺碘酮的有效率各为 33%,如联合使用两种药,有效率可达 83%。通过心脏电生理检查诱发室性心律失常来选择药物,疗效会更好。药物治疗无效时,通过电生理检查确定室性心律失常的起源部位,可施行手术切除或分离病灶,也可用直流电击、射频波或激光消蚀。发生心室颤动时应立即进行电除颤和其他心肺复苏的措施。

（潘朝庆）

第五节 酒精性心肌病

长期过度饮酒可以引起心力衰竭、高血压、脑血管意外、心律失常和猝死,过量饮酒是西方国家非缺血性扩张型心肌病的第 2 大病因。据统计,成年人中有一定的酒者约占 2/3,过量饮酒者在 1/10 以上。与扩张型心肌病相比,酒精性心肌病若能够早期发现并及早戒酒,可以逆转或中止左心室功能减退。

一、发病机制与病理变化

过度饮酒对心肌损害有 3 种途径:①乙醇或其毒性产物对心肌的直接毒性作用;②营养不良,最常见维生素 B_1 缺乏,引起脚气病性心脏病;③可能与乙醇添加剂(如钴)的毒性有关。乙醇经过肠道吸收后,在肝乙醇脱氢酶作用下,乙醇转化为乙醛,再经乙醛脱氢酶转换为醋酸盐,进入柠檬酸循环,继续氧化分解为 CO_2 和 H_2O。乙醛是导致乙醇中毒的主要中间代谢产物。乙醇和乙醛可以干扰细胞功能,涉及 Ca^{2+} 的转运和结合、线粒体的呼吸、心肌脂代谢、心肌蛋白合成及肌纤维的 ATP 酶活性等方面。乙醇通过抑制钙与肌丝之间的相互作用,干扰离体乳头肌的兴奋-收缩偶联,降低心肌收缩性。乙醇的代谢产物在心肌内蓄积还可以干扰心肌的脂代谢。

　　酒精性心肌病的心脏病变为非特异性改变。大体解剖及镜检与扩张型心肌病相似。酒精性心肌病的心脏可见血管壁水肿和心肌内冠状动脉周围纤维化,因而推测其心肌损害由心肌壁内小冠状动脉缺血所引起。据一组 30 例有多年饮酒史猝死病例的报道,其中 17 例临死时血液内乙醇浓度增高,与醉酒致死者相比,这些患者心室肥厚、局灶性心肌纤维化和心肌坏死及单核细胞浸润更为突出。50% 无症状的酒精性心肌病患者有心室肥厚,多数患者早期左心室壁增厚,不伴有心肌收缩功能减退,左心室舒张期末内径仍正常;晚期心室内径增大,室壁无增厚。但是无论心室内径有无增大,所有患者左室舒张末压均有不同程度增高。

　　乙醇、乙醛不仅可以促使 α-受体张力增高、交感神经兴奋、心率增快、血管收缩,还可能引起心电生理紊乱,心肌细胞膜变性和膜电位改变,尤其同时伴有低血镁和/或低血钾时,可以导致 Ca^{2+} 运转失调,引起除极延缓和复极不均性传导减慢,成为折返和自律性电生理异常的基础。

二、临床表现

　　酒精性心肌病常见于 30～55 岁的男性,通常都有 10 年以上过度饮酒史。患者的营养状况因其生活条件而异,可伴有酒精性肝硬化和周围血管疾病。患者首次就诊的症状差异颇大,包括胸痛、心悸、晕厥或栓塞等表现。症状一般为隐匿性,有些患者可出现急性左心衰竭。疾病早期表现为酒后感到心悸、胸部不适或晕厥,阵发性心房颤动是早期常见表现之一。随着病情进展,心排血量降低,乏力、肢软最为常见。当患者发生心力衰竭时,表现为劳力性或夜间阵发性呼吸困难、气短和端坐呼吸。体循环栓塞多因左室或左房附壁血栓脱落引起,常在大量饮酒后发生。年轻的酒精性心肌病患者猝死可能由室颤所致。

　　体征主要包括心脏扩大、窦性心动过速、舒张压增高、脉压减小,常伴有室性或房性奔马律。乳头肌功能失调时,心尖区可出现收缩期吹风样杂音。当发生慢性心力衰竭时,可出现肺动脉高压症。右心衰竭表现轻重不一,多表现为颈静脉曲张和周围水肿。患者常合并有骨骼肌疾病,肌无力症状与心脏表现平行。

　　在心力衰竭早期,心脏中度扩大,如果不伴乳头肌功能失调所引起的二尖瓣关闭不全,经过治疗肺淤血可获得缓解,心脏大小也有可能恢复正常。

三、辅助检查

(一)心电图检查

　　心电图改变常为酒精性心肌病临床前期的唯一表现,多呈非特异性改变。对嗜酒者定期进行心电图普查,有助于本病的早期发现。一度房室传导阻滞、室内传导阻滞、左心室肥厚、心前区导联 R 波逐渐减低和复极异常是常见的心电图改变。Q-T 延长占无心力衰竭患者的 42.8%。ST 段和 T 波改变非常多见,一般在停止饮酒后可恢复正常。最常见的心律失常是心房扑动、心房颤动和室性期前收缩。饮酒也可在无酒精性心肌病者中诱发心房颤动和心房扑动,另外,低血钾、低血镁也参与诱发心律失常。猝死患者可能是心室颤动所致。

（二）胸部 X 线检查

无心力衰竭症状期，17.2％的嗜酒患者胸部 X 线显示心脏扩大，对于长期嗜酒者定期进行 X 线胸片普查，也有助于对本病的早期诊断。胸部 X 线常见表现为心影普遍性增大，合并心力衰竭患者可合并有肺淤血或肺水肿征。晚期患者多有心脏显著扩大、肺淤血和肺动脉高压表现，胸腔积液也常见。

（三）超声心动图检查

超声心动图检查是诊断酒精性心肌病的主要手段。亚临床期，多数患者可有左心室容量增加，室间隔和左心室后壁轻度增厚，左心房内径增大。心力衰竭患者则表现为心脏不同程度扩大，室壁活动减弱，心室功能减退，如左室射血分数和左室周径缩短率降低等。酒精性心肌病的心肌异常声学表现为左心室心肌内散在异常斑点状回声，该征象在伴有左心功能异常的饮酒者中检出率达85.7％，而心功能正常的饮酒者为 37.5％（$P<0.05$），无饮酒史对照组无此征象。

（四）血流动力学检查

与扩张型心肌病大致相同。较低的心脏指数和较高的左房压力常提示病情较重。

四、诊断

酒精性心肌病的诊断：①符合扩张型心肌病的诊断标准；②长期过量饮酒（WHO 标准：女性 >40 g/d，男性>80 g/d，饮酒 5 年以上）；③既往无其他心脏病病史；④疾病发现早期戒酒 6 个月后，扩张型心肌病临床状态可得到缓解。饮酒是导致心功能损害的独立原因，建议戒酒 6 个月后再进行临床状态评价。

酒精性心肌病患者常伴有高血压，因为大量饮酒可以引起高血压发病率的增加，二者鉴别诊断主要依据病史。如果高血压的病程难以解释短期内发生的心脏扩大，则应考虑酒精性心肌病的诊断；高血压达到诊断标准的患者，也可以同时诊断高血压病。由于酒精性心肌病常合并有酒精性肝硬化，当患者的腹水难以控制时，除了考虑心力衰竭伴发心源性肝硬化外，还要注意酒精性肝硬化原因。

五、治疗

酒精性心肌病的治疗关键在于早期诊断、立即戒酒。如果出现心功能不全的临床表现仍然持续饮酒，将失去治愈的机会。因本病有维生素 B_1 缺乏的证据，除了戒酒外，可以应用维生素 B_1 20～60 mg，每天3 次。因乙醇、乙醛干扰心肌细胞膜的 Ca^{2+} 的转运，钙通道阻滞剂，如地尔硫䓬、尼群地平可以试用。辅酶 Q_{10} 每天 10～20 mg，因乙醇、乙醛影响线粒体的呼吸，每天 3 次。本病心力衰竭的治疗与扩张型心肌病相同。

六、预后

酒精性心肌病确诊后仍然持续饮酒，预后不良，40％～60％的患者在 3～6 年死亡。据法国对一组心力衰竭入院的 108 例患者的观察，42 例被诊断为酒精性心肌病，其中 2/3 患者在 3 年内死亡；而非酒精性心肌病患者 3 年内死亡仅占 1/3。另一组 64 例嗜酒患者随访 4 年，戒酒患者 4 年死亡率为 9％，而持续饮酒患者的病死率达 57％。日本报道 10 例酒精性心肌病患者戒酒后 10 年生存率可达 100％。因此，酒精性心肌病患者早期诊断、立即戒酒，预后较好；戒酒对病程的影响可能与心肌损害的程度有关，心肌损害程度轻者预后更好。　　　　　**（潘朝庆）**

第九章

心 包 疾 病

第一节　急性心包炎

急性心包炎是一种以心包膜急性炎症病变为特点的临床综合征。

一、病因

（一）性质
急性非特异性。

（二）感染
细菌（包括结核杆菌）、病毒、真菌、寄生虫、立克次体。

（三）肿瘤
原发性、继发性。

（四）自身免疫性和结缔组织疾病
风湿热及其他结缔组织疾病如系统性红斑狼疮、结节性动脉炎、类风湿关节炎等；心脏损伤后（心肌梗死后综合征、心包切开后综合征）、血清病。

（五）内分泌、代谢异常
尿毒症、黏液性水肿、胆固醇性痛风。

（六）邻近器官疾病
急性心肌梗死、胸膜炎。

（七）先天性异常
心包缺损、心包囊肿。

（八）其他
外伤、放射治疗、药物等。

二、病理

急性心包炎根据病理变化可分为纤维蛋白性和渗液性心包炎。心包渗出液体无明显增加时为急性纤维蛋白性心包炎，渗出液增多时称渗液性心包炎。渗液可分为浆液纤维蛋白性、浆液血性、化脓性和出血性几种，多为浆液纤维蛋白性。液体量 100～500 mL，也可多达 2～3 L。心包渗液一般在数周至数月内吸收,但也可发生脏层和壁层的粘连。增厚而逐渐形成慢性心包炎。

三、诊断

(一)症状

1.胸痛

心前区呈锐痛或钝痛,随体位改变、深呼吸、吞咽而加剧,常放射到左肩、背部或上腹部。病毒性者多伴胸膜炎,心前区疼痛剧烈。

2.呼吸困难

呼吸困难是心包渗液时最突出的症状。在心脏压塞时,可有端坐呼吸、呼吸浅而快、身躯前倾、发绀等。

3.全身症状

全身症状随病变而异。结核性者起病缓慢,低热、乏力、食欲减退等。化脓性者起病急,高热及中毒症状严重。病毒性者常有上呼吸道感染及其他病毒感染的表现。

(二)体征

1.心包摩擦音

心包摩擦音是纤维蛋白性心包炎的重要体征,呈抓刮样音调,粗糙,以胸骨左缘 3、4 肋间及剑突下最显著,前倾坐位较易听到。心包摩擦音是一种由心房、心室收缩和心室舒张早期三个成分所组成的三相摩擦音,也可仅有心室收缩早期所组成的双相摩擦音。心包渗液增多时消失,但如心包两层之间仍有摩擦,则仍可听到摩擦音。

2.心包积液引起的相应体征

心包积液在 300 mL 以上者心浊音界向两侧扩大,且随体位而改变。平卧时心底浊音区增宽,坐位时下界增宽,心尖冲动减弱或消失,或位于心浊音界左缘之内侧,心音遥远,心率快。大量心包积液可压迫左肺引起左下肺不张,于左肩胛下叩诊浊音,并可听到支气坚呼吸音,即左肺受压征(Ewart 征)。如积液迅速积聚,可发生急性心脏压塞。患者气促加剧、面色苍白、发绀、心排血量显著下降,产生休克。若不及时解除心脏压塞,可迅速致死;如积液较慢,可形成慢性心脏压塞,表现为发绀、颈静脉曲张、肝大、腹水、皮下水肿、脉压小,常有奇脉。

四、辅助检查

(一)化验检查

感染性者常有白细胞计数增加及血沉增快等炎性反应。

(二)X 线检查

一般渗液>200 mL 时可出现心影;向两侧扩大,积液多时心影呈烧瓶状,心脏搏动减弱或消失,肺野清晰。

(三)心电图

主要由心外膜下心肌受累而引起。

(1)常规 12 导联(除 aVR 及 V_1 外)皆出现 ST 抬高,呈弓背向下。

(2)一至数天后 ST 段回到基线,出现 T 波低平以至倒置。

(3)T 波改变持续数周至数月,逐渐恢复正常,有时保留轻度异常。

(4)心包积液时可有 QRS 波群低电压。

(5)心脏压塞或大量渗液时可见电交替。

(6)无病理性 Q 波。

(四)超声心动图

M 型超声心动图中,右心室前壁与胸壁之间或左心室后壁之后与肺组织之间均可见液性暗区。二维超声心动图中很容易见有液性暗区,且还有助于观察心包积液量的演变。

(五)放射性核素心腔扫描

用 ^{99m}Tc静脉注射后进行心脏血池扫描,正常人心血池扫描图示心影大小与 X 线心影基本相符,心包积液时心血池扫描心影正常而 X 线心影明显增大。二者心影横径的比值小于 0.75。

(六)心包穿刺

(1)证实心包积液的存在,检查其外观和进行有关的实验室检查,如细菌培养,寻找肿瘤细胞,渗液的细胞分类,解除心脏压塞症状等。

(2)心包腔内注入抗生素、化疗药物。心包穿刺主要指征是心脏压塞和未能明确病因的渗液性心包炎。

(七)心包活检

主要指征为病因不明确而持续时间较长的心包积液,可以通过心包组织学、细菌学等检查以明确病因。

五、鉴别诊断

(一)心脏扩大

心包积液与心脏扩大的鉴别见表 9-1。

表 9-1 心包积液与心脏扩大的鉴别

项目	心包积液	心脏扩大
心尖冲动	不明显或于心浊音内侧	与心浊音界一致
奇脉	常有	无
心音及杂音	第一心音远,一般无杂音(风湿性例外)	心音较清晰,常有杂音或奔马律
X 线检查	心影呈三角形,肺野清晰	心影呈球形,肺野瘀血
心电图	Q-T 间期多正常或缩短或有电交替	Q-T 间期延长,心肌病变者常伴有室内阻滞,左室肥大,心律失常多见
超声心动图	有心包积液征象,心腔大小正常	无心包积液征象,心腔多扩大
放射性核素扫描	心腔扫描大小正常,而 X 线片心影大	心腔大小与 X 线片心影大体一致
心包穿刺	见心包积液	不宜心包穿刺

(二)急性心肌梗死

心包炎者年龄较轻,胸痛的同时体温、白细胞计数即升高,血沉加快;而急性心肌梗死常在发病后期 48~72 小时出现体温、白细胞计数升高,血沉加快。此外,心包炎时多数导联 ST 段抬高,且弓背向下,无对应导联 ST 段压低,ST 段恢复等电位线后 T 波才开始倒置,也无 Q 波。心肌酶谱仅轻度升高且持续时间较长。

(三)早期复极综合征

本综合征心电图中抬高的 ST 段与急性心包炎早期的心电图改变易混淆,前者属正常变异。

以下有助于鉴别,早期复极时 ST 段抬高很少超过 2 mm,在 aVR 及 V₁ 导联中 ST 段常不压低,运动后抬高的 ST 段可转为正常,在观察过程中不伴有 T 波演变。

六、治疗

(一)一般对症治疗

患者卧床休息,直至疼痛及发热等症状消退;解除心脏压迫和对症处理,疼痛剧烈时可给予镇痛剂如阿司匹林 325 mg,每 4 小时 1 次,吲哚美辛 25 mg,每 4 小时 1 次等。心包积液量多时,行心包穿刺抽液以解除压迫症状。

(二)心包穿刺

以解除心脏压塞症状和减轻大量渗液引起的压迫症状,并向心脏内注入治疗药物。

(三)心包切开引流

用于心包穿刺引流不畅的化脓性心包炎。

(四)心包切除术

主要指征为急性非特异性心包炎有反复发作,以致长期致残。

七、常见几种不同病因的急性心包炎

(一)急性非特异性心包炎

急性非特异性心包炎是一种浆液纤维蛋白性心包炎,病因尚未完全肯定。病毒感染和感染后发生变态反应可能是主要病因,起病前 1~8 周常有呼吸道感染史。

1.临床表现

起病多急骤,表现为心前区或胸骨后疼痛,为剧烈的刀割样痛,也可有压榨痛或闷痛。有发热,体温在 4 小时内达 39 ℃或更高,为稽留热或弛张热。其他症状有呼吸困难、咳嗽、无力、食欲缺乏等。心包摩擦音是最重要的体征。心包渗液少量至中等量,很少发生心脏压塞。部分患者合并肺炎或胸膜炎。

2.实验室检查

白细胞数正常或中度升高,心包积液呈草黄色或血性,以淋巴细胞居多,心包液细菌培养阴性。X 线检查示有心影增大或伴有肺浸润或胸膜炎改变。心电图有急性心包炎表现。病毒所致者,血清或心包积液的补体结合实验效价常增高。

3.治疗

本病能自愈,但可多次反复发作。无特异性治疗方法,以对症治疗为主,如休息,止痛剂给予水杨酸钠制剂或消炎痛,肾上腺皮质激素可抑制本病急性期,如有反复发作,应考虑心包切除。

(二)结核性心包炎

5%~10%的结核患者发生结核性心包炎,占所有急性心包炎的 7%~10%,在缩窄性心包炎的比例更大。结核性心包炎常由纵隔淋巴结结核、肺或胸膜结核直接蔓延而来,或经淋巴、血行播散而侵入心包。

1.临床表现

(1)起病缓慢,不规则发热。

(2)胸痛不明显,心包摩擦音较少见,心包积液量较多,易致心脏压塞。

(3)病程长,易演变为慢性缩窄性心包炎。

2.实验室检查

(1)心包积液多呈血性,内淋巴细胞占多数。

(2)涂片、培养及动物接种有时可发现结核杆菌。

(3)结核菌素试验阳性对本病诊断有一定帮助。

3.治疗

(1)急性期卧床,增加营养。

(2)抗结核治疗一般用链霉素、异烟肼及对氨基水杨酸钠联合治疗,疗程 1.5～2 年,也可用异烟肼 5 mg/(kg·d)、乙胺丁醇 25 mg/(kg·d)及利福平 10 mg/(kg·d)联合治疗。

(3)常用肾上腺皮质激素 4～6 周,逐渐停药,减少渗出或粘连。

(4)有心脏压塞征象者,应进行心包穿刺,抽液后可向心包腔内注入链霉素及激素。

(5)若出现亚急性渗液缩窄性心包炎表现或有心包缩窄趋势者,应尽早做心包切除。

(三)化脓性心包炎

化脓性心包炎主要致病菌为葡萄球菌、革兰阳性杆菌、肺炎球菌等。多为邻近的胸内感染直接蔓延如肺炎、脓胸、纵隔炎等,也可由血行细菌播散,如败血症等,或心包穿刺性损伤带入细菌。偶可因膈下脓肿或肝脓肿蔓延而来。

1.临床表现

为高热伴严重毒血症,胸痛,心包摩擦音,部分患者可出现心脏压塞。发病后 2～12 周易发展为缩窄性心包炎。

2.实验室检查

白细胞总数明显升高,血和心包液细菌培养阳性,心包液呈脓性,中性粒细胞占多数。

3.治疗

(1)针对病原菌选择抗生素,抗生素用量要足,并在感染被控制后维持 2 周。

(2)应及早心包切开引流。

(四)肿瘤性心包炎

心包的原发性肿瘤主要为间皮瘤,且较少见。转移性肿瘤较多见,主要来自支气管和乳房的肿瘤,淋巴瘤和白血病也可侵犯心包。

1.临床表现

为心包摩擦音、心包渗液的体征,渗液为血性,渗液抽走后又迅速产生,可引起心脏压塞。预后极差。

2.实验室检查

心包渗液中寻找肿瘤细胞可以确诊。

3.治疗

包括用心包穿刺术、心包切开术,甚至心包切除术以解除心脏压塞,以及心包内滴注抗癌药。

(五)急性心肌梗死并发心包炎

透壁性心肌梗死累及心包时可引起心包炎,多呈纤维蛋白性,偶有少量渗液。临床发生率 7%～16%,常在梗死后 2～4 小时发生,出现胸痛及短暂而局限的心包摩擦音,心电图示 ST 段再度升高,但无与心肌梗死部位方向相反的导联 ST 段压低。治疗以对症处理为主,予以消炎痛、阿司匹林等,偶需要用肾上腺皮质激素。

(六)心脏损伤后综合征

包括心包切开术后综合征、心脏创伤后综合征及心肌梗死后综合征,一般症状于心脏损伤后2～3周或数月出现,反复发作,每次发作1～4周,可能为自身免疫性疾病,也可能与病毒感染有关。

1.临床表现

有发热、胸痛、心包炎、胸膜炎渗液和肺炎等。白细胞总数增高,血沉加快,半数患者有心包摩擦音,也可有心包渗液。症状有自限性,预后良好,但易复发,每次1周至数周。心脏压塞常见。

2.治疗

并有心包积液或胸腔积液者,需穿刺抽液。发热胸痛者可用吲哚美辛痛,重症患者可予以肾上腺皮质激素,有较好效果。

(七)风湿性心包炎

风湿性心包炎为风湿性全心炎的一部分,常伴有其他风湿病的临床表现,胸痛及心包摩擦音多见,心脏可有杂音,心包积液量少,多呈草绿色。抗链"O"滴定度及血清黏蛋白增高,血沉增快,抗风湿治疗有效。愈后可有心包粘连,一般不发展为缩窄性心包炎。

(八)尿毒症性心包炎

尿毒症性心包炎是急、慢性肾功能不全的晚期并发症,发生率为40%～50%,通常为纤维蛋白性,少数为浆液纤维蛋白性或血性,机制不明。

1.临床表现

一般无症状,或有发热、胸痛。心包摩擦音多见,如心包积液量多也可导致心脏压塞。

2.治疗

除按肾衰竭处理外,对无症状且未充分透析者应加强血液透析,对疑出血性心包炎者应采用局部肝素化或改行腹膜透析,以防心脏压塞。如经充分透析,心包积液反见增多者应暂停透析。对心包炎可给予吲哚美辛25 mg,1天3次,部分患者可奏效。对大量心包积液者应予心包穿刺引流,或留置导管做持续引流24～72小时,并向心包注入不易吸收的肾上腺皮质激素——羟氟烯索50 mg也有效。若上述治疗仍不能解除心脏压塞,应考虑做心包胸膜开窗术。已发展成为亚急性或慢窄性心包炎者,在尿毒症基本控制以后,应考虑心包切除术。

(九)放射性心包炎

约5%接受4 000 rad照射的胸部或纵隔肿瘤患者,数月或数年后可患放射性心包炎,尤以霍奇金病中发病率为高。通常表现为急性纤维蛋白性心包炎、心包积液、亚急性渗出缩窄性心包炎或慢性缩窄性心包炎。心肌、心内膜也可受损,发展为纤维化,也可伴发肺炎及胸膜炎。放疗所致心包积液可予激素治疗,有心脏压塞者应做心包穿刺。若出现反复心包压塞或缩窄性心包炎,应施行心包切除。

(十)胆固醇性心包炎

常见于甲状腺功能减退、类风湿关节炎、结核病或其他原因所致高胆固醇血症,也可发生于特发性(非特异性)心包炎。发生机制未明,可能是心包表面细胞坏死,释放出细胞内胆固醇;或心包积血,红细胞溶解,释放出胆固醇;也可能因心包炎影响,减少了心包淋巴引流,使胆固醇的回吸收减少所致。心包渗液中胆固醇含量高,可有胆固醇结晶析出,胆固醇可刺激心包,使渗液增加,心包增厚。临床上表现为缓慢发展的非缩窄性大量积液(除非是血性积液),心包积液浑浊而闪光,但也可澄清。胆固醇结晶使渗液呈金黄色。治疗应针对病因,多数患者需做心包切除。由黏液水肿所致者给予甲状腺片,从小剂量始,每天15 mg,以后每1~2周增加15~30 mg,平均每天量为120~180 mg,待症状改善,基础代谢正常后减量维持。

(张力鸥)

第二节　慢性心包炎

急性心包炎以后,可在心包上留下瘢痕粘连和钙质沉着。多数患者只有轻微的瘢痕形成和疏松的或局部的粘连,心包无明显的增厚,不影响心脏的功能,称为慢性粘连性心包炎。部分患者心包渗液长期存在,形成慢性渗出性心包炎,主要表现为心包积液,预后良好。少数患者由于形成坚厚的疤痕组织,心包失去伸缩性,明显地影响心脏的收缩和舒张功能,称为缩窄性心包炎,它包括典型的慢性缩窄性心包炎和在心包渗液的同时已发生心包缩窄的亚急性渗液性缩窄性心包炎,后者在临床上既有心脏压塞又有心包缩窄的表现,并最终演变为典型的慢性缩窄性心包炎。

一、病因

部分由结核性、化脓性和非特异性心包炎引起,也见于心包外伤后或类风湿性关节炎的患者。有许多缩窄性心包炎患者虽经心包病理组织检查也不能确定其病因。心包肿瘤和放射治疗也偶可引起本病。

二、发病机制及病理改变

在慢性缩窄性心包炎中,心包脏层和壁层广泛粘连增厚和钙化,心包腔闭塞成为一个纤维瘢痕组织外壳,紧紧包住和压迫整个心脏和大血管根部,也可以局限在心脏表面的某些部位,如在房室沟或主动脉根部形成环状缩窄。在心室尤其在右心室表面,瘢痕往往更坚厚,常为0.2~2 cm或更厚。在多数患者中,疤痕组织主要由致密的胶原纤维构成,呈斑点状或片状玻璃样变性,因此不能找到提示原发病变的特征性变化。有些患者则心包内尚可找到结核性或化脓性的肉芽组织。

由于时常发现外有纤维层包裹、内为浓缩血液成分和体液存在,提示心包内出血是形成心包缩窄的重要因素。心脏外形正常或较小,心包病变常累及贴近其下的心肌。缩窄的心包影响心脏的活动和代谢,有时导致心肌萎缩、纤维变性、脂肪浸润和钙化。

三、临床表现

缩窄性心包炎的起病常隐袭。心包缩窄的表现出现于急性心包炎后数月至数十年,一般为2~4年。在缩窄发展的早期,体征常比症状显著,即使在后期,已有明显的循环功能不全的患者也可能仅有轻微的症状。

(一)症状

劳累后呼吸困难常为缩窄性心包炎的最早期症状,是由于心排血量相对固定,在活动时不能相应增加所致。后期可因大量的胸腔积液、腹水将膈抬高和肺部充血,以致休息时也发生呼吸困难,甚至出现端坐呼吸。大量腹水和肿大的肝脏压迫腹内脏器,产生腹部膨胀感。此外可有乏力、胃纳减退、眩晕、衰弱、心悸、咳嗽、上腹疼痛、水肿等。

(二)体征

1.心脏本身的表现

心浊音界正常或稍增大。心尖冲动减弱或消失,心音轻而远,这些表现与心脏活动受限制和心排血量减少有关。第二心音的肺动脉瓣成分可增强。部分患者在胸骨左缘第3～4肋间可听到一个在第二心音后0.1秒左右的舒张早期额外音(心包叩击音),性质与急性心包炎有心脏压塞时相似。心率常较快。心律一般是窦性,可出现期前收缩、心房颤动、心房扑动等异位心律。

2.心脏受压的表现

颈静脉曲张、肝大、腹水、胸腔积液、下肢水肿等与心脏舒张受阻,使心排血量减少,导致水、钠潴留,从而使血容量增加,以及静脉回流受阻使静脉压升高有关。缩窄性心包炎常有大量腹水,而且较皮下水肿出现得早,与一般心力衰竭有所不同。一些患者可发生胸腔积液,有时出现奇脉,心排血量减少使动脉收缩压降低,静脉淤血,反射性引起周围小动脉痉挛使舒张压升高,因此脉压变小。

四、影像心电图及导管

(一)X线检查

心脏阴影大小正常或稍大,心影增大可能由于心包增厚或伴有心包积液,左右心缘正常弧弓消失,呈平直僵硬,心脏搏动减弱,上腔静脉明显增宽,部分患者心包有钙化呈蛋壳状,此外,可见心房增大。

(二)心电图

多数有低电压,窦性心动过速,少数可有心房颤动,多个导联T波平坦或倒置。有时P波增宽或增高呈"二尖瓣型P波"或"肺型P波"表现左、右心房扩大,也可有右心室肥厚。

(三)超声心动图

可见右心室前壁或左心室后壁振幅变小,如同时有心包积液,则可发现心包壁层增厚程度。

(四)心导管检查

右心房平均压升高,压力曲线呈"M"形或"W"形,右心室压力升高,压力曲线呈舒张早期低垂及舒张晚期高原图形,肺毛细血管楔压也升高。

五、诊断

有急性心包炎病史,伴有体、肺循环淤血的症状和体征,而无明显心脏增大,脉压小,有奇脉,X线显示心包钙化,诊断并不困难。

六、鉴别诊断

本病应与肝硬化门静脉高压症及充血性心力衰竭相鉴别。肝硬化有腹水及下肢水肿,但无静脉压增高及颈静脉曲张等。充血性心力衰竭者多有心瓣膜病的特征性杂音及明显心脏扩大而无奇脉,超声心动图及X线检查有助鉴别。

限制型心肌病的血流动力学改变与缩窄性心包炎相似,故其临床表现与钙化的缩窄性心包炎极为相似,很难鉴别,其鉴别要点可参见表 9-2。

表 9-2 缩窄性心包炎和限制性心肌病的鉴别

鉴别项目	缩窄性心包炎	限制型心肌病
疲劳和呼吸困难	逐渐发生,后来明显	一开始就明显
吸气时颈静脉扩张	有	无
心尖冲动	常不明显	常扪及
奇脉	常有	无
二尖瓣与三尖瓣关闭不全杂音	无	常有
舒张期杂音	在第二心音之后较早出现,较响,为舒张早期额外音(心包叩击音)	在第二心音之后较迟出现,较轻,为第三心音,常可听到第四、第六心音
X 线	心脏轻度增大,常见心包钙化	心脏常明显增大,无心包钙化,可有心内膜钙化
心电图	QRS 波群低电压和广泛性 T 波改变,可有心房颤动或提示左房肥大的 P 波改变	可有波群低电压和广泛性 T 波改变,有时出现异常 Q 波,常有房室和心室内传导阻滞(特别是左束支传到阻滞)和心室肥大劳损,也有心房颤动
收缩时间间期测定	正常	异常(PEP 延长,LVET 缩短,PEP/LVET 比值增大)
超声心电图		
心房显著扩大	不常见	常见
舒张早期二尖瓣血流速率	有明显的呼吸变化	随呼吸变化极小
彼此相反的心室充盈	有	无
血流动力学检查		
左、右心室舒张末期压	相等,相差≤0.7 kPa(5 mmHg)	>0.7 kPa(5 mmHg)
右室收缩压	≤0.7 kPa(5 mmHg)	>6.7 kPa(50 mmHg)
右室舒张末期压	大于 1/3 右心室收缩压	<1/3 右心室收缩压
计算机化断层显像	心包增厚	心包正常
心内膜心肌活组织检查	正常	异常
洋地黄治疗反应	静脉压不变	静脉压下降

七、治疗

应及早施行心包剥离术。如病程过久,心肌常有萎缩和纤维变性,影响手术的效果。因此,只要临床表现为心脏进行性受压,用单纯心包渗液不能解释,或在心包渗液吸收过程中心脏受压重征象越来越明显,或在进行心包腔注气术时发现壁层心包显著增厚,或 MRI 显示心包增厚和缩窄,如心包感染已基本控制,就应及早争取手术。结核性心包炎患者应在结核活动已静止后考虑手术,以免过早手术造成结核的播散。如结核尚未稳定,但心脏受压症状明显加剧时,可在积极抗结核治疗下进行手术。手术中心包应尽量剥离,尤其两心室的心包必须彻底剥离。因心脏长期受到束缚,心肌常有萎缩和纤维变性,所以手术后心脏负担不应立即过重,应逐渐增加活动量。静脉补液必须谨慎,否则会导致急性肺水肿。由于萎缩的心肌恢复较慢。因此手术成功的患者常在术后 4～6 月才逐渐出现疗效。

手术前应改善患者一般情况,严格休息,低盐饮食,使用利尿剂或抽除胸腔积液和腹水,必要时给以少量多次输血。有心力衰竭或心房颤动的患者可适应应用洋地黄类药物。

八、预后

如能及早进行心包的彻底剥离手术,大部分患者可获满意的效果。少数患者因病程较久,有明显心肌萎缩和心源性肝硬化等严重病变,则预后较差。

(张力鸥)

第三节 心脏压塞

一、病因

各种引起急性或慢性心包炎的疾病,造成大量和/或快速心包积液,均可能导致急性或慢性的心脏压塞。近年来随着心血管介入诊断和治疗的广泛开展,心脏/血管穿孔或破裂所导致的急性心包炎及心脏压塞也越来越多见。

心血管疾病介入诊疗操作引起的心脏压塞,多与操作不当和特殊解剖部位或解剖异常相关。常见的引起心脏压塞的心血管疾病介入诊疗操作如下。

(一)经皮冠脉介入术

导丝穿孔;钙化病变,球囊过度扩张,导致冠状动脉破裂。

(二)电生理检查和射频消融

鞘管操作不当;消融导管张力、接触力过大,能量选择不当、组织气化的爆裂伤;消融部位特殊,薄弱部位如心耳、冠状窦、憩室;房间隔穿刺不当。

(三)起搏器植入

导线张力过大。

(四)先心病介入

鞘管操作不当。

二、病理生理机制

心脏压塞时血流动力学的改变,通常表现为心房和心包压力同等升高,吸气时动脉收缩压显著下降,产生奇脉或反常脉及动脉性低血压。尽管,偶尔也会因升高的交感肾上腺素状态引起体循环高血压,但动脉性低血压往往是慢性心包积液的后期体征。由于心包内压力持续升高,导致静脉压相应升高以维持心脏充盈,以防发生心腔的塌陷。尽管心腔内的绝对压力升高了,但是跨壁压(心腔舒张压-心包压)实际上是零或负值。前负荷的明显减少是心排血量降低的重要原因。当代偿机制不能维持时就会出现动脉性血压下降。

心腔内压力在整个心动周期中保持升高的状态,仅在心室射血,心脏容积减少时心腔内压力可出现短暂的改善。正常情况下,存在 2 次静脉回流高峰,第一次出现在心室射血开始,伴心包内压力小幅度下降时静脉回流增加。第二次静脉回流高峰出现在舒张早期三尖瓣开放,心房压下降时。而在心脏压塞时,由于心腔内压力持续升高,仅在心室射血时出现一次静脉回流高峰。严重的心脏压塞,舒张期静脉回流终止,这时心脏容积和心包内压达到最高。心包压力和右心房压升高且彼此相等。

尽管心脏压塞时的心室收缩功能强于正常状态,但当静脉压不能继续升高等于心包内压并维持循环时,心脏压塞最终将会是致命性的。一些严重患者,由于心外膜冠状动脉直接受压、异常的跨室壁血流异常分布,会恶化心肌灌注,进一步损害心室收缩功能。

三、临床表现

(一)症状

1.呼吸困难

由于心包积液快速和/或大量出现,患者有明显的气短或呼吸困难,往往取前倾坐位。

2.急性循环衰竭

心脏压塞导致心排血量和血压明显下降,出现晕厥、意识丧失。

(二)体征

(1)反射性心率增快。

(2)心排血量降低导致血压下降,脉搏减弱。

(3)体循环淤血特征:颈静脉明显充盈或曲张。

(4)心脏压塞时出现典型的三联征:心音遥远、动脉压下降或奇脉、颈静脉曲张。

(5)奇脉或反常脉:健康人平静吸气时收缩压下降最多不超过 1.3 kPa(10 mmHg)。心脏压塞时出现奇脉是这种生理反应的异常放大。心脏压塞时奇脉发生的机制是多方面的。首先,吸入气使体循环静脉血回流增加,右侧心腔血容量增加。但心脏总容积由于心脏压塞而固定,因此右心室血容量增加会引起室间隔突向左心室,导致左心室舒张期血容量减少;其次,心脏压塞时跨心包压力的增加会减少肺静脉回流;另外,吸气时产生的胸内负压传导至主动脉,增加左心室后负荷并减少每搏输出量;吸气时膈肌运动对心包的牵紧、血管收缩性和阻力的反射性变化,以及由于肺淤血引起的用力呼吸都会对反常脉的出现产生影响。

(6)出汗,四肢末梢发凉,周围性发绀,感觉减退。

四、辅助检查

(一)X 线、CT 和 MRI 检查

急性心脏压塞起病急,病情重,一般出现在心包积液或积血的快速增加时,心动过速,血压下降等。X 线表现为心影明显增大,呈烧瓶状或球形,心缘弧度消失,CT 或 MRI 更清楚显示心包积液的量和性质。

(二)心电图

心脏压塞时常常可以见到 QRS 波振幅减低和电交替现象。电交替在心脏压塞或大量心包积液时有一定特异性但敏感性不高,QRS 波振幅的交替变化与心脏逐跳前后摆动引起的电轴变化有关。

(三)超声心动图

心室腔径随呼吸而变化,呼气末右心室明显缩小,左心室径稍增大,吸气末右心室明显增大

而左心室缩小。右心舒张期塌陷现象:左心室长轴切面和心底大动脉短轴切面显示右心室前壁和右心室游离壁后外侧壁于舒张期向心腔方向移行,室壁塌陷,这种现象是心脏压塞敏感而特异的指标。二尖瓣活动曲线射血分数斜率变慢,DE 幅度变小。右心室前壁舒张期向后运动。和左心室大小变化相对应的,多普勒超声心动图探查二尖瓣口和三尖瓣口血流频谱可见:吸气时,二尖瓣最大血流速度下降,二尖瓣血流速度的积分减低;而三尖瓣最大血流速度及血流速度积分增加;二尖瓣充盈时间延长。心包腔内可见大片无回声暗区包绕心脏表面。

(四)中心静脉压测定

中心静脉压是指血液对右心房、上下腔静脉胸腔段的侧压力。正常范围是 0.6～1.2 kPa(6～12 cmH$_2$O)。急性心脏压塞时中心静脉压明显升高,进行中心静脉压监测,了解其变化,对判断病情和指导治疗有重要意义。

一般选择颈内静脉或锁骨下静脉穿刺,穿刺成功后置入深静脉留置管,留置管先端送到上腔静脉或右心房,留置管尾端接三通接头和压力监测器,后者可连接在心电血压监测设备上进行实时的压力监测。管道定期使用肝素盐水冲管,防止血栓形成。

穿刺技术和硬件条件有限的基层单位,可应用肘静脉压替代中心静脉压测定。一般患者取平卧或取半坐卧位,患者上肢外展伸直,肌肉放松,使上肢静脉不受压迫。取外肘前静脉作为穿刺部位,穿刺静脉高度位于腋中线水平。选用 18 号针头连烈注射器,预先抽取生理盐水 1～2 mL。行肘前静脉穿刺,穿刺成功后,注入少量生理盐水,观察静脉是否通畅。取下注射器,松开止血带,将测压管连接于针头上,记录测压管血柱的高度,即为肘静脉压。

五、诊断与鉴别诊断

(一)诊断

既往有心包炎、胸部外伤或手术、心血管病介入诊疗等病史,结合呼吸困难、急性循环衰竭的症状和典型的颈静脉曲张、低血压、反常脉、四肢末梢发凉,周围性发绀等体征,诊断心脏压塞症并不困难。再结合心电图的特征性改变,尤其是超声心动图或 CT/MRI 检查结果可进一步明确诊断。

快速诊断是心脏压塞症诊断的关键,尤其在一些特殊临床情况下确定诊断后须立即进行心包穿刺引流和进一步治疗。

(二)鉴别诊断

1.呼吸困难

呼吸困难需要与哮喘、肺气肿、介入操作引起的气胸等进行鉴别。

(1)哮喘:多有反复发作的呼吸困难病史,多于接触变应原和理化刺激有关,发作时呼气相为主的哮鸣音。呼吸功能检查、支气管激发试验、支气管扩张试验及心脏超声可资鉴别。

(2)肺气肿:多有慢性支气管炎病史,桶状胸、呼气相明显延长,结合胸部 X 线、肺功能检查、心脏超声可资鉴别。

(3)介入操作引起的气胸:主要因介入操作时进行颈部或胸部皮下血管穿刺引起,可出现胸痛和呼吸困难症状。血管穿刺过程中发生,穿刺侧呼吸音减低,伴皮下积气。胸部 X 线、超声心动图可鉴别。

2.急性循环衰竭

急性循环衰竭需要与肺栓塞、主动脉夹层、急性心力衰竭等鉴别。

（1）肺栓塞：可出现胸痛、呼吸困难、血压明显下降、心动过速、脉搏减弱、四肢末梢发凉、晕厥和意识丧失。患者可能有骨科手术、卧床、下肢静脉血栓等病死，心电图变化、动脉血气分析、胸部 X 线、胸部计算机体层血管成像、胸部 MRI、肺通气血流灌注显像、D-二聚体、心脏超声可资鉴别。

（2）主动脉夹层：出现剧烈胸痛、血压升高、突然发生的主动脉瓣关闭不全，伴有双侧肢体脉搏不等，有时主动脉夹层可累及冠状动脉开口引起急性心肌梗死。超声心动图、主动脉计算机体层血管成像有助于鉴别诊断。

（3）急性心力衰竭：可出现呼吸困难和急性循环衰竭。心脏病、高血压史，不能平卧、心脏扩大、奔马律、双肺湿啰音或喘鸣音、血浆脑利尿钠肽、胸部 X 线、超声心动图可资鉴别。

六、治疗

（一）心包穿刺和引流术

心包穿刺术是采用穿刺针经皮穿刺，将心包内异常积液或出血抽吸或通过引流管引流出来，以缓解心脏压塞或获取心包积液，达到治疗或协助临床诊断的操作方法。

心包穿刺术的适应证：心脏压塞出现急性循环障碍，应施行紧急心包穿刺术；需要心包内注入药物治疗；虽经特殊治疗，心包积液仍进行性增长或持续不缓解；化脓性心包炎；原因不明的心包积液，需要获取积液进行诊断。

心包穿刺术的禁忌证：①绝对禁忌证：主动脉夹层。穿刺引流可能导致心包内出血增加和夹层扩展，危及生命。②相对禁忌证：患者不能配合，不能保证安全操作；未纠正的凝血障碍、正在接受抗凝治疗、血小板计数$<5\times10^{9}$/L；积液量少，位于心脏后部，已被分隔的心包积液；无心胸外科后备支持。

（二）支持和药物治疗

心脏压塞应积极治疗原发病因，在准备心包穿刺的同时应立即给予适当扩容、支持生命的治疗。如合并血容量不足时，给予生理盐水和胶体液；静脉应用升压药物，如多巴胺等；同时给予吸氧等支持治疗。

（张力鸥）

第十章

心脏瓣膜病

第一节 二尖瓣狭窄

一、病因与病理

(一)风湿热

虽然近几十年来风湿性心脏瓣膜病的发生率逐年降低,但仍是临床上二尖瓣狭窄(mitral stenosis,MS)的常见病因。风湿性心脏病患者中约 25％为单纯二尖瓣狭窄,40％为二尖瓣狭窄并二尖瓣关闭不全。其中女性患者占 2/3。一般而言,从急性风湿热发作到形成重度二尖瓣狭窄,至少需 2 年,在温带气候大多数患者能保持十年以上的无症状期。风湿热反复多次发作者易罹患二尖瓣狭窄。

风湿性二尖瓣损害,早期病理变化为瓣膜交界处和基底部发生水肿、炎症及赘生物形成,随后由于纤维蛋白的沉积和纤维性变,发生瓣叶交界处粘连、融合,瓣膜增粗、硬化、钙化,腱索缩短并相互粘连,限制瓣膜的活动与开放,致使瓣口狭窄,与鱼嘴或钮孔相似。一般后瓣病变程度较前瓣重,后瓣显著增厚、变硬、钙化、缩短,甚至完全丧失活动能力,而前瓣仍能上下活动者并不罕见。

(二)二尖瓣环及环下区钙化

二尖瓣环及环下区钙化常见于老年人退行性变。尸检发现,50 岁以上人群中约 10％有二尖瓣环钙化,其中糖尿病患者尤为多见,女性比男性多 2～3 倍,超过 90 岁的女性患者二尖瓣环钙化率高达 40％以上。偶见于年轻人,可能与合并 Maffan 氏综合征或钙代谢异常有关。

瓣环钙化可影响二尖瓣的正常启闭,引起狭窄和/或关闭不全。钙化通常局限于二尖瓣的瓣环处,多累及后瓣。然而,最近研究表明,老年人二尖瓣环钙化,其钙质沉着主要发生于二尖瓣环的前方及后方,而非真正的瓣环处,钙化延伸至膜部室间隔或希氏束及束支时,可引起心脏传导功能障碍。

(三)先天性发育异常

单纯先天性二尖瓣狭窄甚为少见。

(四)其他罕见病因

如结缔组织疾病、恶性类肿瘤、多发性骨髓瘤等。

二、病理生理

正常人二尖瓣开放时瓣口面积为 4～6 cm²,当瓣口面积＜2.5 cm² 时,才会出现不同程度的临床症状。临床上根据瓣口面积缩小程度不同,将二尖瓣狭窄分为轻度(2.5～1.5 cm²)、中度(1.5～1.0 cm²)、重度(＜1.0 cm²)狭窄。根据二尖瓣狭窄程度和代偿状态分为如下 3 期(图 10-1)。

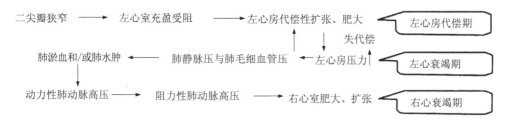

图 10-1 二尖瓣狭窄血流动力学图解

(一)左心房代偿期

轻度二尖瓣狭窄时,只需在心室快速充盈期、心房收缩期存在压力梯度,血液便可由左心房充盈左心室。因此左心房发生代偿性扩张及肥大以增强收缩力,延缓左心房压力的升高。此期内,临床上可在心尖区闻及典型的舒张中、晚期递减型杂音,收缩期前增强(左心房收缩引起)。患者无症状,心功能完全代偿,但有二尖瓣狭窄的体征(心尖区舒张期杂音)和超声心动图改变。

(二)左心房衰竭期

随着二尖瓣狭窄程度的加重,左心房代偿性扩张、肥大及收缩力增强难以克服瓣口狭窄所致血流动力学障碍时,房室压力梯度必须存在于整个心室舒张期,房室压力阶差在 2.7 kPa(20 mmHg)以上,才能维持安静时心排血量,因此左心房压力升高。由于左心房与肺静脉之间无瓣膜存在,当左心房压力升至3.3～4.0 kPa(25～30 mmHg)时,肺静脉与肺毛细血管压力也升至 3.3～4.0 kPa(25～30 mmHg),超过血液胶体渗透压水平,引起肺毛细血管渗出。若肺毛细血管渗出速度超过肺淋巴管引流速度,可引起肺顺应性下降,发生呼吸功能障碍和低氧血症,同时,血浆及血细胞渗入肺泡内,可引起急性肺水肿,出现急性左心房衰竭表现。本期患者可出现劳力性呼吸困难,甚至端坐呼吸、夜间阵发性呼吸困难,听诊肺底可有湿啰音,胸部 X 线检查常有肺淤血和/或肺水肿征象。

(三)右心衰竭期

长期肺淤血可使肺顺应性下降。早期,由于肺静脉压力升高,可反射性引起肺小动脉痉挛、收缩,肺动脉被动性充血而致动力性肺动脉高压,尚可逆转。晚期,因肺小动脉长期收缩、缺氧,致内膜增生、中层肥厚,肺血管阻力进一步增高,加重肺动脉高压。肺动脉高压虽然对肺毛细血管起着保护作用,但明显增加了右心负荷,使右心室壁肥大、右心腔扩大,最终引起右心衰竭。此时,肺淤血和左心房衰竭的症状反而减轻。

三、临床表现

(一)症状

1.呼吸困难和乏力

当二尖瓣狭窄进入左心房衰竭期时,可产生不同程度的呼吸困难和乏力,是二尖瓣狭窄的主要症状。前者为肺淤血所引起,后者是心排血量减少所致。早期仅在劳动、剧烈运动或用力时出现呼吸困难,休息即可缓解,常不引起患者注意。随狭窄程度的加重,日常生活甚至静息时也感气促,夜间喜高枕,甚至不能平卧,须采取半卧位或端坐呼吸,上述症状常因感染(尤其是呼吸道感染)、心动过速、情绪激动、心房颤动诱发或加剧。

2.心悸

心慌和心前区不适是二尖瓣狭窄的常见早期症状。早期与偶发的房性期前收缩有关,后期发生心房颤动时心慌常是患者就诊的主要原因。自律性或折返活动引起的房性期前收缩,可刺激左心房易损期而引起心房颤动,由阵发性逐渐发展为持续性。而心房颤动又可引起心房肌的弥漫性萎缩。导致心房增大及不应期、传导速度的更加不一致,最终导致不可逆心房颤动。快心室率心房颤动时,心室舒张期缩短,左心室充盈减少,左心房压力升高,可诱发急性肺水肿的发生。

3.胸痛

15%的患者主诉胸痛,其产生原因:①心排血量下降,引起冠状动脉供血不足,或伴冠状动脉粥样硬化和/或冠状动脉栓塞。②右心室压力升高,冠状动脉灌注受阻,致右心室缺血。③肺动脉栓塞,常见于右心衰竭患者。

4.咯血

咯血发生于10%患者。二尖瓣狭窄并发的咯血有如下几种。

(1)突然出血,出血量大,有时称为肺卒中,却很少危及生命。因为大出血后,静脉压下降,出血可自动停止。此种咯血是由于突然升高的左心房和肺静脉压,传至薄而扩张的支气管静脉壁使其破裂所致,一般发生于病程早期。晚期,因肺动脉压力升高,肺循环血流量有所减少,该出血情况反而少见。

(2)痰中带血,二尖瓣狭窄患者,因支气管水肿罹患支气管炎的机会增多,若支气管黏膜下层微血管破裂,则痰中带有血丝。

(3)粉红色泡沫痰,急性肺水肿的特征性表现,是肺泡毛细血管破裂,血液、血浆与空气互相混合的缘故。

(4)暗红色血液痰,病程晚期,周围静脉血栓脱落引起肺栓塞时的表现。

5.血栓栓塞

左心房附壁血栓脱落引起动脉栓塞,是二尖瓣狭窄常见的并发症。在抗凝治疗和手术治疗时代前,二尖瓣病变患者中,约1/4死亡继发于栓塞,其中80%见于心房颤动患者。若为窦性心律,则应考虑一过性心房颤动及潜在感染性心内膜炎的可能。35岁以上的患者合并心房颤动,尤其伴有心排血量减少和左心耳扩大时是形成栓子的最危险时期,主张接受预防性抗凝治疗。

6.吞咽困难、声嘶

增大的左心房压迫食管,扩张的左肺动脉压迫左喉返神经所致。

7.感染性心内膜炎

增厚、钙化的瓣膜少发。

8.其他

肝大、体静脉压增高、水肿、腹水,均为重度二尖瓣狭窄伴肺血管阻力增高及右心衰竭的症状。

(二)体征

重度二尖瓣狭窄患者常有"二尖瓣面容",双颧呈绀红色。右心室肥大时,心前区可扪及抬举性搏动。

1.二尖瓣狭窄的心脏体征

(1)心尖冲动正常或不明显。

(2)心尖区 S_1 亢进是二尖瓣狭窄的重要特点之一,二尖瓣狭窄时,左心房压力升高,舒张末期左心房室压力阶差仍较大,且左心室舒张期充盈量减少,二尖瓣前叶处于心室腔较低位置,心室收缩时,瓣叶突然快速关闭,可产生亢进的拍击样 S_1。S_1 亢进且脆,说明二尖瓣前叶活动尚好,若 S_1 亢进且闷,则提示前叶活动受限。

(3)开瓣音也称二尖瓣开放拍击音,由二尖瓣瓣尖完成开放动作后瓣叶突然绷紧而引起,发生在二尖瓣穹隆进入左心室的运动突然停止之际。

(4)心尖部舒张中、晚期递减型隆隆样杂音,收缩期前增强,是诊断二尖瓣狭窄的重要体征。心室舒张二尖瓣开放的瞬间,左心房室压力梯度最大,产生杂音最响,随着左心房血液充盈到左心室,房室压力梯度逐渐变小,杂音响度也逐渐减轻,最后左心房收缩将 15%～25% 的血液灌注于左心室,产生杂音的收缩期前增强部分。心房颤动患者,杂音收缩期前增强部分消失。但据 Criley 氏报道,此时若左心房压力超过左心室压力 1.3 kPa(10 mmHg)或更高,则可有收缩期前增强部分。

二尖瓣狭窄的舒张期杂音于左侧卧位最易听到,对于杂音较轻者,可嘱运动、咳嗽、用力呼气或吸入亚硝酸异戊酯等方法使杂音增强。拟诊二尖瓣狭窄而又听不到舒张期杂音时,可嘱患者轻微运动(仰卧起坐 10 次)后左侧卧位,或左侧卧位后再深呼吸或干咳数声,杂音可于最初 10 个心动周期内出现。杂音响度还与瓣口狭窄程度及通过瓣口的血流量和血流速度有关。在一定限度内,狭窄越重,杂音越响,但若狭窄超过某一范围,以致在左心室形成漩涡不明显或不引起漩涡,反而使杂音减轻或消失,后者即所谓的"无声性二尖瓣狭窄"。

2.肺动脉高压和右心室肥大的体征

(1)胸骨左缘扪及抬举性搏动。

(2)P_2 亢进、S_2 分裂,肺动脉高压可引起 S_2 的肺动脉瓣成分亢进,肺动脉压进一步升高时,右心室排血时间延长,S_2 分裂。

(3)肺动脉扩张,于胸骨左上缘可闻及短的收缩期喷射性杂音和递减型高调哈气性舒张早期杂音(Graham Steell 杂音)。

(4)右心室肥大伴三尖瓣关闭不全时,胸骨左缘四五肋间有全收缩期吹风样杂音,吸气时增强。

四、辅助检查

(一)心电图检查

中、重度二尖瓣狭窄,可显示特征性改变。左心房肥大(P 波时限大于 0.12 秒,并呈双峰波形,即所谓"二尖瓣型 P 波",见图 10-2)是二尖瓣狭窄的主要心电图特征,可见于 90% 的显著二尖瓣狭窄伴窦性心律者。心房颤动时,V_1 导联颤动波幅超过 0.1 mV,也提示存在心房肥大。

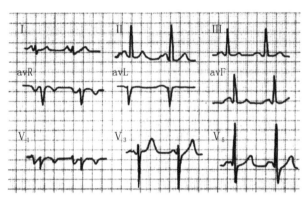

图 10-2　左心房肥大：二尖瓣型 P 波

右心室收缩压低于 9.3 kPa（70 mmHg）时右心室肥大少见；介于 9.3～13.3 kPa（70～100 mmHg）时，约 50％患者可有右心室肥大的心电图表现；超过 13.3 kPa（100 mmHg）时，右心室肥大的心电图表现一定出现（图 10-3）。

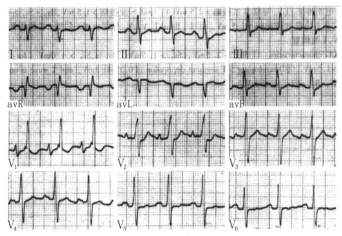

图 10-3　左心房肥大，右心室肥大

心律失常在二尖瓣狭窄患者早期可表现为房性期前收缩，频发和多源房性期前收缩往往是心房颤动的先兆，左心房肥大的患者容易出现心房颤动。

（二）X 线检查

轻度二尖瓣狭窄心影可正常。

左心房肥大时，正位片可见增大的左心房在右心室影后面形成一密度增高的圆形阴影，使右心室心影内有双重影。食管吞钡检查，在正位和侧位分别可见食管向右向后移位。

肺动脉高压和右心室肥大时，正位片示心影呈"梨形"，即"二尖瓣型"心，尚可见左主支气管上抬。肺部表现主要为肺淤血，肺门阴影加深。由于肺静脉血流重新分布，常呈肺上部血管阴影增多而下部减少。肺淋巴管扩张，在正位及左前斜位可见右肺外下野及肋膈角附近有水平走向的纹状影，即 Kerley B 线，偶见 Kerley A 线（肺上叶向肺门斜行走行的纹状影）。此外，长期肺淤血尚可引起肺野内含铁血黄素沉积点状影。

严重二尖瓣狭窄和老年性瓣环及环下区钙化者，胸片相应部位可见钙化影。

(三)超声心动图(UCG)检查

UCG 是诊断二尖瓣狭窄较有价值的无创伤性检查方法,有助于了解二尖瓣的解剖和功能情况。

1.M 型 UCG

(1)直接征象:二尖瓣前叶活动曲线和 EF 斜率减慢,双峰消失,前后叶同向运动,形成所谓"城墙样"图形。

(2)间接征象:左心房肥大,肺动脉增宽,右心房、右心室肥大。

2.二维 UCG

(1)直接征象:二尖瓣叶增厚,回声增强,活动僵硬,甚至钙化,二尖瓣舒张期开放受限,瓣口狭窄,交界处粘连。

(2)间接征象:瓣下结构钙化,左心房附壁血栓。

3.多普勒 UCG

二尖瓣口可测及舒张期高速射流频谱,左心室内可有湍流频谱,测定跨二尖瓣压力阶差可判定狭窄的严重程度。彩色多普勒检查可显示舒张期二尖瓣口高速射流束及多色镶嵌的反流束。

4.经食道 UCG

采用高频探头,直接在左心房后方探查,此法在探查左心房血栓方面更敏感,可达 90%以上。

(四)心导管检查

仅在决定是否行二尖瓣球囊扩张术或外科手术治疗前,需要精确测量二尖瓣口面积及跨瓣压差时才做心导管检查。

(五)其他检查

抗链球菌溶血素 O(ASO)滴度 1∶400 以上、血沉加快、C 反应蛋白阳性等,尤见于风湿活动患者。长期肝淤血患者可有肝功能指标异常。

二尖瓣狭窄的临床表现及实验室检查与血流动力学变化密切相关,血流动力学发展的每一阶段,均可引起相应的临床表现及实验室检查结果。

五、并发症

(一)心房颤动

心房颤动见于晚期患者,左心房肥大是心房颤动持续存在的解剖学基础。出现心房颤动后,心尖区舒张期隆隆样杂音可减轻,且收缩期前增强消失。心房颤动早期可能是阵发性的,随着病程发展多转为持续性心房颤动。

(二)栓塞

栓塞多见于心房颤动患者,以脑梗死多见,栓子也可到达全身其他部位。

(三)急性肺水肿

急性肺水肿是重度二尖瓣狭窄严重而紧急的并发症,病死率高。往往由于剧烈体育活动、情绪激动、感染、妊娠或分娩、快心室率心房颤动等诱发,可导致左心室舒张充盈期缩短,左心房压升高,进一步引起肺毛细血管压升高,致使血浆渗透到组织间隙或肺泡,引起急性肺水肿。患者突发呼吸困难、不能平卧、发绀、大汗、咳嗽及咳粉红色泡沫样浆液痰,双肺布满湿啰音,严重者可昏迷或死亡。

(四)充血性心力衰竭

晚期50%～75%的患者发生右心充血性心力衰竭,是此病常见的并发症及主要致死原因。呼吸道感染为心力衰竭常见诱因,年轻女性妊娠、分娩常为主要诱因。临床上主要表现为肝区疼痛、食欲缺乏、黄疸、水肿、尿少等症状,体检有颈静脉曲张、肝大、腹水及下肢水肿等。

(五)呼吸道感染

二尖瓣狭窄患者,常有肺静脉高压、肺淤血,因此易合并支气管炎、肺炎。

(六)感染性心内膜炎

单纯二尖瓣狭窄较少发生。风湿性瓣膜病患者在行牙科手术或其他能引起菌血症的手术时,应行抗生素预防治疗。

六、诊断与鉴别诊断

根据临床表现,结合有关实验室检查,尤其是超声心动图检查多能作出诊断。但应与其他引起心尖部舒张期杂音的疾病相鉴别(表 10-1)。

表 10-1　其他疾病引起的心尖部舒张期杂音特点

类型	特点
相对性二尖瓣狭窄	严重的二尖瓣关闭不全左向右分流的先天性心脏病,如 VSD、PDA 等此杂音的产生是由于血容量增加,致二尖瓣相对狭窄所致
Carey-Coombs 杂音	急性风湿热时活动性二尖瓣瓣膜炎征象该杂音柔和,发生于舒张早期,变化较大,比器质性二尖瓣狭窄的音调高可能由严重的二尖瓣反流通过非狭窄的二尖瓣口所致,也可能是一短的紧随S_3的杂音
Austin-Flint 杂音	见于主动脉瓣关闭不全等疾病该杂音历时短,性质柔和,吸入亚硝酸异戊酯后杂音减轻应用升压药后杂音可增强
三尖瓣狭窄	慢性肺心病患者,由于右心室肥大,心脏顺时针转位可在心尖部听到三尖瓣相对性狭窄所致的杂音
左心房黏液瘤	左心房黏液瘤部分堵塞二尖瓣口所致,与体位有关

七、治疗

狭窄程度轻无明显临床症状者,无须治疗,应适当避免剧烈运动,风湿热后遗症者应预防风湿热复发。有症状的二尖瓣患者,应予以积极治疗。

(一)内科治疗

1.一般治疗

适当休息,限制钠盐入量(2 g/d),使用利尿剂,通过减轻心脏前负荷改善肺淤血症状。

急性肺水肿的处理:洋地黄的应用需谨慎,因洋地黄可增强右心室收缩力,有可能使右心室射入肺动脉内的血量增多,导致肺水肿的加重,但可应用常规负荷量的1/2～2/3,其目的是减慢心率而非增加心肌收缩力,以延长舒张期,改善左心室充盈,提高左心室每搏量。适合于合并快心室率心房颤动和室上性心动过速者。

栓塞性并发症的处理:有体循环栓塞而不能手术治疗的患者,可口服抗凝剂,如华法林等。对于有栓塞危险的患者,包括心房颤动、40 岁以上伴巨大左心房者,也应接受口服抗凝药治疗。

心律失常的处理:快心室率心房颤动应尽快设法减慢心室率,可使用洋地黄类药物,若疗效不满意,可联合应用地尔硫草、维拉帕米或β受体阻滞剂。对于轻度二尖瓣狭窄患者不伴巨大左心房,心房颤动<6个月,可考虑药物复律或电复律治疗。

2.介入治疗

经皮球囊二尖瓣成形术(PBMV)是治疗二尖瓣狭窄划时代的进展,患者无须开胸手术,痛苦小、康复快,且具有成功率高、疗效好的特点。

(1)PBMV的适应证:①中、重度单纯二尖瓣狭窄,瓣叶柔软,无明显钙化,心功能Ⅱ、Ⅲ级是PBMV最理想的适应证;轻度二尖瓣狭窄有症状者也可考虑;心功能Ⅳ级者需待病情改善,能平卧时才考虑。②瓣叶轻、中度钙化并非禁忌,但若严重钙化且与腱索、乳头肌融合者,易并发二尖瓣关闭不全,因此宜做瓣膜置换手术。③合并慢性心房颤动患者,心腔内必须无血栓。④合并重度肺动脉高压,不宜外科手术者。⑤合并轻度二尖瓣关闭不全,左心室无明显肥大者。⑥合并轻度主动脉瓣狭窄或关闭不全,左心室无明显肥大者。

(2)PBMV禁忌证:①合并中度以上二尖瓣关闭不全。②心腔内有血栓形成。③严重钙化,尤其瓣下装置病变者。④风湿活动。⑤合并感染性心内膜炎。⑥妊娠期,因放射线可影响胎儿,除非心功能Ⅳ级危及母子生命安全。⑦全身情况差或合并其他严重疾病。⑧合并中度以上的主动脉狭窄和/或关闭不全。

(二)外科治疗

目的在于解除瓣口狭窄,增加左心每搏输出量,改善肺血液循环。

1.手术指征

凡诊断明确,心功能Ⅱ级以上,瓣口面积小于 1.2 cm² 而无明显禁忌证者,均适合手术治疗。严重二尖瓣狭窄并发急性肺水肿患者,如内科治疗效果不佳,可行急诊二尖瓣扩张术。

2.手术方式

手术方式包括闭式二尖瓣分离术、直视二尖瓣分离术、瓣膜修补术或人工瓣膜替换术。

八、预后

疾病的进程差异很大,从数年至数十年不等。预后主要取决于狭窄程度及心脏肥大程度,是否多瓣膜损害及介入、手术治疗的可能性等。

一般而言,首次急性风湿热发作后,患者可保持 10~20 年无症状。然而,出现症状后如不积极进行治疗,其后 5 年内病情进展非常迅速。研究表明,有症状的二尖瓣狭窄患者 5 年死亡率为 20%,10 年死亡率为 40%。

(张力鸥)

第二节 二尖瓣关闭不全

一、病因

二尖瓣关闭不全(mitral incompetence,MI)严格来说不是一种原发病而是一种临床综合征。任何引起二尖瓣复合装置包括二尖瓣环、瓣膜、腱索、乳头肌病变的因素都可导致二尖瓣关闭不全,其诊断容易但确定病因难。按病程进展的速度和病程的长短可分为急性和慢性。

（一）慢性病变

慢性二尖瓣关闭不全进展缓慢、病程较长,病因包括以下几点。

1.风湿性心脏病

在不发达国家风湿性心脏病引起者占首位,其中半数以上合并二尖瓣狭窄。

2.退行性病变

在发达国家,二尖瓣脱垂为最多见原因;二尖瓣黏液样退行性变、二尖瓣环及环下区钙化等退行性病变也是常见原因。

3.冠心病

常见于心肌梗死致乳头肌功能不全。

4.其他少见原因

先天性畸形、系统性红斑狼疮、风湿性关节炎、心内膜心肌纤维化等。

（二）急性病变

急性二尖瓣关闭不全进展快、病情严重、病程短,病因包括以下几点。

（1）腱索断裂可由感染性心内膜炎、二尖瓣脱垂、急性风湿热及外伤等原因引起。

（2）乳头肌坏死或断裂,常见于急性心肌梗死致乳头肌缺血坏死而牵拉作用减弱。

（3）瓣膜毁损或破裂,多见于感染性心内膜炎。

（4）心瓣膜替换术后人工瓣膜裂开。

二、病理生理

由于风湿性炎症使二尖瓣瓣膜纤维化、增厚、萎缩、僵硬、畸形,甚至累及腱索和乳头肌使之变粗、粘连、融合缩短,致使瓣膜在心室收缩期不能正常关闭,血液由左心室向左心房反流,病程长者尚可见钙质沉着。

（一）慢性病变

慢性二尖瓣关闭不全者,依病程进展可分为左心室代偿期、左心室失代偿期和右心衰竭期3个阶段(图10-4)。

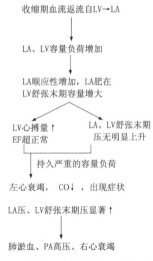

图 10-4　慢性二尖瓣关闭不全血流动力学

二尖瓣关闭不全时,在心室收缩期左心室内的血流存在两条去路,即通过主动脉瓣流向主动脉和通过关闭不全的二尖瓣流向左心房。这样,在左心房舒张期,左心房血液来源除通过四条肺静脉回流外,还包括左心室反流的血液而使其容量和压力负荷增加。由于左心房顺应性好,在反流血液的冲击下,左心房肥大,缓解了左心房压力的增加,且在心室舒张期,左心房血液迅速注入左心室而使容量负荷迅速下降,延缓了左心房压力的上升,这实际上是左心房的一种代偿机制,体积增大而压力正常(图10-5),可使肺静脉与肺毛细血管压长期维持正常。与急性二尖瓣关闭不全相比,肺淤血发生晚、较轻,患者主述乏力而呼吸困难。

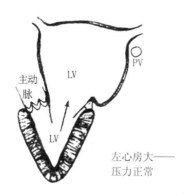

图 10-5　慢性二尖瓣关闭不全

对于左心室,在心室收缩期由于反流,使得在舒张期时由左心房流入左心室的血液除了正常肺循环回流外还包括反流的部分,从而增加了左心室的容量负荷。早期左心室顺应性好,代偿性扩大而使左心室舒张末期压力上升不明显,且收缩时左心室压力迅速下降,减轻了室壁紧张度和能耗而有利于代偿。左心室这种完善的代偿机制,可在相当长时间(大于20年)无明显左心房肥大和肺淤血,左心排血量维持正常而无临床症状。但一旦出现临床症状说明病程已到一定阶段,心排血量迅速下降而致头昏、困倦、乏力,迅速出现左心衰竭、肺水肿、肺动脉高压和右心衰竭,心功能达Ⅳ级,成为难治性心力衰竭,病死率高,患者出现呼吸困难、体循环淤血症状。

(二)急性病变

急性二尖瓣关闭不全早期反流量大,进展迅速,左心房、左心室容量和压力负荷迅速增加,没有经过充分的代偿即出现急性左心衰竭,使得心排血量迅速下降,心室压力上升,左心房及肺静脉压迅速上升,导致肺淤血和肺间质水肿。患者早期即出现呼吸困难、咯血等左心衰竭和肺淤血症状,病程进展迅速,多较快死于急性左心衰竭。由于来不及代偿,左心房、左心室肥大不明显(图10-6～图10-7),X线检查示左心房、左心室大小正常,反流严重者可见肺淤血和肺间质水肿征象。

三、临床表现

(一)症状

1.慢性病变

患者由于左心良好的代偿功能而使病情有无症状期长,有症状期短的特点。

(1)慢性病变的代偿期:左心代偿功能良好,心排血量维持正常,左心房压力及肺静脉压也无明显上升,患者可多年没有明显症状,偶有因左心室舒张末期容量增加而引起的心悸。

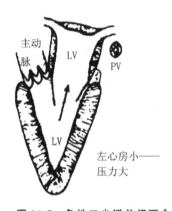

收缩期血流返流自LV→LA

↓

LA、LV容量负荷骤增
急性扩张能力有限

↓

LV舒张末期压、LA压急剧↑

↓

急性左心衰竭：肺淤血
急性肺水肿

图 10-6　急性二尖瓣关闭不全血流动力学

图 10-7　急性二尖瓣关闭不全

（2）失代偿期：患者无症状期长，通常情况下，从初次感染风湿热到出现明显二尖瓣关闭不全的症状，时间可长达 20 年之久。但一旦出现临床症状即说明已进入失代偿期。随着左心功能的失代偿，心排血量迅速下降，患者出现疲劳、头昏、乏力等症状。左心室舒张末期压力迅速上升，左心房、肺静脉及肺毛细血管压上升，引起肺淤血及间质水肿，出现劳力性呼吸困难，开始为重体力劳动或剧烈运动时出现，随着左心衰竭的加重，出现夜间阵发性呼吸困难及端坐呼吸等。

（3）右心衰竭期：肺淤血及肺水肿使肺小动脉痉挛硬化而出现肺动脉高压，继而引起右心衰竭，患者出现体循环淤血症状，如肝大、上腹胀痛、下肢水肿等。

2.急性病变

轻度二尖瓣反流仅有轻度劳力性呼吸困难。严重反流，病情常短期内迅速加重，患者出现呼吸困难，不能平卧，咯粉红色泡沫痰等急性肺水肿症状，随后可出现肺动脉高压及右心衰竭征象。处理不及时，则心排血量迅速下降出现休克，患者常迅速死亡。

（二）体征

1.慢性病变

（1）代偿期。

心尖冲动：呈高动力型，左心室肥大时向左下移位。

心音：①瓣叶缩短所致的重度关闭不全（如风湿性心脏病），S_1 常减弱。②S_2 分裂，代偿期无肺动脉高压时，由于左心室射血时间缩短，主动脉提前关闭，产生 S_2 分裂，吸气时明显；失代偿产生肺动脉高压后，肺动脉瓣延迟关闭可加重 S_2 分裂。③心尖区可闻及 S_3，大约出现在第二心音后 0.10~0.18 秒,是中重度二尖瓣关闭不全的特征性体征,卧位时明显,其产生是由于血液大量快速流入左心室使之充盈过度,引起肥大的左心室壁振动所致。

心脏杂音:心尖区全收缩期吹风样杂音,是二尖瓣关闭不全的典型体征。其强度取决于瓣膜损害程度、反流量及左心房、室压差,可以是整个收缩期强度均等,也可以是收缩中期最强,然后减弱。杂音在左心衰竭致反流量小时可减弱,在吸气时由于膈下降,心脏顺时针转位,回左心血流量减少,杂音相应减弱,呼气时相反。

杂音一般音调高、粗糙、呈吹风样、时限长,累及腱索或乳头肌时呈乐音样。其传导与前后瓣的解剖位置结构和血液反流方向有关,在前交界和前瓣损害时,血液反流至左心房的左后方,杂音可向左腋下和左肩胛间区传导;后交界区和后瓣损害时,血液冲击左心房的右前方,杂音可传导至肺动脉瓣区和主动脉瓣区;前后瓣均损害时,血液反流至左心房前方和左右侧,杂音向整个心前区和左肩胛间部传导。

心尖区舒张中期杂音是由于发生相对性二尖瓣狭窄所致。通过变形的二尖瓣口血液的速度和流量增加,产生一短促、低调的舒张中期杂音,多在 S_3 之后,无舒张晚期增强,S_3 和它出现提示二尖瓣关闭不全为中至重度。

(2)失代偿期(左心衰竭期):心前区可触及弥散性搏动,心尖区可闻及舒张期奔马律,全收缩期杂音减弱。

(3)右心衰竭期:三尖瓣区可闻及收缩期吹风样杂音。由于右心衰竭,体静脉血回流障碍产生体循环淤血,患者可有颈静脉曲张、搏动,肝大,肝颈静脉回流征阳性,腹水及下垂性水肿等。

2.急性病变

患者迅速出现左心衰竭,甚至出现肺水肿或心源性休克,常迅速死亡。

四、辅助检查

(一)心电图检查

病情轻者无明显异常,重者 P 波延长,可有双峰,同时左心室肥大、电轴左偏,病程长者心房颤动较常见。急性者,心电图可正常,窦性心动过速常见。

(二)X 线检查

慢性二尖瓣关闭不全早期,左心房、左心室形态正常,晚期左心房、左心室显著增大且与病变严重程度成比例,有不同程度肺淤血及间质水肿,严重者有巨大左心房,肺动脉高压和右心衰竭征象。偶可见瓣膜瓣环钙化,随心脏上下运动,透视可见收缩时左心房膨胀性扩大。

急性者心脏大小正常,反流严重者可有肺淤血及间质水肿征象,1~2 周左心房、左心室开始扩大,一年还存活者,其左心房、左心室扩大已达慢性患者程度。

(三)超声心动图检查

1.M 型 UCC

急性者心脏大小正常,慢性者可见左心房、左心室肥大,左心房后壁与室间隔运动幅度增强。

2.二维 UCG 检查

二维 UCG 检查可确定左心室容量负荷,评价左心室功能和确定大多数病因,可见瓣膜关闭不全,有裂隙、瓣膜增厚变形、回声增强,左心房、左心室肥厚,肺动脉增宽。

3.多普勒 UCG 检查

多普勒 UCG 检查可见收缩期血液反流,并可测定反流速度,估计反流量。

(四)心导管检查

一般没有必要,但可评估心功能和二尖瓣关闭不全的程度,确定大多数病因。

五、并发症

急性者较快出现急性左心衰竭,慢性者与二尖瓣狭窄相似,以左心衰竭为主,但出现晚,一旦出现则进展迅速。感染性心内膜炎较常发生(>20%),体循环栓塞少见,常由感染性心内膜炎引起,心房颤动发生率高达75%,此时栓塞较常见。

六、诊断与鉴别诊断

(一)诊断

根据典型的心尖区全收缩期吹风样杂音伴有左心房、左心室肥大,诊断应不困难。但应结合起病急缓、患者年龄、病情严重程度、房室肥大情况及相应辅助检查来确定诊断及明确病因。

(二)鉴别诊断

1.相对性二尖瓣关闭不全

由扩大的左心室及二尖瓣环所致,但瓣叶本身活动度好,无增厚、粘连等。杂音柔和,多出现在收缩中晚期。常有高血压、各种原因的主动脉关闭不全或扩张型心肌病、心肌炎、贫血等病因。

2.二尖瓣脱垂

可出现收缩中期喀喇音-收缩晚期杂音综合征。喀喇音是由于收缩中期,拉长的腱索在二尖瓣脱垂到极点时骤然拉紧,瓣膜活动突然停止所致。杂音是由于收缩晚期,瓣叶明显突向左心房,不能正常闭合所致。轻度脱垂时可仅有喀喇音,较重时喀喇音和杂音均有,严重时可只有杂音而无喀喇音。

3.生理性杂音

杂音一般为1~2级,柔和,短促,位于心尖和胸骨左缘。二尖瓣关闭不全的临床表现及实验室检查与血流动力学变化密切相关,血流动力学发展的每一阶段,均可引起相应的临床表现及实验室检查结果。

七、治疗

(一)内科治疗

急性者一旦确诊,经药物改善症状后应立即采取人工瓣膜置换术,以防止变为慢性而影响预后,积极的内科治疗仅为手术争取时间。

慢性患者由于长期无症状,一般仅需定期随访,避免过度的体力劳动及剧烈运动,限制钠盐摄入,保护心功能,对风湿性心脏瓣膜病患者积极预防链球菌感染与风湿活动及感染性心内膜炎。如出现心功能不全的症状,应合理应用利尿剂、ACE抑制剂、洋地黄、β受体阻滞剂和醛固酮受体拮抗剂。血管扩张剂,特别是减轻后负荷的血管扩张剂,通过降低左心室射血阻力,可减少反流量,增加前向心排血量,从而产生有益的血流动力学作用。慢性患者可用ACE抑制剂,急性者可用硝普钠、硝酸甘油或酚妥拉明静脉滴注。洋地黄类药物宜用于心功能Ⅱ、Ⅲ、Ⅳ级的患者,对伴有快心室率心房颤动者更有效。晚期的心力衰竭患者可用抗凝药物防止血栓栓塞。心律失常的处理参见相关章节。

(二)外科治疗

人工瓣膜替换术是几乎所有二尖瓣关闭不全病例的首选治疗。对慢性患者,应在左心室功能尚未严重损害和不可逆改变之前考虑手术,过分推迟可增加手术死亡率和并发症。手术指征:①心功能Ⅲ～Ⅳ级,Ⅲ级为理想指征,Ⅳ级死亡率高,预后差,内科疗法准备后应行手术。②心功能Ⅱ级或以下,缺乏症状者,若心脏进行性肥大,左心功能下降,应行手术。③EF>50%,左心室舒张末期直径<8.0 cm,收缩末期直径<5.0 cm,心排指数>2.0 L/(min·m²),左心室舒张末压<1.6 kPa(12 mmHg),收缩末容积指数<50 mL/m²患者,适于手术,效果好。④中度以上二尖瓣反流。

八、预后

慢性二尖瓣关闭不全患者代偿期较长,可达 20 年。一旦失代偿,病情进展迅速,心功能恶化,成为难治性心力衰竭。

内科治疗后 5 年生存率为 80%,10 年生存率近 60%,而心功能Ⅳ级患者,内科治疗 5 年生存率仅 45%。

急性二尖瓣关闭不全患者多较快死于急性左心衰竭。

(张力鸥)

第三节 三尖瓣狭窄

一、病因

三尖瓣狭窄病变较少见,几乎均由风湿病所致,小部分病因为三尖瓣闭锁、右心房肿瘤。临床特征为症状进展迅速,类癌综合征常同时伴有三尖瓣反流;偶尔,右心室流出道梗阻可由心包缩窄、心外肿瘤及赘生物引起。

风湿性三尖瓣狭窄几乎均同时伴有二尖瓣病变,在多数患者中主动脉瓣也可受累。

二、病理生理

风湿性三尖瓣狭窄的病理变化与二尖瓣狭窄相似,腱索有融合和缩短,瓣叶尖端融合,形成一隔膜样孔隙。

当运动或吸气使三尖瓣血流量增加时及当呼气使三尖瓣血流减少时,右心房和右心室的舒张期压力阶差即增大。若平均舒张期压力阶差超过 0.7 kPa(5 mmHg)时,即足以使平均右心房压升高而引起体静脉淤血,表现为颈静脉充盈、肝大、腹水和水肿等体征。

三、临床表现

(一)症状

三尖瓣狭窄致低心排血量可引起疲乏,体静脉淤血可引起恶心呕吐、食欲缺乏等消化道症状及全身不适感,由于颈静脉搏动的巨大"a"波,患者感到颈部有搏动感。

（二）体征

主要体征为胸骨左下缘低调隆隆样舒张中晚期杂音,也可伴舒张期震颤,可有开瓣拍击音。增加体静脉回流方法可使之更明显,呼气及 Valsalva 动作使之减弱。

四、辅助检查

（一）X 线检查

主要表现为右心房明显扩大,下腔静脉和奇静脉扩张,但无肺动脉扩张。

（二）心电图检查

心电图检查显示 Ⅱ 、V_1 导电压增高;由于多数二尖瓣狭窄患者同时合并有二尖瓣狭窄,故心电图也常提示双侧心房肥大。

（三）超声心动图检查

其变化与二尖瓣狭窄时观察到的相似,M 型超声心动图常显示瓣叶增厚,前叶的 EF 斜率减慢,舒张期与隔瓣示矛盾运动、三尖瓣钙化和增厚;二维超声心动图对诊断三尖瓣狭窄较有帮助,其特征为舒张期瓣叶呈圆顶状,增厚、瓣叶活动受限。

五、诊断及鉴别诊断

根据典型杂音、心房扩大及体循环淤血的症状和体征,一般即可作出诊断,对诊断有困难者可行右心导管检查,若三尖瓣平均跨瓣舒张压差低于 0.3 kPa(2 mmHg),即可诊断为三尖瓣狭窄。应注意与右心房黏液瘤、缩窄性心包炎等疾病相鉴别。

六、治疗

限制钠盐摄入及应用利尿剂,可改善体循环淤血的症状和体征;如狭窄显著,可行三尖瓣分离术或经皮球囊扩张瓣膜成形术。

（张思锋）

第四节　三尖瓣关闭不全

一、病因

三尖瓣关闭不全多为功能性,常继发于左心瓣膜病变致肺动脉高压和右心室扩张,器质性病变者多见于风湿性心脏病,常为联合瓣膜病变。单纯性三尖瓣关闭不全非常少见,见于先天性三尖瓣发育不良、外伤、右心感染性心内膜炎等。

二、病理生理

先天性三尖瓣关闭不全可有以下病变:①瓣叶发育不全或缺如。②腱索和乳头肌发育不全、缺如或延长。③瓣叶、腱索发育尚可,瓣环过大。

后天性单独的三尖瓣关闭不全可发生于类癌综合征。

三尖瓣关闭不全引起的病理变化与二尖瓣关闭不全相似,但代偿期较长;病情若逐渐进展,最终可导致右心室、右心房肥大,右心室衰竭。如肺动脉高压显著,则病情发展较快。

三、临床表现

(一)症状

　　二尖瓣关闭不全合并肺动脉高压时,才出现心排血量减少和体循环淤血的症状。三尖瓣关闭不全合并二尖瓣疾病者,肺淤血的症状可由于三尖瓣关闭不全的发展而减轻,但乏力和其他心排血量减少的症状可更为加重。

(二)体征

　　主要体征为胸骨左下缘全收缩期杂音,吸气及压肝后可增强;如不伴肺动脉高压,杂音难以闻及。反流量很大时,有第三心音及三尖瓣区低调舒张中期杂音。颈静脉脉波图 V 波(又称回流波,为右心室收缩时,血液回到右心房及大静脉所致)增大;可扪及肝脏搏动。瓣膜脱垂时,在三尖瓣区可闻及非喷射性咯喇音。其淤血体征与右心衰竭相同。

四、辅助检查

(一)X 线检查

　　X 线检查可见右心室、右心房增大。右心房压升高者,可见奇静脉扩张和胸腔积液;有腹水者,横膈上抬。透视时可看到右心房收缩期搏动。

(二)心电图检查

　　心电图检查无特征性改变。可示右心室肥厚、劳损右心房肥大;并常有右束支阻滞。

(三)超声心动图检查

　　超声心动图检查可见右心室、右心房增大,上下腔静脉增宽及搏动;二维超声心动图声学造影可证实反流,多普勒可判断反流程度。

五、诊断及鉴别诊断

　　根据典型杂音,右心室右心房增大及体循环淤血的症状及体征,一般不难作出诊断。应与二尖瓣关闭不全、低位室间隔缺损相鉴别。超声心动图声学造影及多普勒可确诊,并可帮助作出病因诊断。

六、治疗

　　(1)针对病因的治疗。
　　(2)由于右心压力低,三尖瓣口血流缓慢,易产生血栓,且三尖瓣置换有较高的手术病死率并且远期存活率低,一般尽量采用三尖瓣成形术来纠正三尖瓣关闭不全。如单纯瓣环扩大、瓣叶病变轻、外伤性乳头肌断裂等可行三尖瓣成形术治疗。成形方法包括瓣环成形术和瓣膜成形术。

(张思锋)

第五节 主动脉瓣狭窄

一、病理生理

正常主动脉瓣口面积超过 3.5 cm^2,当瓣口面积减小 1.5 cm^2 时,为轻度狭窄;1.0 cm^2 时为中度狭窄;<1.0 cm^2 时为重度狭窄。主动脉瓣狭窄引起的基本血流动力学改变是收缩期左心室血液流出受阻,进而左心室压力增高,严重时左心房压、肺动脉压、肺毛细血管楔嵌压及右心室压均可上升,心排血量减少,造成心力衰竭和心肌缺血。

(一)左心室壁增厚

主动脉瓣严重狭窄时收缩期左心室血液流出受阻,左心室压力负荷增加,左心室代偿性通过进行性室壁向心性肥厚以平衡左心室收缩压升高,维持正常收缩期室壁应力和左心室心排血量。

(二)左心房肥厚

左心室舒张末压进行性升高后,左心房后负荷增加,左心房代偿性肥厚,肥厚的左心房在舒张末期的强有力收缩有利于左心室的充盈,使左心室舒张末容量增加,达到左心室有效收缩时所需水平,以维持心搏量正常。左心房有力收缩也可使肺静脉和肺毛细血管内压力避免持续性增高。

(三)左心室功能衰竭

主动脉瓣狭窄晚期,左心室壁增厚失代偿,左心室舒张末容量增加,最终由于室壁应力增高、心肌缺血和纤维化等导致左心室功能衰竭。

(四)心肌缺血

严重主动脉瓣狭窄引起心肌缺血,机制:①左心室壁增厚、心室收缩压升高和射血时间延长,增加心肌耗氧。②左心室肥厚,心肌毛细血管密度相对减少。③舒张期心腔内压力增高,压迫心内膜下冠状动脉。④左心室舒张末压升高致舒张期主动脉-左心室压差降低,减少冠状动脉灌注压。

二、临床表现

(一)症状

主动脉瓣狭窄症状出现晚,由于左心室代偿能力较强,相当长的时间内患者可无明显症状,直至瓣口面积小于 1 cm^2 才出现临床症状,主要表现为呼吸困难、心绞痛、晕厥三联征,有15%~20%发生猝死。

1.呼吸困难

劳力性呼吸困难为晚期肺淤血引起的常见首发症状,见于 90% 的有症状患者,主要由于左心室顺应性降低和左心室扩大,左心室舒张期末压力和左心房压力上升,引起肺毛细血管楔嵌压和肺动脉高压所致,以后随着病程发展,可发生夜间阵发性呼吸困难、端坐呼吸和急性肺水肿。

2.心绞痛

心绞痛见于 60% 有症状的患者,常由运动诱发,休息后缓解,多为劳力性心绞痛。主要由于瓣口严重狭窄,心排血量下降,平均动脉压降低,使冠状动脉血流量减少,活动时不足以代偿增加的耗氧量,造成心肌缺血缺氧。极少数由瓣膜的钙质栓塞冠状动脉引起。

3.晕厥

轻者为黑蒙,可为首发症状。多发生于直立、运动中或运动后即刻,由于脑缺血引起。机制:运动时周围血管扩张,而狭窄的主动脉瓣口限制心排血量的增加;运动致心肌缺血加重,使左心室收缩功能降低,心排血量减少;运动时左心室收缩压急剧上升,过度激活心室内压力感受器,通过迷走神经传入纤维兴奋血管减压反应,导致外周血管阻力降低;运动停止后回心血量减少,左心室充盈量及心排血量进一步减少;休息后由于心律失常导致心排血量骤减也可导致晕厥。

4.其他症状

主动脉瓣狭窄晚期可出现心排血量降低的各种表现,如明显的疲乏、虚弱、周围性发绀。血栓栓塞及胃肠道出血主要多见于老年退行性主动脉瓣钙化男性患者,妇女少见。

(二)体征

1.视诊

心尖冲动位置正常或在腋中线以内,为缓慢的抬举样心尖冲动,若心尖冲动很活跃,则提示同时合并有主动脉瓣或二尖瓣关闭不全。

2.触诊

心尖区可触及收缩期抬举样搏动,左侧卧位时可呈双重搏动,第1次为心房收缩以增加左心室充盈,第2次为心室收缩,持续而有力。心底部可触及收缩期震颤,在坐位、胸部前倾、深呼气后屏气时易触及,胸骨上窝、颈动脉和锁骨下动脉处也可触及。

脉搏较特殊,为细脉或迟脉,与强有力的心尖冲动不相称,脉率较低,在心力衰竭时可低于70次/分。

3.叩诊

心浊音界正常,心力衰竭时向左扩大。

4.听诊

(1)胸骨右缘第2肋间可听到低调、粗糙、响亮的喷射性收缩期杂音,呈递增、递减型,第一心音后出现,收缩中期达到最响,以后逐渐减弱,主动脉瓣关闭前终止。胸骨右缘第2肋间或胸骨左缘第3肋间最响,杂音向颈动脉及锁骨下动脉传导,有时向胸骨下端或心尖区传导。通常杂音越长、越响,收缩高峰出现越迟,主动脉瓣狭窄越严重。合并心力衰竭时,通过瓣口的血流速度减慢,杂音变轻而短促。主动脉瓣狭窄杂音在吸入亚硝酸异戊酯或平卧时增强,在应用升压药或站立时减轻。

(2)瓣膜活动受限或钙化明显时,主动脉瓣第二心音减弱或消失,也可出现第二心音逆分裂。

(3)左心室扩大和左心衰竭时可闻及第三心音(舒张期奔马律)。

(4)左心室肥厚和舒张期末压力升高时,肥厚的左心房强有力收缩产生心尖区明显的第四心音。

三、辅助检查

(一)X线检查

左心缘圆隆,心影不大。升主动脉根部发生狭窄后扩张,透视下可见主动脉瓣钙化。晚期心力衰竭时左心室明显扩大,左心房扩大,肺动脉主干突出,肺静脉增宽及肺淤血的征象。

1.左心室增大

心尖部下移和/或左心室段圆隆是左心室增大的轻度早期征象。由于左心室增大,心脏向右呈顺钟向转位,心脏呈"主动脉"型。

2.升主动脉扩张

升主动脉根部因长期血流的急促喷射而发生狭窄后梭形扩张,使右上纵隔膨凸,侧位透视下可见主动脉钙化。

3.肺淤血征象

晚期心力衰竭可出现左心室明显扩大,左心房扩大,肺动脉主干突出,肺静脉增宽及肺淤血的征象,表现为肺纹理普遍增多、增粗,边缘模糊,以中下肺野明显;肺门影增大,上肺门影增宽明显;肺野透光度降低;肺内含铁血黄素沉着、钙化。

(二)心电图检查

大约85％患者有左心室肥厚的心电图表现,伴有继发性 ST-T 改变,左心房肥厚、房室阻滞、室内阻滞(左束支传导阻滞或左前分支阻滞)、心房颤动及室性心律失常。

多数患者左胸导联中 T 波倒置,并有轻度 ST 段压低,是左心室收缩期负荷过重的表现。左胸导联中的 S-T 段压低超过 0.3 mV,提示存在严重的左心室肥厚。左心房肥厚心电图表现为 V_1 导联 P 波的负性部分明显延迟(图 10-8)。其他心电图表现如房室阻滞主要是钙化浸润范围从主动脉瓣扩大到传导系统,在男性主动脉瓣钙化中较多见。

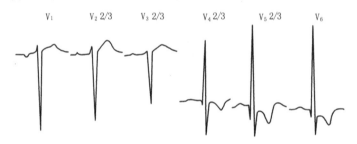

图 10-8　主动脉狭窄时心电图改变

$V_{4\sim6}$导联 R 波异常增大;ST 段呈下斜型下降;T 波倒置

(三)超声心动图检查

M 型超声诊断此病不敏感和缺乏特异性。二维超声心动图探测主动脉瓣异常敏感,有助于显示瓣叶数目、大小、增厚、钙化、瓣环大小、瓣口大小和形状等。彩色多普勒测定通过主动脉瓣的最大血流速度,可计算平均和跨膜压差及瓣口面积,对瓣膜狭窄程度进行评价。

1.M 型超声检查

M 型超声检查可见主动脉瓣叶增厚、钙化、开放受限,瓣膜开放幅度＜15 mm,瓣叶回声增强提示瓣膜钙化。

2.二维超声检查

二维超声检查可观察左心室向心性肥厚,主动脉瓣收缩呈向心性穹形运动,并能明确先天性瓣膜畸形、鉴别瓣膜狭窄原因。

3.多普勒超声检查

多普勒超声检查可准确测定主动脉瓣口流速,计算跨瓣压力阶差,评价瓣膜狭窄程度。彩色多普勒超声可帮助区别二尖瓣反流和主动脉狭窄的血流。连续多普勒超声提示主动脉瓣流速超过2 m/s,又无过瓣血流增加(如主动脉瓣反流、动脉导管未闭等)时,是诊断主动脉瓣狭窄的根据之一。

(四)心导管检查

当超声心动图不能确定狭窄程度并考虑人工瓣膜置换时,应行心导管检查。将导管经股动脉置于主动脉根部及左心室,可探测左心室腔与主动脉收缩期压力阶差,并可推算出主动脉瓣口面积,从而明确狭窄程度。但对于重度主动脉瓣狭窄患者,应将导管经股静脉送入右心,经房间隔穿刺进入左心室,测左心室-主动脉收缩期峰压差。如怀疑合并冠状动脉病变,应同时行冠脉造影。

四、诊断及鉴别诊断

发现主动脉瓣狭窄典型的心底部喷射样收缩期杂音及震颤,即可诊断主动脉瓣狭窄。超声心动图检查可明确诊断。

(一)主动脉瓣收缩期杂音与下列疾病相鉴别

1.二尖瓣关闭不全

心尖区全收缩期吹风样杂音,向左腋下传导;吸入亚硝酸异戊酯后杂音减弱。第一心音减弱,主动脉瓣第二心音正常。

2.三尖瓣关闭不全

胸骨左缘下端闻及高调的全收缩期杂音,吸气时回心血量增加可使杂音增强,呼气时减弱。

3.肺动脉瓣狭窄

肺动脉瓣狭窄于胸骨左缘第2肋间可闻及粗糙响亮的收缩期杂音,常伴收缩期喀喇音,肺动脉瓣区第二心音减弱并分裂,主动脉瓣区第二心音正常。

4.主动脉扩张

主动脉扩张见于各种原因如高血压、梅毒所致的主动脉扩张。可在胸骨右缘第2肋间闻及短促的收缩期杂音,主动脉瓣区第二心音正常或亢进,无第二心音分裂。

(二)主动脉瓣狭窄还应与其他左心室流出道梗阻性疾病相鉴别

1.先天性主动脉瓣上狭窄

杂音最响在右锁骨下,杂音和震颤明显传导至胸骨右上缘和右颈动脉,喷射音少见。

2.先天性主动脉瓣下狭窄

常合并轻度主动脉瓣关闭不全,无喷射音,第二心音非单一性。

3.肥厚梗阻性心肌病

杂音为收缩中晚期喷射性杂音,胸骨左缘最响,不向颈部传导。

五、并发症

(一)感染性心内膜炎

感染性心内膜炎多见于先天性二叶式主动脉瓣狭窄,老年妇女钙化性主动脉瓣狭窄发病率较男性低,合并感染性心内膜炎危险性也较低。

(二)心律失常

10%的患者可发生心房颤动,致左心房压升高和心排血量明显减少,可致严重低血压、晕厥或肺水肿。左心室肥厚、心内膜下心肌缺血或冠状动脉栓塞可致室性心律失常。

(三)充血性心力衰竭

50%～70%的患者死于心力衰竭。发生左心衰竭后，自然病程明显缩短，因此终末期的右心衰竭少见。

(四)心脏性猝死

心脏性猝死多发生于先前有症状者，无症状者发生猝死少见。

(五)胃肠道出血

15%～25%的患者有胃肠道血管发育不良，可合并胃肠道出血，多见于老年患者，出血为隐匿性或慢性。人工瓣膜置换术后出血停止。

六、治疗

无症状的轻度狭窄患者每 2 年复查 1 次，应包括超声心动图定量测定，中重度狭窄的患者应避免体力活动，每 6～12 个月复查 1 次。

(一)内科并发症治疗

1.心律失常

因左心房增大，约 10%患者可发生房性心律失常，如有频发房性期前收缩，应积极给予抗心律失常药物以预防心房颤动的发生。主动脉瓣狭窄的患者不能耐受心房颤动，一旦出现，病情会迅速恶化，发生低血压、心绞痛或心电图显示心肌缺血，故应及时用电转复或药物转复为窦性心律。其他有症状或影响血流动力学的心律失常也应积极治疗。

2.感染性心内膜炎

对于风湿性心脏病患者，应积极预防风湿热。如已合并亚急性或急性感染性心内膜炎，治疗同二尖瓣关闭不全。

3.心力衰竭

应限制钠盐摄入，使用洋地黄制剂和利尿剂。利尿剂使用需慎重，因过度利尿使血容量减少，降低主动脉瓣狭窄患者心排血量，导致严重的直立性低血压。扩张小动脉药物也应慎用，以防血压过低。

(二)介入治疗——经皮球囊主动脉瓣成形术

由于经皮球囊主动脉瓣成形术操作的死亡率为 3%，1 年死亡率为 45%，故临床上其应用远远不如 PBMV，它主要治疗对象为高龄、有心力衰竭和手术高危患者，对于不适于手术治疗的严重钙化性主动脉瓣狭窄的患者仍可改善左心室功能和症状。

适应证：①儿童和青年的先天性主动脉瓣狭窄。②不能耐受手术者。③重度狭窄危及生命。④明显狭窄伴严重左心功能衰竭的手术过渡。⑤手术禁忌的老年主动脉瓣狭窄钙化不重的患者。

常用方法是经皮股动脉穿刺后将球囊导管沿动脉逆行送至主动脉瓣，用生理盐水与造影剂各半的混合液体充盈球囊，裂解钙化结节，伸展主动脉瓣环和瓣叶，撕裂瓣叶和分离融合交界处，减轻狭窄和症状。成形术后主动脉瓣口面积一般可比术前增加 0.2～0.4 cm^2，术后再狭窄率为 42%～83%。

(三)外科治疗

治疗关键是解除主动脉瓣狭窄，降低跨瓣压力阶差。常用有两种手术方法：一是人工瓣膜置换术；二是直视下主动脉瓣交界分离术。

1.人工瓣膜置换术

人工瓣膜置换术为治疗成人主动脉瓣狭窄的主要方法。重度狭窄[瓣口面积<0.75 cm² 或平均跨瓣压差>6.7 kPa(50 mmHg)]伴心绞痛、晕厥或心力衰竭症状为手术的主要指征。无症状的重度狭窄患者,如伴有进行性心脏增大和明显左心室功能不全,也应考虑手术。术前多常规做冠状动脉造影,如合并冠心病,需同时做冠状动脉旁路移植术(CABG)。

手术适应证:①有症状,重度主动脉瓣狭窄,或跨瓣压差>6.7 kPa(50 mmHg)。②重度主动脉瓣狭窄合并冠心病需冠状动脉旁路移植术治疗。③重度主动脉瓣狭窄,同时合并升主动脉或其他心脏瓣膜病变需手术治疗。④冠心病、升主动脉或心脏瓣膜病变需手术治疗,同时合并中度主动脉瓣狭窄[平均压差4.0~6.7 kPa(30~50 mmHg),或流速 3~4 m/s](分级Ⅱa)。⑤无症状,重度主动脉瓣狭窄,同时有左心室收缩功能受损表现(分级Ⅱa)。⑥无症状,重度主动脉瓣狭窄,但活动后有异常表现,如低血压(分级Ⅱa)。

手术禁忌证:晚期合并重度右心衰竭,经内科治疗无效;心功能 4 级及 75 岁以上高龄患者;严重心力衰竭合并冠状动脉病变者。

手术死亡率小于 2%,主动脉瓣机械瓣替换术后,患者平均年龄 57 岁时,5 年生存率 80%左右,10 年生存率在 60%。生物瓣替换术后,患者平均年龄 74 岁时,5 年生存率 70%,10 年生存率 35%。术后的远期预后优于二尖瓣疾病和主动脉瓣关闭不全的换瓣患者。

2.直视下主动脉瓣交界分离术

直视下主动脉瓣交界分离术适用于儿童和青少年先天性主动脉瓣狭窄且无钙化者。妇女主动脉瓣狭窄患者多行介入治疗及换瓣术,行直视下主动脉瓣交界分离者少见。

(张思锋)

第六节　主动脉瓣关闭不全

一、病理生理

主动脉瓣关闭不全引起的基本血流动力学障碍是舒张期左心室内压力大大低于主动脉,故大量血液反流回左心室,使左心室舒张期负荷加重,左心室舒张期末容积逐渐增大,容量负荷过度。早期收缩期左心室每搏量增加,射血分数正常,晚期左心室进一步扩张,心肌肥厚,当左心室收缩减弱时,每搏量减少,左心室舒张期末压力升高,最后导致左心房、肺静脉和肺毛细血管压力升高,出现肺淤血。主动脉瓣反流明显时,主动脉舒张压明显下降,冠脉灌注压降低,心肌供血减少,进一步使心肌收缩力减弱。

(一)左心室容量负荷过度

主动脉瓣关闭不全时,左心室在舒张期除接纳从左心房流入的血液外,还接受从主动脉反流的血液,造成左心室舒张期充盈量过大,容量负荷过度。左心室的代偿能力是影响病理生理改变的重要因素,也决定了急、慢性主动脉瓣关闭不全血流动力学障碍的明显差异。

1.急性主动脉瓣关闭不全

左心室顺应性及心腔大小正常,面对舒张期急剧增加的充盈量,左心室来不及发生代偿性扩张和肥大,导致舒张期充盈压显著增高,迫使左心房压、肺静脉和肺毛细血管压力升高,引起呼吸困难和肺水肿,并导致肺动脉高压和右心功能障碍,此时患者表现出体循环静脉压升高和右心衰竭的症状和体征。

当左心室舒张末期压力超过 4.0~5.3 kPa(30~40 mmHg)时,可使二尖瓣提前关闭,对肺循环有一定的保护作用,但效力有限。由于急性者左心室舒张末容量仅能有限的增加,即使左心室收缩功能正常或增加,并有代偿性心动过速,心排血量仍减少。

2.慢性主动脉瓣关闭不全

主动脉反流量逐渐增大,左心室充分发挥代偿作用,通过 Frank-Starling 定律调节左心室容量-压力关系,使总的左心室心搏量增加。长期左心室舒张期充盈过度,使心肌纤维被动牵张,刺激左心室发生离心性心肌肥大,心脏重量明显增加,心腔明显扩大。

代偿期扩张肥大的心肌收缩力增强,能充分将心腔内血液排出,每搏量明显增加,前向血流量、射血分数及收缩末期容量正常。

由于主动脉反流血量过大及肥大心肌退行性变和纤维化,左心室舒张功能受损。当左心室容量负荷超过心肌的代偿能力时,进入失代偿期。此时,心肌顺应性降低,心室舒张速度减慢,左心室舒张末压升高,左心房压和肺循环压力升高,引起肺淤血和呼吸困难。同时,心肌收缩力减弱,每搏量减少,前向血流量及射血分数降低。左心室收缩末期容量增加是左心收缩功能障碍的敏感指标之一。

(二)脉压增宽

慢性主动脉瓣关闭不全时,因左心室充盈量增加,每搏量增加,主动脉收缩压升高,而舒张期血液向左心室反流又使主动脉舒张压降低,压差增大。当主动脉舒张压<6.7 kPa(50 mmHg)时,提示有严重的主动脉瓣关闭不全。急性主动脉瓣关闭不全时,因心肌收缩功能受损,主动脉收缩压不高甚至降低,而左心室舒张末压明显升高,主动脉舒张压正常或轻度降低,压差可接近正常。

(三)心肌供血减少

由于主动脉舒张压降低和左心室舒张压升高,冠状动脉灌注压降低;左心室壁张力增加压迫心肌内血管,使心肌供血减少。交感神经兴奋反射性引起心率加快及心肌肥大和室壁张力增加又再次增加心肌耗氧量,故主动脉瓣关闭不全患者可出现心肌缺血和心绞痛,多出现在主动脉瓣关闭不全的晚期。

二、临床表现

(一)症状

主动脉瓣关闭不全患者一旦出现症状(表 10-2),往往有不可逆的左心功能不全。

1.心悸和头部搏动

心脏冲动的不适感可能是最早的主诉,由于左心室明显增大,左心室每搏量明显增加,患者常感受到强烈的心悸。情绪激动或体力活动引起心动过速时,每搏量增加明显,此时症状更加突出。由于脉压显著增大,患者常感身体各部有强烈的动脉搏动感,尤以头颈部为甚。

2.呼吸困难

劳力性呼吸困难出现表示心脏储备能力已经降低,以后随着病情进展,可出现端坐呼吸或夜间阵发性呼吸困难,在合并二尖瓣病变时此症状更加明显。

表 10-2　重度主动脉瓣关闭不全典型体征

类型	特点
视诊及触诊	
de Musset's sign	伴随每次心搏的点头征,由于动脉搏动过强所致
Muller's sign	腭垂的搏动或摆动
Quincke's sign	陷落脉或水冲脉,即血管突然短暂的充盈及塌陷
听诊	
Hill's sign	袖带测压时,上下肢收缩压相差 8.0 kPa(60 mmHg),正常时<2.7 kPa(20 mmHg)
Traube's sign	股动脉收缩音及舒张音增强,即枪击音
Duroziez's sign	用听诊器轻压股动脉产生的杂音
De tambour 杂音	第二心音增强,带有铃声特点,常见于梅毒性主动脉瓣反流

3.胸痛

由于冠脉灌注主要在舒张期,所以主动脉舒张压决定了冠脉流量。重度主动脉瓣关闭不全患者舒张压明显下降,特别是夜间睡眠时心率减慢,舒张压下降进一步加重,冠脉血流更加减少。此外,胸痛发作还可能与左心室射血时引起升主动脉过分牵张或心脏明显增大有关。

4.眩晕

当快速变换体位时,可出现头晕或眩晕,晕厥较少见。

5.其他

如疲乏、过度出汗,尤其在夜间心绞痛发作时出现,可能与自主神经系统改变有关。晚期右心衰竭时可出现食欲缺乏、腹胀、下肢水肿、胸腔积液、腹水等。

(二)体征

1.视诊

颜面较苍白,头部随心脏搏动频率上下摆动(De-Musset's sign);指(趾)甲床可见毛细血管搏动征;心尖冲动向左下移位,范围较广,且可见有力的抬举样搏动;右心衰竭时可见颈静脉曲张。

2.触诊

(1)颈动脉搏动明显增强,并呈双重搏动。

(2)主动脉瓣区及心底部可触及收缩期震颤,并向颈部传导。胸骨左下缘可触及舒张期震颤。

(3)颈动脉、桡动脉可触及水冲脉,即脉搏呈现高容量并迅速下降的特点,尤其是将患者前臂突然高举时更为明显。

(4)肺动脉高压和右心衰竭时,可触及增大的肝脏,肝颈静脉回流征可阳性,下肢指凹性水肿。

3.叩诊

心界向左下扩大。

4.听诊

(1)主动脉舒张期杂音:第一与第二心音同时开始的高调叹气样递减型舒张早期杂音,坐位并前倾和深呼气时明显。一般主动脉瓣关闭不全越严重,杂音的时间越长,响度越大。轻度反流时,杂音限于舒张早期,音调高。中度或重度反流时,杂音粗糙,为全舒张期。杂音为音乐时,提示瓣叶脱垂、撕裂或穿孔。

（2）心底部及主动脉瓣区常可闻及收缩期喷射性杂音，较粗糙，强度 2/6～4/6 级，可伴有震颤，向颈部及胸骨上凹传导，为极大的每搏量通过畸形的主动脉瓣膜所致，并非由器质性主动脉瓣狭窄所致。

（3）Austin-Flint 杂音：心尖区常可闻及一柔和、低调的隆隆样舒张中期或收缩前期杂音，即 Austin-Flint 杂音，此乃由于主动脉瓣大量反流，冲击二尖瓣前叶，使其振动和移位，引起相对性二尖瓣狭窄；同时主动脉瓣反流与左心房回流血液发生冲击、混合，产生涡流所致。此杂音在用力握拳时增强，吸入亚硝酸异戊酯时减弱。

（4）当左心室明显扩大时，由于乳头肌外移引起功能性二尖瓣反流，可在心尖区闻及全收缩期吹风样杂音，向左腋下传导。

（5）心音：第一心音减弱，第二心音主动脉瓣成分减弱或缺如，但梅毒性主动脉炎时常亢进。由于舒张早期左心室快速充盈增加，心尖区常有第三心音。

（6）周围血管征听诊：股动脉枪击音，股动脉收缩期和舒张期双重杂音，脉压增大。

三、辅助检查

（一）X 线检查

急性期心影多正常，常有肺淤血或肺水肿征。慢性主动脉瓣关闭不全常有以下特点。

（1）左心室明显增大，心脏呈主动脉型。

（2）升主动脉普遍扩张，可以波及主动脉弓。

（3）透视下主动脉搏动明显增强，与左心室搏动配合呈"摇椅样"摆动。

（4）左心房可增大，肺动脉高压或右心衰竭时，右心室增大并可见肺静脉充血、肺间质水肿。

（二）心电图检查

轻度主动脉瓣关闭不全者心电图可正常。严重者可有左心室肥大和劳损，电轴左偏。Ⅰ、aVL、$V_{5\sim6}$ 导联 Q 波加深，ST 段压低和 T 波倒置；晚期左心房增大，也可有束支阻滞（图 10-9）。

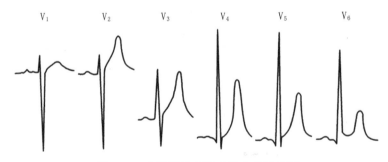

图 10-9　主动脉关闭不全示心电图改变

V_5、V_6 导联出现深 Q 波，R 波增大，S-T 段抬高，T 波增大

（三）超声心动图检查

对主动脉瓣关闭不全及左心室功能评价很有价值，还可显示二叶式主动脉瓣、瓣膜脱垂、破裂或赘生物形成及升主动脉夹层等，有助于病因的判断。

1.M 型超声检查

M 型超声检查显示舒张期二尖瓣前叶和室间隔纤细扑动，为主动脉瓣关闭不全的可靠诊断征象。但敏感度低。

2.二维超声检查

二维超声检查可显示瓣膜和升主动脉根部的形态改变,可见主动脉瓣增厚,舒张期关闭对合不佳,有助于病因确定。

3.彩色多普勒超声

由于舒张早期主动脉压和左心室舒张压间的高压差,主动脉瓣反流导致很高流速(超过4 m/s)的全舒张期湍流。彩色多普勒超声探头在主动脉瓣的心室侧可探及全舒张期高速血流,为最敏感的确定主动脉瓣反流方法,并可通过计算反流量与每搏量的比例,判断其严重程度。

(四)主动脉造影检查

当无创技术不能确定反流程度并且考虑外科治疗时,可行选择性主动脉造影,可半定量反流程度。

升主动脉造影提示:舒张期造影剂反流至左心室,可以显示左心室扩大。根据造影剂反流量可以估计关闭不全的程度。①Ⅰ度:造影剂反流仅限于主动脉口附近,一次收缩即可排出。②Ⅱ度:造影剂反流于左心室中部,一次收缩即可排出。③Ⅲ度:造影剂反流于左心室全部,一次收缩不能全部排出。

(五)MRI检查

MRI检查诊断主动脉疾病如主动脉夹层极准确。可目测主动脉瓣反流射流,可半定量反流程度,并能定量反流量和反流分数。

四、诊断和鉴别诊断

发现典型主动脉瓣关闭不全的舒张期杂音伴周围血管征即可诊断,超声心动图可明确诊断。主动脉瓣舒张早期杂音应与下列杂音和疾病鉴别。

(一)Graham Steell 杂音

Graham Steell 杂音见于严重肺动脉高压伴肺动脉扩张所致肺动脉瓣关闭不全,常有肺动脉高压体征,如胸骨左缘抬举样搏动、第二心音肺动脉瓣成分亢进等。

(二)肺动脉瓣关闭不全

胸骨左缘舒张期杂音吸气时增强,用力握拳时无变化。颈动脉搏动正常,肺动脉瓣区第二心音亢进,心电图示右心房和右心室肥大,X线检查示肺动脉主干突出。多见于二尖瓣狭窄及房间隔缺损。

(三)冠状动静脉瘘

可闻及主动脉瓣区舒张期杂音,但心电图及X线检查多正常,主动脉造影可见主动脉与右心房、冠状窦或右心室之间有交通。

(四)主动脉窦瘤破裂

杂音与主动脉瓣关闭不全相似,但有突发性胸痛,进行性右心功能衰竭,主动脉造影及超声心动图检查可确诊。

五、并发症

(一)充血性心力衰竭

充血性心力衰竭为主动脉瓣关闭不全的主要死亡原因。一旦出现心功能不全的症状,往往在2～3年死亡。

(二)感染性心内膜炎

感染性心内膜炎较常见。

(三)室性心律失常

室性心律失常较常见。

六、治疗

(一)内科治疗

1.预防感染性心内膜炎

避免上呼吸道感染及全身感染,防止发生心内膜炎。

2.控制充血性心力衰竭

避免过度的体力劳动及剧烈运动,限制钠盐摄入。无症状患者出现左心室扩大,特别是 EF 降低时,应给予地高辛。

3.控制高血压

控制高血压至关重要,因为它可加重反流程度。当伴发升主动脉根部扩张时,高血压也可促进主动脉夹层的发生。目前研究证实,应用血管扩张药特别是 ACEI 能防止或延缓左心扩大,逆转左心室肥厚,防止心肌重构。

(二)外科治疗

主动脉瓣关闭不全,一旦心脏失去代偿功能,病情将急转直下,多数在出现心力衰竭后 2 年内死亡。主动脉瓣关闭不全的彻底治疗方法是主动脉瓣置换术。最佳的手术时机为左心室功能衰竭刚刚开始即严重心力衰竭发生之前手术,或虽无症状,但左心室射血分数低于正常和左心室舒张末期内径＞60 mm 左右,应进行手术治疗。

对于左心室功能正常而无症状的患者,心脏结构改变不明显的应密切随诊,每 6 个月复查超声心动图及时发现手术时机。一旦出现症状或出现左心室功能衰竭或左心室明显增大应及时手术。

1.人工瓣膜置换术

风湿性和绝大多数其他病因引起的主动脉瓣关闭不全均宜施行瓣膜置换术。分机械瓣和生物瓣两种。心脏明显扩大、长期左心功能不全的患者,手术死亡率约为 10％,尽管如此,由于药物治疗的预后较差,即使有左心衰竭也应考虑手术治疗。

2.瓣膜修复术

瓣膜修复术较少用,通常不能完全消除主动脉瓣反流,仅适用于感染性心内膜炎主动脉瓣赘生物或穿孔、主动脉瓣与其瓣环撕裂。由于升主动脉动脉瘤使瓣环扩张所致的主动脉瓣关闭不全,可行瓣环紧缩成形术。

3.急性主动脉瓣关闭不全的治疗

严重急性主动脉瓣关闭不全迅速发生急性左心功能不全、肺水肿和低血压,极易导致死亡,故应在积极内科治疗的同时,及早采用手术治疗,以挽救患者的生命。术前应静脉滴注正性肌力药物如多巴胺或多巴酚丁胺和血管扩张药如硝普钠,以维持心功能和血压。

（张思锋）

第七节　肺动脉瓣关闭不全

一、病理生理

因原发性或继发性肺动脉高压,肺动脉瓣环性损伤引起的器质性肺动脉瓣关闭不全相对较少。肺动脉瓣关闭不全者,由于反流发生于低压低阻力的肺循环,故血流动力学改变通常不严重。若瓣口反流量增大可致右心室容量负荷增加。肺动脉瓣关闭不全的基本血流动力学改变是舒张期肺动脉瓣反流使右心室容量负荷增大,严重时引起右心室扩大、肥厚,最后导致右心衰竭。伴发肺动脉高压、出现急性反流或反流程度严重者,病情发展较快。

二、临床表现

(一)症状

肺动脉瓣关闭不全患者,在未发生右心衰竭前,临床上无症状。严重反流引起右心衰竭时,可有腹胀、尿少、水肿等症状。

(二)体征

1.视诊

胸骨左缘第 2 肋间隙可见肺动脉收缩期搏动。

2.触诊

胸骨左缘第 2 肋间隙可扪及肺动脉收缩期搏动,有时可伴收缩或舒张期震颤。胸骨左下缘可扪及右心室高动力性收缩期搏动。

3.叩诊

心界向右扩大。

4.听诊

(1)胸骨左缘第 2～4 肋间隙有随第二心音后立即开始的舒张早期叹气性高调递减型杂音,吸气时增强,称为 Graham Steell 杂音,是继发于肺动脉高压所致。

(2)合并肺动脉高压时,肺动脉瓣区第二心音亢进、分裂。反流量大时,三尖瓣区可闻及收缩期杂音,也可能有收缩期前低调杂音(右 Austin-Flint 杂音)。如瓣膜活动度好,可听到肺动脉喷射音。肺动脉高压者,第二心音肺动脉瓣成分增强。由于右心室心搏量增多,射血时间延长,第二心音呈宽分裂。心搏量增多会导致已扩大的肺动脉突然扩张产生收缩期喷射音,在胸骨左缘第 2 肋间隙最明显。胸骨左缘第 4 肋间隙常有右心室第三心音和第四心音,吸气时增强。

三、辅助检查

(一)X 线检查

右心室增大,伴肺动脉高压时有肺动脉段凸出,肺门阴影增宽,尤其是右下肺动脉增宽(＞10 mm),胸透可见肺门动脉搏动。

（二）心电图检查

继发于肺动脉高压者可有右束支阻滞和/或右心室肥厚图形。

（三）超声心动图检查

1.M 型超声检查

主要呈右心室舒张期容量负荷改变。

2.二维超声检查

可明确病因。

3.彩色超声检查

多普勒右心室流出道内,于舒张期可测得源于肺动脉口的逆向血流束。

四、诊断和鉴别诊断

根据肺动脉瓣区舒张早期杂音,吸气时增强,可作出肺动脉瓣关闭不全的诊断。多普勒超声可明确诊断并可帮助与主动脉瓣关闭不全的鉴别。

五、治疗

继发于肺动脉高压的肺动脉瓣关闭不全者,主要应治疗其原发疾病。对原发于瓣膜的病变应进行病因治疗。如反流量大或右心室容量负荷进行性加重者,可施行人工心脏瓣膜置换术。

（张思锋）

第十一章

高 血 压

第一节　原发性高血压

原发性高血压是以体循环动脉血压升高为主要临床表现,引起心、脑、肾、血管等器官结构、功能异常并导致心脑血管事件或死亡的心血管综合征,占高血压的绝大多数,通常简称为高血压。

一、流行病学

高血压是最常见的慢性病,就全球范围来看,高血压患病率和发病率在不同国家、地区或种族之间有差别;发达国家较发展中国家高;无论男女,随着年龄增长,高血压患病率日益上升;男女之间患病率差别不大,青年期男性稍高于女性,中年后女性稍高于男性。

估计目前我国约有 2 亿多高血压患者,每年新增高血压患者约 1 000 万人。高血压患病率北方高于南方,华北及东北属于高发地区;沿海高于内地;城市高于农村;高原少数民族地区患病率较高。近年来,经过全社会的共同努力,高血压知晓率、治疗率及控制率有所提高,但仍很低。

二、病因

(一)遗传因素

60%的高血压患者有阳性家族史,患病率在具有亲缘关系的个体中较非亲缘关系的个体高,单卵双生子较二卵双生子高,而在同一家庭环境下具有血缘关系的兄妹较无血缘关系的兄妹高;大部分研究提示,遗传因素占高血压发病机制的 35%~50%;已有研究报道过多种罕见的单基因型高血压。可能存在主要基因显性遗传和多基因关联遗传两种方式;高血压多数是多基因功能异常,其中每个基因对血压都有一小部分作用(微效基因),这些微效基因的综合作用最终导致了血压的升高。动物实验研究已成功地建立了遗传性高血压大鼠模型,繁殖几代后几乎 100%发生高血压。不同个体的血压在高盐膳食和低盐膳食中也表现出一定的差异性,这也提示可能有遗传因素的影响。

(二)非遗传因素

近年来,非遗传因素的作用越来越受到重视,在大多数原发性高血压患者中,很容易发现环境(行为)对血压的影响。重要的非遗传因素如下。

1.膳食因素

日常饮食习惯明显影响高血压患病风险。高钠、低钾膳食是大多数高血压患者发病最主要的危险因素。人群中,钠盐摄入量与血压水平和高血压患病率呈正相关,而钾盐摄入量与血压水平呈负相关。我国人群研究表明,膳食钠盐摄入量平均每天增加 2 g,收缩压和舒张压分别增高 0.3 kPa(2.0 mmHg)和 0.2 kPa(1.2 mmHg)。进食较少新鲜蔬菜水果会增加高血压患病风险,可能与钾盐及柠檬酸的低摄入量有关。重度饮酒人群中高血压风险升高;咖啡因可引起瞬时血压升高。

2.超重和肥胖

BMI 及腰围是反映超重及肥胖的常用临床指标。人群中 BMI 与血压水平呈正相关;BMI 每增加 3 kg/m²,高血压风险在男性增加 50%,女性增加 57%。身体脂肪的分布与高血压发生也相关:腰围男性≥90 cm 或女性≥85 cm,发生高血压的风险是腰围正常者的 4 倍以上。目前认为超过 50% 的高血压患者可能是由肥胖所致。

3.其他

长期精神过度紧张、缺乏体育运动、睡眠呼吸暂停及服用避孕药物等也是高血压发病的重要危险因素。

三、发病机制

遗传因素与非遗传因素通过什么途径和环节升高血压,尚不完全清楚。已知影响动脉血压形成的因素包括心脏射血功能、循环系统内的血液充盈及外周动脉血管阻力。目前主要从以下几个方面阐述高血压的机制。

(一)交感神经系统活性亢进

各种因素使大脑皮质下神经中枢功能发生变化,各种神经递质浓度异常,最终导致交感神经系统活性亢进,血浆儿茶酚胺浓度升高。交感神经系统活性亢进可能通过多种途径升高血压,如儿茶酚胺单独的作用与儿茶酚胺对肾素释放刺激的协同作用,最终导致心排血量增加或改变正常的肾脏压力-容积关系。另外,交感神经系统分布异常在高血压发病机制方面也有重要作用,这些现象在年轻患者中更明显,越来越多的证据表明,交感神经系统亢进与心脑血管病发病率和病死率呈正相关。它可能导致了高血压患者在晨间的血压增高,引起了晨间心血管疾病事件的升高。

(二)RAAS

RAAS 在调节血管张力、水-电解质平衡和在心血管重塑等方面都起着重要的作用。经典的 RAAS 包括肾小球入球动脉的球旁细胞分泌肾素,激活从肝脏产生的血管紧张素原,生成血管紧张 I,然后经过血管紧张素转换酶生成血管紧张素 II。血管紧张素 II 是 RAAS 的主要效应物质,可以作用于血管紧张素 II 受体,使小动脉收缩;并可刺激醛固酮的分泌,而醛固酮分泌增加可导致水、钠潴留;另外,还可以通过交感神经末梢突触前膜的正反馈使去甲肾上腺素分泌增加。这些作用均可导致血压升高,从而参与了高血压的发病及维持。目前,针对该系统研制的降压药在高血压的治疗中发挥着重要作用。此外,该系统除上述作用外,还可能与动脉粥样硬化、心肌肥厚、血管中层硬化、细胞凋亡及心力衰竭等密切相关。

(三)肾脏钠潴留

相当多的详细证据支持钠盐在高血压发生中的作用。目前研究表明,血压随年龄升高直接与钠盐摄入水平的增加有关。给某些人短期内大量钠负荷,血管阻力和血压会上升,而限钠至 100 mmol/d,多数人血压会下降,而利尿剂的降压作用需要一个初始的排钠过程。在大多数高血压患者中,血管组织和血细胞内钠浓度升高;对有遗传倾向的动物给予钠负荷,会出现高血压。

过多的钠盐必须在肾脏被重吸收后才能引起高血压,因此肾脏在调节钠盐方面起着重要作用,研究表明老年高血压患者中盐敏感性增加,推测可能与肾小球滤钠作用下降及肾小管重吸收钠异常增高有关。另外,其他一些原因也可干扰肾单位对过多钠盐的代偿能力,进而可导致血压升高,如获得性钠泵抑制剂或其他影响钠盐转运物质的失调;一部分人群由于各种原因导致入球小动脉收缩或腔内固有狭窄而导致肾单位缺血,这些肾单位分泌的肾素明显增多,增多的肾素干扰了正常肾单位对过多钠盐的代偿能力,从而扰乱了整个血压的自身稳定性。

(四)高胰岛素血症和/或胰岛素抵抗

高血压与高胰岛素血症之间的关系已被认识了很多年,高血压患者中约有一半存在不同程度的胰岛素抵抗,尤其是伴有肥胖者。近年来的一些观点认为胰岛素抵抗是 2 型糖尿病和高血压发生的共同病理生理基础。大多观点认为血压的升高继发于高胰岛素血症。高胰岛素血症导致的升压效应机制可能包括:一方面导致交感神经活性的增加、血管壁增厚和肾脏钠盐重吸收增加等;另一方面高胰岛素血症也可导致一氧化氮扩血管作用的缺陷,从而升高血压。

(五)其他可能的机制

(1)内皮细胞功能失调:血管内皮细胞可以产生多种调节血管收缩舒张的介质,如一氧化氮、前列环素、内皮素-1 及内皮依赖性收缩因子等。当这些介质分泌失调时,可能导致血管的收缩舒张功能异常,如高血压患者对不同刺激引起的一氧化氮释放减少而导致的舒血管反应减弱;内皮素-1,可引起强烈而持久的血管收缩,阻滞其受体后则引起血管舒张,但内皮素在高血压中的作用仍然需要更多研究。

(2)细胞间离子转运失调及多种血管降压激素缺陷等也可能影响血压。

四、病理

高血压的主要病理改变是小动脉的病变和靶器官损害。长期高血压引起全身小动脉病变,主要表现为小动脉中层平滑肌细胞增殖和纤维化,管壁增厚和管腔狭窄,导致心、脑、肾等重要靶器官缺血,以及相关的结构和功能改变。长期高血压可促进大、中动脉粥样硬化的发生和发展。

(一)心脏

左心室肥厚是高血压所致心脏特征性的改变。长期压力超负荷和神经内分泌异常,可导致心肌细胞肥大、心肌结构异常、间质增生、左心室体积和重量增加。早期左心室以向心性肥厚为主,长期病变时心肌出现退行性改变,心肌细胞萎缩伴间质纤维化,心室壁可由厚变薄,左心室腔扩大。左心室肥厚将引起一系列功能失调,包括冠状动脉血管舒张储备功能降低、左心室壁机械力减弱及左心室舒张充盈方式异常等;随着血流动力学变化,早期可出现舒张功能变化,晚期可演变为舒张或收缩功能障碍,发展为不同类型的充血性心力衰竭。高血压在导致心脏肥厚或扩大同时,常可合并冠状动脉粥样硬化和微血管病变,最终可导致心力衰竭或严重心律失常,甚至猝死。

(二)肾

长期持续性高血压可导致肾动脉硬化及肾小球囊内压升高,造成肾实质缺血、肾小球纤维化及肾小管萎缩,并有间质纤维化;相对正常的肾单位可代偿性肥大。早期患者肾脏外观无改变,病变进展到一定程度时肾表面呈颗粒状,肾体积可随病情的发展逐渐萎缩变小,最终导致肾衰竭。

(三)脑

高血压可造成脑血管从痉挛到硬化的一系列改变,但脑血管结构较薄弱,发生硬化后更为脆弱,加之长期高血压时脑小动脉易形成微动脉瘤,易在血管痉挛、血管腔内压力波动时破裂出血;高血压易促使脑动脉粥样硬化、粥样斑块破裂可并发脑血栓形成。高血压的脑血管病变特别容易发生在大脑中动脉的豆纹动脉、基底动脉的旁正中动脉和小脑齿状核动脉,这些血管直接来自压力较高的大动脉,血管细长而且垂直穿透,容易形成微动脉瘤或闭塞性病变。此外,颅内外动脉粥样硬化的粥样斑块脱落可造成脑栓塞。

(四)视网膜

视网膜小动脉在本病初期发生痉挛,以后逐渐出现硬化,严重时发生视网膜出血和渗出及视神经盘水肿。高血压视网膜病变分为四期:Ⅰ期和Ⅱ期是视网膜病变早期,Ⅲ期和Ⅳ期是严重高血压视网膜病变,对心血管疾病死率有很高的预测价值。

五、临床表现

(一)症状

高血压被称作沉默杀手,大多数高血压患者起病隐匿、缓慢,缺乏特殊的临床表现。有的仅在健康体检或因其他疾病就医或在发生明显的心、脑、肾等靶器官损害时才被发现。临床常见症状有头痛、头昏、头胀、失眠、健忘、注意力不集中、易怒及颈项僵直等,症状与血压升高程度可不一致,上述症状在血压控制后可减轻或消失。疾病后期,患者出现高血压相关靶器官损害或并发症时,可出现相应的症状,如胸闷、气短、口渴、多尿、视野缺损、短暂性脑缺血发作等。

(二)体征

高血压体征较少,除血压升高外,体格检查听诊可有主动脉瓣区第二心音亢进、收缩期杂音或收缩早期喀喇音等。有些体征常提示继发性高血压可能:若触诊肾脏增大,同时有家族史,提示多囊肾可能;腹部听诊收缩性杂音,向腹两侧传导,提示肾动脉狭窄;心律失常、严重低钾及肌无力的患者,常考虑原发性醛固酮增多症。

(三)并发症

1.心力衰竭

长期持续性高血压使左心室超负荷,发生左心室肥厚。早期心功能改变使舒张功能降低,压力负荷增大,可演变为收缩和/或舒张功能障碍,出现不同类型的心力衰竭。同时高血压可加速动脉粥样硬化的发展,增大了心肌缺血的可能性,使高血压患者心肌梗死、猝死及心律失常发生率较高。

2.脑血管疾病

脑血管并发症是我国高血压患者最常见的并发症,也是最主要死因;主要包括短暂性脑缺血发作、脑血栓形成、高血压脑病、脑出血及脑梗死等。高血压占脑卒中病因的50%以上,是导致脑卒中和痴呆的主要危险因素。在中老年高血压患者中,MRI上无症状脑白质病变(白质高密度)提示脑萎缩和血管性痴呆。

3.大血管疾病

高血压患者可合并主动脉夹层(远端多于近端)、腹主动脉瘤和外周血管疾病等;其中,大多数腹主动脉瘤起源肾动脉分支以下。

4.慢性肾脏疾病

高血压可引起肾功能下降和/或尿白蛋白排泄增加。血清肌酐浓度升高或估算的肾小球滤过率降低表明肾脏功能减退;尿白蛋白和尿白蛋白排泄率增加则意味着肾小球滤过屏障的紊乱。高血压合并肾脏损害大大增加了心血管事件的风险。大多数高血压相关性慢性肾脏病患者在肾脏功能全面恶化需要透析前,常死于心脏病发作或者脑卒中。

六、诊断与鉴别诊断

高血压患者的诊断应包括:①确定高血压的诊断;②排除继发性高血压的原因;③根据患者心血管危险因素、靶器官损害和伴随的临床情况评估患者的心血管风险。需要正确测量血压、仔细询问病史(包括家族史)及体格检查,安排必要的实验室检查。

目前高血压的定义为:在未使用降压药物的情况下,非同一天3次测量血压,收缩压≥18.7 kPa(140 mmHg)和/或舒张压≥12.0 kPa(90 mmHg)([收缩压≥18.7 kPa(140 mmHg)和舒张压<12.0 kPa(90 mmHg)为单纯性收缩期高血压]);患者既往有高血压,目前正在使用降压药物,血压虽然低于18.7/12.0 kPa(140/90 mmHg),也应诊断为高血压。根据血压升高水平,又进一步将高血压分为1级、2级和3级(表11-1)。

表 11-1　血压水平分类和分级

分类	收缩压(mmHg)	舒张压(mmHg)
正常血压	<120	<80
正常高值血压	120～139	80～89
高血压	≥140	≥90
1级高血压(轻度)	140～159	90～99
2级高血压(中度)	160～179	100～109
3级高血压(重度)	≥180	≥110
单纯收缩期高血压	≥140	<90

注:当收缩压和舒张压分属于不同级别时,以较高的分级为准;1 mmHg=0.13 kPa。

心血管疾病风险分层的指标有血压水平、心血管疾病危险因素、靶器官损害、临床并发症和糖尿病,根据这些指标,可以将患者进一步分为低危、中危、高危和很高危4个层次(表11-2),它有助于确定启动降压治疗的时机,确立合适的血压控制目标,采用适宜的降压治疗方案,实施危险因素的综合管理等。

表 11-2　高血压患者心血管疾病风险分层

其他危险因素和病史	高血压		
	1级	2级	3级
无	低危	中危	高危
1～2个其他危险因素	中危	中危	很高危
≥3个其他危险因素,或靶器官损害	高危	高危	很高危
临床并发症或合并糖尿病	很高危	很高危	很高危

七、实验室检查

(一)血压测量

1.诊室血压测量

诊室血压是指由医护人员在标准状态下测量得到的血压,是目前诊断、治疗、评估高血压常用的标准方法,准确性好。正确的诊室血压测量规范如下:测定前患者应坐位休息 3～5 分钟;至少测定两次,间隔 1～2 分钟,如果两次测量数值相差很大,应增加测量次数;合并心律失常,尤其是心房颤动的患者,应重复测量以改善精确度;使用标准气囊(宽 12～13 cm,长 35 cm),上臂围＞32 cm 应使用大号袖带,上臂较瘦的应使用小号的袖带;无论患者体位如何,袖带应与心脏同水平;采用听诊法时,使用柯氏第Ⅰ音和第Ⅴ音(消失音)分别作为收缩压和舒张压。第一次应测量双侧上臂血压以发现不同,以后测量血压较高一侧;在老年人、合并糖尿病或其他可能易发生直立性低血压者第一次测量血压时,应测定站立后 1 分钟和 3 分钟的血压。

2.诊室外血压测量

诊室外血压通常指动态血压监测或家庭自测血压。诊室外血压是传统诊室血压的重要补充,最大的优势在于提供大量医疗环境以外的血压值,较诊室血压代表更真实的血压。

(1)家庭自测血压:可监测常态下白天血压,获得短期和长期血压信息,用于评估血压变化和降压疗效。适用于老年人、妊娠妇女、糖尿病、可疑白大衣性高血压、隐蔽性高血压和难治性高血压等;有助于提高患者治疗的依从性。

测量方法:目前推荐国际标准认证的上臂式电子血压计,一般不推荐指式、手腕式电子血压计,肥胖患者或寒冷地区可用手腕式电子血压计。测量方法为每天早晨和晚上检测血压,测量后马上将结果记录在标准的日记上,至少连续 3～4 天,最好连续监测 7 天,在医师的指导下,剔除第 1 天监测的血压值后,取其他读数的平均值解读结果。

(2)24 小时动态血压:可监测日常生活状态下全天血压,获得多个血压参数,不仅可用于评估血压升高程度、血压晨峰、短时血压变异和昼夜节律,还有助于评估降压疗效鉴别白大衣性高血压和隐蔽性高血压,识别真性或假性顽固性高血压等。患者可通过佩戴动态血压计进行动态血压监测,通常佩戴在非优势臂上,持续 24～25 小时,以获得白天活动时和夜间睡眠时的血压值。医师指导患者动态血压测量方法及注意事项,设置定时测量,日间一般每 15～30 分钟测1 次,夜间睡眠时 30～60 分钟测 1 次。袖带充气时,患者尽量保持安静,尤其佩带袖带的上肢。嘱咐患者提供日常活动的日记,除了服药时间,还包括饮食及夜间睡眠的时间和质量。不同血压测量方法对于高血压的参考定义见表 11-3。

表 11-3　不同血压测量方法对于高血压的定义

分类	收缩压(mmHg)	舒张压(mmHg)
诊室血压	≥140 和/或	≥90
动态血压		
白昼血压	≥135 和/或	≥85
夜间血压	≥120 和/或	≥70
全天血压	≥130 和/或	≥80
家测血压	≥135 和/或	≥85

注:1 mmHg＝0.13 kPa。

（二）心电图检查

心电图检查可诊断高血压患者是否合并左心室肥厚、左心房负荷过重及心律失常等。心电图诊断左心室肥厚的敏感性不如超声心动图，但对评估预后有帮助。心电图提示有左心室肥厚的患者病死率较对照组增高 2 倍以上；左心室肥厚并伴有复极异常图形者心血管疾病死率和病残率更高。心电图上出现左心房负荷过重也提示左心受累，还可作为左心室舒张顺应性降低的间接证据。

（三）X 线胸片检查

心胸比率＞0.5 提示心脏受累，多由于左心室肥厚和扩大，胸片上可显示为靴型心。主动脉夹层、胸主动脉及腹主动脉缩窄也可从 X 线胸片中找到线索。

（四）超声心动图检查

超声心动图能评估左右心房室结构及心脏收缩舒张功能。更为可靠地诊断左心室肥厚，其敏感性较心电图高。测定计算所得的左心室质量指数，是一项反映左心室肥厚及其程度的较为准确的指标，与病理解剖的符合率和相关性好。如疑有颈动脉、股动脉、其他外周动脉和主动脉病变，应做血管超声检查；疑有肾脏疾病者，应做肾脏超声。

（五）脉搏波传导速度检查

大动脉变硬及波反射现象已被确认为是单纯收缩性高血压和老龄化脉压增加的最重要病理生理影响因素。颈动脉-股动脉脉搏波传导速度是检查主动脉僵硬度的金标准，主动脉僵硬对高血压患者中的致死性和非致死性心血管事件具有独立预测价值。

（六）踝肱指数检查

踝肱指数可采用自动化设备或连续波多普勒超声和血压测量计测量。踝肱指数低（即≤0.9）可提示外周动脉疾病，是影响高血压患者心血管预后的重要因素。

八、治疗

（一）治疗目的

大量的临床研究证据表明，抗高血压治疗可降低高血压患者心脑血管事件，尤其在高危患者中获益更大。高血压患者发生心脑血管并发症往往与血压严重程度有密切关系，因此降压治疗应该确立控制的血压目标值，同时高血压患者合并的多种危险因素也需要给予综合干预措施降低心血管风险。高血压治疗的最终目的是降低高血压患者心、脑血管事件的发生率和病死率。

（二）治疗原则

（1）治疗前应全面评估患者的总体心血管风险，并在风险分层的基础上做出治疗决策。①低危患者：对患者进行数月的治疗性生活方式改变观察，测量血压不能达标者，决定是否开始药物治疗；②中危患者：进行数周治疗性生活方式的改变观察，然后决定是否开始药物治疗；③高危、很高危患者：立即开始对高血压及并存的危险因素和临床情况进行药物治疗。

（2）降压治疗应该确立控制的血压目标值，通常在＜60 岁的一般人群中，包括糖尿病或慢性肾脏病合并高血压患者，血压控制目标值＜18.7/12.0 kPa(140/90 mmHg)；≥60 岁人群中血压控制目标水平＜20.0/12.0 kPa(150/90 mmHg)，80 岁以下老年人如果能够耐受血压可进一步降至 18.7/12.0 kPa(140/90 mmHg)以下。

（3）大多数患者需长期、甚至终身坚持治疗。所有的高血压患者都需要非药物治疗，在非药物治疗基础上若血压未达标可进一步药物治疗，大多数患者需要药物治疗才能达标。

(三)高血压治疗方法

1.非药物治疗

非药物治疗主要指治疗性生活方式干预,即去除不利于身体和心理健康的行为和习惯。它不仅可以预防或延迟高血压的发生,而且还可以降低血压,提高降压药物的疗效及患者依从性,从而降低心血管风险。

(1)限盐:钠盐可显著升高血压及高血压的发病风险,所有高血压患者应尽可能减少钠盐的摄入量,建议摄盐<6 g/d。主要措施包括:尽可能减少烹调用盐;减少味精、酱油等含钠盐的调味品用量;少食或不食含钠盐量较高的各类加工食品。

(2)增加钙和钾盐的摄入:多食用蔬菜、低乳制品和可溶性纤维、全谷类剂植物源性蛋白(减少饱和脂肪酸和胆固醇),同时也推荐摄入水果,因为其中含有大量钙及钾盐。

(3)控制体重:超重和肥胖是导致血压升高的重要原因之一。最有效的减重措施是控制能量摄入和增加体力活动:在饮食方面要遵循平衡膳食的原则,控制高热量食物的摄入,适当控制主食用量;在运动方面,规律的、中等强度的有氧运动是控制体重的有效方法。

(4)戒烟:吸烟可引起血压和心率的骤升,血浆儿茶酚胺和血压同步改变,以及压力感受器受损都与吸烟有关。长期吸烟还可导致血管内皮损害,显著增加高血压患者发生动脉粥样硬化性疾病的风险。因此,除了对血压值的影响外,吸烟还是一个动脉粥样硬化性心血管疾病重要危险因素,戒烟是预防心脑血管疾病(包括卒中、心肌梗死和外周血管疾病)有效措施;戒烟的益处十分肯定,而且任何年龄戒烟均能获益。

(5)限制饮酒:饮酒、血压水平和高血压患病率之间呈线性相关。长期大量饮酒可导致血压升高,限制饮酒量则可显著降低高血压的发病风险。每天酒精摄入量男性不应超过 25 g;女性不应超过 15 g。不提倡高血压患者饮酒,饮酒则应少量:白酒、葡萄酒(或米酒)与啤酒的量分别少于 50 mL、100 mL、300 mL。

(6)体育锻炼:定期的体育锻炼可产生重要的治疗作用,可降低血压及改善糖代谢等。因此,建议进行规律的体育锻炼,即每周多于 4 天且每天至少 30 分钟的中等强度有氧锻炼,如步行、慢跑、骑车、游泳、做健美操、跳舞和非比赛性划船等。

2.药物治疗

常用降压药物包括 CCB、ACEI、ARB、β 受体阻滞剂及利尿剂五类,以及由上述药物组成的固定配比复方制剂。五类降压药物及其固定复方制剂均可作为降压治疗的初始用药或长期维持用药。

降压药物选择应根据药物作用机制及适应证,并结合患者具体情况选药。推荐参照以下原则对降压药物进行优先考虑。①一般人群(包括糖尿病患者):初始降压治疗可选择噻嗪类利尿剂、CCB、ACEI 或 ARB。②一般黑人(包括糖尿病患者):初始降压治疗包括噻嗪类利尿剂或 CCB。③≥18 岁的慢性肾脏疾病患者:(无论其人种及是否伴糖尿病),初始(或增加)降压治疗应包括 ACEI 或 ARB,以改善肾脏预后。④高血压合并稳定性心绞痛患者:首选 β 受体阻滞剂,也可选用长效 CCB;急性冠脉综合征的患者,应优先使用 β 受体阻滞剂和 ACEI;陈旧性心肌梗死患者,推荐使用 ACEI、β 受体阻滞剂和醛固酮拮抗剂。⑤无症状但有心功能不全的患者:建议使用 ACEI 和 β 受体阻滞剂。

(1)CCB:主要包括二氢吡啶类及非二氢吡啶类,临床上常用于降压的 CCB 主要是二氢吡啶类。①二氢吡啶类钙通道阻滞剂有明显的周围血管舒张作用,而对心脏自律性、传导或收缩性几

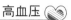

乎没有影响。根据药物作用持续时间,该类药物又可分为短效和长效。长效包括长半衰期药物,如氨氯地平(2.5～10 mg/d,每天 1 次)、左旋氨氯地平;脂溶性膜控型药物,如拉西地平(4～8 mg/d,每天 1 次)和乐卡地平(10～20 mg/d,每天 1 次);缓释或控释制剂,如非洛地平缓释片(2.5～10 mg/d,每天 1 次)、硝苯地平控释片(30～60 mg/d,每天 1 次)。已发现该类药物对老年高血压患者卒中的预防特别有效,在延缓颈动脉动脉粥样硬化和降低左心室肥厚方面优于β受体阻滞剂,但心动过速与心力衰竭患者应慎用。常见不良反应包括血管扩张导致头疼、面部潮红及脚踝部水肿等。②非二氢吡啶类钙通道阻滞剂主要有维拉帕米(120～240 mg/d,每天1～2 次)和地尔硫䓬(90～360 mg/d,每天 1～2 次),主要影响心肌收缩和传导功能,不宜在心力衰竭、窦房结传导功能低下或心脏传导阻滞患者中使用,同样是有效的抗高血压药物,它们很少引起与血管扩张有关的不良反应,如潮红和踝部水肿。

(2)ACEI:作用机制是抑制血管紧张素转化酶从而阻断肾素血管紧张素系统发挥降压作用。尤其适用于伴慢性心力衰竭、冠状动脉缺血、糖尿病(或非糖尿病肾病)、蛋白尿(或微量白蛋白尿)患者。干咳是其中一个主要不良反应,可在中断 ACEI 数周后仍存在,可用 ARB 取代;皮疹、味觉异常和白细胞减少等罕见。肾功能不全或服用钾或保钾制剂的患者有可能发生高钾血症。禁忌证为双侧肾动脉狭窄、高钾血症及妊娠妇女等。

(3)ARB:作用机制是阻断血管紧张素Ⅱ(1 型)受体与血管紧张素受体(T_1)结合,发挥降压作用。尤其适用于应该接受 ACEI,但通常因为干咳不能耐受的患者。禁忌证同 ACEI。

(4)β受体阻滞剂:该类药物可抑制过度激活的交感活性,尤其适用于伴快速性心律失常、冠心病(尤其是心肌梗死后)、慢性心力衰竭、交感神经活性增高及高动力状态的高血压患者。常见的不良反应是疲乏,可能增加糖尿病发病率并常伴有脂代谢紊乱。β受体阻滞剂预防卒中的效果略差,可能归因于其降低中心收缩压和脉压能力较小。老年、慢性阻塞型肺疾病、运动员、周围血管病或糖耐量异常者慎用;高度心脏传导阻滞、哮喘为禁忌证,长期应用者突然停药可发生反跳现象。$β_1$受体阻滞剂具有高心脏选择性,且脂类和糖类代谢紊乱较小及患者治疗依从性较好。

(5)利尿剂:主要有噻嗪类利尿剂、襻利尿剂和保钾利尿剂等。起始降压均通过增加尿钠的排泄,并通过降低血浆容量、细胞外液容量和心排血量而发挥降压作用。低剂量的噻嗪类利尿剂对于大多数高血压患者应是药物治疗的初始选择之一。噻嗪类利尿剂常和保钾利尿剂联用,保钾利尿剂中醛固酮受体拮抗剂是比较理想的选择,后者主要用于原发性醛固酮增多症、难治性高血压。襻利尿剂用于肾功能不全或难治性高血压患者,其不良反应与剂量密切相关,故通常应采用小剂量。此外,噻嗪类利尿剂可引起尿酸升高,痛风及高尿酸血症患者慎用。

(6)其他类型降压药物:包括交感神经抑制剂,如利血平(0.05～0.25 mg/d,每天 1 次)、可乐定(0.1～1.8 mg/d,每天 2～3 次);直接血管扩张剂,如肼屈嗪;$α_1$受体阻滞剂,如哌唑嗪(1～10 mg/d,每天 2～3 次)、特拉唑嗪(1～20 mg/d,每天 1～2 次);中药制剂等。这些药物一般情况下不作为降压治疗的首选,但在某些复方制剂或特殊情况下可以使用。

(樊振波)

第二节 继发性高血压

继发性高血压是病因明确的高血压,当查出病因并有效去除或控制病因后,作为继发症状的高血压可被治愈或明显缓解。其在高血压人群中占 5%～10%。临床常见病因为肾性、内分泌性、主动脉缩窄、阻塞性睡眠呼吸暂停低通气综合征及药物性等,由于精神心理问题而引发的高血压也时常可以见到。提高对继发性高血压的认识,及时明确病因并积极针对病因治疗将会大大降低因高血压及并发症造成的高致死及致残率。

一、肾性高血压

(一)肾实质性

肾实质性疾病是继发性高血压常见的病因,占 2%～5%。由于慢性肾小球肾炎已不太常见,高血压性肾硬化和糖尿病肾病已成为慢性肾病中最常见的原因。病因为原发或继发性肾脏实质病变,是最常见的继发性高血压之一。常见的肾脏实质性疾病包括急、慢性肾小球肾炎、多囊肾、慢性肾小管-间质病变、痛风性肾病、糖尿病肾病及狼疮性肾炎等;也少见于遗传性肾脏疾病(Liddle 综合征)、肾脏肿瘤等。

临床有时鉴别肾实质性高血压与高血压引起的肾脏损害较为困难。一般情况下,前者肾脏病变的发生常先于高血压或与其同时出现,血压水平较高且较难控制、易进展为恶性高血压,蛋白尿/血尿发生早、程度重、肾脏功能受损明显。常用的实验室检查包括血、尿常规,血电解质、肌酐、尿酸、血糖、血脂的测定,24 小时尿蛋白定量或尿白蛋白/肌酐比值、12 小时尿沉渣检查,肾脏 B 超:了解肾脏大小、形态及有无肿瘤,如发现肾脏体积及形态异常,或发现肿物,则需进一步做肾脏计算机断层/磁共振以确诊并查病因;必要时应在有条件的医院行肾脏穿刺及病理学检查,这是诊断肾实质性疾病的金标准。

肾实质性高血压应低盐饮食(每天<6 g);大量蛋白尿及肾功能不全者,宜选择摄入高生物效价蛋白;在针对原发病进行有效的治疗同时,积极控制血压在<18.7/12.0 kPa(140/90 mmHg),有蛋白尿的患者应首选 ACEI 或 ARB 作为降压药物,必要时联合其他药物。透析及肾移植用于终末期肾病。

(二)肾血管性

肾血管性高血压是继发性高血压最常见的病因。引起肾动脉狭窄的主要原因包括动脉粥样硬化(90%),主要是出现了其他系统性动脉硬化相关临床症状的老年患者;肌纤维发育不良(不到 10%),主要是健康状况较好的年轻女性,常有吸烟史;还有比较少见的多发性大动脉炎。单侧肾动脉狭窄时,患侧肾分泌肾素,激活 RAAS,导致水、钠潴留。另外,健侧肾高灌注,产生压力性利尿,进一步导致 RAAS 激活,形成肾素依赖性高血压的恶性循环。双侧肾动脉狭窄时,同样存在 RAAS 激活,但无压力性利尿,因而血容量扩张使得肾素分泌抑制,因此产生容量依赖性高血压。当血容量减少时,容量依赖性高血压可再转变为肾素依赖性高血压,比如使用利尿剂治疗后容量减少,肾素再次分泌增多,可导致利尿剂抵抗性高血压。

以下临床证据有助于肾血管性高血压的诊断:所有需要住院治疗的急性高血压;反复发作的

"瞬时"肺水肿;腹部或肋脊角处闻及血管杂音;血压长期控制良好的高血压患者病情在近期加重;年轻患者或 50 岁以后出现的恶性高血压;不明原因低钾血症;使用 ACEI 或 ARB 类药物后产生的急进性肾衰竭;左右肾脏大小不等;全身性动脉粥样硬化疾病。

彩色多普勒超声检查是一种无创检查,为诊断肾动脉狭窄的首选方法。造影剂增强性计算机断层 X 线照相术及磁共振血管造影也常用于肾动脉狭窄的检查。肌纤维发育异常产生的肾动脉狭窄往往会在肾动脉中部形成一个"串珠样"改变;而动脉硬化导致的肾动脉狭窄其病变一般在动脉近端,且不连续。侵入性肾血管造影是肾动脉狭窄诊断的金标准。

治疗方法包括药物治疗、介入治疗和手术治疗,应根据病因来选择。肌纤维发育不良性肾动脉狭窄常选用球囊血管成形术,总体来说预后较好。对于动脉硬化性肾动脉狭窄来说,控制血压及相关动脉硬化危险因素是首选治疗手段,推荐 AECI/ARB 作为首选,但双侧肾动脉狭窄,肾功能已受损或非狭窄侧肾功能较差者禁用,此外 CCB、β 受体阻滞剂及噻嗪类利尿剂等也能用于治疗。目前,进行球囊血管成形术的指征仅包括真性药物抵抗性高血压及进行性肾衰竭(缺血性肾病)。大多数动脉硬化造成的肾血管损伤并不会导致高血压或进行性肾衰竭,而肾脏血运重建(球囊血管成形术或支架术)对于多数患者来说并无益处,反而存在一些潜在的并发症风险。

二、内分泌性高血压

内分泌组织增生或肿瘤所致的多种内分泌疾病,由于其相应激素如醛固酮、儿茶酚胺及皮质醇等分泌过度增多,导致机体血流动力学改变而使血压升高。这种由内分泌激素分泌增多而致的高血压称为内分泌性高血压,也是较常见的继发性高血压,如能切除肿瘤,去除病因,高血压可被治愈或缓解。

(一)原发性醛固酮增多症

原发性醛固酮增多症是由于肾上腺自主分泌过多醛固酮,而导致水、钠潴留、高血压、低血钾和血浆肾素活性受抑制的临床综合征,常见原因是肾上腺腺瘤、单侧或双侧肾上腺增生,少见原因为腺癌和糖皮质激素可调节性醛固酮增多症。近年的报道显示该病在高血压中占 5%～15%,在难治性高血压中接近 20%。

诊断原发性醛固酮增多症的步骤分 3 步:①筛查;②盐负荷试验;③肾上腺静脉取血。筛查包括测量血浆肾素和醛固酮水平。尽管用醛固酮/肾素比率测定法来筛选所有高血压患者的前景乐观,但这种方法的应用还是有很多局限性,比率升高完全可能仅由低肾素引起。阳性结果应该基于血浆醛固酮水平升高(>15 ng/dL)和被抑制的低肾素水平。因此,筛查仅被推荐用于以下高度可能患有原发性醛固酮增多症的高血压患者:一是没有原因的难以解释的低血钾;二是由利尿剂引发的严重的低钾血症,但对保钾药有抵抗;三是有原发性醛固酮增多症的家族史;四是对合适的治疗有抵抗,而这种抵抗又难以解释;五是高血压患者中偶然发现的肾上腺腺瘤。

如果需检测血浆醛固酮和肾素水平的话,无论是口服还是静脉都应进行盐抑制试验以明确自主性醛固酮增多症。如果存在,则应行肾上腺静脉取样,区分单侧性的腺瘤和双侧增生,并确定需经腹腔镜手术切除的腺体。CT 或 MRI 影像学可以帮助鉴别肾上腺腺瘤和双侧肾上腺增生症。

一旦诊断原发性醛固酮增多症并确立病理类型,治疗方法的选择就相当明确:单发腺瘤应通过腹腔镜行肿瘤切除术;双侧肾上腺增生的患者可给予醛固酮受体拮抗剂治疗,螺内酯或依普利酮,必要时还可给予噻嗪类利尿剂和其他降压药。腺瘤切除后,约有半数患者血压会恢复正常,而另一些尽管有所改善但仍是高血压状态,这可能与原来就存在的原发性高血压或长期继发性高血压损害引起的肾脏有关。

(二)库欣综合征

库欣综合征又称皮质醇增多症,是由于多种病因引起肾上腺皮质长期分泌过量皮质醇所产生的一组症候群。80%的库欣综合征患者均有高血压,如不治疗,可引起左心室肥厚和充血性心力衰竭等,其存在时间越长,即使病因去除后血压恢复正常的可能性也越小。

库欣综合征按照病因可分为以下3类。

1.内源性库欣综合征

(1)促肾上腺皮质激素(ACTH)依赖性库欣综合征:垂体性库欣综合征(库欣病)、异位ACTH综合征、异位促皮质素释放激素综合征。

(2)ACTH非依赖性库欣综合征:肾上腺皮质腺瘤、肾上腺皮质腺癌、ACTH非依赖性大结节增生、原发性色素结节性肾上腺病。

2.外源性库欣综合征

(1)假库欣综合征:大量饮酒、抑郁症、肥胖症。

(2)药物源性库欣综合征:推荐对以下人群进行库欣综合征的筛查。①年轻患者出现骨质疏松、高血压等与年龄不相称的临床表现;②具有库欣综合征的临床表现,且进行性加重,特别是有典型的症状如肌病、多血质、紫纹、瘀斑和皮肤变薄的患者;③体重增加而身高百分位下降,生长停滞的肥胖儿童;④肾上腺意外瘤患者。如果临床特点符合,则通过测定24小时尿游离皮质醇或血清皮质醇昼夜节律检测进行筛查。当初步检测结果异常时,则应行小剂量地塞米松抑制实验进行确诊。当存在有异常筛查结果时,多数学者建议行另一项额外的大剂量地塞米松抑制实验,即每6小时口服2 mg地塞米松共服2天,然后测定尿液中游离皮质醇和血浆皮质醇水平。如果库欣综合征是由垂体ACTH过度分泌所致双侧肾上腺增生,那么尿游离皮质醇与对照组2.0 mg剂量相对比将被抑制到50%以下,而异位ACTH综合征对此负反馈机制不敏感。血浆ACTH测定有助于区分ACTH依赖性和ACTH非依赖性库欣综合征。肾上腺影像学包括B超、CT、MRI检查。推荐首选双侧肾上腺CT薄层(2~3 mm)增强扫描。对促皮质激素释放激素的反应及下颞骨岩下窦取样可用来确定库欣综合征的垂体病因。治疗主要采用手术、放疗及药物方法治疗基础疾病,降压治疗可采用利尿剂或与其他降压药物联用。

(三)嗜铬细胞瘤

嗜铬细胞瘤是一种少见的由肾上腺嗜铬细胞组成的分泌儿茶酚胺的肿瘤,副神经节瘤是更加罕见的发生于交感神经和迷走神经神经节细胞的一种肾上腺外肿瘤。在临床上,嗜铬细胞瘤泛指分泌儿茶酚胺的肿瘤,包括了肾上腺嗜铬细胞瘤和功能性的肾上腺外的副神经节瘤。嗜铬细胞瘤大部分是良性肿瘤。嗜铬细胞瘤可发生在所有年龄段,主要沿交感神经链分布,较少发生在迷走区域。约15%的嗜铬细胞瘤是肾上腺外的,即副神经节瘤。

剧烈的血压波动及发作性的临床症状,常提示嗜铬细胞瘤的可能。然而在50%的患者中,高血压可能是持续性的。高血压可能合并头痛、出汗、心悸等症状。在以分泌肾上腺素为主的嗜铬细胞瘤患者中,由于血容量的下降和交感反射减弱易发生直立性低血压。如果在弯腰、运动、腹部触诊、吸烟或深吸气时引起血压反复骤升并在数分钟内骤降,应高度怀疑嗜铬细胞瘤。在发作期间可测定血或尿儿茶酚胺或血、尿间羟肾上腺素类似物,主要包括血浆甲氧基肾上腺素、血浆甲氧基去甲肾上腺素和尿甲氧基肾上腺素、尿甲氧基去甲肾上腺素。应用CT或MRI进行肿瘤定位。

嗜铬细胞瘤多数为良性肿瘤,约 10％的嗜铬细胞瘤为恶性。手术切除效果较好,手术前应使用 α 受体拮抗剂,手术后血压多能恢复正常。手术前或恶性病变已多处转移无法手术者,可选用 α 和 β 受体拮抗剂联合治疗。

三、主动脉缩窄

主动脉缩窄多数为先天性,少数由多发性大动脉炎所致。先天性主动脉缩窄可发生在胸主动脉或腹主动脉,常起源于左锁骨下动脉起始段远端或动脉导管韧带的远端。主动脉缩窄的典型特征有上臂高血压、股动脉搏动微弱或消失、背部有响亮杂音。二维超声可检测到病变,诊断需依靠主动脉造影。治疗主要为介入扩张支架植入或血管手术。病变纠正后患者可能仍然有高血压,应该仔细监测并治疗。

四、妊娠期高血压疾病

妊娠合并高血压的患病率占孕妇的 5％～10％,妊娠合并高血压分为慢性高血压、妊娠期高血压和先兆子痫/子痫三类:慢性高血压指的是妊娠前即证实存在或在妊娠的前 20 周即出现的高血压;妊娠期高血压为妊娠 20 周以后发生的高血压,不伴有明显蛋白尿,妊娠结束后血压可以恢复正常;先兆子痫定义为发生在妊娠 20 周后首次出现高血压和蛋白尿,常伴有水肿与高尿酸血症,可分为轻、重度,如出现抽搐可诊断为子痫。对于妊娠高血压,非药物措施(限盐、富钾饮食、适当活动、情绪放松)是安全有效的,应作为药物治疗的基础。由于所有降压药物对胎儿的安全性均缺乏严格的临床验证,而且动物试验中发现一些药物具有致畸作用,因此,药物选择和应用受到限制。妊娠期间的降压用药不宜过于积极,治疗的主要目的是保证母子安全和妊娠的顺利进行。必要时谨慎使用降压药,常用的静脉降压药物有甲基多巴、拉贝洛尔和硫酸镁等;口服药物包括 β 受体阻滞剂或钙通道阻滞剂。妊娠期间禁用 ACEI 或 ARB。

（袁　霞）

第三节　高血压危象

高血压危象是指短时间内血压急剧升高[通常收缩压≥24.0 kPa(180 mmHg)和/或舒张压≥16.0 kPa(120 mmHg)],伴或不伴进行性心、脑、肾等重要靶器官严重功能障碍或不可逆损害,严重时可危及生命,可发生在高血压病的任何阶段,也可发生在许多疾病的过程中。可分为两种情况,即高血压急症和高血压次急症,后者通常不伴有靶器官损伤;需要强调的是血压升高的程度不是区分高血压急症与高血压次急症的标准,两者主要区别是有无新近发生的急性进行性的严重靶器官功能损害。前者需要采用静脉途径给药,在几分钟至数小时内迅速降低血压,后者需要在几小时至 24 小时内降低血压,可采用快速起效的口服降压药。高血压患者中用药依从性差,不恰当的停用降压药物往往是导致高血压危象的重要原因。常见的高血压急症主要包括高血压脑病、颅内出血(脑出血和蛛网膜下腔出血)、脑梗死、急性左心衰竭、肺水肿、急性冠状动脉综合征(不稳定型心绞痛、急性非 ST 段抬高型和急性 ST 段抬高型心肌梗死)、主动脉夹层动脉瘤、子痫等,应注意血压水平的高低与急性靶器官损害的程度并非成正比。

各种高血压急症的发病机制不尽相同,机制尚未完全阐明,总的来说与神经-体液因素有关。交感及 RAAS 过度激活引起全身小动脉痉挛、外周血管收缩及压力性多尿导致循环血容量减少,进一步引起缩血管活性物质激活,形成病理性恶性循环。最终导致终末器官灌注减少和功能损伤,诱发心、脑、肾等重要脏器缺血和高血压急症。高血压急症的临床表现因临床类型不同而异。

一、整体治疗原则

(一)治疗策略

及时识别并正确处理高血压急症十分重要,可在短时间内使病情缓解,预防进行性或不可逆性靶器官损害,降低病死率。

(二)迅速降低血压

治疗高血压急症主要根据靶器官损害的类型选择适宜有效的降压药物,药物要求起效快、作用持续时间短,不良反应小,采用静脉途径便于调控。持续血压监测是有必要的,因为过量的剂量可能突然将血压降至诱导休克的水平。

高血压急症治疗的常用药物有以下几种。

1.硝普钠

主要适应证为充血性心力衰竭/肺水肿、围术期高血压(脑血管意外、妊娠慎用),不良反应有恶心、呕吐、肌肉颤动、出汗、硫氰酸和氰化物中毒。剂量为 0.25~10 μg(kg·min)静脉输入,立即起效,持续 1~2 分钟。

2.硝酸甘油

主要适应证为充血性心力衰竭/肺水肿、急性心梗/不稳定型心绞痛、围术期高血压,不良反应有头痛、呕吐。剂量为 5~100 μg/min 静脉输入,起效时间为 2~5 分钟,持续 5~10 分钟。

3.尼卡地平

主要适应证为围术期高血压、先兆子痫/子痫、急性脑血管病、交感危象/可卡因过量,不良反应有心动过速、头痛、潮红。剂量为 0.5~10 μg(kg·min)静脉输入,起效时间为 5~10 分钟,持续 1~4 小时。

4.地尔硫草

主要适应证为交感危象/可卡因过量、急性冠脉综合征,不良反应有低血压、心动过缓。剂量为 10 mg 静脉输注,5~15 μg(kg·min)静脉输入,起效时间为 5 分钟,持续 30 分钟。

(三)控制性降压

高血压急症时短时间内血压急剧下降,有可能使重要器官的灌注明显减少,应采取逐步控制性降压。在通常情况下,静脉给予短效降压药物,快速、准确地控制血压,1 小时平均动脉血压迅速下降,但不超过 25%,6 小时内血压降至约 21.3/13.3 kPa(160/100 mmHg),避免过度降压。血压控制后,口服药物逐渐代替静脉给药。如果耐受且临床情况稳定,随后 1~2 周逐步降低血压达到正常水平。但在某些特殊的情况,如急性主动脉夹层,由于可在数小时之内引起死亡,此时药物治疗的重点是控制血压及心率从而减少主动脉壁剪切应力,故要求在数分钟内将收缩压控制到 13.3~16.0 kPa(100~120 mmHg)以防止主动脉内膜撕裂进展。而对脑卒中患者,血压则不宜急剧下降。

（四）药物使用注意事项

治疗开始时不宜使用强力的利尿剂降压,除非有心力衰竭或明显的体液容量负荷过度,因为如前所述,多数高血压急症时循环血容量减少,应避免使用利尿剂。

二、几种常见高血压急症的处理原则

（一）脑出血

脑出血急性期时降压治疗应该慎重,因为降压治疗有可能进一步减少脑组织的血流灌注,加重脑缺血和脑水肿。只有在血压≥26.7/17.3 kPa(200/130 mmHg)或平均动脉压>20.0 kPa(150 mmHg),考虑在密切血压监测下应用静脉降压药物。降压目标不低于 21.3/13.3 kPa(160/100 mmHg)。

（二）脑梗死

一般不需要做血压急诊处理,通常在数天内血压自行下降。除非血压持续升高,收缩压≥26.7 kPa(200 mmHg)或舒张压≥13.3 kPa(100 mmHg),或伴有严重心功能不全、主动脉夹层、高血压脑病,可予谨慎降压治疗,并严密观察血压变化,避免血压降得过低。

（三）急性冠脉综合征

血压升高引起心脏后负荷增加加重心肌耗氧,心肌缺血和扩大梗死面积,可选用硝酸甘油或地尔硫草静脉输入,也可选择口服 β 受体阻滞剂和 ACEI 治疗。

（四）急性左心衰竭

选择能有效减轻心脏前、后负荷的降压药物,硝酸甘油和硝普钠是最佳药物。降压目标为血压正常或接近正常水平。避免使用增加心室率或负性肌力作用的药物,如肼苯哒嗪、β 受体阻滞剂。

（五）先兆子痫/子痫

严重的先兆子痫和子痫应适时终止妊娠。降压可选拉贝洛尔、尼卡地平;当伴有肺水肿时,可选择硝酸甘油。除非有少尿,利尿剂不宜用于先兆子痫;硫酸镁静脉滴注被证明对预防惊厥(子痫)发生和终止发作有益。慎用硝普钠(可能导致胎儿氰化物中毒),禁用 ACEI。

（六）高肾上腺素能状态

通常发生在嗜铬细胞瘤、服用拟交感神经药物(如可卡因)、降压药物骤停(主要指可乐定),以及食物或药物与单胺氧化酶抑制剂相互作用的患者,血儿茶酚胺急剧升高导致严重血压增高。首选 α 受体阻滞剂(如酚妥拉明)静脉输入。禁单独使用 β 受体阻滞剂,因为外周 β 受体激动有扩血管的作用,当单独使用 β 受体阻滞剂后,无法对抗 α 受体缩血管作用,将进一步使血压增高。

（袁　霞）

第十二章

心血管疾病的中医治疗

第一节 心 悸

心悸是指阴阳失调，气血失和，心神失养，出现心中悸动不安，甚则不能自主的一类病证。一般多呈阵发性，每因情绪波动或劳累过度而发。心悸发作时常伴不寐、胸闷、气短，甚则眩晕、喘促、心痛、晕厥。心悸包括惊悸和怔忡。

《内经》虽无心悸病名，但《内经》中已有关于"悸"的记载。《素问·气交变大论》对心悸的临床表现及脉象的变化也有了生动的描述，如"心憺憺大动""其动应衣""心怵惕""心下鼓""惕惕然而惊，心欲动""惕惕如人将捕之"。《素问·三部九候论》曰："参伍不调者病……其脉乍疏乍数、乍迟乍疾者，日乘四季死。"最早认识到心悸严重脉律失常与疾病预后的关系。在病因病机方面认识到宗气外泄，突受惊恐，复感外邪，心脉不通，饮邪上犯，皆可引起心悸。如《素问·平人气象论》曰："乳之下，其动应衣，宗气泄也。"《素问·举痛论》曰："惊则心无所倚，神无所归，虑无所定，故气乱矣。"《素问·痹论》曰："脉痹不已，复感于邪，内舍于心……心痹者，脉不通，烦则心下鼓。"《素问·评热病论》曰："诸水病者，故不得卧，卧则惊，惊则咳甚也。"汉代张仲景在《伤寒杂病论》首载心悸病名，并详述了"心悸""惊悸""心动悸""心中悸""喘悸""眩悸"的辨证论治纲领，如《伤寒论·辨太阳病脉证并治》曰："脉浮数者，法当汗出而愈。若下之，身重，心悸者，不可发汗，当自汗出乃解……伤寒二三日，心中悸而烦者，小建中汤主之""伤寒，脉结代，心动悸，炙甘草汤主之。"《金匮要略·血痹虚劳病脉证并治》中提到"卒喘悸，脉浮者，里虚也"；《金匮要略·痰饮咳嗽病脉证并治》提到"凡食少饮多，水停心下，甚者则悸……眩悸者，小半夏加茯苓汤主之"。《金匮要略·惊悸吐衄下血胸满瘀血病脉证并治》中有"寸口脉动而弱，动即为惊，弱则为悸"，认为心悸的病因病机为惊扰、水饮、虚损、汗后受邪等，记载了心悸时结、代、促脉及其区别，所创之炙甘草汤、麻黄附子细辛汤、苓桂甘枣汤、桂甘龙牡汤、小半夏加茯苓汤等仍是目前临床辨证治疗心悸的常用方剂。

汉代以后，诸医家从心悸、惊悸、怔忡等不同方面都有所发挥，并不断补充完善了心悸的病因病机、治法方药。如宋代严用和《济生方·惊悸怔忡健忘门》首先提出怔忡病名，并对惊悸、怔忡的病因病机、病情演变、治法方药做了较详细的论述。认为惊悸乃"心虚胆怯之所致"，治宜"宁其心以壮其胆气"，选用温胆汤、远志丸作为治疗方剂；怔忡因心血不足所致，也有因感受外邪及饮邪停聚而致者，惊悸不已可发展为怔忡，治疗"当随其证，施以治法"。朱丹溪认为"悸者怔忡之谓"，强调了虚与痰的致病因素，如《丹溪心法·惊悸怔忡》中认为"怔忡者血虚，怔忡无时，血少者多。有思虑便动，属虚。时作时止者，痰因火动"。明代《医学正传·惊悸怔忡健忘证》认为惊悸怔忡尚与肝胆有关，并对惊悸与怔忡加以鉴别，提出"怔忡者，心中惕惕然，动摇而不得安静，无时而作者是也；惊悸者，蓦然而跳跃惊动，而有欲厥之状，有时作者是也"。明代《景岳全书·怔忡惊恐》中认为怔忡由阴虚劳损所致，指出"盖阴虚于下，则宗气无根而气不归源，所以在上则浮撼于胸臆，在下则振动于脐旁"，生动地描述了心悸重证上及喉、下及腹的临床表现。其在治疗与护理上主张"速宜节欲节劳，切戒酒色。凡治此者，速宜养气养精，滋培根本"，提出左归饮、右归饮、养心汤、宁志丸等至今临床广为应用的有效方剂。清代王清任、唐容川力倡瘀血致悸理论，开启了活血化瘀治疗心悸的先河。

西医学中的心律失常、心功能不全、神经症等，凡以心悸为主要表现者，均可参照本篇辨证论治。

一、病因病机

本病的发生既有体质因素、饮食劳倦或情志所伤，也有因感受外邪或药物中毒所致。其虚证者，多因气血阴阳亏虚，引起阴阳失调，气血失和，心神失养；实证者常见痰浊、瘀血、水饮、邪毒，而致心脉不畅，心神不宁。

（一）感受外邪

正气内虚，感受温热邪毒，首先犯肺系之咽喉，邪毒侵心，耗气伤阴，气血失和，心神失养，发为心悸；或感受风寒湿邪，痹阻血脉，日久内舍于心，心脉不畅，发为心悸。正如叶天士所说："温邪上受，首先犯肺，逆传心包"。及《素问·痹论》所云："脉痹不已，复感于邪，内舍于心"。

（二）情志所伤

思虑过度，劳伤心脾，心血暗耗，化源不足，心失所养，发为心悸；恚怒伤肝，肝气郁结，久之气滞血瘀，心脉不畅，发为心悸，或气郁化火，炼液成痰，痰火上扰，心神不宁，发为心悸；素体心虚胆怯，暴受惊恐，致心失神、肾失志，心气逆乱，发为惊悸，日久则稍惊即悸，或无惊也悸。正如《素问·举痛论》所云："惊则心无所倚，神无所归，虑无所定，故气乱矣。"

（三）饮食不节

嗜食肥甘厚味，煎炸炙煿之品，或嗜酒过度，皆可蕴热化火生痰，痰火扰心，心神不宁，发为心悸；或饮食不节，损伤脾胃，脾运呆滞，痰浊内生，心脉不畅，而发心悸。正如唐容川所云："心中有痰者，痰入心中，阻其心气，是以跳动不安。"

（四）体质虚弱

先天心体禀赋不足，阴阳失调，气血失和，心脉不畅，发为心悸；或素体脾胃虚弱，化源不足，或年老体衰，久病失养，劳欲过度，致气血阴阳亏虚，阴阳失调，气血失和，心失所养，而发心悸。

（五）药物所伤

用药不当，或药物毒性较剧，损及于心，而致心悸。

综上所述，心悸病因不外外感与内伤，其病机则不外气血阴阳亏虚，心失濡养；或邪毒、痰饮、瘀血阻滞心脉，心脉不畅，心神不宁。其病机关键为阴阳失调，气血失和，心神失养。其病位在心，但与肺、脾、肝、肾密切相关。

本证以虚证居多，或因虚致实，虚实夹杂。虚者以气血亏虚，气阴两虚，心阳不振，心阳虚脱，心神不宁为常见；实者则以邪毒侵心，痰火扰心，心血瘀阻，水饮凌心为常见。虚实可相互转化，如脾失健运,则痰浊内生;脾肾阳虚,则水饮内停;气虚则血瘀;阴虚常兼火旺,或夹痰热;实者日久,可致正气亏耗;久病则阴损及阳,阳损及阴,形成阴阳两虚等复杂证候。

二、诊断

(1)自觉心慌不安,神情紧张,不能自主,心搏或快速,或缓慢,或心跳过重,或忽跳忽止,呈阵发性或持续性。

(2)伴有胸闷不适,易激动,心烦,少寐,乏力,头晕等,中老年发作频繁者,可伴有心胸疼痛,甚则喘促,肢冷汗出,或见晕厥。

(3)脉象对心悸的诊断有重要意义。心悸者常见疾、促、结、代、迟、涩、雀啄等脉象;听诊示心搏或快速,或缓慢,或忽跳忽止,或伴有心音强弱不匀等。

(4)发作常由情志刺激、惊恐、紧张、劳倦过度、饮酒饱食等因素而诱发。

三、相关检查

血液分析、测血压、X线胸片、心电图、动态心电图、心脏彩超检查等,有助于病因及心律失常的诊断。

四、鉴别诊断

(一)心痛

除见心慌不安,脉结代外,必以心痛为主症,多呈心前区或胸骨后压榨样痛、闷痛,常因劳累、感寒、饱餐或情绪波动而诱发,多呈短暂发作。但甚者心痛剧烈不止,唇甲发绀,或手足青至节,呼吸急促,大汗淋漓,甚至晕厥,病情危笃。心痛常可与心悸合并出现。

(二)奔豚

奔豚发作之时,也觉心胸躁动不安。《难经·五十六难》曰:"发于小腹,上至心下,若豚状,或上或下无时"。称为肾积。《金匮要略·奔豚气病脉证治》曰:"奔豚病从少腹起,上冲咽喉,发作欲死,复还止,皆从惊恐得之"。故本病与心悸的鉴别要点为:心悸为心中剧烈跳动,发自于心;奔豚乃上下冲逆,发自少腹。

(三)卑慄

《证治要诀·怔忡》描述卑慄症状为"痞塞不欲食,心中常有所歉,爱处暗室,或倚门后,见人则惊避,似失志状。"卑慄病因为"心血不足",虽有心慌,一般无促、结、代、疾、迟等脉象出现,是以神志异常为主的疾病,与心悸不难鉴别。

五、辨证论治

(一)辨证要点

1.辨虚实

心悸证候特点多为虚实相兼,故当首辨虚实。虚当审脏腑气、血、阴、阳何者偏虚,实当辨痰、饮、瘀、毒何邪为主。其次,当分清虚实之程度。正虚程度与脏腑虚损情况有关,即一脏虚损者轻,多脏虚损者重。在邪实方面,一般来说,单见一种夹杂者轻,多种合并夹杂者重。

2.辨脉象

脉搏的节律异常为本病的特征性征象,故尚需辨脉象。如脉率快速型心悸,可有一息六至之数脉,一息七至之疾脉,一息八至之极脉,一息九至之脱脉,一息十至以上之浮合脉。脉率过缓型心悸,可见一息四至之缓脉,一息三至之迟脉,一息二至之损脉,一息一至之败脉,两息一至之夺精脉。脉律不整型心悸,脉象可见有数时一止,止无定数之促脉;缓时一止,止无定数之结脉;脉来更代,几至一止,止有定数之代脉,或见脉象乍疏乍数,忽强忽弱之雀啄脉。临床应结合病史、症状,推断脉症从舍。一般认为,阳盛则促,数为阳热。若脉虽数、促而沉细、微细,伴有面浮肢肿,动则气短,形寒肢冷,舌质淡者,为虚寒之象。阴盛则结,迟而无力为虚寒,脉象迟、结、代者,一般多属阴类脉。其中,结脉表示气血凝滞,代脉常表示元气虚衰、脏气衰微。凡久病体虚而脉象弦滑搏指者为逆,病情重笃而脉象散乱模糊者为病危之象。

3.辨病与辨证相结合

对心悸的临床辨证应结合引起心悸原发疾病的诊断,以提高辨证准确性,如功能性心律失常所引起心悸,常表现为心率快速型心悸,多属心虚胆怯,心神不宁,于活动后反而减轻为特点;冠心病心悸,多为阴虚气滞,气虚气滞,或气阴两虚,肝气郁结,久之痰瘀交阻而致;病毒性心肌炎引起的心悸,初起多为风温先犯肺卫,继之热毒逆犯于心,随后呈气阴两虚、瘀阻络脉证;风湿性心肌炎引起的心悸,多由风湿热邪杂至,合而为痹,痹阻心脉所致;病态窦房结综合征多由心阳不振,心搏无力所致;慢性肺源性心脏病所引起的心悸,则虚实兼夹为患,多心肾阳虚为本,水饮内停为标。

4.辨惊悸怔忡

大凡惊悸发病,多与情志因素有关,可由骤遇惊恐,忧思恼怒,悲哀过极或过度紧张而诱发,多为阵发性,实证居多,但也存在内虚因素。病来虽速,病情较轻,可自行缓解,不发时如常人。怔忡多由久病体虚、心脏受损所致,无精神因素也可发生,常持续心悸,心中惕惕,不能自控,活动后加重。病来虽渐,病情较重,每属虚证,或虚中夹实,不发时也可见脏腑虚损症状。惊悸日久不愈,也可形成怔忡。

(二)治疗原则

心悸由脏腑气血阴阳亏虚、心神失养所致者,治当补益气血,调理阴阳,以求气血调畅,阴平阳秘,配合应用养心安神之品,促进脏腑功能的恢复。心悸因于邪毒、痰浊、水饮、瘀血等实邪所致者,治当清热解毒、化痰蠲饮、活血化瘀,配合应用重镇安神之品,以求邪去正安,心神得宁。临床上心悸表现为虚实夹杂时,当根据虚实轻重之多少,灵活应用清热解毒、益气养血、滋阴温阳、化痰蠲饮、行气化瘀、养心安神、重镇安神之法。

(三)分证论治

1.心虚胆怯

主症:心悸不宁,善惊易恐,稍惊即发,劳则加重。

兼次症:胸闷气短,自汗,坐卧不安,恶闻声响,失眠多梦而易惊醒。

舌脉:舌质淡红,苔薄白;脉动数,或细弦。

分析:心为神舍,心气不足易致神浮不敛,心神动摇,失眠多梦;胆气怯弱则善惊易恐,恶闻声响;心胆俱虚则更易为惊恐所伤,稍惊即悸;心位胸中,心气不足,胸中宗气运转无力,故胸闷气短;气虚卫外不固则自汗;劳累耗气,心气益虚,故劳则加重。脉动数或细弦为气血逆乱之象。

治法:镇惊定志,养心安神。

方药:安神定志丸。加琥珀、磁石、朱砂。方中龙齿、琥珀、磁石镇惊宁神,朱砂、茯神、菖蒲、远志安神定惊,人参补益心气。兼见心阳不振,加附子、桂枝;兼心血不足,加熟地、阿胶;心悸气短,动则益甚,气虚明显时,加黄芪以增强益气之功;气虚自汗加麻黄根、浮小麦、瘪桃干、乌梅;气虚夹瘀者,加丹参、桃仁、红花;气虚夹湿,加泽泻,重用白术、茯苓;心气不敛,加五味子、酸枣仁、柏子仁,以收敛心气,养心安神;若心气郁结,心悸烦闷,精神抑郁,胸胁胀痛,加柴胡、郁金、合欢皮、绿萼梅、佛手。

2.心脾两虚

主症:心悸气短,失眠多梦,思虑劳心则甚。

兼次症:神疲乏力,眩晕健忘,面色无华,口唇色淡,纳少腹胀,大便溏薄,或胸胁胀痛,善太息。

舌脉:舌质淡,苔薄白;脉细弱,或弦细。

分析:心脾两虚主要指心血虚、脾气弱之气血两虚证。思虑劳心,暗耗心血,或脾气不足,生化乏源,皆可致心失血养,心神不宁,而见心悸、失眠多梦。思虑过度可劳伤心脾,故思虑劳心则甚。血虚则不能濡养脑髓,故眩晕健忘;不能上荣肌肤,故面色无华,口唇色淡。纳少腹胀,大便溏薄,神疲乏力,均为脾气虚之表现。气血虚弱,脉道失充,则脉细弱。肝气郁结则胸胁胀痛,善太息,脉弦。

治法:补血养心,益气安神。

方药:归脾汤。方中当归、龙眼肉补养心血;黄芪、人参、白术、炙甘草益气以生血;茯神、远志、酸枣仁宁心安神;木香行气,使补而不滞。气虚甚者重用人参、黄芪、白术、炙甘草,少佐肉桂,取少火生气之意;血虚甚者加熟地、白芍、阿胶。

若心动悸脉结代,气短,神疲乏力,心烦失眠,五心烦热,自汗盗汗,胸闷,面色无华,舌质淡红少津,苔少或无,脉细数,为气阴两虚,治以益气养阴,养心安神,用炙甘草汤加减。本方益气补血,滋阴复脉。若兼肝气郁结,胸胁胀痛,泛酸、善太息,可改用逍遥散合左金丸为煎剂,以补益气血,调达肝郁,佐金以平木。

3.阴虚火旺

主症:心悸少寐,眩晕耳鸣。

兼次症:形体消瘦,五心烦热,潮热盗汗,腰膝酸软,咽干口燥,小便短黄,大便干结,或急躁易怒,胁肋胀痛,善太息。

舌脉:舌红少津,苔少或无;脉细数或促。

分析:肾阴亏虚,水不济火,以致心火亢盛,扰动心神,故心悸少寐;肾主骨生髓,腰为肾之府,肾虚则髓海不足,骨骼失养,故腰膝酸软,眩晕耳鸣;阴虚火旺,虚火内蒸,故形体消瘦,五心烦热,潮热盗汗,口干咽燥,小便短黄,大便干结;舌红少津,少苔或无苔,脉细数或促,为阴虚火旺之征。若肝气郁结,肝火内炽则急躁易怒,胁肋胀痛,善太息。

治法:滋阴清火,养心安神。

方药:天王补心丹或朱砂安神丸。阴虚心火不亢盛者,用天王补心丹。方中生地黄、玄参、麦冬、天冬养阴清热;当归、丹参补血养心;人参补益心气;朱砂、茯苓、远志、枣仁、柏子仁养心安神;五味子收敛心气;桔梗引药上行,以通心气。合而用之有滋阴清热,养心安神之功。汗多加山茱萸。若阴虚心火亢盛者,用朱砂安神丸。方中朱砂重镇安神;当归、生地黄养血滋阴;黄连清心泻火。合而用之有滋阴清火,养心安神之功。因朱砂有毒,不可过剂。本证也可选用黄连阿胶汤。

若肾阴亏虚,虚火妄动,梦遗腰酸者,此乃阴虚相火妄动,治当滋阴降火,方选知柏地黄丸加味,方中知母、黄柏清泻相火,六味地黄丸滋补肾阴,合而用之有滋阴降火之功。

若兼肝郁,急躁易怒,胁肋胀痛,善太息,治法为养阴疏肝,可在六味地黄丸基础上加枳壳、青皮,常可获效。

4.心阳不振

主症:心悸不安,动则尤甚,形寒肢冷。

兼次症:胸闷气短,面色㿠白,自汗,畏寒喜温,或伴心痛。

舌脉:舌质淡,苔白;脉虚弱,或沉细无力。

分析:久病体虚,损伤心阳,心失温养,则心悸不安;不能温煦肢体,故面色㿠白,肢冷畏寒。胸中阳气虚衰,宗气运转无力,故胸闷气短。阳气不足,卫外不固,故自汗出。阳虚则无力鼓动血液运行,心脉痹阻,故心痛时作。舌质淡,脉虚弱无力,为心阳不振之征。

治法:温补心阳。

方药:桂枝甘草龙骨牡蛎汤。方中桂枝、炙甘草温补心阳,生龙齿、生牡蛎安神定悸。心阳不足,形寒肢冷者,加黄芪、人参、附子;大汗出者,重用人参、黄芪、浮小麦、山茱萸、麻黄根;或用独参汤煎服;兼见水饮内停者,选加葶苈子、五加皮、大腹皮、车前子、泽泻、猪苓;夹有瘀血者,加丹参、赤芍、桃仁、红花等;兼见阴伤者,加麦冬、玉竹、五味子;若心阳不振,以心动过缓为著者,酌加炙麻黄、补骨脂、附子,重用桂枝。如大汗淋漓,面青唇紫,肢冷脉微,气喘不能平卧,为亡阳征象,当急予独参汤或参附汤,送服黑锡丹,或参附注射液静脉注射或静脉点滴,以回阳救逆。

5.水饮凌心

主症:心悸眩晕,肢面浮肿,下肢为甚,甚者咳喘,不能平卧。

兼次症:胸脘痞满,纳呆食少,渴不欲饮,恶心呕吐,形寒肢冷,小便不利。

舌脉:舌质淡胖,苔白滑;脉弦滑,或沉细而滑。

分析:阳虚不能化水,水饮内停,上凌于心,故见心悸;饮溢肢体,故见浮肿。饮阻于中,清阳不升,则见眩晕;阻碍中焦,胃失和降,则脘痞,纳呆食少,恶心呕吐。阳气虚衰,不能温化水湿,膀胱气化失司,故小便不利。舌质淡胖,苔白滑,脉弦滑或沉细而滑,为水饮内停之象。

治法:振奋心阳,化气利水。

方药:苓桂术甘汤。

本方通阳利水,为"病痰饮者,当以温药和之"的代表方剂。方中茯苓淡渗利水,桂枝、炙甘草通阳化气,白术健脾祛湿。兼见纳呆食少,加谷芽、麦芽、神曲、山楂、鸡内金;恶心呕吐,加半夏、陈皮、生姜;尿少肢肿,加泽泻、猪苓、防己、葶苈子、大腹皮、车前子;兼见肺气不宣,水饮射肺者,表现胸闷、咳喘,加杏仁、前胡、桔梗以宣肺,加葶苈子、五加皮、防己以泻肺利水;兼见瘀血者,加当归、川芎、刘寄奴、泽兰叶、益母草;若肾阳虚衰,不能制水,水气凌心,症见心悸,咳喘,不能平卧,尿少浮肿,可用真武汤。

6.心血瘀阻

主症:心悸不安,胸闷不舒,心痛时作。

兼次症:面色晦暗,唇甲青紫。或兼神疲乏力,少气懒言;或兼形寒肢冷;或兼两胁胀痛,善太息。

舌脉:舌质紫暗,或舌边有瘀斑、瘀点;脉涩或结代。

分析:心血瘀阻,心脉不畅,故心悸不安,胸闷不舒,心痛时作;若因气虚致瘀者,则气虚失养,兼见神疲乏力,少气懒言;若因阳气不足致瘀者,则阳虚生外寒而见形寒肢冷;若因肝气郁结,气滞致瘀者,则因肝郁气滞而兼见两胁胀痛,善太息;脉络瘀阻,故见面色晦暗,唇甲青紫;舌紫暗,舌边有瘀斑、瘀点,脉涩或结代,为瘀血内阻之征。

治法:活血化瘀,理气通络。

方药:桃仁红花煎。方中桃仁、红花、丹参、赤芍、川芎活血化瘀;延胡索、香附、青皮理气通络;生地黄、当归养血和血。合而用之有活血化瘀,理气通络之功。若因气滞而血瘀者,酌加柴胡、枳壳、郁金;若因气虚而血瘀者,去理气药,加黄芪、党参、白术;若因阳虚而血瘀者,酌加附子、桂枝、生姜;夹痰浊,症见胸闷不舒,苔浊腻者,酌加瓜蒌、半夏、胆南星;胸痛甚者,酌加乳香、没药、蒲黄、五灵脂、三七等。瘀血心悸也可选丹参饮或血府逐瘀汤治疗。

7.痰浊阻滞

主症:心悸气短,胸闷胀满。

兼次症:食少腹胀,恶心呕吐,或伴烦躁失眠,口干口苦,纳呆,小便黄赤,大便秘结。

舌脉:苔白腻或黄腻;脉弦滑。

分析:痰浊阻滞心气,故心悸气短。气机不畅,故见胸闷胀满。痰阻气滞,胃失和降,故食少腹胀,恶心呕吐。痰郁化火,则见口干口苦,小便黄赤,大便秘结,苔黄腻等热象。痰火上扰,心神不宁,故烦躁失眠。痰多、苔腻、脉弦滑,为内有痰浊之象。

治法:理气化痰,宁心安神。

方药:导痰汤。方中半夏、陈皮、制南星、枳实理气化痰;茯苓健脾祛痰;远志、酸枣仁宁心安神。纳呆腹胀,兼脾虚者,加党参、白术、谷芽、麦芽、鸡内金;心悸伴烦躁口苦,苔黄,脉滑数,为痰火上扰,心神不宁,可加黄芩、苦参、黄连、竹茹,制南星易胆南星,或用黄连温胆汤;痰火伤津,大便秘结,加大黄、瓜蒌;痰火伤阴,口干盗汗,舌质红,少津,加麦冬、天冬、沙参、玉竹、石斛;烦躁不安,惊悸不宁,加生龙骨、生牡蛎、珍珠母、石决明以重镇安神。

8.邪毒侵心

主症:心悸气短,胸闷胸痛。

兼次症:发热,恶风,全身酸痛,神疲乏力,咽喉肿痛,咳嗽,口干渴。

舌脉:舌质红,苔薄黄;脉浮数,或细数,或结代。

分析:感受风热毒邪,侵犯肺卫,邪正相争,故发热恶风,全身酸痛,咽喉肿痛,咳嗽;表证未解,邪毒侵心,心体受损,耗气伤津,故心悸气短,胸闷胸痛,神疲乏力,口干口渴;舌红,苔薄黄,脉浮数,或细数,或结代,为风热毒邪袭表、侵心、气阴受损之征。

治法:辛凉解表,清热解毒。

方药:银翘散加减。方中金银花、连翘辛凉解表,清热解毒;薄荷、荆芥、豆豉疏风解表,透热外出;桔梗、牛蒡子、甘草宣肺止咳,利咽消肿;淡竹叶、芦根甘凉清热,生津止渴。合而用之有辛凉解表,清热解毒之功。若热毒甚,症见高热,咽喉肿痛,加板蓝根、大青叶、野菊花、紫花地丁等清热解毒之品;胸闷胸痛者,加牡丹皮、赤芍、丹参等活血化瘀之品;口干口渴甚者,加生地黄、玄参;若热盛耗气伤阴,症见神疲,气短,脉细数,或结代者,合生脉散益气养阴,敛心气。

若感受湿热之邪,湿热侵心,症见心悸气短,胸闷胸痛,腹泻,腹痛,恶心呕吐,腹胀纳呆,舌质红,苔黄腻者,治当清热祛湿,芳香化浊,方选甘露消毒丹或葛根芩连汤加减。

若热病后期,邪毒已去,气阴两虚者,治当益气养阴,方选生脉散加味。

六、转归预后

心悸的转归预后与病因、诱因、发展趋势及发作时对血流动力学的影响密切相关。心悸因受惊而起,其病程短,病势浅,全身情况尚好,一般在病因消除或经过适当治疗或休息之后便能逐渐痊愈;但也有惊悸日久不愈,逐渐变成怔忡。若因脏腑受损,功能失调,气血阴阳亏虚所致心悸,则病程较长,病势较重,经积极合理治疗也多能痊愈。如出现下列情况则预后较差:心悸而汗出不止,四肢厥冷,喘促不得卧,下肢浮肿,面青唇紫,脉微欲绝者,属心悸喘脱证,预后严重;心悸而出现各种怪脉(严重心律失常之脉象)者;心悸突然出现昏厥抽搐者;心悸兼有真心痛者。以上情况皆是病情严重之证候,均应及时治疗和监护,密切观察病情变化。

(陈晓京)

第二节 胸 痹

胸痹是指以胸部闷痛,甚则胸痛彻背,短气喘息不得卧为主要临床表现的一种病证。

胸痹临床表现或轻或重,轻者仅偶感胸闷如窒或隐痛,呼吸欠畅,病发短暂轻微;重者则有胸痛,呈压榨样绞痛,严重者心痛彻背,背痛彻心,疼痛剧烈。常伴有心悸、气短、呼吸不畅,甚至喘促、悸恐不安等。多由劳累、饱餐、寒冷及情绪激动而诱发,也可无明显诱因或安静时发病。

胸痹的临床表现最早见于《内经》。《灵枢·五邪篇》指出:"邪在心,则病心痛"。《素问·藏气法时论》也说:"心病者,胸中痛,胁支满,胁下痛,膺背肩胛间痛,两臂内痛。"《素问·缪刺论》又有"卒心痛""厥心痛"之称。《素问·厥论篇》还说:"真心痛,手足青至节,心痛甚,旦发夕死,夕发旦死。"把心痛严重,并迅速造成死亡者,称为"真心痛,"也即胸痹的重证。汉·张仲景在《金匮要略·胸痹心痛短气病脉证治》篇说:"胸痹之病,喘息咳唾,胸背痛,短气,寸口脉沉而迟,关上小紧数,瓜蒌薤白白酒汤主之。""胸痹不得卧,心痛彻背者,瓜蒌薤白半夏汤主之。"正式提出了"胸痹"的名称,并进行专门的论述,把病因病机归纳为"阳微阴弦",即上焦阳气不足,下焦阴寒气盛,认为乃本虚标实之证。宋金元时期,有关胸痹的论述更多。如《圣济总录·胸痹门》有"胸痹者,胸痹痛之类也……胸脊两乳间刺痛,甚则引背胛,或彻背膂"的症状记载。《太平圣惠方》将心痛、胸痹并列,在"治卒心痛诸方""治久心痛诸方""治胸痹诸方"等篇中,收集治疗本病的方剂较多,组方当中,芳香、辛散、温通之品,常与益气、养血、滋阴、温阳之品相互为用,标本兼顾,丰富了胸痹的治疗内容。到了明清时期,对胸痹的认识有了进一步提高。如《症因脉治·胸痛论》:"歧骨之上作痛,乃为胸痛"。"内伤胸痛之因,七情六欲,动其心火,刑及肺金;或佛郁气逆,伤其肺道,则痰凝气结;或过饮辛热,伤其上焦,则血积于内,而闷闷胸痛矣。"又如《玉机微义·心痛》中揭示胸痹不仅有实证,也有虚证,尤其是对心痛与胃脘痛进行了明确的鉴别。

在治疗方面,《内经》提出了针刺治疗的穴位和方法,《灵枢·五味》篇还有"心病宜食薤"的记载;《金匮要略》强调以宣痹通阳为主;《世医得效方·心痛门》提出了用苏合香丸芳香温通的方法"治卒暴心痛"。后世医家总结前人的经验,又提出了活血化瘀的治疗方法,如《证治准绳·诸痛门》提出用大剂桃仁、红花、降香、失笑散等治疗死血心痛;《时方歌括》用丹参饮治心腹诸痛;《医林改错》用血府逐瘀汤治疗胸痹心痛等。这些方法为治疗胸痹开辟了广阔的途径。

现代医学的冠状动脉粥样硬化性心脏病、心包炎、二尖瓣脱垂综合征、病毒性心肌炎、心肌病、慢性阻塞性肺气肿等疾病,出现胸痹的临床表现时,可参考本节进行辨证论治。

一、病因病机

胸痹发生多与寒邪内侵、饮食失调、情志失节、劳倦内伤、年迈体虚等因素有关。其病机分虚实两端，实为气滞、寒凝、血瘀、痰浊，痹阻胸阳，阻滞心脉；虚为气虚、阴伤、阳衰，脾、肝、肾亏虚，心脉失养。

(一)寒邪内侵

素体阳虚，胸阳不振，阴寒之邪乘虚而入，寒主收引，寒凝气滞，抑遏阳气，胸阳不展，血行瘀滞不畅，而发本病。如《诸病源候论》曰："寒气客于五脏六腑，因虚而发，上冲胸间，则胸痹。"《类证治裁·胸痹》曰："胸痹，胸中阳微不运，久则阴乘阳位，而为痹结也。"阐述了本病由阳虚感寒而发作。

(二)情志失节

郁怒伤肝，肝失疏泄，肝郁气滞，甚则气郁化火，灼津成痰；忧思伤脾，脾失健运，津液不布，遂聚成痰。气滞、痰郁交阻，既可使血行失畅，脉络不利，而致气血瘀滞，又可导致胸中气机不畅，胸阳不运，心脉痹阻，心失所养，不通则痛，而发胸痹。《杂病源流犀烛·心病源流》曰："总之七情之由作心痛，七情失调可致气血耗逆，心脉失畅，痹阻不通而发心痛。"

(三)饮食失调

饮食不节，嗜酒或过食肥甘生冷，以致脾胃损伤，运化失健，聚湿成痰，上犯心胸，痰阻脉络，胸阳失展，气机不畅，心脉闭阻，而成胸痹。

(四)劳倦内伤

思虑过度，心血暗耗，或肾阴亏虚，不能滋养五脏之阴，水不涵木，不能上济于心，心肝火旺，使心阴内耗，阴液不足，心火燔炽，下汲肾水，脉道失润；或劳倦伤脾，脾虚转输失职，气血生化乏源，无以濡养心脉，拘急而痛；或积劳伤阳，心肾阳微，阴寒痰饮乘于阳位，鼓动无力，胸阳失展，血行涩滞，而发胸痹。

(五)年迈体虚

久病体虚，暴病伤正；或中老年人，肾气不足，精血渐衰，以致心气不足，心阳不振，肾阳虚衰，不能鼓舞五脏之阳，血脉失于温煦，痹阻不畅，心胸失养而酿成本病。

胸痹的病位在心，然其发病多与肝、脾、肾三脏功能失调有关，如肾虚、肝郁、脾失健运等。

胸痹的主要病机为心脉痹阻，病理变化主要表现为本虚标实，虚实夹杂。本虚有气虚、血虚、阳虚、阴虚，又可阴损及阳，阳损及阴，而表现出气阴两虚，气血双亏，阴阳两虚，甚至阳微阴竭，心阳外越；标实为气滞、血瘀、寒凝、痰阻，且又可相兼为病，如气滞血瘀，寒凝气滞，痰瘀交阻等。本病多在中年以后发生，发作期以标实表现为主，并以血瘀为突出特点，缓解期主要见心、脾、肾气血阴阳之亏虚，其中又以心气虚最为常见。

二、诊断要点

(一)症状

(1)以胸部闷痛为主症，多见膻中或心前区憋闷疼痛，甚则痛彻左肩背、咽喉、胃脘部、左上臂内侧等部位；呈反复发作性或持续不解，常伴有心悸、气短、自汗，甚则喘息不得卧。

(2)胸闷胸痛一般持续几秒到几十分钟，休息或服药后大多可迅速缓解；严重者可见突然发病，心跳加快，疼痛剧烈，持续不解，汗出肢冷，面色苍白，唇甲青紫，或心律失常等证候，并可发生猝死。

（3）多见于中年以上，常因情志抑郁恼怒，操劳过度，多饮暴食，气候变化等而诱发。也有无明显诱因或安静时发病者。

（二）检查

心电图检查可见 ST 段改变等阳性改变，必要时可做动态心电图、心功能测定、运动试验心电图等。周围血象白细胞总数、血沉、血清酶学检查，有助于进一步明确诊断。

三、鉴别诊断

（一）胃脘痛

心在脘上，脘在心下，故有胃脘当心而痛之称，以其部位相近。尤胸痹之不典型者，其疼痛可在胃脘部，极易混淆。但胸痹以闷痛为主，为时极短，虽与饮食有关，休息、服药常可缓解；胃痛发病部位在上腹部，局部可有压痛，以胀痛为主，持续时间较长，常伴有食少纳呆、恶心呕吐、泛酸嘈杂等消化系统症状。做 B 超、胃肠造影、胃镜、淀粉酶检查，可以鉴别。

（二）悬饮

悬饮、胸痹均有胸痛。但胸痹为当胸闷痛，可向左肩或左臂内侧等部位放射，常因受寒饱餐、情绪激动、劳累而突然发作，持续时间短暂；悬饮为胸胁胀痛，持续不解，多伴有咳唾，肋间饱满，转侧不能平卧，呼吸时疼痛加重，或有咳嗽、咳痰等肺系证候。

（三）胁痛

疼痛部位在两胁部，以右胁部为主，肋缘下或有压痛点。疼痛特点或刺痛不移，或胀痛不休，或隐隐作痛，很少短暂即逝，可合并厌油腻、发热、黄疸等症。肝胆 B 超、胃镜、肝功能、淀粉酶检查有助区分。

（四）真心痛

真心痛乃胸痹的进一步发展。症见心痛剧烈，甚则持续不解，伴有肢冷汗出，面色苍白，喘促唇紫，手足青至节，脉微欲绝或结代等危重急症。

四、辨证

胸痹首先辨别虚实，分清标本。发作期以标实为主，缓解期以本虚为主。

标实应区别气滞、血瘀、寒凝、痰浊的不同。闷重而痛轻，兼见胸胁胀满，憋气，善太息，苔薄白，脉弦者，多属气滞；胸部窒闷而痛，伴唾吐痰涎，苔腻，脉弦滑或弦数者，多属痰浊；胸痛如绞，遇寒则发，或得冷加剧，伴畏寒肢冷，舌淡苔白，脉细，为寒凝心脉；刺痛固定不移，痛有定处，夜间多发，舌紫黯或有瘀斑，脉结代或涩，由心脉瘀滞所致。

本虚又应区别阴阳气血亏虚的不同。心胸隐痛而闷，因劳累而发，伴心慌、气短、乏力，舌淡胖嫩，边有齿痕，脉沉细或结代者，多属心气不足；若绞痛兼见胸闷气短，四肢厥冷，神倦自汗，脉沉细，则为心阳不振；隐痛时作时止，缠绵不休，动则多发，伴口干，舌淡红而少苔，脉细而数，则属气阴两虚表现。

胸痹的疼痛程度与发作频率及持续时间与病情轻重程度密切相关。疼痛持续时间短暂，瞬息即逝者多轻；持续时间长，反复发作者多重；若持续数小时甚至数天不休者常为重症或危候。

一般疼痛发作次数多少与病情轻重程度成正比。若疼痛遇劳发作，休息或服药后能缓解者为顺症；服药后难以缓解者常为危候。

（一）寒凝心脉

证候：卒然心痛如绞，心痛彻背，背痛彻心，心悸气短，喘不得卧，形寒肢冷，面色苍白，冷汗自出，多因气候骤冷或骤感风寒而发病或加重，苔薄白，脉沉紧或沉细。

分析：寒邪侵袭，阳气不运，气机阻痹，故见卒然心痛如绞，或心痛彻背，背痛彻心，感寒则痛甚；阳气不足，故形寒肢冷，面色苍白；胸阳不振，气机受阻，故见喘不得卧，心悸气短；苔薄白，脉沉紧或沉细，均为阴寒凝滞，阳气不运之候。

（二）气滞心胸

证候：心胸满闷，隐痛阵发，痛无定处，时欲太息，情绪波动时容易诱发或加重，或兼有脘痞胀满，得嗳气或矢气则舒，苔薄或薄腻，脉细弦。

分析：郁怒伤肝，肝失疏泄，气滞上焦，胸阳失展，心脉不和，故心胸满闷，隐痛阵发，痛无定处；情志不遂则气机郁结加重，故心痛加重，而太息则气机稍畅，心痛稍减；肝郁气结，木失条达，横逆犯脾，脾失健运则脘痞胀满；苔薄或薄腻，脉细弦为肝气郁结之象。

（三）心血瘀阻

证候：心胸剧痛，如刺如绞，痛有定处，甚则心痛彻背，背痛彻心，或痛引肩背，伴有胸闷心悸，日久不愈，可因暴怒、劳累而加重，面色晦暗，舌质暗红或紫黯，或有瘀斑，苔薄脉弦涩或促、结、代。

分析：气机阻滞，瘀血内停，络脉不通，不通则痛，故见心胸剧痛，如刺如绞，痛有定处，甚则心痛彻背，背痛彻心，或痛引肩背，伴有胸闷，日久不愈；瘀血阻塞，心失所养，故心悸不宁，面色晦暗；暴怒伤肝，气机逆乱，气滞血瘀更重，故可因暴怒而加重；舌质暗红或紫黯，或有瘀斑，苔薄，脉弦涩或促、结、代均为瘀血内阻之候。

（四）痰浊闭阻

证候：胸闷重而心痛，痰多气短，倦怠肢重，遇阴雨天易发作或加重，伴有纳呆便溏，口黏恶心，咯吐痰涎，舌体胖大且边有齿痕，苔白腻或白滑，脉滑。

分析：痰浊内阻，胸阳失展，气机痹阻，故胸闷重而疼痛，痰多气短；阴雨天湿气更甚，故遇之易发作或加重；痰浊困脾，脾气不运，故倦怠肢重，纳呆便溏，口黏恶心；咯吐痰涎，舌体胖大，有齿痕，苔白腻或滑，脉滑，均为痰浊闭阻之象。

（五）心肾阴虚

证候：心痛憋闷，灼痛心悸，五心烦热，潮热盗汗，或头晕耳鸣，腰膝酸软，口干便秘，舌红少津，苔薄或剥，脉细数或促代。

分析：心肾不交，虚热内灼，气机不利，血脉不畅，故心痛时作，灼痛或憋闷；久病或热病伤阴，暗耗心血，血虚不足以养心，则心悸；阴虚生内热，则五心烦热，潮热盗汗；肾阴虚，则见头晕耳鸣，腰膝酸软；口干便秘，舌红少苔，脉细数或促代，均为阴虚有热之象。

（六）心肾阳虚

证候：心悸而痛，胸闷气短，自汗，动则更甚，神倦怯寒，面色㿠白，四肢不温或肿胀，舌质淡胖，苔白或腻，脉沉细迟。

分析：阳气虚衰，胸阳不振，气机痹阻，血行瘀滞，血脉失于温煦，故见胸闷心痛，心悸气短，自汗，动则耗气更甚；阳虚不足以温运四肢百骸，则神倦怯寒，面色㿠白，四肢不温；肾阳虚，不能制水，故四肢肿胀；舌质淡胖，苔白或腻，脉沉细迟均为阳气虚衰之候。

(七)气阴两虚

证候:心胸隐痛,时作时休,胸闷气促,心悸自汗,动则喘息益甚,倦怠懒言,面色少华,舌质淡红,苔薄白,脉虚细缓或结代。

分析:思虑伤神,劳心过度,损伤心气,阴血亏耗,血瘀心脉,故见胸闷隐痛,时作时休,心悸气促,倦怠懒言等;心气虚,则自汗;气血不荣于上,则面色少华;淡红舌,脉虚细缓,均为气阴两虚之征。

五、治疗

本病的治疗原则应先治其标,后治其本,先从祛邪入手,然后再予扶正,必要时可根据虚实标本的主次,兼顾同治。标实当泻,针对气滞、血瘀、寒凝、痰浊而疏理气机,活血化瘀,辛温通阳,泄浊豁痰,尤重活血通脉治法;本虚宜补,权衡心脏阴阳气血之不足,有无兼见肺、肝、脾、肾等脏之亏虚,补气温阳,滋阴益肾。

(一)中药治疗

1.寒凝心脉

治法:辛温散寒,宣通心阳。

方药:枳实薤白桂枝汤合当归四逆汤加减。两方皆能辛温散寒,助阳通脉。前方重在通阳理气,用于胸痹阴寒证,心中痞满,胸闷气短者;后方则以温经散寒为主,用于血虚寒厥证,见胸痛如绞,手足不温,冷汗自出,脉沉细者。方中桂枝、细辛温散寒邪,通阳止痛;薤白、瓜蒌化痰通阳,行气止痛;当归、芍药养血活血;芍药与甘草相配,缓急止痛;枳实、厚朴、理气通脉;大枣养脾和营。共成辛温散寒,通阳止痛之功。

若阴寒极盛之胸痹重症,胸痛剧烈,心痛彻背,背痛彻心,痛无休止,当用温通散寒之法,予乌头赤石脂丸加荜茇、高良姜、细辛等治疗。方中以乌头雄烈刚燥,散寒通络止痛;附子、干姜温阳逐寒;蜀椒温经下气开郁;为防药物过于辛散,配赤石脂入心经,而固摄收涩阳气。若痛剧而四肢不温,冷汗自出,可含化苏合香丸或麝香保心丸,以芳香化浊,温通开窍,每获即速止痛效果。

另外,可选用苏冰滴丸,每次2～4粒,每天3次。

2.气滞心胸

治法:疏调气机,活血通络。

方药:柴胡疏肝散加减。本方疏肝理气,适用于肝气郁结、气滞上焦、胸阳失展、血脉失和之胸胁疼痛。方用四逆散去枳实,加香附、枳壳、川芎、陈皮行气疏肝,和血止痛。其中柴胡与枳壳相配可升降气机;白芍与甘草同用可缓急止痛;香附、陈皮以增强理气解郁之功;川芎为血中之气药,既可活血又能调畅气机。全方共奏疏调气机、和血通脉之功效。根据需要,还可选用木香、沉香、降香、檀香、延胡索、砂仁、厚朴等芳香理气及破气之品,但不可久用,以免耗散正气。

若气郁日久化热,出现心烦易怒,口干便秘,舌红苔黄,脉弦数等证者,用丹栀逍遥散疏肝清热;便秘严重者,用当归龙荟丸以泻郁火;如胸闷、心痛明显,为气滞血瘀之象,可合用失笑散,以增强活血行瘀,散结止痛之作用。

另外,可选用冠心苏合丸,每次3g,每天2次。

3.心血瘀阻

治法:活血化瘀,通脉止痛。

方药:血府逐瘀汤加减。本方祛瘀通脉,行气止痛,用于胸中瘀阻,血行不畅,心胸疼痛,痛有定处,胸闷、心悸之胸痹。方中当归、川芎、桃仁、红花、赤芍活血化瘀,疏通血脉;柴胡、桔梗与枳壳、牛膝配伍,升降结合,调畅气机,开胸通阳,行气活血;生地养阴而调血燥。诸药共成祛瘀通脉、行气止痛之剂。

若瘀血痹阻重症,胸痛剧烈,可加乳香、没药、丹参、郁金、降香等加强活血理气之力;若血瘀、气滞并重,胸闷痛甚者,加沉香、檀香、荜茇等辛香理气止痛药物;若寒凝血瘀或阳虚血瘀者,症见畏寒肢冷,脉沉细或沉迟者,加肉桂、细辛、高良姜、薤白等温通散寒之品,或人参、附子等温阳益气之品;若伴有气短乏力、自汗、脉细缓或结代,乃气虚血瘀之象,当益气活血,用人参养营汤合桃红四物汤加减,重用人参、黄芪等益气祛瘀之品。

还可选用三七、苏木、泽兰、鸡血藤、益母草、水蛭、王不留行籽、牡丹皮等活血化瘀药物,加强祛瘀疗效。但破血之品应慎用,且不可久用、多用,以免耗伤正气。在应用活血、破血类药物时,必须注意有无出血倾向或征象,一旦发现,立即停用,并予以相应处理。

另外,可选用活心丸,每次含服或吞服,1～2丸。

4.痰浊阻闭

治法:通阳化浊,豁痰宣痹。

方药:瓜蒌薤白半夏汤合涤痰汤加减。两方均能温通豁痰,前方通阳行气,用于痰阻气滞,胸阳痹阻者;后方健脾益气,豁痰开窍,用于脾虚失运,痰阻心窍者。方中瓜蒌、薤白化痰通阳,行气止痛;半夏、胆南星、竹茹清热化痰;人参、茯苓、甘草健脾益气;石菖蒲、陈皮、枳实理气宽胸。全方共奏通阳化饮、泄浊化痰、散结止痛之功。

若痰浊郁而化热,证见咳痰黄稠,便干,苔黄腻者,可用黄连温胆汤加郁金清化痰热而理气活血;痰热兼有郁火者,加海浮石、海蛤壳、黑山栀、天竺黄、竹沥化痰火之胶结;大便干结,加生大黄通腑逐痰;痰瘀交阻,症见胸闷如窒,心胸隐痛或绞痛阵发,苔白腻,舌暗紫或有瘀斑,当通阳化痰散结,加血府逐瘀汤;若痰浊闭塞心脉,猝然剧痛,可用苏合香丸。

5.心肾阴虚

治法:滋阴清热,养心和络。

方药:天王补心丹合炙甘草汤。两方均为滋阴养心之剂;前方以养心安神为主,治疗心肾两虚,阴虚血少者;后方以养阴复脉见长,用于气阴两虚,心动悸,脉结代之症。方中以生地、玄参、天冬、麦冬滋水养阴以降虚火;人参、炙甘草、茯苓以助心气;桂枝、大枣补气通阳,寓从阳引阴之意;柏子仁、酸枣仁、五味子、远志交通心肾,养心安神,化阴敛汗;丹参、当归身、芍药、阿胶滋养心血而通心脉;桔梗、辰砂为引使之品。本方能使心阴复,虚火平,血脉利,则心胸灼痛得解。

若阴不敛阳,虚火内扰心神,心烦不寐,舌尖红少津者,可用酸枣仁汤清热除烦安神;若不效者,再予黄连阿胶汤,滋阴清火,宁心安神。若兼见风阳上扰,用珍珠母、灵磁石、石决明、琥珀等重镇潜阳之品,或用羚羊钩藤汤加减;心肾阴虚者,兼见头晕耳鸣,腰膝酸软,遗精盗汗,口燥咽干,用左归饮补益肾阴,填精益髓,或河车大造丸滋肾养阴清热;若心肾真阴欲竭,当用大剂西洋参、鲜生地、石斛、麦冬、山茱萸等急救真阴,并佐用生牡蛎、乌梅肉、五味子、甘草等酸甘化阴,且敛其阴。

另外,可选滋心阴口服液,每次10 mL,每天2次。

6.心肾阳虚

治法:温振心阳,补益阳气。

方药:参附汤合右归饮加减。两方均能补益阳气,前方大补元气,温补心阳;后方温肾助阳,补益精气。方中人参、姜、枣、炙甘草大补元气,以益心气复脉;附子辛热,温补真阳;肉桂振奋心阳;熟地、山茱萸、枸杞子、杜仲、山药为温肾助阳、补益精气之要药。

若兼肾阳虚,可合金匮肾气丸,或用六味地黄丸滋阴固本,从阴引阳,共为温补肾阳之剂;心肾阳衰,不能化气行水,水饮上凌心肺,加用真武汤;若阳虚欲脱厥逆者,用四逆加人参汤,温阳益气,回阳救逆;若阳虚寒凝而兼气滞血瘀者,可选用薤白、沉香、降香、檀香、香附、鸡血藤、泽兰、川芎、桃仁、红花、延胡索、乳香、没药等偏于温性的理气活血药物。

另外,可选用麝香保心丸,每次含服或吞服1~2粒。

7.气阴两虚

治法:益气养阴,活血通脉。

方药:生脉散合人参养营汤加减。上方皆能补益心气。生脉散长于益心气,敛心阴,适用于心气不足,心阴亏耗者;人参养营汤补气养血,安神宁心,适用于胸闷气短,头昏神疲。方中人参、黄芪、炙甘草大补元气,通经利脉;肉桂通心阳,散寒气,疗心痛,纳气归肾;麦冬、五味子滋养心阴,收敛心气;熟地、当归、白芍养血活血。配茯苓、白术、陈皮、远志,补后天之本,滋气血生化之源,以宁心定志。

若兼见神疲乏力,纳呆,失眠多梦等,可用养心汤加半夏曲、茯苓以健脾和胃,补益心脾,养心安神;若气阴两虚,兼见口燥咽干,心烦失眠,舌红,用生脉散合归脾汤加减;兼有气滞血瘀者,可加川芎、郁金以行气活血;兼见痰浊之象者,可用茯苓、白术、白蔻仁以健脾化痰。

另外,可选用补心气口服液,每天 10 mL,每天 2 次;或滋心阴口服液,每次 10 mL,每天2 次。

(二)针灸治疗

1.基本处方

心俞、巨阙、膻中、内关、郄门。

心俞、巨阙属俞募相配,膻中、心俞前后相配,通调心气;内关、郄门同经相配,宽胸理气,缓急止痛。

2.加减运用

(1)寒凝心脉证:加厥阴俞、通里、气海以温经散寒、宣通心阳。背俞穴、气海可加灸,余穴针用平补平泻法。

(2)气滞心胸证:加阳陵泉、太冲以疏肝理气、调畅气机,针用泻法。余穴针用平补平泻法。若脘痞胀满甚者,加中脘以健脾和中、疏导中州气机,针用平补平泻法。

(3)心血瘀阻证:加膈俞、血海、阴郄以活血化瘀、通脉止痛。诸穴针用平补平泻法。

(4)痰浊阻闭证:加太渊、丰隆、足三里、阴陵泉以通阳化浊、豁痰宣痹。诸穴针用平补平泻法。

(5)心肾阴虚证:加肾俞、太溪、三阴交、少海以滋阴清热、养心和络,针用补法。余穴针用平补平泻法。

(6)心肾阳虚证:加肾俞、气海、关元、百会、命门以振奋心肾之阳。诸穴针用补法,关元、气海、命门、背俞穴可加灸。

(7)气阴两虚证:加足三里、气海、阴郄、少海以益气养阴、活血通脉。诸穴针用补法。

3.其他

(1)耳针疗法:取胸、神门、心、肺、交感、皮质下,每次选3~5 穴,用捻转手法强刺激,一般每穴捻 1~2 分钟,留针 15~20 分钟,可以每隔 5 分钟捻转 1 次。

(2)电针疗法:取内关、神门、胸上段夹脊穴,通电刺激 5~15 分钟,采用密波,达到有麻、电放射感即可。

(3)穴位注射疗法:取内关、郄门、间使、少海、心俞、足三里、三阴交,用复方当归(10%葡萄糖稀释)、维生素 B_{12} 0.25 mg,复方丹参注射液等,每次选 2~3 穴,每穴注射 0.5~1 mL,隔天 1 次。

(4)皮内针疗法:取内关、心俞、厥阴俞、膈俞,每次选 1 对,埋针 1~3 天,冬天可延长到 5~7 天。

(陈晓京)

第三节 真 心 痛

真心痛是指以突然发作的剧烈而持久的胸骨下部后方或心前区压榨性、闷胀性或窒息性疼痛为临床表现特点的一种严重病症,是胸痹的进一步发展。疼痛可放射到左肩、左上肢前内侧及无名指和小指,一般持续时间较长,常伴有心悸、水肿、肢冷、喘促、面色苍白、汗出、焦虑和恐惧感等症状,甚至危及生命。多因劳累、情绪激动、饱食、受寒等因素诱发。《灵枢·厥病篇》描述了真心痛的发作和预后,称:"真心痛,手足青至节,心痛甚,旦发夕死,夕发旦死。"

现代医学的冠状动脉粥样硬化性心脏病、心肌梗死、心律失常、心源性休克等,出现真心痛的临床表现时,可参考本节进行辨证论治。

一、病因病机

真心痛病因病机和"胸痹"类同,与年老体衰,阳气不足,七情内伤,气滞血瘀,痰浊化生,寒邪侵袭,血脉凝滞等因素有关。如寒凝气滞,血瘀痰浊,闭阻心脉,心脉不通,可出现心胸疼痛(胸痹),严重者部分心脉突然闭塞,气血运行中断,可见心胸猝然大痛,而发为真心痛。

真心痛之病位在心,其本在肾。总的病机是本虚标实,本虚是发病基础,标实是发病条件,急性发作时以标实为主,总由心之气血失调、心脉痹阻不畅而致。

二、诊断要点

(一)症状

突然发作胸骨后或心前区剧痛,呈压榨性或窒息性疼痛。疼痛常可放射至左肩背和前臂,持续时间可长达数小时或数天,可兼心悸、恶心、呕吐等。

(二)检查

1.心电图检查

根据 ST 段或 T 波的异常变化来判断心肌缺血的部位及程度,同时根据相应导联所出现病理性 Q 波及 ST 段抬高的表现,来确定心肌梗死的部位。

2.影像学检查

冠状动脉 CTA 及冠状动脉造影有助于诊断。

3.血清学检查

血清肌钙蛋白、心肌酶等检查有助于诊断。

三、辨证

本病病位在心,其本在肾,本虚标实是其发病的主要机制,而在急性期则以标实为主。

若心气不足,运血无力,心脉瘀阻,或心血亏虚,气血运行不利,可见心动悸,脉结代(心律失常);若心肾阳虚,水邪泛滥,水饮凌心射肺,可出现心悸、水肿、喘促(心力衰竭),或亡阳厥脱,亡阴厥脱(心源性休克),或阴阳俱脱,最后导致阴阳离决。

(一)气虚血瘀

证候:心胸刺痛,胸部闷窒,动则加重,伴短气乏力,汗出心悸,舌体胖大,边有齿痕,舌质黯淡或瘀点瘀斑,舌苔薄白,脉弦细无力。

分析:元气素虚,无力推动血液运行,血行缓慢而滞涩,闭阻心脉,心脉不通,则心胸刺痛,胸部闷窒;动则耗气更甚,故短气乏力,汗出;气虚,心搏加快,故心悸;舌体胖大,边有齿痕,苔薄白为气虚之象;舌质黯淡,有瘀点瘀斑为血瘀之征。

(二)寒凝心脉

证候:胸痛彻背,胸闷气短,心悸不宁,神疲乏力,形寒肢冷,舌质淡黯,苔白腻,脉沉迟,迟缓或结代。

分析:寒邪内侵,阳气不运,气机阻痹,故见胸痛彻背;胸阳不振,气机不利,故见胸闷气短,心悸不宁;阳气不足,上不荣头面,外不达四肢,故面色苍白,形寒肢冷;舌淡黯,苔白腻,脉沉迟缓或结代,均为寒凝心脉、阳气不运之候。

(三)正虚阳脱

证候:心胸绞痛,胸中憋闷或有窒息感,喘促不宁,心慌,面色苍白,大汗淋漓,烦躁不安或表情淡漠;重则神识昏迷,四肢厥冷,口开目合,手撒尿遗,脉疾数无力或脉微欲绝。

分析:阳气虚衰,胸阳不运,痹阻气机,血行瘀滞,故见胸憋闷、绞痛或有窒息感;少气不续,不能维持正常心搏,故心慌,喘促不宁;大汗淋漓,烦躁不安或表情淡漠,乃为阳脱阴竭;阳气消乏,清阳不升,或失血过多,血虚不能上承,故见神识昏迷;气血不能达四末,则四肢厥冷;营阴内衰,正气不固,故口开目合,手撒遗尿;脉疾数无力或脉微欲绝,乃亡阳伤阴之征。

四、治疗

本病在发作期必须选用有速效止痛作用之药物,以迅速缓解心痛症状。疼痛缓解后予以辨证施治,常以补气活血、温阳通脉为法。

(一)中药治疗

1.气虚血瘀

治法:益气活血,通脉止痛。

处方:保元汤合血府逐瘀汤加减。

方中人参、黄芪补气益心;桃仁、红花、川芎活血祛瘀;赤芍、当归、牛膝养血活血;柴胡、枳壳、桔梗行气豁痰宽胸;生地黄、肉桂敛汗温阳定悸;甘草调和诸药。

另外,可选用速效救心丸,每天 3 次,每天 4～6 粒,急性发作时每次 10～15 粒。

2.寒凝心脉

治法:温补心阳,散寒通脉。

处方:当归四逆汤加减。

方中当归补血活血;芍药养血和营;桂枝温经散寒;细辛祛寒除痹止痛;炙甘草、大枣益气健脾,通行血脉。

本证寒象明显,可加干姜、蜀椒、荜茇、高良姜;气滞加白檀香;痛剧急予苏合香丸,每服1～4丸。

3.正虚阳脱

治法:回阳救逆,益气固脱。

处方:四味回阳饮加减。

方中以红参大补元气;附子、炮姜回阳;可加肉桂、山茱萸、龙骨、牡蛎温助心阳,敛汗固脱;加玉竹配炙甘草养阴益气。阴竭亡阳,合生脉散。

另外,可选用丹参滴丸,10～15粒,每天3次。或用参附注射液100 mL加5%葡萄糖注射液250 mL,静脉滴注。

(二)针灸治疗

1.基本处方

内关、郄门、阴郄、膻中。

内关、郄门同经相配,郄门、阴郄二郄相配,更和心包之募膻中,远近相配,共调心气。

2.加减运用

(1)气虚血瘀证:加脾俞、足三里、气海以益气通络。诸穴针用补法。

(2)寒凝心脉证:加心俞、厥阴俞、命门以温经祛寒、通络止痛。诸穴针用补法,或加灸法。

(3)正虚阳脱证:重灸神阙、关元以回阳救逆固脱。余穴针用补法。

3.其他

(1)耳针疗法:取心、神门、交感、皮质下、内分泌,每次选3～4穴,强刺激,留针30～60分钟。

(2)电针疗法:取膻中、巨阙、郄门、阴郄,用连续波,快频率刺激20～30分钟。

(3)穴位注射疗法:取心俞、厥阴俞、郄门、足三里,每次选2穴,用复方丹参注射液或川芎嗪注射液,每穴注射2 mL,每天1次。

(4)头针疗法:取额旁1线,平刺激,持续捻转2～3分钟,留针20～30分钟。

(陈晓京)

第四节 不 寐

不寐是以经常不能获得正常睡眠为特征的一类病证,主要表现为睡眠时间、深度的不足,轻者入睡困难,或寐而不酣,时寐时醒,或醒后不能再寐,重则彻夜不寐,常影响人们的正常工作、生活、学习和健康。

不寐在《内经》称为"不得卧""目不瞑"。认为是邪气客于脏腑,卫气行于阳,不能入阴所得。《素问·逆调论》记载有"胃不和则卧不安"。后世医家引申为凡脾胃不和,痰湿、食滞内扰,以致寐寝不安者均属于此。

汉代张仲景《伤寒论》及《金匮要略》中将其病因分为外感和内伤两类,提出"虚劳虚烦不得眠"的论述,至今临床仍有应用价值。《景岳全书·不寐》中将不寐病机概括为有邪、无邪两种类型。"不寐证虽病有不一,然惟知邪正二字则尽之矣。盖寐本乎阴,神其主也,神安则寐,神不安则不寐。其所以不安者,一由邪气之扰,一由营气不足耳。有邪者多实证,无邪者皆虚证。"

明·李中梓结合自己的临床经验对不寐证的病因及治疗提出了卓有见识的论述:"不寐之故,大约有五:一曰气虚,六君子汤加酸枣仁、黄芪;一曰阴虚,血少心烦,酸枣仁一两,生地黄五钱,米二合,煮粥食之;一曰痰滞,温胆汤加南星、酸枣仁、雄黄末;一曰水停,轻者六君子汤加菖蒲、远志、苍术,重者控涎丹;一曰胃不和,橘红、甘草、石斛、茯苓、半夏、神曲、山楂之类。大端虽五,虚实寒热,互有不齐,神而明之,存乎其人耳。"

明·戴元礼《证治要诀·虚损门》又提出"年高人阳衰不寐"之论。清代《冯氏锦囊·卷十二》。也提出"壮年人肾阴强盛,则睡沉熟而长,老年人阴气衰弱,则睡轻微易知。"说明不寐的病因与肾阴盛衰及阳虚有关。

西医学的神经症、更年期综合征、慢性消化不良、贫血、动脉粥样硬化症等以不寐为主要临床表现时,可参考本节内容辨证论治。

一、病因病机

人之寤寐,由心神控制,而营卫阴阳的正常运作是保证心神调节寤寐的基础。每因饮食不节,情志失常、劳倦、思虑过度及病后、年迈体虚等因素,导致心神不安,神不守舍,不能由动转静而致不寐病证。

(一)病因

1.饮食不节

暴饮暴食,宿食停滞,脾胃受损,酿生痰热,壅遏于中,痰热上扰,胃气失和,而不得安寐。《张氏医通·不得卧》阐述其原因:"脉滑数有力不得卧者,中有宿滞痰火,此为胃不和则卧不安也。"此外,浓茶、咖啡、酒之类饮料也是造成不寐的因素。

2.情志失常

喜怒哀乐等情志过极均可导致脏腑功能的失调,而发生不寐病证。或由情志不遂,暴怒伤肝,肝气郁结,肝郁化火,邪火扰动心神,神不安而不寐;或由五志过极,心火内炽,扰动心神而不寐;或由喜笑无度,心神激动,神魂不安而不寐;或由暴受惊恐,导致心虚胆怯,神魂不安,夜不能寐,如《沈氏尊生书·不寐》云:"心胆俱怯,触事易惊,梦多不祥,虚烦不眠。"

3.劳逸失调

劳倦太过则伤脾,过逸少动也致脾虚气弱,运化不健,气血生化乏源,不能上奉于心,以致心神失养而失眠。或因思虑过度,伤及心脾,心伤则阴血暗耗,神不守舍;脾伤则食少,纳呆,生化之源不足,营血亏虚,不能上奉于心,而致心神不安。如《类证治裁·不寐》说:"思虑伤脾,脾血亏损,经年不寐"。《景岳全书·不寐》云:"劳倦、思虑太过者,必致血液耗亡,神魂无主,所以不眠。"可见,心脾不足造成血虚,会导致不寐。

4.病后体虚

久病血虚,年迈血少,引起心血不足,心失所养,心神不安而不寐,正如《景岳全书·不寐》中说:"无邪而不寐者,必营气不足也,营主血,血虚则无以养心,心虚则神不守舍。"也可因年迈体虚,阴阳亏虚而致不寐。若素体阴虚,兼因房劳过度,肾阴耗伤,阴衰于下,不能上奉于心,水火不济,心火独亢,火盛神动,心肾失交而神志不宁。如《景岳全书·不寐》所说:"真阴精血不足,阴阳不交,而神有不安其室耳。"

(二)病机

不寐的病因虽多,但其病理变化,总属阳盛阴衰,阴阳失交。一为阴虚不能纳阳,一为阳盛不得入于阴。其病位主要在心,与肝、脾、肾密切相关。

因心主神明,神安则寐,神不安则不寐。而阴阳气血之来源,由水谷之精微所化,上奉于心,则心神得养;受藏于肝,则肝体柔和;统摄于脾,则生化不息;调节有度,化而为精,内藏于肾,肾精上承于心,心气下交于肾,则神志安宁。

若肝郁化火,或痰热内扰,神不安宅者以实证为主。心脾两虚,气血不足,或由心胆气虚,或由心肾不交,水火不济,心神失养,神不安宁,多属虚证,但久病可表现为虚实兼夹,或为瘀血所致。

不寐的预后,一般较好,但因病情不一,预后也各异。病程短,病情单纯者,治疗收效较快;病程较长,病情复杂者,治疗难以速效。且病因不除或治疗不当,易产生情志病变,使病情更加复杂,治疗难度增加。

二、诊查要点

(一)诊断依据

(1)轻者入寐困难或寐而易醒,醒后不寐,连续3周以上,重者彻夜难眠。

(2)常伴有头痛、头昏、心悸、健忘、神疲乏力、心神不宁、多梦等症。

(3)本病证常有饮食不节,情志失常,劳倦、思虑过度,病后,体虚等病史。

(二)病证鉴别

不寐应与一时性失眠、生理性少寐、它病痛苦引起的失眠相区别。不寐是指单纯以失眠为主症,表现为持续的、严重的睡眠困难。若因一时性情志影响或生活环境改变引起的暂时性失眠不属病态。至于老年人少寐早醒,也多属生理状态。若因其他疾病痛苦引起失眠者,则应以祛除有关病因为主。

(三)相关检查

临床可检测多导睡眠图:①测定其平均睡眠潜伏期时间延长(长于50分钟);②测定实际睡眠时间减少;③测定觉醒时间增多(每夜超过30分钟)。

三、辨证论治

(一)辨证要点

本病辨证首分虚实。虚证,多属阴血不足,心失所养,临床特点为体质瘦弱,面色无华,神疲懒言,心悸健忘。实证为邪热扰心,临床特点为心烦易怒,口苦咽干,便秘溲赤。次辨病位,病位主要在心。由于心神的失养或不安,神不守合而不寐,且与肝、胆、脾、胃、肾相关。如急躁易怒而不寐,多为肝火内扰;脘闷苔腻而不寐,多为胃腑宿食,痰热内盛;心烦心悸,头晕健忘而不寐,多为阴虚火旺,心肾不交;面色少华,肢倦神疲而不寐,多属脾虚不运,心神失养;心烦不寐,触事易惊,多属心胆气虚等。

（二）治疗原则

治疗当以补虚泻实,调整脏腑阴阳为原则。实证泻其有余,如疏肝泻火,清化痰热,消导和中;虚证补其不足,如益气养血,健脾补肝益肾。在此基础上安神定志,如养血安神,镇惊安神,清心安神。

（三）证治分类

1.肝火扰心证

不寐多梦,甚则彻夜不眠,急躁易怒,伴头晕头胀,目赤耳鸣,口干而苦,不思饮食,便秘溲赤,舌红苔黄,脉弦而数。

证机概要:肝郁化火,上扰心神。

治法:疏肝泻火,镇心安神。

代表方:龙胆泻肝汤加减。本方有泻肝胆实火,清下焦湿热之功效,适用于肝郁化火上炎所致的不寐多梦,头晕头胀,目赤耳鸣,口干便秘之症。

常用药:龙胆草、黄芩、栀子清肝泻火;泽泻、车前子清利湿热;当归、生地滋阴养血;柴胡疏畅肝胆之气;甘草和中;生龙骨、生牡蛎、灵磁石镇心安神。

胸闷胁胀,善太息者,加香附、郁金、佛手、绿萼梅以疏肝解郁;若头晕目眩,头痛欲裂,不寐躁怒,大便秘结者,可用当归龙荟丸。

2.痰热扰心证

心烦不寐,胸闷脘痞,泛恶嗳气,伴口苦,头重,目眩,舌偏红,苔黄腻,脉滑数。

证机概要:湿食生痰,郁痰生热,扰动心神。

治法:清化痰热,和中安神。

代表方:黄连温胆汤加减。本方清心降火,化痰安中,适用于痰热扰心,见虚烦不宁,不寐多梦等症状者。

常用药:半夏、陈皮、茯苓、枳实健脾化痰,理气和胃;黄连、竹茹清心降火化痰;龙齿、珍珠母、磁石镇惊安神。

不寐伴胸闷嗳气,脘腹胀满,大便不爽,苔腻脉滑,加用半夏秫米汤和胃健脾,交通阴阳,和胃降气;若饮食停滞,胃中不和,嗳腐吞酸,脘腹胀痛,再加神曲、焦山楂、莱菔子以消导和中。

3.心脾两虚证

不易入睡,多梦易醒,心悸健忘,神疲食少,伴头晕目眩,四肢倦怠,腹胀便溏,面色少华,舌淡苔薄,脉细无力。

证机概要:脾虚血亏,心神失养,神不安舍。

治法:补益心脾,养血安神。

代表方:归脾汤加减。本方益气补血,健脾养心,适用于不寐健忘,心悸怔忡,面黄食少等心脾两虚证。

常用药:人参、白术、甘草益气健脾;当归、黄芪补气生血;远志、酸枣仁、茯神、龙眼肉补心益脾安神;木香行气舒脾。

心血不足较甚者,加熟地、芍药、阿胶以养心血;不寐较重者,加五味子、夜交藤、合欢皮、柏子仁养心安神,或加生龙骨、生牡蛎、琥珀末以镇静安神;兼见脘闷纳呆,苔腻,重用白术,加苍术、半夏、陈皮、茯苓、厚朴以健脾燥湿,理气化痰。若产后虚烦不寐,或老人夜寐早醒而无虚烦者,多属气血不足,也可用本方。

311

4.心肾不交证

心烦不寐,入睡困难,心悸多梦,伴头晕耳鸣,腰膝酸软,潮热盗汗,五心烦热,咽干少津,男子遗精,女子月经不调,舌红少苔,脉细数。

证机概要:肾水亏虚,不能上济于心,心火炽盛,不能下交于肾。

治法:滋阴降火,交通心肾。

代表方:六味地黄丸合交泰丸加减。前方以滋补肾阴为主,用于头晕耳鸣,腰膝酸软,潮热盗汗等肾阴不足证;后方以清心降火,引火归原,用于心烦不寐,梦遗失精等心火偏亢证。

常用药:熟地黄、山茱萸、山药滋补肝肾,填精益髓;泽泻、茯苓、牡丹皮健脾渗湿,清泄相火;黄连清心降火;肉桂引火归原。

心阴不足为主者,可用天王补心丹以滋阴养血,补心安神;心烦不寐,彻夜不眠者,加朱砂、磁石、龙骨、龙齿重镇安神。

5.心胆气虚证

虚烦不寐,触事易惊,终日惕惕,胆怯心悸,伴气短自汗,倦怠乏力,舌淡,脉弦细。

证机概要:心胆虚怯,心神失养,神魂不安。

治法:益气镇惊,安神定志。

代表方:安神定志丸合酸枣仁汤加减。前方重于镇惊安神,用于心烦不寐,气短自汗,倦怠乏力之症;后方偏于养血清热除烦,用于虚烦不寐,终日惕惕,触事易惊之症。

常用药:人参、茯苓、甘草益心胆之气;茯神、远志、龙齿、石菖蒲化痰宁心,镇惊安神;川芎、酸枣仁调血养心;知母清热除烦。

心肝血虚,惊悸汗出者,重用人参,加白芍、当归、黄芪以补养肝血;肝不疏土,胸闷,善太息,纳呆腹胀者,加柴胡、陈皮、山药、白术以疏肝健脾;心悸甚,惊惕不安者,加生龙骨、生牡蛎、朱砂以重镇安神。

四、预防调护

不寐属心神病变,重视精神调摄和讲究睡眠卫生具有实际的预防意义。《内经》云:"恬淡虚无,真气从之,精神内守,病安从来。"积极进行心理情志调整,克服过度的紧张、兴奋、焦虑、抑郁、惊恐、愤怒等不良情绪,做到喜怒有节,保持精神舒畅,尽量以放松的、顺其自然的心态对待睡眠,反而能较好地入睡。

睡眠卫生方面,首先帮助患者建立有规律的作息制度,从事适当的体力活动或体育锻炼,增强体质,持之以恒,促进身心健康。其次养成良好的睡眠习惯。晚餐要清淡,不宜过饱,更忌浓茶、咖啡及吸烟。睡前避免从事紧张和兴奋的活动,养成定时就寝的习惯。另外,要注意睡眠环境的安宁,床铺要舒适,卧室光线要柔和,并努力减少噪音,去除各种可能影响睡眠的外在因素。

(陈晓京)

第十三章

心血管疾病的护理

第一节　心源性休克

心源性休克是指由于严重的心脏泵功能衰竭或心功能不全导致心排血量减少,各重要器官和周围组织灌注不足而发生的一系列代谢和功能障碍综合征。

一、临床表现

多数心源性休克患者,在出现休克之前有相应心脏病史和原发病的各种表现,如急性肌梗死患者可表现严重心肌缺血症状,心电图可能提示急性冠状动脉供血不足,尤其是广泛前壁心肌梗死;急性心肌炎者则可有相应感染史,并有发热、心悸、气短及全身症状,心电图可有严重心律失常;心脏手术后所致的心源性休克,多发生于手术 1 周内。

心源性休克目前国内外比较一致的诊断标准如下。

(1)收缩压低于 12.0 kPa(90 mmHg)或原有基础血压降低 4.0 kPa(30 mmHg),非原发性高血压患者一般收缩压小于 10.7 kPa(80 mmHg)。

(2)循环血量减少:①尿量减少,常少于 20 mL/h。②神志障碍、意识模糊、嗜睡、昏迷等。③周围血管收缩,伴四肢厥冷、冷汗,皮肤湿凉、脉搏细弱快速、颜面苍白或发绀等末梢循环衰竭表现。

(3)纠正引起低血压和低心排血量的心外因素(低血容量、心律失常、低氧血症、酸中毒等)后,休克依然存在。

二、诊断

(1)有急性心肌梗死、急性心肌炎、原发或继发性心肌病、严重的恶性心律失常、具有心肌毒性的药物中毒、急性心脏压塞及心脏手术等病史。

(2)早期患者烦躁不安、面色苍白,诉口干、出汗,但神志尚清;后逐渐表情淡漠、意识模糊、神志不清直至昏迷。

(3)体检心率逐渐增快,常＞120 次/分。收缩压＜10.7 kPa(80 mmHg),脉压＜2.7 kPa(20 mmHg)严重时血压测不出。脉搏细弱,四肢厥冷,肢端发绀,皮肤出现花斑样改变。心音低纯,严重者呈单音律。尿量＜17 mL/h,甚至无尿。休克晚期出现广泛性皮肤、黏膜及内脏出血,即弥散性血管内凝血,以及多器官衰竭。

(4)血流动力学监测提示心脏指数降低、左心室舒张末压升高等相应的血流动力学异常。

三、检查

(1)血气分析。

(2)弥散性血管内凝血的有关检查。血小板计数及功能检测,出凝血时间,凝血酶原时间,凝血因子Ⅰ,各种凝血因子和纤维蛋白降解产物(FDP)。

(3)必要时做微循环灌注情况检查。

(4)血流动力学监测。

(5)胸部 X 线片、心电图检查,必要时做动态心电图检查,条件允许时行床旁超声心动图检查。

四、治疗

(一)一般治疗

(1)绝对卧床休息,有效止痛,由急性心肌梗死所致者吗啡 3～5 mg 或哌替啶 50 mg,静脉注射或皮下注射,同时予地西泮、苯巴比妥(鲁米那)。

(2)建立有效的静脉通道,必要时行深静脉插管。留置导尿管监测尿量。持续心电、血压、血氧饱和度监测。

(3)氧疗:持续吸氧,氧流量一般为 4～6 L/min,必要时气管插管或气管切开,人工呼吸机辅助呼吸。

(二)补充血容量

首选右旋糖酐-40 250～500 mL 静脉滴注,或 0.9%氯化钠液、平衡液 500 mL 静脉滴注,最好在血流动力学监护下补液严格控制滴速,前 20 分钟内快速补液 100 mL,如中心静脉压上升不超过 0.2 kPa(1.5 mmHg),可继续补液直至休克改善,或输液总量达 500～750 mL。无血流动力学监护条件者可参照以下指标进行判断:诉口渴,外周静脉充盈不良,尿量<30 mL/h,尿比重>1.02,中心静脉压<0.8 kPa(6 mmHg),则表明血容量不足。

(三)血管活性药物的应用

首选多巴胺或与间羟胺(阿拉明)联用,从 2～5 μg/(kg·min)开始渐增剂量,在此基础上根据血流动力学资料选择血管扩张剂:①肺充血而心排血量正常,肺毛细血管嵌顿压>2.4 kPa(18 mmHg),而心脏指数>2.2 L/(min·m²)时,宜选用静脉扩张剂,如硝酸甘油 15～30 μg/min 静脉滴注或泵入,并可适当利尿。②心排血量低且周围灌注不足,但无肺充血,即心脏指数<2.2 L/(min·m²),肺毛细血管嵌顿压<2.4 kPa(18 mmHg)而肢端湿冷时,宜选用动脉扩张剂,如酚妥拉明 100～300 μg/min 静脉滴注或泵入,必要时增至 1 000～2 000 μg/min。③心排血量低且有肺充血及外周血管痉挛,即心脏指数<2.2 L/(min·m²),肺毛细血管嵌顿压<2.4 kPa(18 mmHg)而肢端湿冷时,宜选用硝普钠,10 μg/min 开始,每 5 分钟增加 5～10 μg/min,常用量为 40～160 μg/min,也有高达 430 μg/min 才有效。

(四)正性肌力药物的应用

1.洋地黄制剂

一般在急性心肌梗死的 24 小时内,尤其是 6 小时内应尽量避免使用洋地黄制剂,在经上述处理休克无改善时可酌情使用毛花苷 C 0.2～0.4 mg,静脉注射。

2.拟交感胺类药物

对心排血量低,肺毛细血管嵌顿压不高,体循环阻力正常或低下,合并低血压时选用多巴胺,用量同前;而心排血量低,肺毛细血管嵌顿压高,体循环血管阻力和动脉压在正常范围者,宜选用多巴酚丁胺5～10 μg/(kg·min),也可选用多培沙明 0.25～1.0 μg/(kg·min)。

3.双异吡啶类药物

常用氨力农 0.5～2 mg/kg,稀释后静脉注射或静脉滴注,或米力农 2～8 mg,静脉滴注。

(五)其他治疗

1.纠正酸中毒

常用5%碳酸氢钠或摩尔乳酸钠,根据血气分析结果计算补碱量。

2.激素应用

早期(休克 4～6 小时)可尽早使用糖皮质激素,如地塞米松(氟美松)10～20 mg 或氢化可的松100～200 mg,必要时每 4～6 小时重复 1 次,共用 1～3 天,病情改善后迅速停药。

3.纳洛酮

首剂 0.4～0.8 mg,静脉注射,必要时在 2～4 小时后重复 0.4 mg,继以 1.2 mg 置于 500 mL 液体内静脉滴注。

4.机械性辅助循环

经上述处理后休克无法纠正者,可考虑主动脉内气囊反搏(IABP)、体外反搏、左心室辅助泵等机械性辅助循环。

5.原发疾病治疗

如急性心肌梗死患者应尽早进行再灌注治疗,溶栓失败或有禁忌证者应在 IABP 支持下进行急诊冠状动脉成形术;急性心包填塞者应立即心包穿刺减压;乳头肌断裂或室间隔穿孔者应尽早进行外科手术修补等。

6.心肌保护

1,6-二磷酸果糖 5～10 g/d,或磷酸肌酸(护心通)2～4 g/d,酌情使用血管紧张素转换酶抑制剂等。

(六)防治并发症

1.呼吸衰竭

呼吸衰竭包括持续氧疗,必要时呼气末正压给氧,适当应用呼吸兴奋剂,如尼可刹米(可拉明)0.375 g 或洛贝林(山梗菜碱)3～6 mg 静脉注射;保持呼吸道通畅,定期吸痰,预防感染等。

2.急性肾衰竭

注意纠正水、电解质紊乱及酸碱失衡,及时补充血容量,酌情使用利尿剂如呋塞米(速尿)20～40 mg 静脉注射。必要时可进行血液透析、血液滤过或腹膜透析。

3.保护脑功能

使用脱水剂及糖皮质激素,合理使用兴奋剂及镇静剂,适当补充促进脑细胞代谢药,如脑活素、胞二磷胆碱、三磷酸腺苷等。

4.防治弥散性血管内凝血(DIC)

休克早期应积极应用右旋糖酐-40、阿司匹林(乙酰水杨酸)、双嘧达莫(潘生丁)等抗血小板及改善微循环药物,有 DIC 早期指征时应尽早使用肝素抗凝,首剂 3 000～6 000 U 静脉注射,后续以 500～1 000 U/h 静脉滴注,监测凝血时间调整用量,后期适当补充消耗的凝血因子,对有栓塞表现者可酌情使用溶栓药如小剂量尿激酶(25 万～50 万 U)或链激酶。

五、护理

(一)急救护理

(1)护理人员熟练掌握常用仪器、抢救器材及药品。

(2)各抢救用物定点放置、定人保管、定量供应、定时核对,定期消毒,使其保持完好备用状态。

(3)患者一旦发生晕厥,应立即就地抢救并通知医师。

(4)应及时给予吸氧,建立静脉通道。

(5)按医嘱准、稳、快地使用各类药物。

(6)若患者出现心脏骤停,立即进行心、肺、脑复苏。

(二)护理要点

1.给氧用面罩或鼻导管给氧

面罩要严密,鼻导管吸氧时,导管插入要适宜,调节氧流量每分 4～6 L,每天更换鼻导管一次,以保持导管通畅。如发生急性肺水肿时,立即给患者端坐位,两腿下垂,以减少静脉回流,同时加用 30%酒精吸氧,降低肺泡表面张力,特别是患者咯大量粉红色泡沫样痰时,应及时用吸引器吸引,保持呼吸道通畅,以免发生窒息。

2.建立静脉输液通道

迅速建立静脉通道。护士应建立静脉通道一至两条。在输液时,输液速度应控制,应当根据心率、血压等情况,随时调整输液速度,特别是当液体内有血管活性药物时,更应注意输液通畅,避免管道滑脱、输液外渗。

3.尿量观察

记录单位时间内尿量的观察,是对休克病情变化及治疗有十分重要意义的指标。如果患者 6 小时无尿或每小时少于 20～30 mL,说明肾小球滤过量不足,如无肾实质变说明血容量不足。相反,每小时尿量大于 30 mL,表示微循环功能良好,肾血灌注好,是休克缓解的可靠指标。如果血压回升,而尿量仍很少,考虑发生急性肾功衰竭,应及时处理。

4.血压、脉搏、末梢循环的观察

血压变化直接标志着休克的病情变化及预后,因此,在发病几小时内应严密观察血压,15～30 分钟 1 次,待病情稳定后 1～2 小时观察 1 次。若收缩压下降到 10.7 kPa(80 mmHg)以下,脉压小于 2.7 kPa(20 mmHg)或患者原有高血压,血压的数值较原血压下降 2.7～4.0 kPa(20～30 mmHg),要立即通知医师迅速给予处理。

脉搏的快慢取决于心率,其节律是否整齐,也与心搏节律有关,脉搏强弱与心肌收缩力及排血量有关。所以休克时脉搏在某种程度上反映心脏功能,同时,临床上脉搏的变化,往往早于血压变化。

心源性休克由于心排血量减少,末梢循环灌注量减少,血流留滞,末梢发生发绀,尤其以口唇、黏膜及甲床最明显,四肢也因血运障碍而冰冷,皮肤潮湿。这时,即使血压不低,也应按休克处理。当休克逐步好转时,末梢循环得到改善,发绀减轻,四肢转温。所以末梢的变化也是休克病情变化的一个标志。

5.心电监护的护理患者入院后

立即建立心电监护,通过心电监护可及时发现致命的室速或室颤。当患者入院后一般监测24～48小时,有条件可直到休克缓解或心律失常纠正。常用标准Ⅱ导进行监测,必要时描记心电记录。在监测过程中,要严密观察心律、心率的变化。对于频发室性期前收缩(每分钟5个以上)、多源性室性期前收缩,室性期前收缩呈二联律、三联律,室性心动过速、R-on-T、R-on-P(室性期前收缩落在前一个P波或T波上)立即报告医师,积极配合抢救,准备各种抗心律失常药,随时做好除颤和起搏的准备,分秒必争,以挽救患者的生命。

最后,还必须做好患者的保温工作,防止呼吸道并发症和预防压疮等方面的基础护理工作。

(王雪玉)

第二节 心源性猝死

一、疾病概述

(一)概念和特点

心源性猝死(sudden cardiac death,SCD)是指由心脏原因引起的急性症状发作后以意识突然丧失为特征的、自然死亡。世界卫生组织将发病后立即或24小时以内的死亡定为猝死,2007年美国ACC会议上将发病1小时内死亡定为猝死。

据统计,全世界每年有数百万人因心源性猝死丧生,占死亡人数的15%～20%。美国每年有约30万人发生心源性猝死,占全部心血管病死亡人数的50%以上,而且是20～60岁男性的首位死因。在我国,心源性猝死也居死亡原因的首位,虽然没有大规模的临床流生病学资料报道,但心源性猝死比例在逐年增高,且随年龄增加发病率也逐渐增高,老年人心源性猝死的概率高达80%～90%。

心源性猝死的发病率男性较女性高,美国Framingham随访冠心病猝死发病率男性为女性的3.8倍;北京市的流行病学资料显示,心源性猝死的男性年平均发病率为10.5/10万,女性为3.6/10万。

(二)相关病理生理

冠状动脉粥样硬化是最常见的病理表现,病理研究显示心源性猝死患者急性冠状动脉内血栓形成的发生率为15%～64%。陈旧性心梗也是心源性猝死的病理表现,这类患者也可见心肌肥厚、冠状动脉痉挛、心电不稳与传导障碍等病理改变。

心律失常是导致心源性猝死的重要原因,通常包括致命性快速心律失常、严重缓慢性心律失常和心室停顿。致命性快速心律失常导致冠状动脉血管事件、心肌损伤、心肌代谢异常和/或自主神经张力改变等因素相互作用,从而引起的一系列病理生理变化,引发心源性猝死,但其最终作用机制仍无定论。严重缓慢性心律失常和心室停顿的电生理机制是当窦房结和/或房室结功能异常时,次级自律细胞不能承担起心脏的起搏功能,常见于病变弥漫累及心内膜下普肯野纤维的严重心脏疾病。

非心律失常导致的心源性猝死较少,常由心脏破裂、心脏流入和流出道的急性阻塞、急性心脏压塞等原因导致。心肌电机械分离是指心肌细胞有电兴奋的节律活动,而无心肌细胞的机械收缩,是心源性猝死较少见的原因之一。

(三)病因与危险因素

1.基本病因

绝大多数心源性猝死发生在有器质性心脏病的患者。Braunward 认为心源性猝死的病因有十大类:①冠状动脉疾病;②心肌肥厚;③心肌病和心力衰竭;④心肌炎症、浸润、肿瘤及退行性变;⑤瓣膜疾病;⑥先天性心脏病;⑦心电生理异常;⑧中枢神经及神经体液影响的心电不稳;⑨婴儿猝死症候群及儿童猝死;⑩其他。

(1)冠状动脉疾病:主要包括冠心病及其引起的冠状动脉栓塞或痉挛等。而另一些较少见的,如先天性冠状动脉异常、冠状动脉栓塞、冠状动脉炎、冠状动脉机械性阻塞等都是引起心源性猝死的原因。

(2)心肌问题和心力衰竭:心肌的问题引起的心源性猝死常在剧烈运动时发生,其机制认为是心肌电生理异常的作用。慢性心力衰竭患者由于其射血分数较低常常引发猝死。

(3)瓣膜疾病:在瓣膜病中最易引发猝死的是主动脉瓣狭窄,瓣膜狭窄引起心肌突发性、大面积的缺血而导致猝死。梅毒性主动脉炎、主动脉扩张引起主动脉瓣关闭不全时引起的猝死也不少见。

(4)电生理异常及传导系统的障碍:心传导系统异常、Q-T 间期延长综合征、不明或未确定原因的室颤等都是引起心源性猝死的病因。

2.主要危险因素

(1)年龄:从年龄关系而言,心源性猝死有两个高峰期,即出生后至 6 个月内及 45~75 岁。成年人心源性猝死的发病率随着年龄增长而增长,而老年人是成年人心源性猝死的主要人群。随着年龄的增长,高血压、高血脂、心律失常、糖尿病、冠心病和肥胖的发生率增加,这些危险因素促进了心源性猝死的发生率。

(2)冠心病和高血压:在西方国家,心源性猝死约 80% 是由冠心病及其并发症引起。冠心病患者发生心肌梗死后,左心室射血分数降低是心源性猝死的主要因素。高血压是冠心病的主要危险因素,且在临床上两种疾病常常并存。高血压患者左心室肥厚、维持血压应激能力受损,交感神经控制能力下降易出现快速心律失常而导致猝死。

(3)急性心功能不全和心律失常:急性心功能不全患者心脏机械功能恶化时,可出现心肌电活动紊乱,引发心力衰竭患者发生猝死。临床上多种心脏病理类型几乎都是由心律失常恶化引发心源性猝死的。

(4)抑郁:其机制可能是抑郁患者交感或副交感神经调节失衡,导致心脏的电调节失调所致。

(5)时间:美国 Framingham 38 年随访资料显示,猝死发生以 7:00~10:00 时和 16:00~20:00时为两个高峰期,这可能与此时生活、工作紧张,交感神经兴奋,诱发冠状动脉痉挛,导致心律失常有关。

(四)临床表现

心源性猝死可分为四个临床时期:前驱期、终末事件期、心搏骤停期与生物学死亡期。

1.前驱期

前驱症状表现形式多样,具有突发性和不可测性,如在猝死前数天或数月,有些患者可出现胸痛、气促、疲乏、心悸等非特异性症状,但也可无任何前驱症状,瞬间发生心脏骤停。

2.终末事件期

终末事件期是指心血管状态出现急剧变化到心搏骤停发生前的一段时间,时间从瞬间到1小时不等。心源性猝死所定义时间多指该时期持续的时间。其典型表现包括严重胸痛、急性呼吸困难、突发心悸或眩晕等。在猝死前前常有心电活动改变,其中以致命性快速心律失常和室性异位搏动为主因室颤猝死者,常先有室性心动过速,少部分以循环衰竭为死亡原因。

3.心脏骤停期

心搏骤停后脑血流急剧减少,患者出现意识丧失,伴有局部或全身的抽搐。心搏骤停刚发生时可出现叹息样或短促痉挛性呼吸,随后呼吸停止伴发绀,皮肤苍白或发绀,瞳孔散大,脉搏消失二便失禁。

4.生物学死亡期

从心搏骤停至生物学死亡的时间长短取决于原发病的性质和复苏开始时间。心搏骤停后4～6分钟脑部出现不可逆性损害,随后经数分钟发展至生物学死亡。心搏骤停后立即实施心肺复苏和除颤是避免发生生物学死亡的关键。

(五)急救方法

1.识别心搏骤停

在最短时间内判断患者是否发生心搏骤停。

2.呼救

在不影响实施救治的同时,设法通知急救医疗系统。

3.初级心肺复苏

初级心肺复苏即基础生命活动支持,包括人工胸外按压、开放气道和人工呼吸,被简称 CBA三部曲。如果具备 AED 自动电除颤仪,应联合应用心肺复苏和电除颤。

4.高级心肺复苏

高级心肺复苏即高级生命支持,是在基础生命支持的基础上,应用辅助设备、特殊技术等建立更为有效的通气和血运循环,主要措施包括气管插管、电除颤转复心律、建立静脉通道并给药维护循环等。在这一救治阶段应给予心电、血压、血氧饱和度及呼气末二氧化碳分压监测,必要时还需进行有创血流动力学监测,如动脉血气分析、动脉压、中心动脉压、肺动脉压、肺动脉楔压等。早期电除颤对于救治心搏骤停至关重要,如有条件越早进行越好。心肺复苏的首选药物是肾上腺素,每 3～5 分钟重复静脉推注 1 mg,可逐渐增加剂量到 5 mg。低血压时可使用去甲肾上腺素、多巴胺、多巴酚丁胺等,抗心律失常药物常用胺碘酮、利多卡因、β受体阻滞剂等。

5.复苏后处理

处理原则是维护有效循环和呼吸功能,特别是维持脑灌注,预防再次发生心搏骤停,维护水、电解质和酸碱平衡,防治脑水肿、急性肾衰竭和继发感染等,其中重点是脑复苏提高营养补充。

(六)预防

1.识别高危人群、采用相应预防措施

对高危人群,针对其心脏基础疾病采用相应的预防措施能减少心源性猝死的发生率,如对冠心病患者采用减轻心肌缺血、预防心梗或缩小梗死范围等措施;对急性心梗、心梗后充血性心力衰竭的患者应用β受体阻滞剂;对充血性心力衰竭患者应用血管紧张素转换酶抑制剂。

2.抗心律失常

胺碘酮在心源性猝死的二级预防中优于传统的Ⅰ类抗心律失常药物。抗心律失常的外科手术治疗对部分药物治疗效果欠佳的患者有一定的预防心源性猝死的作用。近年研究证明,埋藏式心脏复律除颤器(implantable cardioverter defibrillator,ICD)能改善一些高危患者的预后。

3.健康知识和心肺复苏技能的普及

高危人群尽量避免独居,对其及家属进行相关健康知识和心肺复苏技能普及。

二、护理评估

(一)一般评估

(1)识别心搏骤停:当发现无反应或突然倒地的患者时,首先观察其对刺激的反应,并判断有无呼吸和大动脉搏动。判断心搏骤停的指标包括:意识突然丧失或伴有短阵抽搐;呼吸断续,喘息,随后呼吸停止;皮肤苍白或明显发绀;瞳孔散大,大小便失禁;颈、股动脉搏动消失;心音消失。

(2)患者主诉:胸痛、气促、疲乏、心悸等前驱症状。

(3)相关记录:记录心搏骤停和复苏成功的时间。

(4)复苏过程中须持续监测血压、血氧饱和度,必要时进行有创血流动力学监测。

(二)身体评估

1.头颈部

轻拍肩部呼叫,观察患者反应、瞳孔变化情况,气道内是否有异物。手指于胸锁乳突肌内侧沟中检测颈总动脉搏动(耗时不超过10秒)。

2.胸部

视诊患者胸廓起伏,感受呼吸情况,听诊呼吸音判断自主呼吸恢复情况。

3.其他

观察全身皮肤颜色及肢体活动情况,触诊全身皮肤温湿度等。

(三)心理-社会评估

复苏后应评估患者的心理反应与需求,家庭及社会支持情况,引导患者正确配合疾病的治疗与护理。

(四)辅助检查结果评估

(1)心电图:显示心室颤动或心电停止。

(2)各项生化检查情况和动脉血气分析结果。

(五)常用药物治疗效果的评估

1.血管升压药的评估要点

(1)用药剂量和速度、用药的方法(静脉滴注、注射泵/输液泵泵入)的评估与记录。

(2)血压的评估:患者意识是否恢复,血压是否上升到目标值,尿量、肤色和肢端温度的改变等。

2.抗心律失常药的评估要点

(1)持续监测心电,观察心律和心率的变化,评估药物疗效。

(2)不良反应的评估:应观察用药后不良反应是否发生,如使用胺碘酮可能引起窦性心动过缓、低血压等现象,使用利多卡因可能引起感觉异常、窦房结抑制、房室传导阻滞等。

三、主要护理诊断/问题

(一)循环障碍

循环障碍与心脏收缩障碍有关。

(二)清理呼吸道无效

清理呼吸道无效与微循环障碍、缺氧和呼吸型态改变有关。

(三)潜在并发症

脑水肿、感染、胸骨骨折等。

四、护理措施

(一)快速识别心搏骤停,正确及时进行心肺复苏和除颤

心源性猝死抢救成功的关键是快速识别心搏骤停和启动急救系统,尽早进行心肺复苏和复律治疗。快速识别是进行心肺复苏的基础,而及时行心肺复苏和尽早除颤是避免发生生物学死亡的关键。

(二)合理饮食

多摄入水果、蔬菜和黑鱼等易消化的清淡食物,可通过改善心律变异性预防心源性猝死。

(三)用药护理

应严格按医嘱用药,并注意观察常用药的疗效和毒副作用,发现问题及时处理等。

(四)心理护理

复苏后部分患者会对曾发生的猝死产生明显的恐惧和焦虑心情,应帮助患者正确评估所面对情况,鼓励患者和积极参与治疗和护理计划的制订,使之了解心源性猝死的高危因素和救治方法。帮助患者建立良好有效的社会支持系统,帮助患者克服恐惧和焦虑的情绪。

(五)健康教育

1.高危人群

对高危人群,如冠心病患者应教会患者及家属了解心源性猝死早期出现的症状和体征,做到早发现、早诊断、早干预。教会家属基本救治方法和技能,患者外出时随身携带急救物品和救助电话,以方便得到及时救助。

2.用药原则

按时、正确服用相关药物,让患者了解常用药物不良反应及自我观察要点。

五、急救效果的评估

(1)患者意识清醒。

(2)患者恢复自主呼吸和心跳。

(3)患者瞳孔缩小。

(4)患者大动脉搏动恢复。

(魏　琰)

第三节 感染性心内膜炎

感染性心内膜炎是指病原微生物经血液直接侵犯心内膜、瓣膜或大动脉内膜而引起的感染性炎症,常伴有赘生物形成。根据病情和病程,分为急性感染性心内膜炎和亚急性感染性心内膜炎,其中亚急性心内膜炎较多见。根据瓣膜类型可分为自体瓣膜心内膜炎、人工瓣膜心内膜炎和静脉药瘾者的心内膜炎。

一、护理评估

(一)致病因素

急性感染性心内膜炎发病机制尚不清楚,主要累及正常瓣膜,病原菌来自皮肤、肌肉、骨骼或肺等部位的活动感染灶;而亚急性病例至少占 2/3 以上,主要发生于器质性心脏病基础上,其中以风湿性心脏瓣膜病的二尖瓣关闭不全和主动脉瓣关闭不全最常见,其次是先天性心脏病的室间隔缺损、法洛四联症等。

1.病原体

亚急性感染性心内膜炎致病菌以草绿色链球菌最常见,而急性感染性心内膜炎则以金黄色葡萄球菌最常见;其他病原微生物有肠球菌、表皮葡萄球菌、溶血性链球菌、大肠埃希菌、真菌及立克次体等。

2.感染途径

可因上呼吸道感染、咽峡炎、扁桃体炎及扁桃体切除术、拔牙、流产、导尿、泌尿道器械检查及心脏手术等途径侵入血流。静脉药瘾者,通过静脉将皮肤致病微生物带入血流而感染心内膜。

3.发病机制

由于心脏瓣膜原有病变或先天性血管畸形的存在,异常的高速血流冲击心脏或大血管内膜,导致内膜损伤,有利于血小板、纤维蛋白及病原微生物在该部位聚集和沉积,形成赘生物和心内膜炎症。

(二)身体状况

1.症状和体征

(1)发热:是最常见的症状。亚急性者多低于 39 ℃,呈弛张热,可有乏力、食欲缺乏、体重减轻等非特异性症状,头痛、背痛和肌肉关节痛常见。急性者有高热寒战,突发心力衰竭者较为常见。

(2)心脏杂音:绝大多数患者可闻及心脏杂音,可由基础心脏病和/或心内膜炎导致瓣膜损害所致。急性者比亚急性更易出现杂音强度和性质的变化,或出现新的杂音。

(3)周围血管体征:系细菌性微栓塞和免疫介导系统激活引起的微血管炎所致,多为非特异性。①瘀点,以锁骨以上皮肤、口腔黏膜和睑结膜最常见。②指(趾)甲下线状出血。③Osier 结节,为指和趾垫出现的豌豆大的红或紫色痛性结节。④Janeway 损害,是位于手掌或足底直径 1～4 cm 无压痛出血红斑。⑤Roth 斑,为视网膜的卵圆形出血斑,其中心呈白色。

(4)动脉栓塞:赘生物引起动脉栓塞占 20%～30%,栓塞可发生在机体的任何部位,如脑栓塞、脾栓塞、肾栓塞、肠系膜动脉栓塞、四肢动脉栓塞和肺栓塞等,并出现相应的临床表现。

(5)其他:出现轻、中度贫血,病程超过6周者有脾大。

2.并发症

可出现心力衰竭、细菌性动脉瘤、迁移性脓肿、神经系统受累及肾脏受累的表现。

3.急性与亚急性感染性心内膜炎的比较

急性与亚急性感染性心内膜炎的比较见表13-1。

表 13-1　急性与亚急性感染性心内膜炎的比较

表现	急性	亚急性
病原体	金黄色葡萄球菌	草绿色链球菌
中毒症状	明显	轻
病程	进展迅速,数周或数月引起瓣膜破坏	进展缓慢,病程较长
感染迁移	多见	少见

(三)心理-社会状况

由于症状逐渐加重,患者烦躁、焦虑;当病情进展且疗效不佳时,往往出现精神紧张、悲观、绝望等心理反应。

(四)实验室及其他检查

1.血液检查

亚急性心内膜炎多呈进行性贫血;白细胞计数正常或升高、血沉增快;50%以上的患者血清类风湿因子阳性。

2.尿液检查

常有镜下血尿和轻度蛋白尿,肉眼血尿提示肾梗死。

3.血培养

血培养是诊断感染性心内膜炎的最重要方法,血培养阳性是诊断本病最直接的证据,药物敏感试验可为治疗提供依据。

4.超声心动图

可探测赘生物,观察瓣叶、瓣环、室间隔及心肌脓肿等。

二、护理诊断及医护合作性问题

(1)体温过高:与感染有关。

(2)营养失调:低于机体需要量与食欲下降、长期发热导致机体消耗过多有关。

(3)焦虑:与发热、疗程长或病情反复有关。

(4)潜在并发症:栓塞、心力衰竭。

三、治疗及护理措施

(一)治疗要点

1.抗生素治疗

(1)治疗原则:①早期用药。②选用敏感的杀菌药。③剂量充足,疗程长。④联合用药。⑤以静脉给药为主。

(2)常用药物:首选青霉素。本病大多数致病菌对其敏感,且青霉素毒性小,常用剂量为2 000万～4 000万 U/d,青霉素过敏者可用万古霉素;青霉素与氨基糖苷类抗生素如链霉素、庆大霉素、阿米卡星等联合应用可以增加杀菌能力。也可根据细菌培养结果和药物敏感试验针对性选择抗生素。

(3)治愈标准:①自觉症状消失,体温恢复正常。②脾脏缩小。③未再发生出血点和栓塞。④抗生素治疗结束后的第1、2、6周分别做血培养阴性。

2.对症治疗

加强营养,纠正贫血,积极治疗各种并发症等。

3.手术治疗

如对抗生素治疗无效,有严重心内并发症者应考虑手术治疗。

(二)护理措施

1.病情观察

密切观察患者的体温变化情况,每4～6小时测量体温1次并记录;注意观察皮肤瘀点、甲床下出血、Osler结节、Janeway结节等皮肤黏膜病损及消退情况;观察有无脑、肾、脾、肺、冠状动脉、肠系膜动脉及肢体动脉栓塞,一旦发现立即报告医师并协助处理。

2.生活护理

根据患者病情适当调节活动,严重者避免剧烈运动和情绪激动;饮食宜高热量、高蛋白、高维生素、低胆固醇、清淡、易消化的半流食或软食,以补充发热引起的机体消耗;有心力衰竭者按心力衰竭患者饮食进行指导。

3.药物治疗护理

长期、大剂量静脉应用抗生素时,应严格遵医嘱用药,以确保维持有效的血液浓度。注意保护静脉,避免多次穿刺增加患者的痛苦,同时用药过程中,注意观察药物疗效及毒性反应。

4.发热的护理

高热患者给予物理降温如冰袋、温水擦浴等,及时记录体温变化。患者出汗多要及时更换衣服,以增加舒适感,鼓励患者多饮水,同时做好口腔护理。

5.正确采集血培养标本

告知患者暂时停用抗生素和反复多次采集血培养的必要性,以取得患者的理解与配合。

(1)对未经治疗的亚急性患者,应在第1天间隔1小时采血1次,共3次;如次日未见细菌生长,重复采血3次后,开始抗生素治疗。

(2)已用抗生素者,停药2～7天后采血。

(3)急性患者应在入院后立即安排采血,在3小时内每隔1小时采血1次,共取3次血标本后,按医嘱开始治疗。

(4)本病的菌血症为持续性,无须在体温升高时采血。

(5)每次采血10～20 mL,同时做需氧和厌氧菌培养。

6.心理护理

关心患者,耐心解释治疗目的与意义,避免精神紧张,积极配合治疗与护理。

7.健康指导

嘱患者平时注意保暖、避免感冒、增强机体抵抗力;避免挤压痤疮等感染病灶,减少病原体入侵的机会;教会患者自我监测病情变化,如有异常及时就医。 **(魏　琰)**

第四节　心　肌　炎

心肌炎常是全身性疾病在心肌上的炎症性表现,由于心肌病变范围大小及病变程度的不同,轻者可无临床症状,严重可致猝死,诊断及时并经适当治疗者,可完全治愈,迁延不愈者,可形成慢性心肌炎或导致心肌病。

一、病因与发病机制

(一)病因

细菌如细菌性白喉杆菌、溶血性链球菌、肺炎双球菌、伤寒杆菌等。病毒如柯萨奇病毒、艾柯病毒、肝炎病毒、流行性出血热病毒、流感病毒、腺病毒等,其他如真菌、原虫等均可致心肌炎。但目前以病毒性心肌炎较常见。

致病条件因素如下。①过度运动:运动可致病毒在心肌内繁殖复制加剧,加重心肌炎症和坏死。②细菌感染:细菌和病毒混合感染时,可能起协同致病作用。③妊娠:妊娠可以增强病毒在心肌内的繁殖,所谓围产期心肌病可能是病毒感染所致。④其他:营养不良、高热寒冷、缺氧、过度饮酒等,均可诱发病毒性心肌炎。

(二)发病机制

从动物实验、临床与病毒学、病理观察,发现有以下 2 种机制。

1.病毒直接作用

实验中将病毒注入血液循环后可致心肌炎。以在急性期,主要在起病 9 天以内,患者或动物的心肌中可分离出病毒,病毒荧光抗体检查结果阳性,或在电镜检查时发现病毒颗粒。病毒感染心肌细胞后产生溶细胞物质,使细胞溶解。

2.免疫反应

病毒性心肌炎起病 9 天后心肌内已不能再找到病毒,但心肌炎病变仍继续;有些患者病毒感染的其他症状轻微而心肌炎表现颇为严重;还有些患者心肌炎的症状在病毒感染其他症状开始一段时间以后方出现;有些患者的心肌中可能发现抗原抗体复合体。以上都提示免疫机制的存在。

(三)病理改变

病变范围大小不一,可为弥漫性或局限性。随病程发展可为急性或慢性。病变较重者肉眼见心肌非常松弛,呈灰色或黄色,心腔扩大。病变较轻者在大体检查时无发现,仅在显微镜下有所发现而赖以诊断,而病理学检查必须在多个部位切片,方使病变免于遗漏。在显微镜下,心肌纤维之间与血管四周的结缔组织中可发现细胞浸润,以单核细胞为主。心肌细胞可有变性、溶解或坏死。病变如在心包下区则可合并心包炎,成为病毒性心包心肌炎。病变可涉及心肌与间质,也可涉及心脏的起搏与传导系统如窦房结、房室结、房室束和束支,成为心律失常的发病基础。病毒的毒力越强,病变范围越广。在实验性心肌炎中,可见到心肌坏死之后由纤维组织替代。

二、临床表现

取决于病变的广泛程度与部位。重者可致猝死,轻者几无症状。老幼均可发病,但以年轻人较易发病。男多于女。

(一)症状

心肌炎的症状可能出现于原发的症状期或恢复期。如在原发病的症状期出现,其表现可被原发病掩盖。多数患者在发病前有发热、全身酸痛、咽痛、腹泻等症状,反映全身性病毒感染,但也有部分患者原发病症状轻而不显著,须仔细追问方被注意到,而心肌炎症状则比较显著。心肌炎患者常诉胸闷、心前区隐痛、心悸、乏力、恶心、头晕。临床上诊断的心肌炎中,90%左右以心律失常为主诉或首见症状,其中少数患者可由此而发生昏厥或阿-斯综合征。极少数患者起病后发展迅速,出现心力衰竭或心源性休克。

(二)体征

1.心脏扩大

轻者心脏不扩大,一般有暂时性扩大,不久即恢复。心脏扩大显著反映心肌炎广泛而严重。

2.心率改变

心率增速与体温不相称,或心率异常缓慢,均为心肌炎的可疑征象。

3.心音改变

心尖区第一音可减低或分裂。心音可呈胎心样。心包摩擦音的出现反映有心包炎存在。

4.杂音

心尖区可能有收缩期吹风样杂音或舒张期杂音,前者为发热、贫血、心腔扩大所致,后者因左心室扩大造成的相对性左房室瓣狭窄。杂音响度都不超过三级。心肌炎好转后即消失。

5.心律失常

极常见,各种心律失常都可出现,以房性与室性期前收缩最常见,其次为房室传导阻滞,此外,心房颤动、病态窦房结综合征均可出现。心律失常是造成猝死的原因之一。

6.心力衰竭

重症弥漫性心肌炎患者可出现急性左心衰竭,属于心肌泵血功能衰竭,左右心同时发生衰竭,引起心排血量过低,故除一般心力衰竭表现外,易合并心源性休克。

三、辅助检查

(一)心电图

心电图异常的阳性率高,且为诊断的重要依据,起病后心电图由正常可突然变为异常,随感染的消退而消失。主要表现有 ST 段下移,T 波低平或倒置。

(二)X 线检查

由于病变范围及病变严重程度不同,放射线检查也有较大差别,1/3～1/2 心脏扩大,多为轻中度扩大,明显扩大者多伴有心包积液,心影呈球形或烧瓶状,心搏动减弱,局限性心肌炎或病变较轻者,心界可完全正常。

(三)血液检查

白细胞计数在病毒性心肌炎可正常,偏高或降低,血沉大多正常,也可稍增快,C 反应蛋白大多正常,GOT、GPT、LDH、CPK 正常或升高,慢性心肌炎多在正常范围。有条件者可做病毒分离或抗体测定。

四、诊断

病毒性心肌炎的诊断必须建立在有心肌炎的证据和病毒感染的证据基础上。胸闷、心悸常可提示心脏波及，心脏扩大、心律失常或心力衰竭为心脏明显受损的表现，心电图上 ST-T 改变与异位心律或传导障碍反映心肌病变的存在。病毒感染的证据有以下各点：①有发热、腹泻或流感症状，发生后不久出现心脏症状或心电图变化。②血清病毒中和抗体测定阳性结果，由于柯萨奇 B 病毒最为常见，通常检测此组病毒的中和抗体，在起病早期和 2～4 周各取血标本 1 次，如 2 次抗体效价示 4 倍上升或其中 1 次≥1∶640，可作为近期感染该病毒的依据。③咽、肛拭病毒分离，如阳性有辅助意义，有些正常人也可阳性，其意义须与阳性中和抗体测定结果相结合。④用聚合酶链反应法从粪便、血清或心肌组织中检出病毒 RNA。⑤心肌活检，从取得的活组织做病毒检测，病毒学检查对心肌炎的诊断有帮助。

五、治疗

应卧床休息，以减轻组织损伤，病变加速恢复。伴有心律失常，应卧床休息 2～4 周，然后逐渐增加活动量，严重心肌炎伴有心脏扩大者，应休息 6 个月至 1 年，直到临床症状完全消失，心脏大小恢复正常。应用免疫抑制剂，激素的应用尚有争论，但重症心肌炎伴有房室传导阻滞，心源性休克心功能不全者均可应用激素。常用泼尼松，40～60 mg/d，病情好转后逐渐减量，6 周 1 个疗程。必要时也可用氢化可的松或地塞米松，静脉给药。心力衰竭者可用强心、利尿、血管扩张剂。心律失常者同一般心律失常的治疗。

六、病情观察

(1)定时测量体温、脉搏，其体温与脉率增速不成正比。
(2)密切观察患者呼吸频率、节律的变化，及早发现是否心功能不全。
(3)定时测量血压，观察记录尿量，及早判断有无心源性休克的发生。
(4)密切观察心率与心律，及早发现有无心律失常，如室性期前收缩、不同程度的房室传导阻滞等，严重者可出现急性左心衰竭、心律失常等。

七、对症护理

(一)心悸、胸闷
保证患者休息，急性期卧床。按医嘱及时使用改善心肌营养与代谢的药物。

(二)心律失常
当急性病毒性心肌炎患者引起四度房室传导阻滞或窦房结病变引起窦房传导阻滞、窦房停搏而致阿-斯综合征者，应就地进行心肺复苏，并积极配合医师进行药物治疗或紧急做临时心脏起搏处理。

八、护理措施

(1)遵医嘱给予氧气吸入，给予药物治疗。注意心肌炎时心肌细胞对洋地黄的耐受性较差，应用洋地黄时应特别注意其毒性反应。

（2）休息与活动：反复向患者解释急性期卧床休息可减轻心脏负荷，减少心肌耗氧量，有利于心功能的恢复，防止病情恶化或转为慢性病程。患者常需卧床2～3周，待症状、体征和实验室检查恢复后，方可逐渐增加活动量。

（3）心理护理：告诉患者体力恢复需要一段时间，不要急于求成。当活动耐力有所增加时，应及时给予鼓励。对不愿意活动或害怕活动的患者，应给予心理疏导，督促患者完成范围内的活动量。

（4）病情观察：急性期严密监测患者的体温、心率、心律、血压的变化，发现心率突然变慢、血压偏低、频发期前收缩、房室传导阻滞及时报告。观察患者有无脉速、易疲劳、呼吸困难、烦躁及肺水肿的表现。

（5）活动中监测：病情稳定后，与患者及家属一起制订并实施每天活动计划，严密监测活动时心率、心律、血压变化，若活动后出现胸闷、心悸、呼吸困难、心律失常等，应停止活动，以此作为限制最大活动量的指征。

九、健康教育

（1）讲解充分休息的必要性及心肌营养药物的作用。指导患者进食高蛋白、高维生素、易消化饮食，尤其是补充富含维生素C的食物如新鲜蔬菜、水果，以促进心肌代谢与修复，戒烟酒。

（2）告诉患者经积极治疗后多数可以痊愈，少数可留有心律失常后遗症，极少数患者在急性期因严重心律失常、急性左心衰竭和心源性休克而死亡，有部分患者演变成慢性心肌炎。

（3）积极预防感冒，避免受凉及接触传染源，恢复期每天有一定时间的户外活动，以适应环境，增强体质。

（4）积极治疗和消除细菌感染灶，如慢性扁桃体炎、慢性鼻窦炎、中耳炎等。

（5）遵医嘱按时服药，定期复查。

（6）教会患者及家属测脉搏、节律，发现异常或有胸闷、心悸等不适应及时复诊。

（王雪玉）

第五节　风湿性心脏瓣膜病

风湿性心脏瓣膜病多见于20～40岁，女性多于男性，约1/3的患者无典型风湿热病史。二尖瓣病变最常见，发生率达95%～98%；主动脉瓣病变次之，发生率为20%～35%；三尖瓣病变为5%；肺动脉瓣病变仅为1%；联合瓣膜病变占20%～30%。非风湿性心瓣膜病见于老年瓣膜病、二尖瓣脱垂综合征、先天性瓣膜异常、感染性心内膜炎、外伤等。

一、二尖瓣狭窄

（一）病因和发病机制

二尖瓣狭窄（MS）几乎均为风湿性，2/3为女性，急性风湿热一般10年后（至少2年）才出现杂音，常于25～30岁时出现症状。先天性MS罕见，患儿的存活时间一般不超过2年。老年性二尖瓣狭窄患者并不罕见。占位性病变，如左心房黏液瘤或血栓形成很少导致MS。

MS是一种进行性损害性病变,狭窄程度随年龄增加而逐渐加重。无症状期为10～20年。多数患者在风湿热发作后10年内无狭窄的临床症状。在随后的10年内,多数患者可作出二尖瓣狭窄的诊断,但患者常无症状。正常二尖瓣瓣口面积为4～6 cm²,当瓣口缩小到1.5～2.5 cm²时,才出现明显的血流动力学障碍,患者可感到劳累时心悸气促,此时患者一般在20～40岁。再过10年,当瓣口缩小到1.1～1.5 cm²时,就会出现明显的左心衰竭症状。当瓣口小于1.0 cm²时,肺动脉压明显升高,患者出现右心衰竭的症状和体征,随后因反复发作心力衰竭而死亡。

(二)临床表现

1.症状

MS的临床表现主要有呼吸困难、咯血、咳嗽、心悸,少数患者可有胸痛、晕厥。合并快速性心房颤动、肺部感染等,可发生急性左心衰竭。有胸痛者,常提示合并冠心病、严重主动脉瓣病变或肺动脉高压(致右心室缺血)等。出现晕厥者少见,如反复发生晕厥多提示合并主动脉瓣狭窄、左心房球形血栓、并发肺栓塞或左心房黏液瘤等。由于患者左心房扩大和肺动脉扩张而挤压左喉返神经而引起声音嘶哑,压迫食管可引起吞咽困难。肺水肿为重度二尖瓣狭窄的严重并发症,患者突然出现重度呼吸困难,不能平卧,咳粉红色泡沫样痰,双肺布满啰音,如不及时抢救,往往致死。长期的肺瘀血可引起肺动脉高压、右心衰竭而使患者出现颈静脉曲张、肝大、直立性水肿和胸腔积液、腹水等;右心衰竭发生后患者的呼吸困难减轻,发生急性肺水肿和大咯血的危险性减少。

MS常并发心房颤动(发生率为20%～60%,平均为50%),主要见于病程晚期;房颤发生后心排血量减少20%左右,可诱发、加重心功能不全,甚至引起急性肺水肿。房颤发生后平均存活年限为5年左右,但也有存活长达25年以上者。由于房颤后心房内血流缓慢及淤滞,故易促发心房内血栓形成,血栓脱落后可引起栓塞。其他并发症有感染性心内膜炎(8%)、肺部感染等。

2.体征

查体可有二尖瓣面容——双颧绀红色,心尖区第一心音(S₁)亢进和开瓣音(如瓣膜钙化僵硬则第一心音减弱、开瓣音消失),心尖区有低调的隆隆样舒张中晚期杂音,常伴舒张期震颤。肺动脉高压时可有肺动瓣第二音(P₂)亢进,也可有肺动脉扩张及三尖瓣关闭不全的杂音。心房颤动特别是伴有较快心室率时,心尖区舒张期杂音可发生改变或暂时消失,心率变慢后杂音又重新出现。所谓"哑型MS"是指有MS存在,但临床上未能闻及心尖区舒张期杂音,这种情况可见于快速性心房颤动、合并重度二尖瓣反流或主动脉瓣病变、心脏重度转位、合并肺气肿、肥胖及重度心功能不全等。

(三)诊断

1.辅助检查

(1)X线:典型表现为二尖瓣型心脏,左心房大、右心室大、主动脉结小,食管下段后移,肺瘀血,间质性肺水肿和含铁血黄素沉着等征象。

(2)心电图:可出现二尖瓣型P波,PTFV1(+),心电轴右偏和右心室肥厚。

(3)超声心动图:可确定狭窄瓣口面积及形态,M型超声可见二尖瓣运动曲线呈典型"城垛样改变"。

2.诊断要点

查体发现心尖区隆隆样舒张期杂音、心尖区S₁亢进和开瓣音、P₂亢进,可考虑MS的诊断。辅助检查可明确诊断。

依瓣口大小,将 MS 分为轻、中、重度;其瓣口面积分别为 1.5~2.0 cm²、1.0~1.5 cm²、小于 1.0 cm²。

3.鉴别诊断

临床上应与下列情况的心尖区舒张期杂音相鉴别,如功能性 MS、左心房黏液瘤或左心房球形血栓、扩张型或肥厚型心肌病、三尖瓣狭窄、Austin-Flint 杂音、Carey-Coombs 杂音,以及甲状腺功能亢进、贫血、二尖瓣关闭不全、室缺等流经二尖瓣口的血流增加时产生的舒张期杂音。

(四)治疗

MS 患者左心室并无压力负荷或容量负荷过重,因此没有任何特殊的内科治疗。内科治疗的重点是针对房颤和防止血栓栓塞并发症。对出现肺瘀血或肺水肿的患者,可慎用利尿药和静脉血管扩张药,以减轻心脏前负荷和肺瘀血。洋地黄仅适用于控制快速性房颤时的心室率。β受体阻滞剂仅适用于心房颤动并快速心室率或有窦性心动过速时。MS 的主要治疗措施是手术。

二、二尖瓣关闭不全

(一)病因和发病机制

二尖瓣关闭(MR)包括急性和慢性 2 种类型。急性二尖瓣关闭不全起病急,病情重。急性 MR 多为腱索断裂或乳头肌断裂引起,此外,感染性心内膜炎所致的瓣膜穿孔、二尖瓣置换术后发生的瓣周漏、MS 的闭式二尖瓣分离术或球囊扩张术的瓣膜撕裂等也可引起。慢性 MR 在我国以风湿性心脏瓣膜病为其最常见原因,在西方国家则二尖瓣脱垂为常见原因。其他原因有冠心病、老年瓣膜病、感染性心内膜炎、左心室显著扩大、先天畸形、特发性腱索断裂、系统性红斑狼疮、类风湿关节炎、肥厚型梗阻性心肌病、心内膜心肌纤维化和左心房黏液瘤等。

急性 MR 时,左心房压急速上升,进而导致肺瘀血,甚至急性肺水肿,相继出现肺动脉高压及右心衰竭;而左心室的前向排血量明显减少。慢性 MR 时,左心房顺应性增加,左心房扩大。同时扩大的左心房、左心室在较长时间内适应容量负荷增加,使左心房室压不至于明显上升,故肺瘀血出现较晚。持续的严重过度负荷,终致左心衰竭,肺瘀血、肺动脉高压、右心衰竭相继出现。

(二)临床表现

1.症状

轻度 MR 患者,如无细菌性心内膜炎等并发症,可无症状。最早症状常为活动后易疲乏,或体力活动后心悸、呼吸困难。当出现左心衰竭时,可表现为活动后呼吸困难或端坐呼吸,但较少发生肺水肿及咯血。一旦出现左心衰竭,多呈进行性加重,病情多难以控制。急性 MR 时,起病急,病情重,肺瘀血,甚至急性肺水肿,相继出现肺动脉高压及右心衰竭。

2.体征

查体于心尖区可闻及全收缩期吹风样高调一贯性杂音,可伴震颤;杂音一般向左腋下和左肩胛下区传导。心尖冲动呈高动力型;瓣叶缩短所致重度关闭不全者,第一心音常减弱。

二尖瓣脱垂者的收缩期非喷射性喀喇音和收缩晚期杂音为本病的特征。凡使左心室舒张末期容积减少的因素,如从平卧位到坐位或直立位、吸入亚硝酸异戊酯等都可以使喀喇音提前和收缩期杂音延长;凡使左心室舒张末期容积增加的因素,如下蹲、握拳、使用普萘洛尔(心得安)等均使喀喇音出现晚和收缩期杂音缩短。严重的二尖瓣脱垂产生全收缩期杂音。

（三）诊断

1.辅助检查

（1）左心室造影：为本病半定量反流严重程度的金标准。

（2）多普勒超声：诊断 MR 敏感性几乎达 100％，一般将左心房内最大反流面积＜4 cm² 为轻度反流，4～8 cm² 为中度反流，＞8 cm² 为重度反流。

（3）超声心动图：可显示二尖瓣形态特征，并提供心腔大小、心功能及并发症等情况。

2.诊断要点

MR 的主要诊断依据为心尖区响亮而粗糙的全收缩期杂音，伴左心房、左心室增大。确诊有赖于超声心动图等辅助检查。

3.鉴别诊断

因非风湿性 MR 占全部 MR 的 55％，加之其他心脏疾病也可在心尖区闻及收缩期杂音，故应注意鉴别。非风湿性 MR 杂音可见于房缺合并 MR、乳头肌功能不全或断裂、室间隔缺损、三尖瓣关闭不全、主动脉瓣狭窄及关闭不全、二尖瓣腱索断裂或瓣叶穿孔、二尖瓣脱垂、二尖瓣环钙化、扩张型心肌病、直背综合征等。

（四）治疗

1.二尖瓣关闭不全

无症状的慢性 MR、左心室功能正常时，并无公认的内科治疗。如无高血压，也无应用扩血管药或 ACEI 的指征。主要的治疗措施是手术。

2.二尖瓣脱垂

二尖瓣脱垂不伴有 MR 时，内科治疗主要是预防心内膜炎和防止栓塞。β受体阻滞剂可应用于二尖瓣脱垂患者伴有心悸、心动过速或伴交感神经兴奋增加的症状，以及有胸痛、忧虑的患者。

三、主动脉瓣狭窄

（一）病因和发病机制

主动脉瓣狭窄（AS）的主要原因是风湿性、先天性和老年退行性瓣膜病变。风湿性 AS 约占慢性风湿性心脏病的 25％，男性多见，几乎均伴发二尖瓣病变和主动脉瓣关闭不全。

正常瓣口面积为大于或等于 3.0 cm²。当瓣口面积减少一半时，收缩期无明显跨瓣压差；小于或等于 1.0 cm² 时，左心室收缩压明显增高，压差显著。左心室对慢性 AS 所致后负荷增加的代偿机制为进行性左心室壁向心性肥厚，顺应性降低，左心室舒张末期压力进行性增高；进而导致左心房代偿性肥厚，最终由于室壁应力增高、心肌缺血和纤维化而致左心衰竭。严重的 AS 致心肌缺血。

（二）临床表现

1.症状

AS 可多年无症状，一旦出现症状平均寿命仅 3 年。典型的 AS 三联症是晕厥、心绞痛和劳力性呼吸困难。呼吸困难是最常见的症状，约见于 90％的患者，先是劳力性呼吸困难，进而发生端坐呼吸、阵发性夜间呼吸困难和急性肺水肿。心绞痛见于 60％的有症状患者，多发生于劳累或卧床时，3％～5％的患者可发生猝死。晕厥或晕厥先兆可见于 1/3 的有症状患者，可发生于用力或服用硝酸甘油时，表明 AS 严重。晕厥也可由心室纤颤引起。少部分患者可发生心律失常、感染性心内膜炎、体循环栓塞、胃肠道出血和猝死等。

2.体征

查体心尖部抬举性搏动十分有力且有滞留感,心尖部向左下方移位。80％的患者于心底部主动脉瓣区可能触及收缩期震颤,反映跨膜压差＞5.3 kPa(40 mmHg)。典型的 AS 收缩期杂音在 3/6 级以上,为喷射性,呈递增-递减型,菱峰位于收缩中期,在胸骨右缘第 2 肋间及胸骨左缘第 3～4 肋间最清楚。主动脉瓣区第二心音减弱或消失。收缩压显著降低,脉压小,脉搏弱。高度主动脉瓣狭窄时,杂音可不明显,而心尖部可闻及第四心音,提示狭窄严重,跨膜压差在9.3 kPa(70 mmHg)以上。

（三）诊断

1.辅助检查

(1)心电图:可表现为左心室肥厚、伴 ST-T 改变和左心房增大。

(2)超声心动图:有助于确定瓣口狭窄的程度和病因诊断。

(3)心导管检查:可测出跨瓣压差并据此计算出瓣口面积,＞1 cm² 为轻度狭窄,0.75～1.00 cm²为中度狭窄,＜0.75 cm² 为重度狭窄。根据压差判断,则平均压差＞6.7 kPa(50 mmHg)或峰压差＞9.3 kPa(70 mmHg)为重度狭窄。

2.诊断和鉴别诊断

根据病史、主动脉瓣区粗糙而响亮的喷射性收缩期杂音和收缩期震颤,诊断多无困难。应鉴别是风湿性、先天性、老年钙化性 AS 或特发性肥厚型主动脉瓣下狭窄(IHSS)。病史、超声心动图等可助鉴别。

（四）治疗

无症状的 AS 患者并无特殊内科治疗。有症状的 AS 则必须手术。有肺瘀血的患者,可慎用利尿药。ACEI 具有血管扩张作用,应慎用于瓣膜狭窄的患者,以免前负荷过度降低致心排血量减少,引起低血压、晕厥等。AS 患者也应避免应用 β 受体阻滞剂等负性肌力药物。重度 AS患者应选用瓣膜置换术。经皮主动脉球囊成形术尚不成熟,仅适用于不能手术患者的姑息治疗。

四、主动脉瓣关闭不全

（一）病因和发病机制

主动脉瓣关闭不全(AR)是由主动脉瓣和主动脉根部病变所引起,分急性与慢性两类。慢性AR 的病因有风湿性、先天性畸形、主动脉瓣脱垂、老年瓣膜病变、主动脉瓣黏液变性、梅毒性AR、升主动脉粥样硬化与扩张、马方综合征、强直性脊柱炎、特发性升主动脉扩张、严重高血压和/或动脉粥样硬化等,其中2/3的 AR 为风湿性心脏瓣膜病引起,单纯风湿性 AR 少见。

急性 AR 的原因有感染性心内膜炎、主动脉根部夹层或动脉瘤、由外伤或其他原因导致的主动脉瓣破裂或急性脱垂、AS 行球囊成形术或瓣膜置换术的并发症。

急性 AR 时,心室舒张期血流从主动脉反流入左心室,左心室同时接受左心房和主动脉反流的血液,左心室急性扩张以适应容量过度负荷的能力有限,故左心室舒张压急剧上升,随之左心房压升高、肺瘀血、肺水肿。同时,AR 使心脏前向排血量减少。

慢性 AR 时,常缓慢发展、逐渐加重,故左心室有充足的时间进行代偿;使左心室能够在反流量达心排血量 80％左右的情况下,多年不出现严重循环障碍的症状;晚期才出现心室收缩功能降低,左心衰竭。

（二）临床表现

1.症状

急性 AR,轻者可无症状,重者可出现急性左心衰竭和低血压。慢性 AR 可多年(5～10 年)无症状,首发症状可为心悸、胸壁冲撞感、心前区不适、头部强烈搏动感;随着左心功能减退,出现劳累后气急或呼吸困难,左心衰竭逐渐加重后,可随时发生阵发性夜间呼吸困难、肺水肿及端坐呼吸,随后发生右心衰竭。也可发生心绞痛(较主动脉瓣狭窄少见)和晕厥。在出现左心衰竭后,病情呈进行性恶化,常于 1～2 年死亡。

2.体征

查体在胸骨左缘第 3～4 肋间或胸骨右缘第 2 肋间闻及哈气样递减型舒张期杂音。该杂音沿胸骨左缘向下传导,达心尖部及腋前线,取坐位、前倾、深呼气后屏气最清楚。主动脉瓣区第二心音减弱或消失。脉压升高,有水冲脉,周围血管征常见。

（三）诊断

1.辅助检查

(1)X 线胸片:表现为左心室、左心房大,心胸比率增大,左心室段延长及隆突,心尖向下延伸,心腰凹陷,心脏呈主动脉型,主动脉继发性扩张。

(2)心电图:表现为左心室肥厚伴劳损。

(3)超声心动图:可见主动脉增宽,AR 时存在裂隙或瓣膜撕裂、穿孔等,二尖瓣前叶舒张期纤细扑动或震颤(为 AR 的可靠征象,但敏感性只有 43%),左心室扩大,室间隔活动增强并向右移动等。

(4)心脏多普勒超声心动图:可显示血液自主动脉反流入左心室。

(5)主动脉根部造影:是诊断本病的金标准,若注射造影剂后,造影剂反流到左心室,可确定AR 的诊断,若左心室造影剂浓度低于主动脉内造影剂浓度,则提示为轻度 AR;若两者浓度相近,则提示中度反流;若左心室浓度高于主动脉浓度,则提示重度反流。

2.诊断要点

如在胸骨左缘或主动脉瓣区有哈气样舒张期杂音,左心室明显增大,并有周围血管征,则AR 之诊断不难确立。超声心动图、心脏多普勒超声心动和主动脉根部造影可明确诊断。风湿性 AR 常与 AS 并存,同时合并二尖瓣病变。

3.鉴别诊断

风湿性 AR 需与老年性和梅毒性 AR、马方综合征及瓣膜松弛综合征、先天性主动脉瓣异常、细菌性心内膜炎、高血压和动脉粥样硬化性主动脉瓣病变、主动脉夹层、动脉瘤及外伤等所致的 AR 相鉴别。

（四）治疗

有症状的 AR 患者必须手术治疗,而不是长期内科治疗的对象。血管扩张药(包括 ACEI)应用于慢性 AR 患者,目的是减轻后负荷,增加前向心排血量而减轻反流,但是否能有效降低左心室舒张末容量,增加 LVEF 尚不肯定。

五、护理措施

注意休息,劳逸结合,避免过重体力活动。但在心功能允许情况下,可进行适量的轻体力活动或轻体力的工作。预防感冒、防止扁桃体炎、牙龈炎等。如果发生感染可选用青霉素治疗。对青霉素过敏者可选用红霉素或林可霉素治疗。心功能不全者应控制水分的摄入,饮食中适量限制钠盐,每天以 10 g 以下为宜,切忌食用盐腌制品。服用利尿剂者应吃些水果,如香蕉、橘子等。房颤的患者不宜做剧烈活动。应定期门诊随访;在适当时期要考虑行外科手术治疗,何时进行,应由医师根据具体情况定。如需拔牙或作其他小手术,术前应采用抗生素预防感染。

(孙闪闪)

第六节　慢性肺源性心脏病

慢性肺源性心脏病简称肺心病,是由于肺、胸廓或肺动脉的慢性病变所致的肺循环阻力增加、肺动脉高压,进而引起右心室肥厚、扩大、甚或右心衰竭的心脏病。

一、常见病因

按原发病在支气管与肺组织、胸廓和肺血管的不同,可分为三大类。①支气管、肺疾病:以慢支并发阻塞性肺气肿最常见,占 80%～90%,其次为哮喘、支气管扩张、重症肺结核、尘肺。其他如慢性弥漫性肺间质纤维化、结节病、农民肺(蘑菇孢子吸入)、恶性肿瘤等则较少见。②胸廓运动障碍性疾病:较少见,包括严重的脊柱后凸、侧凸、脊椎结核、类风湿性关节炎、胸膜广泛粘连及胸廓成形术后等造成的严重胸廓或脊柱畸形,及神经肌肉疾病如脊髓灰质炎等。③肺血管疾病:甚少见,如原发性肺动脉高压、反复多发性小动脉栓塞、结节性多动脉炎等。

二、临床表现

(一)临床特点
首先具有原发病灶慢性支气管炎、肺气肿或其他肺胸疾病的历史和临床表现,如长期或间断性咳嗽、咳痰、喘息、发热等症状。

(二)体征
剑突下出现收缩期搏动,肺动脉瓣区第二音亢进,三尖瓣区心音较心尖部明显增强或出现收缩期杂音。

(三)X 线表现
除有肺、胸基础疾病及急性肺部感染的特征外,尚可有肺动脉高压症,如右下肺动脉干扩张,其横径≥15 mm;其横径与气管横径之比值≥1.07;肺动脉段明显突出或其高度≥7 mm;右心室增大征,皆为诊断肺心病的主要依据。

(四)心电图表现
心电图表现主要有右心室肥大和肺动脉高压表现:电轴右偏、额面半均电轴≥90°,重度顺钟向转位,Rv_1+Sv_5≥1.05 mV 及肺型 P 波,均为诊断肺心病主要条件。也可右束支传导阻滞及肢体导联低电压,可作为诊断肺心病的参考条件。在 V_1、V_2 甚至 V_3,可出现酷似陈旧性前间壁心肌梗死的 QS 波,应注意鉴别。其他尚可有心律失常图形。

(五)超声表现
二维超声:①右心室大,右心室前壁明显肥厚,大于 5 mm,(正常右心室前壁厚度小于或等于4 mm),右心室前壁搏动强;②右心房大,右心室流出道增宽;③主肺动脉增宽大于20 mm,右肺动脉增宽大于18 mm;④肺动脉瓣出现肺动脉高压征象;⑤室间隔右心室面增厚大于11 mm,与左心室后壁呈同向运动。

通过测定右心室流出道内径(≥30 mm),右心室内径(≥20 mm),右心室前壁的厚度(≥5 mm),左、右心室内径的比值(<2),右肺动脉内径(≥18 mm)或肺动脉干(≥20 mm)及右心房增大(≥25 mm)等指标,以诊断肺心病。

三、护理

(一)护理要点

解除气道阻塞,合理用氧、减轻呼吸困难;给以心理支持;维持体液及酸碱平衡;并发症的预防及护理;遵医嘱及时合理用药;注意观察病情变化。

(二)护理措施

1.解除气道阻塞,改善肺泡通气

及时清除痰液,神志清醒患者应鼓励咳嗽,痰稠不易咳出时,可有效湿化分泌物,危重体弱患者,定时更换体位,叩击背部使痰易于咳出。对神志不清者,可进行机械吸痰,需注意无菌操作,抽吸压力要适当,动作轻柔,每次抽吸时间不超过15秒,以免加重缺氧。

2.合理用氧、减轻呼吸困难

根据缺氧和二氧化碳潴留的程度不同,合理用氧,一般给予低流量、低浓度持续吸氧。如病情需要提高氧浓度,应辅以呼吸兴奋剂刺激通气或使用呼吸机改善通气。吸氧后如呼吸困难缓解、呼吸频率减慢、节律正常、血压上升,心率减慢,心律正常,发绀减轻、皮肤转暖、神经转清、尿量增加等,表示氧疗有效,若呼吸过缓意识障碍加深,需考虑二氧化碳潴留加重,必要时采取增加通气量措施。

3.心理护理

肺心病是一种慢性病,患者常感力不从心,精神苦闷应关心体贴患者,多与患者沟通,给以心理安慰,增强抗病信心。生活上给予照顾、细心护理,解除因不能自理带来的多种不便,缓解病痛不适。

4.维持体液及酸碱平衡

正确记录24小时出入液量及观察体重变化,及时采集血清标本测定电解质,并按医嘱完成输液计划,当呼吸性酸中毒合并代谢性酸中毒时,应观察患者有无乏力,头痛、气促,嗜睡,呼吸深快及意识不清等,如出现上述症状及时与医师联系,切忌随意用镇静剂,造成呼吸抑制。

5.并发症的预防及护理

常见的并发症有上消化道出血、弥散性血管内凝血、心律失常、休克。

(1)上消化道出血:注意患者恶心、呕吐症状,呕出物颜色、性状,粪便色、质、量,观察心率、血压,检查肠鸣音,给予患者精神安慰,避免紧张,作好饮食护理等。改善缺氧和二氧化碳潴留,使胃黏膜应激性溃疡得到愈合。迅速控制出血。

(2)弥散性血管内凝血:早期发现皮肤黏膜有无出血点,注射部位有无渗血、出血或上消化道出血倾向,及时控制感染,按医嘱早期应用抗凝治疗。

(3)心律失常:发现患者脉搏强弱不等,节律不规则时应同时进行心脏听诊并及时与医师联系。

(4)休克:观察患者体温、脉搏、呼吸神志、血压、肢体温度、尿量,及早发现诱因,做好休克患者的相应护理。

（三）用药及注意事项

1.控制感染

根据痰培养和药物敏感试验选择抗菌药物。院外感染以革兰阳性菌为主，院内感染以革兰阴性菌占多数。一般主张联合应用抗菌药物。

2.保持呼吸道畅通，改善呼吸功能

给予祛痰、解痉、平喘药物，低浓度持续给氧，纠正缺氧和二氧化碳潴留。

3.控制心力衰竭

可适当选用利尿、强心或血管扩张药物。

（1）利尿剂：以作用轻、剂量小、疗程短、间歇和交替用药为原则。根据病情选用氢氯噻嗪、氨苯蝶啶、呋塞米等。用药后需密切观察精神神经症状，痰液黏稠度，有无腹胀、四肢无力，抽搐等，准确记录出液量与体重，及时补充电解质。

（2）强心剂：由于长期缺氧，患者对洋地黄类药物耐受性降低，故疗效差，易中毒，使用要慎重，以选用剂量小、作用快、排泄快药物为原则，一般为常用剂量的 1/2 或 2/3。用药后须严密观察疗效和有无不良反应。

（3）血管扩张剂：可降低肺动脉高压，减轻心脏前、后负荷，降低心肌耗氧量，对部分顽固性心力衰竭有作用，但同时降低体循环血压，反射性引起心率增快，血氧分压降低、二氧化碳分压升高等不良反应，限制了其临床使用。

4.控制心律失常

经抗感染、纠正缺氧等治疗后，心律失常一般可消失，如不消失可酌情对症使用抗心律失常药。

5.呼吸兴奋剂

使用应在保持呼吸道通畅的前提下，可配合吸氧解痉、祛痰等措施，不能长期和大剂量应用。严重呼吸衰竭时，因脑缺氧和脑水肿未纠正而出现频繁抽搐者，应慎用呼吸兴奋剂，用药过程中如出现呕吐或肢体抽搐提示药物过量应及时与医师联系。

（四）健康教育

（1）增强体质：病情缓解期应根据心肺功能情况与体力强弱适当进行体育锻炼，如散步、气功、太极拳、腹式呼吸运动等，以增强体质，改善心肺功能，也可进行缩唇呼吸，增加潮气量，提高肺泡氧分压，鼓励患者进行耐寒锻炼，增加机体抵抗力和免疫力，防止受凉感冒。

（2）消除呼吸道不良刺激：耐心劝告患者戒烟，说明烟可刺激呼吸道黏液组织，使腺体大量增生，导致气道阻塞。居室需适宜的温度、湿度，保持空气清新，定时开窗、通风，防止忽冷忽热的温差刺激。

（3）合理选择食谱，宜选用高热量、高蛋白、低盐，易消化食物，补充机体消耗，增加抗病能力。

（4）积极防治慢性呼吸道疾病，避免各种诱发因素：预防慢性支气管炎反复发作，感染时应及早选用抗生素，有效地控制呼吸道继发细菌感染，指导患者取适当卧位，注意口腔卫生，多饮水稀释痰液或指导患者家属帮助翻身拍背，保持呼吸道通畅。

（5）注意病情变化，定期门诊随访：患者如感呼吸困难加重，咳嗽加剧，咳痰不畅，尿量减少，水肿明显或亲属发现患者神志淡漠、嗜睡或兴奋躁动，口唇青紫加重，大便色泽及咳痰声音改变，均提示病情变化或加重，需及时就医诊治。

（孙闪闪）

参考文献

[1] 顾磊.心血管疾病治疗实践[M].哈尔滨:黑龙江科学技术出版社,2020.

[2] 张红梅,刘娜,李翔,等.心血管疾病与心电图检查[M].哈尔滨:黑龙江科学技术出版社,2022.

[3] 韩英.心血管疾病诊疗进展[M].沈阳:辽宁科学技术出版社,2021.

[4] 孔小轶,南勇.心血管疾病诊断与鉴别诊断手册[M].北京:北京大学医学出版社,2022.

[5] 刘相君.常见心血管疾病诊治与介入治疗[M].哈尔滨:黑龙江科学技术出版社,2021.

[6] 马术魁.心血管疾病临床诊疗[M].长春:吉林科学技术出版社,2020.

[7] 袁鹏.常见心血管内科疾病的诊断与防治[M].郑州:河南大学出版社,2021.

[8] 崔振双.临床常见心血管内科疾病救治精要[M].郑州:河南大学出版社,2021.

[9] 黄志文,林杰,方毅,等.心血管疾病临床诊断思维[M].开封:河南大学出版社,2022.

[10] 张健.心血管疾病的诊断与治疗[M].北京:北京工业大学出版社,2020.

[11] 张莹莹.实用心血管内科疾病诊疗精要[M].昆明:云南科技出版社,2021.

[12] 赵文静.心血管内科治疗学[M].哈尔滨:黑龙江科学技术出版社,2020.

[13] 王建军,潘海彦,李昌,等.心血管内科诊疗精要[M].北京:科学技术文献出版社,2021.

[14] 周建中.心血管危重疑难病例解析[M].北京:科学出版社,2021.

[15] 成少永,张芹,朱红光,等.心血管疾病诊断与手术治疗[M].哈尔滨:黑龙江科学技术出版社,2021.

[16] 李伟,司晓云,吴立荣,等.心血管危急重症诊疗学[M].北京:科学出版社,2021.

[17] 程晓静,杨延民,吴新宁,等.实用心血管病诊断与治疗[M].北京:科学出版社,2021.

[18] 刘岩.实用心血管疾病诊疗[M].北京:科学技术文献出版社,2020.

[19] 杨德业,王宏宇,曲鹏.心血管内科实践[M].北京:科学出版社,2022.

[20] 王雅琴.常见心血管疾病诊断与治疗[M].天津:天津科学技术出版社,2021.

[21] 黄飞,赵渊.心血管内科常见病的沟通与技巧[M].昆明:云南科技出版社,2021.

[22] 刘春霞,郑萍,陈艳芳.心血管系统疾病[M].北京:人民卫生出版社,2020.

[23] 李彬.现代心血管疾病临床诊治与实用技术[M].北京:科学技术文献出版社,2021.

[24] 毕新同.临床心血管常见疾病[M].天津:天津科学技术出版社,2020.

[25] 汤宝鹏,芦颜美.自主神经与心血管疾病[M].北京:科学出版社,2020.

[26] 李庆印,张辰.心血管病护理手册[M].北京:人民卫生出版社,2022.

[27] 董雪花,应文琪,郭希伟.心血管病基础与临床[M].青岛:中国海洋大学出版社,2020.

[28] 赵广阳.实用心内科疾病诊疗与介入应用[M].北京:中国纺织出版社,2022.

[29] 孔令东.心血管内科临床诊疗实践[M].汕头:汕头大学出版社,2021.

[30] 汤宝鹏,芦颜美.自主神经与心血管疾病[M].北京:科学出版社,2020.

[31] 蔡晓倩,郭希伟,苗强,等.心血管病学基础与临床[M].青岛:中国海洋大学出版社,2021.

[32] 陈凌,杨满青,林丽霞.心血管疾病临床护理[M].广州:广东科学技术出版社,2021.

[33] 李阳.心血管内科诊疗精要[M].南昌:江西科学技术出版社,2020.

[34] 弓洁,邢朋,邵泽花.心血管疾病护理与技术[M].成都:四川科学技术出版社,2022.

[35] 韩钦凤.心血管疾病临床诊疗思路与实践[M].天津:天津科学技术出版社,2021.

[36] 郭丽敏,郭莹洁,史宁,等.冠心病患者 PCI 术后自我管理现状的研究进展[J].河北医药,2022,44(10):1561-1565.

[37] 崔东岳,范西真,吴晓飞.急性心律失常识别与管理[J].中华全科医学,2021,19(6):892-893.

[38] 黄宜林,李崇剑,楚军民,等.326 例青年急性心肌梗死患者伴随疾病分析[J].中国心血管病研究,2022,20(12):1068-1072.

[39] 秦红瑞,王岩,王文娟.心电散点图和常规心电图在心律失常中的诊断价值[J].实用临床医药杂志,2023,27(3):52-55.

[40] 凌生林,廖斌,于凤旭,等.慢性缩窄性心包炎手术后临床疗效观察[J]四川医学,2021,42(8):829-831.